"十二五"普通高等教育本科国家级规划教材
国家精品课程教材

供临床、预防、基础、口腔、麻醉、影像、药学、检验、护理、法医等专业使用

病原生物学

（下册）

第3版

主　　编　郭晓奎　潘　卫
分册主编　王兆军

科学出版社
北　京

内 容 简 介

本书为病原生物学（下册）即医学寄生虫学分册，主要包括总论、医学蠕虫、医学原虫、医学节肢动物、寄生虫病实验诊断和常用抗寄生虫药物等相关内容。总论概述了寄生虫学的基本概念，寄生虫的生态规律及其与宿主和外界的相互关系。医学蠕虫、医学原虫与医学节肢动物篇章中先进行总的共性概述，再对一些重要人体寄生虫进行详细介绍，有利于学生对教学内容的理解和学习。寄生虫病实验诊断与常用抗寄生虫药等内容可为临床诊治实践提供帮助。本教材适当补充了近年来发展较成熟的新成就和新策略，尤其是充实了致病、诊治、流行与防治等有关的“三基”内容，以提高学生理论联系实际能力与提出、分析、解决问题的能力。

本书适合医学院校本科生、长学制和研究生使用。

图书在版编目 (CIP) 数据

病原生物学 . 下册 / 郭晓奎，潘卫主编 . —3 版 . —北京：科学出版社，2021.1

“十二五”普通高等教育本科国家级规划教材 • 国家精品课程教材

ISBN 978-7-03-067942-0

Ⅰ . ①病…　Ⅱ . ①郭… ②潘…　Ⅲ . ①病原微生物 - 医学院校 - 教材　Ⅳ . ① R37

中国版本图书馆 CIP 数据核字（2021）第 007267 号

责任编辑：李　植　胡治国 / 责任校对：贾娜娜

责任印制：赵　博 / 封面设计：陈　敬

科学出版社 出版

北京东黄城根北街 16 号

邮政编码：100717

http://www.sciencep.com

三河市骏杰印刷有限公司印刷

科学出版社发行　各地新华书店经销

*

2007 年 6 月第　一　版　开本：787 × 1092　1/16

2021 年 1 月第　三　版　印张：17　1/2

2026 年 1 月第二十次印刷　字数：414 000

定价：79. 80 元

（如有印装质量问题，我社负责调换）

《病原生物学》（第3版）编委会

主　　编　郭晓奎　潘　卫

编委会成员　（按姓氏笔画排序）

王　玲　北京大学医学部
王兆军　上海交通大学医学院
毛佐华　复旦大学上海医学院
朱淮民　海军军医大学
任　浩　海军军医大学
刘　畅　上海交通大学医学院
刘　晖　遵义医科大学
刘登宇　广西医科大学
孙　军　同济大学医学院
杨　静　首都医科大学
吴健桦　上海交通大学医学院
何　平　上海交通大学医学院
沈　利　同济大学医学院
张力平　首都医科大学
张芳琳　空军军医大学
柳　燕　安徽医科大学
段义农　南通大学医学院
饶贤才　陆军军医大学
夏超明　苏州大学医学院
凌　虹　哈尔滨医科大学
郭晓奎　上海交通大学医学院
黄孝天　南昌大学
崔　昱　大连医科大学
葛　艳　同济大学医学院
潘　卫　海军军医大学
瞿　涤　复旦大学上海医学院

《病原生物学》（下册）（第3版）
编写人员

分 册 主 审 徐大刚

分 册 主 编 王兆军

分册副主编 刘登宇 孙 军

分 册 编 委 （按姓氏笔画排序）

王兆军 上海交通大学医学院
毛佐华 复旦大学上海医学院
朱淮民 海军军医大学
刘 晖 遵义医科大学
刘登宇 广西医科大学
孙 军 同济大学医学院
杨 静 首都医科大学
吴健桦 上海交通大学医学院
段义农 南通大学医学院
夏超明 苏州大学医学院
崔 昱 大连医科大学

分册编写秘书 吴琛耘 上海交通大学医学院

目　　录

第一章 总 论

医学寄生虫学（medical parasitology）或称人体寄生虫学（human parasitology），是研究与人体健康有关的寄生虫及其与宿主和外界环境相互关系的一门科学。课程的主要内容既包括常见寄生虫的形态结构、生态习性、生活史过程、寄生虫对人体的感染及人体对寄生虫的免疫应答，亦涉及寄生虫病的发病机制、临床表现、寄生虫病的诊断、流行和防治原则等问题。医学寄生虫学由医学原虫学（medical protozoology）、医学蠕虫学（medical helminthology）和医学节肢动物学（medical arthropodology）组成。医学寄生虫学是病原生物学的重要组成部分，与免疫学、病理学、传染病学、流行病学和热带医学等学科关系密切，是临床医学和预防医学的一门基础学科。

第一节 寄生虫对人类的危害

寄生虫病是一类在世界范围广泛流行的感染性疾病，尤其在热带、亚热带地区的发展中国家，人群发病率和死亡率较高。寄生虫病对人类健康的危害和对社会经济发展的阻碍使其成为广受关注的全球性公共卫生问题。在联合国儿童基金会/联合国开发计划署/世界银行/世界卫生组织热带病研究与培训特别规划署（UNICEF/UNDP/World Bank/WHO Special Programme for Research and Training in Tropical Diseases）要求重点防治的十大主要热带病中，除麻风病和结核病分别由麻风分枝杆菌和结核杆菌引起外，其余均为寄生虫病或虫媒病，即疟疾（malaria）、血吸虫病（schistosomiasis）、淋巴丝虫病（lymphatic filariasis）、盘尾丝虫病（onchocerciasis）、利什曼病（leishmaniasis）、非洲锥虫病（African trypanosomiasis）、美洲锥虫病（American trypanosomiasis）及登革热。

2016—2017年WHO报告指出，全球疟疾年发病人数约为2.19亿，死亡人数逾43.5万人，约有22亿人生活在疟疾流行区。尽管疟疾防治及其干预措施已见成效，但疟原虫抗药性和多重抗性虫株的不断产生并迅速扩散，使疟疾防治面临很大困难和挑战。血吸虫病流行于全球78个国家和地区，其中52个国家为中度或高度流行地，每年有2.06亿人需进行血吸虫病治疗；淋巴丝虫病流行于非洲、亚洲和大洋洲的80个国家，逾12.4亿人受疾病威胁，致残人数约达4000万；盘尾丝虫病流行于非洲、拉丁美洲近30个国家，1.42亿人接受了与之相关的伊维菌素治疗；利什曼病流行于热带、亚热带及欧洲南部，从热带雨林到荒漠地区都有存在，其中皮肤利什曼病每年新发病例约为120万，内脏利什曼病约为40万；美洲锥虫病主要流行于拉丁美洲，估计全球有1000万人感染克氏锥虫，高危人群达2500万人以上，近年来威胁已扩大到美国。

肠道原虫和蠕虫感染也威胁着人类健康，包括阿米巴病、蛔虫病、鞭虫病、钩虫病、蛲虫病以及一些地方性肠道蠕虫病，如猪带绦虫病/囊尾蚴病、牛带绦虫病等。目前，全球共有20多亿人感染土源性蠕虫，其中蛔虫感染12.21亿人，毛首鞭虫感染7.95亿人，钩虫（十二指肠钩虫和美洲钩虫）感染7.4亿人；在亚洲、非洲、拉丁美洲的农业区，常以污水灌溉和施用新鲜粪便，造成了肠道寄生虫病的广泛传播。在不发达的农村地区，贫困人群中多种寄生虫混合感染的情况也较常见。溶组织内阿米巴（*Entamoeba histolytica*）感染者约占世界人口的1%，WHO估计年死亡人数为7万。在经济发达国家，寄生虫病也是不容忽视的公共卫生问题，如阴道毛滴虫（*Trichomonas vaginalis*）感染者，在美国的感染者为250万，英国为100万，据预测全球每年新增病例约740万。

随着人类活动范围的扩大，不可避免地将许多本来与人类没有关系的寄生虫从自然界带到人类居住地，进入人群并造成新的公共卫生问题。同时，人群彼此交往活动越来越频繁，在某些地区危害性很大的寄生虫病或媒介节肢动物可输入另一些地区，并在一定条件下造成传播流行。现代工农业建设和城市化发展，不可避免地造成大规模的人口流动和生态环境平衡的改变，也可能引起一些新的寄生虫病流行。随着艾滋病（AIDS）的蔓延和免疫抑制剂的长期使用等，机会性致病寄生虫（opportunistic parasite）感染增加，如弓形虫、隐孢子虫感染已成为艾滋病患者最主要的并发症。

寄生虫病不仅危害人类的健康，还会加重流行国家和地区的负担，阻碍社会和经济的发展进程。2007 年，世界卫生组织提出“被忽视的热带病”（neglected tropical diseases，NTD），特指在贫穷和边缘化地区中持续存在但相对缺乏预防举措或药品研发的一类热带病，突出体现贫穷与疾病之间的双向关系，引发了全球广泛关注。寄生虫感染会造成患者劳动力丧失，如一个中等程度血吸虫感染者会丧失 30% ～ 57% 的劳动力；寄生虫病流行的国家或地区需投入额外的经费用于疾病的防控，如非洲国家因疟疾而投入的治疗和控制费用约占国民生产总值的 5%。可见，寄生虫病是制约发展中国家社会和经济发展的重要原因之一。肠道寄生虫病的发病率已被认为是衡量一个地区经济文化发展水平的基本指标，它与社会经济和文化的落后互为因果。近年来，我国蛔虫、钩虫、鞭虫等土源性蠕虫感染率在大多数地区较以往显著下降，但在少数偏远地区仍维持在相对较高水平。我国西部地区的经济发展受寄生虫病影响较严重，其中较为突出的是棘球蚴和利什曼原虫的感染。被喻为第二“癌症”的泡型棘球蚴病主要分布于四川、青海、西藏、甘肃和新疆等省（自治区）的牧区和半农半牧区，死亡率达 5.1‰，每例平均治疗费用高达 2700 元（误工等其他所需费用尚不包括在内），是造成不少农牧民因病致贫、因病返贫、越病越贫的重要原因之一。

我国疆域辽阔，大部分地区属于温带和亚热带，自然条件复杂，动物群类丰富，寄生虫种类繁多。据记载，在我国可以感染人体的寄生虫有 229 种。历史上，寄生虫病曾严重危害我国人民的健康。我国曾因血吸虫病流行出现“千村薜荔人遗矢，万户萧疏鬼唱歌”的悲惨情景。中华人民共和国成立初期，疟疾、血吸虫病、丝虫病、黑热病和钩虫病曾夺去成千上万人的性命，严重危害人民身体健康，阻碍农业生产和社会经济发展，被称为“五大寄生虫病”。经过半个多世纪的不懈努力，我国寄生虫病防控成绩斐然。如流行历史久远的疟疾，新中国成立前全国有疟疾流行的县（市）1829 个，年发病人数约 3000 万，经大规模防治，2017 年全国疟疾发病数为 2697 例，死亡数为 6 人。肆虐我国长江流域及以南地区的日本血吸虫病，新中国成立前广泛分布于长江以南 12 个省（市）的 433 个县（市、区）4078 个乡（镇），共有钉螺面积 148 亿平方米，累计感染者 1000 余万，生活在血吸虫病流行区的人口高达全国总人口的 1/5。截至 2015 年底，全国血吸虫病发病人数降至 7.7 万。历史上丝虫病曾在 14 个省（市、区）的 864 个县流行，新中国成立初期发病人数约 3000 万，受威胁人口 3.3 亿。经过科学防治，我国于 1994 年基本达到消灭丝虫病的标准，并于 2000 年在全国范围内基本实现了阻断丝虫病传播的目标。我国确立的以消灭传染源为主导的丝虫病防治策略得到 WHO 认可，并推荐给全球其他流行地区应用。

历史上疟疾和血吸虫病给我国人民造成了严重危害。尽管经过大力防治，发病率已显著下降，防治工作取得了举世瞩目的成就，但近年来仍有疫情反复，局部地区流行严重，防控工作面临新的困难。目前血吸虫病主要流行于水位难以控制的湖沼地区和大山区，此类地区防治难度大。同时，随着钉螺面积不断扩大，受自然洪灾、蓄水抗洪、退田还湖等客观因素的影响，血吸虫病疫情发生了新的变化，出现了新的流行区。这些都预示我国血吸虫防治工作还任重道远。近年我国一些地区疟疾疫情出现了反弹，局部出现暴发流行的趋势。此外，随着国际交往和人员流动的增加，境外输入的疟疾病例数日趋增多，成为疟疾防控的一个重点。疟原虫抗药性的产生已使全球疟疾疫情严重恶化。疟原虫不仅对多种传统抗疟药物产生抗性并迅速扩散，而且对新的抗疟药物也出现了抗性。以上情况给我国的疟疾防治带来了新的困难和挑战。

尽管我国寄生虫病的防治已取得显著成绩，但现今寄生虫病流行状况仍不容乐观，防控任务仍然十分艰巨。2015 年第三次全国人体重要寄生虫病现状调查共查到人体寄生虫 34 种，其中蠕虫 23 种，原虫 11 种，加权感染率为 5.96%，推算感染人数约为 3859 万，其中蠕虫和原虫的感染人数分别为 3307 万和 642 万。钩虫、蛔虫、鞭虫、华支睾吸虫、蛲虫和带绦虫的感染人数分别为 1697 万、882 万、660 万、598 万、214 万和 37 万。除华支睾吸虫外，多数寄生虫感染者主要分布在农村地区、偏远地区和经济欠发达地区。此外，由于人员流动频繁、人们生活条件和饮食习惯的改变以及生态环境变化等，一些寄生虫病在我国出现了新的流行趋势和危害。食源性寄生虫病（food-borne parasitosis）通常因生食或半生食携带感染期寄生虫的食物而感染。近年来，食源性寄生虫病发病率呈明显上升趋势。例如，黑龙江、江西、广西等省（自治区）华支睾吸虫感染率，全国第三次调查和第二次调查相比，10 年间分别上升了 264%、1962% 和 86%，全国感染人数已近 600 万。广州管圆线虫病是通过生食或半生食福寿螺等而感染，在 1996 年前，我国大陆地区广州管圆线虫病仅报道 3 例，但近年来报道的病例数显著增加，已受到广泛关注和相关部门的高度重视。2004 年卫生部将广州管圆线虫病列为我国新发传染病。食源性寄生虫病在我国城镇居民尤其是沿海经济发达地区的感染人数日趋增多，已成为严重危害我国人民健康的一类重要寄生虫病。

由于很多寄生虫病是人兽共患病（zoonosis），不但使人致病，也常使畜牧业蒙受重大损失，如旋毛虫病、棘球蚴病、囊尾蚴病、弓形虫病、隐孢子虫病、肉孢子虫病、裂头绦虫病等。据报道，因绵羊感染棘球蚴病我国每年损失约 4 亿元；同时，由于是人兽共患，在传染源的控制方面变得更为复杂，使该类寄生虫病的防治更为困难。

第二节 寄生现象

在自然界，凡是两种生物在一起生活的现象称为共生（symbiosis）。从营养、居住和利害关系上看，生物物种间的共同生活方式一般可分为互利共生（mutualism）、偏利共生（commensalism）和寄生（parasitism）3 种不同的类型。

一、互利共生

两种生物生活在一起，双方互相依赖、受益，称为互利共生。互利共生通常是专性的，因为共生的任何一方都不能独立生存。例如，白蚁和它肠道中的鞭毛虫，白蚁不能自行分泌纤维素酶，故不能消化纤维素，而鞭毛虫能合成纤维素酶，并能利用白蚁食入的木质作为营养来源，白蚁以鞭毛虫的代谢产物作为营养，两者互相依赖，双方互益。

二、片利共生

两种生物生活在一起，其中一方受益，另一方既不受益亦不受害，这种关系称为偏利共生或称共栖。例如，人结肠内的结肠内阿米巴（*Entamoeba coli*），以肠内细菌为食，但不侵入肠黏膜，对宿主既无利也无害。

三、寄 生

两种生物在一起生活，其中一方受益，另一方受害，受害的一方为受益的一方提供营养物质和居住场所，这种关系称为寄生。被寄生虫寄生、受害的一方称为宿主（host）。受益的一方称为寄生物，如病毒、立克次体、某些细菌与真菌等。动物源性的寄生物称为寄生虫（parasite），包括多细胞的无脊椎动物或单细胞的原生动物，如原虫、蠕虫与节肢动物。

第三节 寄生虫和宿主的类别

一、寄生虫的类型

（一）按寄生部位分类

根据寄生部位的不同，寄生虫可分为体内寄生虫（endoparasite）和体外寄生虫（ectoparasite）。体内寄生虫寄生于宿主的体内，如宿主肠道内的蛔虫、肌肉组织内的猪囊尾蚴、红细胞内的疟原虫等；体外寄生虫寄生于宿主的体表，如虱、蚤等，吸血时与宿主体表接触，多数在饱食后即行离开。

（二）按寄生时间长短分类

按寄生时间的久暂，寄生虫可分为永久性寄生虫（permanent parasite）和暂时性寄生虫（temporary parasite 或 intermittent parasite）。

（三）按寄生虫与宿主的相互关系分类

1. 专性寄生虫（obligatory parasite） 生活史中的各个阶段或至少某一阶段必须营寄生生活，否则不能完成生活史而进行繁衍的寄生虫。例如，疟原虫生活史各个阶段都必须营寄生生活；钩虫幼虫在土壤中营自由生活，但发育至丝状蚴后，必须侵入宿主才能继续发育为成虫。

2. 兼性寄生虫（facultative parasite） 既能营自由生活，又能营寄生生活以完成发育繁衍，且自由生活和寄生生活可相互转换的寄生虫。例如，粪类圆线虫既可寄生于宿主的肠道内营寄生生活，亦可在土壤中营自由生活，这两种方式均可使其完成生活史以发育繁衍。

3. 偶然寄生虫（accidental parasite） 某些寄生虫有其适宜宿主，但可因偶然机会进入非适宜宿主体内进行寄生，如某些蝇类幼虫可偶然寄生于人体引起蝇蛆病。

4. 机会性致病寄生虫（opportunistic parasite） 在免疫功能正常宿主体内通常处于隐性感染状态，宿主不出现临床症状；当宿主免疫功能低下时，可出现异常增殖且致病，出现相应临床表现，这类寄生虫称为机会性致病寄生虫。

二、宿主的类型

（一）按寄生虫寄生于宿主的不同阶段分类

在寄生虫的生长发育、繁殖和传播的整个过程中，按其寄生于宿主的阶段不同，可分为终宿主和中间宿主。

1. 终宿主（definitive host） 寄生虫的成虫期或有性生殖期所寄生的宿主，如人是日本血吸虫的终宿主。

2. 中间宿主（intermediate host） 寄生虫的幼虫期或无性生殖期所寄生的宿主，如钉螺是日本血吸虫的中间宿主。如有两个或两个以上中间宿主，则以发育的先后顺序依次命名为第一中间宿主、第二中间宿主等。如某些淡水螺和淡水鱼分别为华支睾吸虫的第一中间宿主、第二中间宿主。

（二）按宿主在寄生虫病传播流行中的作用分类

1. 保虫宿主或储存宿主（reservoir host） 有些寄生虫除寄生于人体外，尚能寄生于其他脊椎动物，这些脊椎动物在寄生虫病的传播流行中起着保存病原寄生虫的作用，在一定条件下，这些病原寄生虫又可感染人体，这类脊椎动物称为保虫宿主。

2. 转续宿主（paratenic host，or transport host） 某些寄生虫的感染阶段幼虫进入非适宜宿主体内后，长期处于滞育状态而不能进一步发育至成虫，但一旦进入适宜宿主体内，便可继续发育为成虫。这种体内带有滞育状态幼虫的非适宜宿主称为转续宿主，如卫氏并殖吸虫的囊蚴被野猪食入后，童虫侵入肌肉，不进一步发育而处于滞育状态，人可因进食未经煮熟的野猪肉而感染卫氏并殖吸虫，野猪即为卫氏并殖吸虫的转续宿主。

3. 带虫者（carrier） 体内有寄生虫寄生，但无临床症状者称为带虫者。由于不易被发现，往往成为寄生虫病的重要传染源。

4. 生物媒介（biological vector） 某些生物体能将病原体由一个宿主传给另一宿主，并造成感染，这些生物体称为生物媒介。寄生虫在生物媒介体内可能仅发育而不繁殖，如微丝蚴在蚊体内；亦可既发育又繁殖，如疟原虫在按蚊体内；有时，生物媒介可能仅是病原体暂时寄生或附着于其体表或体内，如蝇可通过机械性携带传播痢疾、霍乱等。

第四节 寄生虫的生活史

寄生虫完成一代生长、发育和繁殖的全过程称为生活史（life cycle）。生活史是由寄生虫个体生长发育整个过程中许多相连的阶段组成，每一阶段均系其生存所必需。从完成整个生活史过程所需的宿主转换的角度看，可将其分为直接发育型和间接发育型两种。

一、直接发育型

直接发育型的寄生虫生活史不需要更换宿主，如蛔虫、钩虫等。蠕虫的虫卵、原虫的包囊（cyst）经宿主粪便排出体外，其后的发育除了寄生虫本身的因素外，自然条件对其生存和感染性的影响颇大。这些寄生虫在外界直接发育到感染阶段，主动或被动进入宿主体内而形成感染。一般而言，生活史为直接发育型的寄生虫，以肠道寄生虫多见，其分布地区广泛。

二、间接发育型

间接发育型的寄生虫生活史需要更换宿主，如丝虫、疟原虫等。此类寄生虫在完成生活史过程中，除了对终宿主有要求之外，中间宿主的种类、分布的地区等因素，将决定该寄生虫存在的地区和感染的情况，如日本血吸虫的感染与其唯一的中间宿主钉螺的分布密切相关。从流行病学的角度看，寄生虫生活史需时越短，单位时间内增殖的数量就越大，则该寄生虫种群数量增长的内在潜力越大，在一定程度上流行的可能性也越大。

第五节 寄生虫与宿主的相互关系

寄生虫与宿主的相互关系是在长期的共进化过程中逐渐形成的动态关系，包括寄生虫对宿主的危害和宿主对寄生虫的影响两个方面。

一、寄生虫对宿主的危害

寄生虫对宿主的危害主要取决于虫种、株的毒力、在人体内的移行过程、寄生部位及生理活动等方面。

（一）夺取营养

寄生虫在宿主体内生长、发育及大量繁殖所需的营养物质都从宿主获得。寄生虫所需营养与其个体的大小和数量的多少等因素有关，如慢性钩虫病感染可导致宿主低色素小细胞型贫血。

（二）机械性损伤

寄生虫在宿主腔道、组织或细胞内寄生，可引起腔道堵塞、组织压迫和细胞破坏等机械性损害。例如，蛔虫的大量寄生可造成肠梗阻，还可钻入胆道，引起胆道蛔虫症等；蠕虫幼虫在体内移行可造成移行途经部位的损害，如蛔虫和钩虫在肺内移行时可穿破肺泡壁毛细血管，引起出血。

（三）毒素作用

寄生虫在宿主体内生长、发育、繁殖过程中，其代谢产物以及死亡虫体的崩解产物等对宿主均有毒性，可造成宿主的损伤。例如，溶组织内阿米巴分泌蛋白水解酶侵蚀肠壁；寄生于胆管系统的华支睾吸虫，其分泌物、代谢产物可引起胆管上皮增生，管壁增厚，胆管局限性扩张，还可能引起上皮瘤样增生甚至恶变。

（四）免疫病理

寄生虫侵入机体后，虫体内和体表的许多成分、代谢产物、死亡虫体的分解产物等都具有抗原性，可使机体诱生免疫病理反应，造成局部或全身的组织损害。寄生虫病的严重病理损害多与超敏反应或变态反应有关，如蠕虫感染所致的荨麻疹、蛔虫和钩虫的幼虫移行引起的哮喘、血吸虫尾蚴性皮炎、钩虫丝状蚴作为过敏原所致皮炎、棘球蚴囊破裂引起的过敏性休克等。

二、宿主对寄生虫的影响

寄生虫及其产物对宿主而言均为蛋白质类异物，具有抗原性，能引起宿主的一系列防御反应，包括先天免疫和获得性免疫。先天免疫包括皮肤、黏膜的屏障作用，吞噬细胞的吞噬、消化作用，以及体液因素对寄生虫的杀伤作用等。获得性免疫主要包括体液免疫和细胞免疫（详见第六节）。

寄生虫与宿主的相互作用，一般可出现 3 种不同的转归：①寄生虫在宿主免疫系统攻击下逃逸，对宿主产生不同程度的损害，出现相应的病理变化和临床表现，引起寄生虫病；②宿主的免疫系统有效地控制了寄生虫感染，抑制、杀伤甚至清除了体内寄生虫，并对再感染具有一定的抵抗力；③寄生虫与宿主形成动态平衡状态，即宿主体内有残存的寄生虫，寄生虫亦不能对宿主造成明显的损害，呈带虫状态或隐性感染状态。当然，这种平衡是相对的，一旦宿主免疫功能下降，原本隐性感染状态下的寄生虫会重新对宿主造成损害。

第六节　寄生虫感染的免疫

寄生虫产生的蛋白质作为异种抗原进入人体后，人体即产生免疫应答，主要包括机体免疫系统对寄生虫的识别、杀伤和清除等。

一、免疫类型

人体对寄生虫感染的免疫包括固有免疫和特异性免疫。前者是先天性的，不是针对某一抗原性异物，故又称先天免疫；特异性免疫具有针对性，包括体液免疫和细胞免疫。这些免疫应答必须由具有抗原性的异物进入机体，刺激免疫系统后方可形成，故又称获得性免疫。

（一）先天免疫

这种免疫是人类在长期进化过程中逐步形成的，受遗传因素控制，具有相对稳定性；对各种寄生虫感染都具有一定抵抗力，无特异性，主要通过生理屏障结构如皮肤、黏膜、胎盘屏障和血液、组织中的巨噬细胞、自然杀伤细胞的吞噬杀伤等起作用。

（二）获得性免疫

寄生虫侵入宿主后，其抗原物质刺激宿主的免疫系统，诱生获得性免疫或特异性免疫，对寄生虫可发挥杀伤作用，对同种寄生虫的再感染也具有一定的抵抗力。

1. 消除性免疫（sterilizing immunity） 在寄生虫感染中较少见。此类免疫中，宿主不但能清除体内寄生虫，而且对再感染产生完全的抵抗力，如利什曼原虫引起的“东方疖”，宿主获得免疫力后，体内原虫完全被清除，临床症状消失，并对再感染具有长久特异的抵抗力。

2. 非消除性免疫（non-sterilizing immunity） 在寄生虫感染中多见。大多数寄生虫感染都可使宿主诱生一定程度的抗再感染的免疫力，这种免疫力不能完全清除宿主体内原有的寄生虫，体内虫荷维持在较低水平，临床表现为不完全免疫，一旦用药物清除体内的残余寄生虫，宿主已获得的免疫力便逐渐消失，如疟疾的带虫免疫（premunition）和血吸虫病的伴随免疫（concomitant immunity）。

二、寄生虫抗原

（一）抗原种类

寄生虫是真核生物病原体，其生活史复杂，抗原种类繁多。按抗原来源可分为体抗原（somatic antigen）、膜抗原（surface antigen）和代谢抗原（metabolic antigen）等；按其用途和功能可分为诊断抗原（diagnostic antigen）、保护性抗原（protective antigen）和免疫原（immunogen）等；按发育阶段可分为不同的期抗原（stage antigen）。在这些抗原中，虫体表膜抗原和排泄/分泌抗原因可与宿主免疫系统直接接触产生致敏作用，其中的部分抗原为保护性抗原，可使宿主诱生保护性免疫应答。

（二）抗原特性

寄生虫抗原的成分包括蛋白质或多肽、糖蛋白、糖脂或多糖等，且具有属、种、株和期的特异性，即不同属、种、株和发育时期的寄生虫之间既可具有共同抗原，又具有各自的特异性抗原。这种特点也见于同一种寄生虫生活史中的不同发育阶段，即可有期特异抗原。

三、免疫应答

免疫应答是指宿主对特异的寄生虫抗原产生一系列免疫反应的过程。这是一个由多种免疫活性细胞和免疫分子包括抗体、补体和细胞因子等参与的复杂过程。

（一）抗原的提呈与处理

寄生虫在致敏宿主免疫系统之前，必须先经过抗原提呈。抗原提呈是指抗原提呈细胞（APC）摄取抗原并将其处理成肽分子，以肽-MHC分子复合物形式表达于APC表面，供T细胞受体识别，进而激活T细胞。

APC包括巨噬细胞、树突状细胞和B淋巴细胞等，但其摄取抗原的方式各异。巨噬细胞可通过吞噬颗粒抗原、吞饮可溶性抗原等多种方式摄取寄生虫抗原。借助其表面受体及补体受体识别和结合抗原，然后通过膜囊泡系统摄入抗原，即受体介导的胞吞作用（receptor-mediated endocytosis）。树突状细胞无吞噬能力，但通过树突状伪足与滤泡内的淋巴细胞交联，以其膜上的受体识别肽-MHC复合物形式的抗原。B细胞可非特异地吞饮未经处理的抗原，也可借助其细胞膜表面免疫球蛋白特异地与天然蛋白质结合，然后细胞膜将抗原和受体摄入胞内。

寄生虫非蛋白类如多糖、糖脂和核酸等抗原，不能形成多肽-MHC分子复合物而被提呈，但可通过诱导B细胞膜表面免疫球蛋白的交联，引起无须T细胞辅助的B细胞活化，直接产生体液免疫效应。

（二）T细胞的活化与细胞因子的产生

根据T细胞表面CD抗原的不同，将T细胞分为两个主要亚群：$CD4^+$和$CD8^+$T细胞。$CD4^+$T细胞依其所分泌的细胞因子不同，又可分为Th1、Th2、Th17和Treg等亚型。在不同的寄生虫或相同寄生虫感染的不同阶段可产生不同类型的免疫应答，如在血吸虫感染早期，宿主以 Th1 免疫应答为主，但在血吸虫产卵后，宿主的免疫应答由 Th1 向 Th2 极化。不同类型的免疫应答对免疫保护和免疫病理均有重要作用。

（三）免疫效应

免疫效应可分为体液免疫和细胞免疫两类。

1. 体液免疫 指抗体介导的免疫效应。抗体属免疫球蛋白，人类抗体可分为 IgM、IgG、IgA、IgD 和 IgE 5 类。在蠕虫感染中，一般而言，IgE 水平升高，而在肠道寄生虫感染时，则分泌型 IgA 水平升高。寄生虫感染的早期，血中 IgM 水平升高，随感染时间的延长，IgG 水平升高。如发生第二次感染，抗体水平升高迅速。原因是在第一次感染时激活的 B 细胞可形成长期存活的记忆细胞。

抗体可通过调理、中和、激活补体和抗体依赖细胞介导的细胞毒作用等功能杀伤寄生虫。例如，抗疟原虫子孢子的抗体与子孢子表面抗原结合，可使子孢子失去黏附和侵入肝细胞的能力；非洲锥虫病人血清中 IgM、IgG 在补体参与下可溶解血中的锥虫。

2. 细胞免疫 在细胞免疫效应中，抗原特异性 T 细胞可直接发挥效应功能，如细胞毒性 T 淋巴细胞（CTL）等可直接裂解靶细胞。抗原活化的 T 细胞可通过分泌细胞因子进一步作用于其他细胞群体，如 γ 干扰素（IFN-γ）可活化 NK 细胞，增强其吞噬能力和杀伤作用。

依赖抗体的细胞毒性作用（ADCC）在组织、血管或淋巴系统寄生的蠕虫（如血吸虫童虫、微丝蚴等）感染中，可能是杀伤虫体的重要效应机制。ADCC 对寄生虫的杀伤作用既需要特异性抗体如 IgG 或 IgE 的参与，又需要效应细胞如巨噬细胞、嗜酸性粒细胞或中性粒细胞通过 Fc 受体与抗体相结合，以体液免疫和细胞免疫协同作用的形式发挥杀伤虫体的效应。

四、免疫逃避

在寄生虫与宿主长期共进化过程中，一些寄生虫能逃避宿主的免疫效应，这种现象称为免疫逃避（immune evasion）。

（一）分子模拟和伪装

某些寄生虫体表能表达与宿主组织抗原相似的成分，称为分子模拟（molecular mimicry）。有些寄生虫体表能结合宿主的抗原分子或被宿主抗原包被，阻碍了宿主免疫系统的识别，称为抗原伪装（antigenic masking）。

（二）抗原变异

有些寄生虫在感染宿主过程中不断改变其表面抗原，直接干扰宿主的免疫识别能力。例如，非洲锥虫在宿主血液内常产生抗原变异（antigenic variation），改变其表面糖蛋白抗原，使宿主体内产生的抗体对新出现的抗原失去作用。抗原变异是寄生虫逃避宿主免疫效应的有效机制之一。

（三）免疫抑制

寄生虫感染可诱导宿主的全身性或局部性免疫抑制（immune suppression）。在一定的情况下，这种抑制是特异的，仅与宿主对寄生虫的免疫应答有关；而在另一些情况下，这种抑制常与各种异质的非寄生虫抗原的免疫应答有关。至今，这种免疫抑制可否使寄生虫在有免疫能力的正常宿主中生存，尚需进一步阐明。

（四）组织学隔离

一般而言，寄生虫都具有相对固定的寄生部位。有些寄生虫寄生在组织、腔道和细胞中，这些部位的生理屏障使之与宿主免疫系统隔离，如寄生在眼部或脑部的囊尾蚴。

五、免疫致病

宿主感染寄生虫后所产生的免疫应答，一方面表现为免疫保护作用，另一方面也可产生对宿主有害的过敏反应，常导致宿主组织损伤和免疫病理变化。过敏反应一般分为以下 4 型。

（一）Ⅰ型（速发型）过敏反应

该型多见于蠕虫感染。某些蠕虫抗原刺激机体产生特异的 IgE 抗体，并与肥大细胞或嗜碱性粒细胞表面 IgE 的 Fc 结合，产生致敏作用。当宿主再次接触同种抗原时，该抗原可与致敏的肥大细胞或嗜碱性粒细胞表面的 IgE 结合，发生级联反应，导致致敏细胞脱颗粒，释放许多活性介质，引起毛细血管扩张和通透性增强、平滑肌收缩、腺体分泌增多等，导致荨麻疹、支气管哮喘等临床症状。

（二）Ⅱ型（细胞毒型）过敏反应

该型过敏反应的主要靶细胞为红细胞、白细胞和血小板。抗体 IgM 或 IgG 与相应的靶细胞膜上的抗原结合，导致补体活化或经 ADCC 损伤靶细胞，如疟原虫感染引起红细胞溶解。

（三）Ⅲ型（免疫复合物型）过敏反应

这是由抗原与抗体在血循环中形成免疫复合物，沉积于组织引起炎症反应所致。循环免疫复合物沉积于肾小球基底膜或血管壁等处，激活补体，产生充血水肿和局部坏死等。例如，三日疟患者常出现的肾小球肾炎，就是由免疫复合物沉积于肾小球基底膜所致。

（四）Ⅳ型（迟发型）过敏反应

这是由 T 细胞介导引起的免疫损伤。当抗原初次进入机体后，T 细胞被致敏，当再次接触到同样的抗原时，致敏的 T 细胞分化、增殖并释放多种淋巴因子，引起以单核细胞和淋巴细胞浸润为主要特征的炎症反应。例如，曼氏血吸虫肉芽肿即是 T 细胞介导的迟发型过敏反应。

第七节 寄生虫感染的特点

寄生虫侵入人体，在人体内存活并进行增殖 / 繁殖的过程称为寄生虫感染，出现明显临床表现的称为寄生虫病。

一、慢性感染和再感染

通常人体感染寄生虫后，虫荷较低，患者在临床上出现一些症状后，不经治疗则可逐渐转入慢性感染状态，并出现修复性病变，如血吸虫病肝纤维化和丝虫病淋巴管阻塞。寄生虫病治愈后，人体可再次感染该寄生虫。慢性感染和易发生再感染是寄生虫病的基本特点。慢性感染和再感染的发生与人体对大多数寄生虫感染仅能产生伴随免疫或带虫免疫有关。

二、初次（急性）感染

初次（急性）感染寄生虫的虫荷较多，可呈重度感染，常常出现较严重的急性症状，如从无疟区或低疟区进入高疟区的人群易罹患疟疾，且病情较重。

三、多虫寄生现象

人体可以同时有两种或两种以上寄生虫感染，特别是肠道寄生虫感染。据全国首次寄生虫分布调查报道，在 92 万肠道寄生虫感染者中，感染两种或两种以上肠道寄生虫的占 43.33%。在大多数情况下，多虫寄生可加重寄生虫对宿主的损害。

四、过敏反应

寄生虫侵入机体后，其抗原往往诱导机体产生过敏反应，从而引起炎症反应和组织损害。大多数寄生虫病的严重病理损害与过敏反应有关（参见本章第六节）。

五、幼虫移行症和异位寄生

幼虫移行症（larva migrans）是指在人体内滞育的蠕虫幼虫，在人体内移行所致的相应损伤。幼虫在皮下移行，引起皮肤出现线状红疹或游走性包块等病理损害，称为皮肤幼虫移行症，如犬钩虫幼虫引起的匐行疹；幼虫在器官内移行，引起相应器官损伤，称为内脏幼虫移行症，如广州管圆线虫幼虫引起的嗜酸性粒细胞增多性脑膜炎。

异位寄生（ectopic parasitism）是指某些寄生虫在常见寄生部位以外的器官或组织内寄生的现象。异位寄生引起的病理损害称为异位病变（ectopic lesion），如日本血吸虫虫卵在大脑异位寄生，引起脑型血吸虫病。

六、隐性感染与机会性致病

隐性感染（suppressive infection）是指病原体感染人体后，机体没有出现明显的临床症状，也不能用常规方法检出的感染。隐性感染是某些寄生虫的特殊寄生现象，如弓形虫和隐孢子虫感染等。在隐性感染过程中，寄生虫的增殖一般处于低水平，感染者不出现临床症状，成为带虫者。当机体免疫功能低下时（如大量使用免疫抑制剂的患者、晚期肿瘤和艾滋病患者），这些寄生虫的增殖力和致病力均增强，可引起患者严重的病理损害甚至死亡。这种在一般情况下不引起疾病，但在一定条件下能导致疾病的寄生虫感染也称为机会性致病寄生虫病。

七、人兽共患

不少寄生虫病可在人与脊椎动物之间相互传播，这些寄生虫病称为人兽共患寄生虫病（parasitic zoonosis）。人兽共患寄生虫病在寄生虫病的防治，特别是在传染源的控制中具有重要意义。

第八节　寄生虫病的流行与防治

在自然界中，存在着寄生虫的适宜宿主和适于寄生虫生长发育的条件，造成寄生虫病的传播。寄生虫病的流行必须具备适于寄生虫病传播的条件才可能发生。

一、流行的基本环节

寄生虫病的流行是指寄生虫病在人群中发生、传播和转归的全过程。完成这个过程须具备三个基本环节，即传染源、传播途径和易感人群。

（一）传染源

寄生虫病的传染源是指体内有寄生虫生长、繁殖，并能排出寄生虫生活史某一阶段虫体的人和动物，包括患者、带虫者和保虫宿主。作为传染源，其体内寄生虫的某一生活史阶段可以直接或间接地进入另一个易感宿主体内继续发育繁殖，这一特殊的生活史阶段称为感染阶段（infective stage），如外周血液中含有疟原虫雌、雄配子体的疟疾患者或带虫者是疟疾的传染源。

（二）传播途径

传播途径是指寄生虫从传染源到易感宿主的传播过程。常见的传播途径有经水传播、经土壤传播、经空气传播、经节肢动物传播和经人体直接接触传播等。例如，蛔虫可经水、土壤等从感染者传播给易感者；疟原虫通过蚊的叮咬吸血传播；阴道毛滴虫通过性生活造成人与人之间传播。寄生虫的感染阶段侵入新的易感者的途径，称为寄生虫的感染途径。藉此，寄生虫进行了宿主更换、延续世代，维持了物种的生存繁衍。寄生虫侵入人体的常见方式和途径有：

1. 经口感染 土源性蠕虫卵需在土壤中发育为感染性虫卵或感染期幼虫，人通过其污染的食物经口而感染，如蛔虫病。如水源被寄生虫感染阶段虫体污染，人可因饮水、生食或半生食含感染阶段幼虫或虫卵的食物而感染寄生虫，如华支睾吸虫病和旋毛虫病等；罹患钩虫病的乳母，在哺乳时可将丝状蚴通过乳汁传给乳儿。

2. 经皮肤感染 土壤中的钩虫、粪类圆线虫丝状蚴及存在于水中的血吸虫尾蚴，当与人皮肤接触后可直接侵入人体。

3. 经呼吸道传播 蛲虫等寄生虫的虫卵可在空气中如尘埃样飘浮，随人的呼吸进入人体而感染。

4. 经胎盘、输血传播 经胎盘、输血也可感染某些寄生虫，如疟原虫、利什曼原虫、弓形虫等。

（三）易感人群

除了某些具有特殊遗传背景的人群外，人对寄生虫普遍易感。寄生虫的隐性感染或低度感染的带虫免疫可产生一定的免疫力，但不完全。寄生虫病的易感性一定程度上与年龄有关，如在血吸虫病流行区，儿童较成人更易得血吸虫病。

二、影响流行的因素

寄生虫病的流行过程与自然因素和社会因素关系密切。

（一）自然因素

自然因素包括气候、地理、生物物种等。气候和地理等自然因素对动物传染源（保虫宿主）有明显的影响，不少自然疫源性寄生虫病的地方性和季节性均与此有关，如卫氏肺吸虫保虫宿主虎、豹等，其生存需适宜的生态环境。自然因素也可以通过影响生物种群的分布及其活动影响寄生虫病的流行，如温度对疟疾的传播起着重要作用，我国南方如海南岛为全年传播疟疾地区，而北方黑龙江省则很少有疟疾发生；自然因素如气温等对生产方式和生活习惯有一定的影响，会增加感染某种寄生虫的机会，如在血吸虫病流行区，适宜的温度增加了人群接触疫水的机会，因而有利于血吸虫病的流行。

全球气候正在逐渐变暖。联合国的一项报告指出，近年来地球表面温度的上升幅度是近 1 万年来所未有的。在过去的 140 年间，造成地球气候变暖各种因素中，由于人类活动而造成的温室效应占了 40%。人类在近十年内的活动所造成的气候变化较过去 1000 余年间的气候变化还大。由于气候变暖、雨量增大，虫媒孳生地增多，且由于繁殖季节延长，造成虫媒种群数量增加，都可能使原来在热带、亚热带流行的虫媒病由于温度上升而北上至纬度较高的地区。在对巴贝虫的一项研究中，在暖季如温度上升 1.6℃，则蜱的数量可增加 4 倍，每头家畜每天可能被叮咬的次数增加 200 ～ 1400 次，从而导致感染的概率增加。

（二）社会因素

社会因素包括社会制度、经济状况、生产活动、生活条件、居住环境、医疗卫生和防疫保健、文化教育程度、卫生习惯、宗教信仰以及风俗习惯等所有与人类活动有关的因素。由于自然因素一般相对稳定，而社会因素易于变化，因此，社会的进步、经济的发展、医疗卫生条件的改善以及群众科学文化水平的提高，一定程度上对控制寄生虫病的流行起着不可忽视的作用。

丝虫病在 20 世纪 50 年代初期的发病人数约为 3000 万，1956 年丝虫病的防治列入国家计划。经过实施以控制传染源为主的防治对策，我国已向世界宣布达到消除丝虫病的标准。此外，严格的国境检疫也可有效防止输入性寄生虫病的发生。

广泛开展的爱国卫生运动减少了虫卵对环境的污染，对于降低土源性寄生虫病如蛔虫病和钩虫病的流行起到了重要的作用。环境改造、改变钉螺的孳生环境、消灭钉螺，是我国水网型流行区控制血吸虫病的主要措施。

通过健康教育和健康促进，改变不良的卫生习惯，是控制食源性寄生虫病如肝吸虫病等的有效措施之一。有报道称，在健康教育上投资 1 元，可节约 8.5 元治疗费和 100 元抢救费。尽管目前寄生虫疫苗仍处于研究阶段，离实际应用尚有一定的距离，但寄生虫疫苗是通过免疫接种的途径而控制乃至消灭寄生虫病的潜在手段。

三、流行特点

地方性（endemicity）、季节性（seasonality）和自然疫源性（activity of the natural foci）是寄生虫病的主要流行特点。

（一）地方性

在排除可能输入的情况下，某种寄生虫病可在某一地区持续或经常发生称为某种寄生虫病的地方性。常见的寄生虫病如疟疾、血吸虫病、黑热病、棘球蚴病等常有明显的地方性特点，这类寄生虫病也被称为地方性疾病（endemic diseases）。寄生虫病的地方性特点与当地的气候条件、中间宿主或媒介的地理分布、居民的生活习惯和生产方式等因素有关。

（二）季节性

某种寄生虫病发病率在每年中的某些季节出现高峰，这种现象称为寄生虫病流行的季节性。温度和湿度等条件对寄生虫的体外生活阶段或自由生活阶段的生长发育具有显而易见的影响。例如，温暖、潮湿的环境有利于钩虫卵在土壤中的发育，因此，钩虫感染多见于春、夏季节。温度和湿度等气候条件可直接影响寄生虫在中间宿主或媒介昆虫体内的发育，对中间宿主和媒介种群数量的消长或活动规律也有不同程度的影响。

人群活动规律和生产方式对寄生虫病季节性流行的发生影响颇大。例如，在我国血吸虫病流行区，夏季居民常因生产或游泳而频繁接触疫水，因此，急性血吸虫病多发生在夏季。

（三）自然疫源性

在原始森林或荒漠等地区，某些寄生虫病在脊椎动物之间相互传播，一般情况下，人通常不参与这一流行过程，只是由于各种原因而偶尔被卷入到这一过程中去时，这些疾病才可由染病的脊椎动物传给人，这种现象称为自然疫源性，这类地区称为自然疫源地，这种具有自然疫源性的人兽共患寄生虫病亦称为自然疫源性疾病，如卫氏肺吸虫病、黑热病等。

四、寄生虫病的防治

（一）流行趋势

1. 食源性寄生虫病流行呈上升趋势 食源性寄生虫的感染率在部分地区呈明显上升趋势，其中较有代表性的为华支睾吸虫（肝吸虫）感染。第二次全国寄生虫感染调查结果显示其感染率较第一次全国调查结果上升了 75%；其中，广东、广西和吉林 3 省（自治区）分别上升了 182%、164% 和 630%；带绦虫感染率上升了 52.47%，其中西藏、四川分别上升了 97% 和 98%。

随着近年来涮猪肉、烤猪肉串等风味小吃盛行，旋毛虫发病率有上升趋势。在一些少数民族居住地区，由于生食猪肉的习惯没有根本改变，旋毛虫病暴发流行也时有发生，1964—2011 年全国发病人数近 38 797 例，病死率近 1%。目前，囊尾蚴病的流行呈现出两个新的趋势，一是囊尾蚴病就诊患者中来自城市的比例增多，二是聚餐或在餐馆就餐机会多的人群患病比例超过机会少的人群。此外，以往一些少见的食源性寄生虫病，如棘颚口线虫、阔节裂头绦虫、喉兽比翼线虫感染，广州管圆线虫病和舌形虫病等也有增多的趋势。许多食源性寄生虫病是人兽共患寄生虫病，即使局部地区人群感染得到基本控制，只要自然疫源地存在，稍有不慎仍可造成再流行。

食源性寄生虫感染增多的原因：①一些地区的居民延续长期以来形成的饮食习惯，嗜生食或半生食淡水鱼和肉类；②淡水鱼养殖业发展迅速，与其相关的卫生检验、检疫工作相对滞后；③生活水平提高，居民外出就餐机会增多，感染机会加大；④长期以来，针对食源性寄生虫病的防治工作尚未系统、全面地开展。

2. 机会性致病寄生虫病的发病人数增多 艾滋病的蔓延，使一些机会性致病寄生虫如隐孢子虫、弓形虫、粪类圆线虫等感染的发病率增加，这些寄生虫已成为艾滋病患者死亡的主要病因之一，越来越受到人们的重视。饲养宠物的种类和数量的增加，使人增加了感染犬弓形虫等寄生虫的机会。

3. 主要寄生虫病疫情仍不稳定 近年来，一些已被控制的寄生虫病疫情出现回升。1958 年我国已基本消灭黑热病，但中、西部地区 7 个省（区）的 47 个县（市）仍有黑热病病例出现。我国一些地区未控制血吸虫病的流行，血吸虫病发病人数约 32.6 万，且钉螺面积进一步扩大，出现了新的流行区。近年来，安徽等省的疟疾发病人数明显上升，输入性疟疾病例逐年增多。在我国西部和西北部地区较为突出的是棘球蚴和利什曼原虫的感染。

4. 寄生虫对药物的抗药性 在寄生虫对药物产生抗药性中，疟原虫对氯喹的抗性尤为突出。在 20 世纪 50 年代，恶性疟原虫对氯喹的抗性开始出现于南美洲和东南亚，并迅速在世界各地蔓延。在不少地区，氯喹对疟疾患者而言，变得毫无疗效，因而迫切需要新的抗疟药或用青蒿素等合并用药加以替代。同时，蚊媒对传统的杀虫剂普遍产生抗药性，使媒介控制工作严重受阻，这也是造成疟疾等虫媒病发病率上升的一个重要原因。但由于目前我们对抗性机制不甚了解，对寄生虫药物抗性的预防等尚处于较为被动的阶段。

（二）防治对策

1. 控制传染源

（1）治疗患者或带虫者：通常采用病原学诊断或血清学检测等方法，对流行区居民进行检查（普查或重点人群调查），对检出的患者或带虫者进行药物治疗。

（2）处理保虫宿主：对流行区的家畜和野生哺乳动物进行检查，并评价其作为传染源的意义或作用后，分别根据需要采取治疗、捕杀等措施。

2. 切断传播途径

（1）控制和消灭中间宿主或媒介节肢动物：采用化学、物理或生物等防治方法控制和消灭中间宿主或媒介节肢动物，如灭螺、灭蚊、灭蛉和灭蝇等。

（2）粪便管理：对粪便（包括具有重要传染源意义的保虫宿主的粪便）进行无害化处理，防止寄生虫卵和包囊污染土壤、水源、食物或用品。

（3）食品卫生监督：对肉类、淡水鱼、虾等进行严格的卫生检疫，防止含有寄生虫的食品上市。

3. 保护易感人群 一般而言，人对寄生虫普遍易感，缺乏先天性的抵抗力，因此，对人群采取积极的保护性措施对于控制寄生虫病流行具有重要的意义。

（1）健康教育和健康促进：积极开展预防寄生虫病的宣传教育工作，不断提高群众的自我保护意识，培养良好的个人卫生习惯和改变不良饮食习惯，防止经口感染的寄生虫病。

（2）药物预防：某些寄生虫病可通过服用药物进行预防，如氯喹或乙胺嘧啶加磺胺多辛可用于疟疾预防；青蒿琥酯或蒿甲醚可用于血吸虫病的预防；用驱避剂涂抹皮肤可防止吸血节肢动物的叮咬或血吸虫尾蚴的入侵。

（3）疫苗：积极研制寄生虫疫苗，是保护易感人群最有力的技术手段之一。

在全球经济空前活跃，包括气候变暖在内的全球环境变化等因素的影响下，针对寄生虫病流行的新的态势进行综合防治是控制和消灭寄生虫病的有效对策。由于寄生虫病的流行范围、流行程度及防治工作进程各不相同，对于不同寄生虫的不同时期应有各自的控制目标和有所侧重的防治措施。例如，20 世纪 80 年代以前，我国对于血吸虫病采取以消灭钉螺为主的防治对策。80 年代以后，血吸虫病防治目标已调整为“疾病控制”、“传播控制”和“传播阻断”3 个不同阶段性的目标，采取“以人群化疗为主”的防治对策。目前，疟疾、血吸虫病、丝虫病、黑热病、阿米巴病和棘球蚴病等已被列入我国法定传染病管理，被列入全国防治规划的寄生虫病有疟疾、血吸虫病和丝虫病，寄生虫病的防治已逐渐引起有关部门的重视。随着我国经济的发展、人民生活水平的提高、卫生科技的进步，我国的寄生虫病防治工作将会取得更大的成就。

（王兆军　潘卫庆　张龙兴）

第二章 线 虫

第一节 概 述

线虫（nematode）因虫体呈线状或圆柱形而得名，隶属于线形动物门的线虫纲（Class Nematoda）。其分布广泛，绝大多数营自生生活，少数营寄生生活。线虫种类繁多，全球已被描述的约有 2 万余种，能寄生于人体的线虫约 60 余种，我国有记录的约 35 种，其中重要的有蛔虫、钩虫、蛲虫、鞭虫、粪类圆线虫等肠道寄生线虫和丝虫、旋毛虫、广州管圆线虫等组织内寄生线虫。

一、形 态

（一）成虫

虫体呈线状或圆柱形，两侧对称，体不分节。寄生于人体的线虫大小因种而异，大者可长达 1m 以上（如麦地那龙线虫），小者需借助显微镜才能看见（如粪类圆线虫）。大多数寄生线虫为 1 ～ 15cm。雌雄异体，通常雌虫比雄虫大，雌虫尾端较直，雄虫尾端或向腹面卷曲，或有膨大的交合伞，或形成尾翼。虫体的外层为体壁，体壁与消化道之间有腔隙，无上皮细胞覆盖，故称原体腔（protocoele），腔内充满原体腔液，富含蛋白质、葡萄糖和钠、钾、氯等多种元素，是各组织器官间交换氧、营养物和代谢产物的介质。原体腔液具有流体静压的作用，能将肌肉收缩时产生的压力向各方传递，有助于线虫的摄食、运动和排泄。

1. 体壁 自外向内由角皮层（cuticular plate）、皮下层（hypodermis）和肌层（muscle layer）组成（图 2-1）。角皮层由皮下层分泌而成，无细胞结构，质坚具弹性，光滑，覆盖于虫体的体表、口腔、肛道、排泄孔及阴道。在线虫生理中，角皮层起着重要的作用。其结构在不同虫种之间或同一虫种的不同时期均可有差异。角皮层的基本结构可分为皮质层、基质层和纤维层，但还可再细分为若干层。在虫体体表，角皮层可形成多种皮饰和结构，如乳突、唇瓣、口囊、齿、翼、嵴、口矛、环纹、交合伞（copulatory bursa）及交合刺（copulatory spicula）等。这些结构除参与虫体的感觉、运动、附着、交配等生理功能外，有的还可作为鉴别虫种的重要依据。皮下层由合胞体组成，无细胞界限，内含丰富的糖原颗粒、线粒体、内质网和酯酶等。沿背、腹及两侧中线向内突起增厚，形成 4 条纵索。背索（dorsal chord）、腹索（ventral chord）较细，内有纵行的神经干。两条侧索（lateral chord）粗大，明显，内有排泄管。肌层由单一纵向排列的肌细胞组成，被纵索分隔为 4 个区。肌细胞分为可收缩的纤维部分和不可收缩的胞体部分，纤维部分垂直排列，与皮下层相邻接；胞体部分发达，突入原体腔，内含细胞核、线粒体、内质网等细胞器以及糖原和脂类，具有储存大量糖原的重要功能。根据肌细胞的数量、大小以及排列方式，可分为 3 种肌型（图 2-2）：每一索区间肌细胞大而少，通常只有 2 ～ 5 个，称为少肌型（meromyarian type），如钩虫；肌细胞多而长者，称为多肌型（polymyarian type），如蛔虫；肌细胞多而细小者，称为细肌型（holomyarian type），如鞭虫。

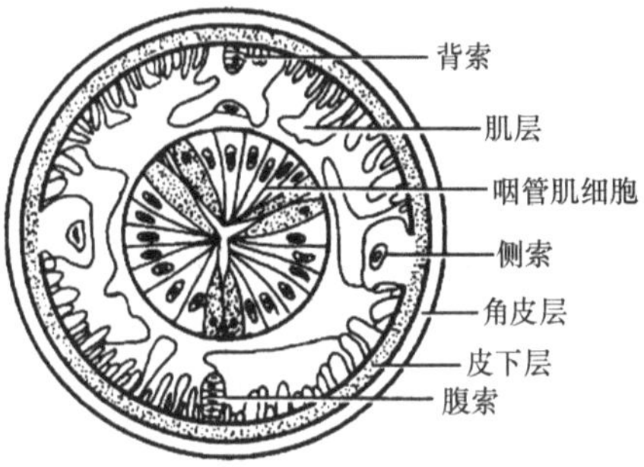

图 2-1 线虫横切面

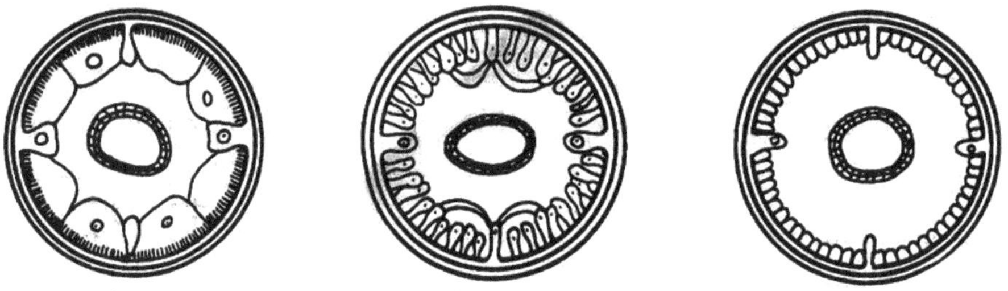

图 2-2　线虫的肌型

2. 消化系统　线虫消化系统包括消化道和腺体。消化道完整，具有口孔、口腔、咽管、中肠、直肠和肛门。口孔位于虫体头部顶端，有的虫种口孔周围有唇瓣环绕。口腔大小、形状因虫种而异，有的虫种口腔较大，四周角皮增厚形成口囊（buccal capsule），口囊内有坚韧的钩齿或板齿。咽管为一肌性泵器，呈圆柱形或末端膨大呈球形，其形状是虫种分类的依据之一。多数线虫管壁上有 3 个咽管腺，1 个背咽管腺，开口于口腔，2 个亚腹咽管腺开口于咽管腔。腺体能分泌多种酶，包括淀粉酶、蛋白酶、纤维素酶及乙酰胆碱酯酶等，可帮助消化或具有抗原性。肠管为直形管道，无肌细胞，食物靠咽管肌肉的推动以及虫体运动的压力在肠内向下移动。肠壁由单层柱状上皮细胞组成，内缘覆盖有微绒毛，有利于吸收营养物质；外缘为基底膜，对运输溶质具有重要意义。

3. 生殖系统　线虫生殖系统发达，为细长管状结构。雌虫生殖器官多为双管型，包括卵巢、输卵管、子宫、排卵管、阴道和阴门等部分。多数虫种在输卵管近端有一受精囊，受精囊在远端与子宫相连。卵母细胞在受精囊内与精子结合受精。两个排卵管汇合于阴道，开口于虫体腹面的阴门。另有少数虫种，只有一个卵巢与子宫，或有多个卵巢与子宫，称为单子宫虫种或多子宫虫种。雄性生殖器官为单管型，由睾丸、储精囊、输精管、射精管及交配附器组成。睾丸较短且不弯曲，一般为 1 个，少数虫种有 2 个。射精管开口于泄殖腔。大多数雄虫尾端有角质交合刺，交合刺的结构因虫种不同而异，其形状和大小是主要的分类特征。有的线虫雄虫末端还有交合伞，在交配时有固定作用。

4. 神经系统　最显著的特征是环绕咽管的神经环，称咽神经环，在多数虫种中易见到，且其位置一般较恒定，是分类的特征之一。咽神经环是神经系统的中枢，向前发出 3 对神经干，支配口周的感觉器；向后发出背、腹及两侧共 3 ～ 4 对神经干，包埋于皮下层或纵索中，分别控制虫体的运动和感觉。线虫的感觉器官主要是头部的乳突、头感器和尾感器。头部的感觉乳突是重要的分类特征。头感器位于头的两侧，是一对复杂的感觉器官，通常开口于乳突顶上。有的虫种头感器尚与腺细胞相连接。大多数线虫有 1 对颈乳突，在咽管区神经环水平处。在许多虫体的不同部位还能查到其他感觉乳突。尾乳突在雄虫发育较好，有助交配，其分布类型也是分类的主要特征之一。尾感器结构类似头感器，分类上可以根据有无尾感器将线虫纲分为尾感器亚纲和无尾感器亚纲。

5. 排泄系统　线虫排泄系统有腺型和管型两种基本类型，多为管型，管型的基本结构是一对长排泄管，位于皮下层侧索中，在近前端由一条短横管相连，形成 H 型、U 型或∩型等，在横管中央腹面有一小管经排泄孔通向体外。排泄孔的位置在同一虫种中较恒定，为分类特征之一。有的线虫有排泄腺与横管相连。

（二）虫卵

线虫卵多为椭圆形，无卵盖。卵壳多为淡黄色、棕黄色或无色，多由 3 层组成：外层为受精膜（fertilization membrane）或称卵黄膜（vitelline membrane），很薄，在光学显微镜下不易见，有加固虫卵的作用；中层为厚的壳质层（chitinous layer），具有一定的硬度，能抵抗外界的机械压力，是卵壳的主要组成部分；内层为蛔苷层（ascaroside layer）或称脂层（lipid layer），具有调节渗透压的作用，能阻止虫卵内水分的丢失，防止虫卵过快干燥死亡，同时可阻止外界一些化学性物质对卵细胞的毒害作用。以上 3 层结构在光学显微镜下难以区分。有些虫卵外还附有一层由子宫壁分泌的蛋白质膜（albuminous membrane），有保持水分、防止虫卵干燥的作用，蛋白质膜可部分或全部脱落。虫卵排出时，其卵细胞的发育程度因虫种而异，有的虫卵只含 1 个未分裂的卵细胞，如受精蛔虫卵；有的虫卵内卵细胞已分裂成数个，如钩虫卵；有的虫卵内含胚胎，如蛲虫卵；有的胚胎已在子宫内发育成幼虫，即成虫直接产幼虫（此现象称卵胎生），如丝虫微丝蚴、旋毛虫新生幼虫。

二、生 活 史

线虫的基本发育过程分为虫卵、幼虫和成虫 3 个阶段。线虫幼虫发育中最显著的特点是蜕皮，一般幼虫蜕皮 4 次后即进入成虫期。有些线虫幼虫在第 2 次蜕皮后成为感染期幼虫，如钩虫、丝虫。蜕皮时，旧角皮下长出新角皮，旧角皮在幼虫分泌的含酶蜕皮液的作用下，逐渐溶解、破裂而被蜕去。

感染期虫卵经口，或感染期幼虫经皮肤、媒介昆虫或经口感染人体后，幼虫经过一系列生长发育和移行，最后发育为成虫。不同的线虫，其寄生部位及食物来源均有所不同。寄生于肠道的线虫，多以肠内容物为食，如蛔虫；有的以血液、淋巴液及肠黏膜为食，如钩虫。寄生于组织内的线虫，以组织液或体液为食，如丝虫。多数线虫主要通过糖类的有氧代谢获取能量。某些线虫（如蛔虫），由于长期适应肠腔的低氧环境，主要通过糖酵解及替代途径，从无氧代谢获取能量。

根据线虫生活史是否需要中间宿主，可将其分为两种类型。

（一）土源性线虫

其生活史发育过程中不需要中间宿主，称为直接型或简单型。肠道寄生线虫多属于这一类型，根据虫卵在外界发育的不同情况又可以分为：①虫卵或幼虫产出不久即具感染力，如蛲虫。②虫卵需在外界发育一定的时间，才能成为感染期虫卵，如蛔虫、鞭虫。③虫卵在外界发育并孵出幼虫，再经一段时间发育为感染期幼虫，如钩虫。④有的线虫在外界有自生世代的发育，如粪类圆线虫。

（二）生物源性线虫

其生活史发育过程中需要中间宿主，称为间接型或复杂型。在组织内寄生的线虫多属于此类型，幼虫需在中间宿主体内发育为感染期幼虫，再经皮肤或经口感染人体，如丝虫。

三、致 病 作 用

线虫对人体的危害程度与寄生虫的种类、寄生数量、寄生部位、体内移行途径、发育阶段以及宿主对寄生虫的防御能力和免疫状态等因素有关。

（一）幼虫的致病作用

幼虫侵入宿主，在宿主体内移行或寄生于组织内，可造成相应组织或器官的损害。例如，钩虫丝状蚴经皮肤侵入人体，可引起钩蚴性皮炎；蛔虫和钩虫的幼虫在人体肺内移行，可引起肺炎、哮喘；旋毛虫幼虫在体内移行及在肌肉内寄生可引起全身症状和肌炎。一些寄生于哺乳动物的线虫幼虫侵入人体可引起皮肤或内脏幼虫移行症，如犬弓首线虫。

（二）成虫的致病作用

成虫的寄生可以通过夺取营养、机械性损伤、毒性作用以及免疫病理反应等引起宿主局部或全身性病变。例如，肠道寄生线虫因对胃肠道的机械性刺激和毒素作用，可引起腹痛、腹泻等胃肠道症状，有的可夺取大量营养，引起宿主营养不良。蛔虫的寄生可引起脐周疼痛，大量夺取宿主营养及钻孔习性引起严重的并发症；钩虫寄生可造成肠壁组织损伤及因吸血引起贫血。通常组织内寄生线虫对人体的危害比肠道寄生线虫严重，如丝虫的寄生可引起淋巴系统病变，广州管圆线虫寄生可引起神经系统病变等。

四、分　类

常见寄生于人体的线虫根据有无尾感器分为尾感器亚纲和无尾感器亚纲，多数线虫属于尾感器亚纲，鞭尾目和膨节目属于无尾感器亚纲。线虫分类及其与疾病的关系见表 2-1。

表 2-1　线虫分类及其寄生部位

亚纲	目	科	属	种	传播途径	寄生部位
尾感器亚纲 Phasmidia	小杆目 Rhabditata	类圆科 Strongyloididae	类圆线虫属 *Strongyloides*	粪类圆线虫 *S. stercoralis*	经皮肤	小肠
		小杆科 Rhabdiasidae	同小杆线虫属 *Rhabditella*	艾氏小杆线虫 *R. axei*	经口、泌尿道	
	圆线目 Strongylata	钩口科 Ancylostomatidae	钩口线虫属 *Ancylostoma*	十二指肠钩口线虫 *A. duodenale*	经皮肤	小肠
				犬钩口线虫 *A. caninum*	经皮肤	皮下组织
				锡兰钩口线虫 *A. ceylanicum*	经皮肤	皮下组织
				巴西钩口线虫 *A. braziliense*	经皮肤	皮下组织
			板口线虫属 *Necator*	美洲板口线虫 *N. americanus*	经皮肤	小肠
		毛圆科 Trichostrongylidae	毛圆线虫属 *Trichostrongylus*	东方毛圆线虫 *T. orientalis*	经口	小肠
		管圆科 Angiostrongylidae	管圆线虫属 *Angiostrongylus*	广州管圆线虫 *A. cantonensis*	生食螺类	神经系统
	蛔目 Ascaridida	蛔科 Ascaridae	蛔线虫属 *Ascaris*	似蚓蛔线虫 *A. lumbricoides*	经口	小肠
		弓首科 Toxocaridae	弓首线虫属 *Toxocara*	犬弓首线虫 *T. canis*	经口	组织
				猫弓首线虫 *T. cati*	经口	组织
	尖尾目 Oxyurata	尖尾科 Oxyuridae	住肠线虫属 *Enterobius*	蠕形住肠线虫 *E. vermicularis*	经口	盲肠、结肠
	旋尾目 Spirurata	颚口科 Gnathostomatidae	颚口线虫属 *Gnathostoma*	棘颚口线虫 *G. spinigerum*	食淡水鱼	胃
		筒线科 Gongylonematidae	筒线虫属 *Gongylonema*	美丽筒线虫 *G. pulchrum*	吞食昆虫	口腔、食管黏膜
		吸吮科 Thelaziidae	吸吮线虫属 *Thelazia*	结膜吸吮线虫 *T. callipaeda*	果蝇舔食眼分泌物	眼结膜囊

续表

亚纲	目	科	属	种	传播途径	寄生部位
尾感器亚纲 Phasmidia	驼形目 Camallanata	龙线科 Dracunculidae	龙线属 *Dracunculus*	麦地那龙线虫 *D. medinensis*	误食剑水蚤	皮下组织
	丝虫目 Filariida	盖头虫科 Dipetalonematidae	吴策线虫属 *Wuchereria*	班氏吴策线虫 *W. bancrofti*	蚊媒叮咬	淋巴系统
			布鲁线虫属 *Brugia*	马来布鲁线虫 *B. malayi*	蚊媒叮咬	淋巴系统
			罗阿线虫属 *Loa*	罗阿线虫 *L. loa*	斑虻叮咬	皮下组织
			盘尾线虫属 *Onchocerca*	旋盘尾线虫 *O. volvulus*	蚋叮咬	皮下、眼部
无尾感器亚纲 Aphasmidia	鞭尾目 Trichurata	毛形科 Trichinellidae	旋毛形线虫属 *Trichinella*	旋毛形线虫 *T. spiralis*	经口	肌肉组织
		鞭虫科 Trichoridae	鞭虫属 *Trichuris*	毛首鞭形线虫 *T. trichiura*	经口	盲肠、结肠
		毛细科 Capillariidae	毛细线虫属 *Capillaria*	肝毛细线虫 *C. hepatica*	经口	肝组织
	膨结目 Dioctophymata	膨结科 Dioctophymatidae	膨结线虫属 *Dictyophyme*	肾膨结线虫 *D. renale*	生食蛙、鱼	泌尿系统

第二节 似蚓蛔线虫

似蚓蛔线虫（*Ascaris lumbricoides* Linnaeus，1758）简称蛔虫或人蛔虫，是人体最常见的消化道寄生虫，成虫寄生于小肠，可引起蛔虫病（ascariasis）。中医《黄帝内经·灵枢》等书称之为“蛟蛕”“蚘虫”。蛔虫呈世界性分布。第三次全国人体重要寄生虫病现状调查数据显示，我国感染人数约为 882 万人。另外，犬弓首线虫（*Toxocara canis*，简称犬蛔虫）和猫弓首线虫（*Toxocara cati*，简称猫蛔虫）是犬、猫类常见肠道寄生虫，其幼虫可以在人体移行，引起内脏幼虫移行症。

一、形态与生活史

（一）形态

1. 成虫 为长圆柱形，形似蚯蚓，活时呈粉红色或微黄色，死后呈灰白色，靠近头尾两端变细，尾部较圆钝，体表光滑，有细横纹，两条侧线明显。虫体前端顶部有一口孔，由三个“品”字形排列的唇瓣围绕，唇瓣内侧缘有很多细齿，侧缘有感觉乳突（图 2-3）。雌虫长 20 ～ 35cm，直径 0.3 ～ 0.6cm，尾端呈圆锥状，生殖器官为双管型，阴门位于虫体前 1/3 处的腹面。雄虫较小，长 15 ～ 31cm，直径 0.2 ～ 0.4cm，尾端向腹面卷曲，生殖器官为单管型，有一对镰刀状交合刺。

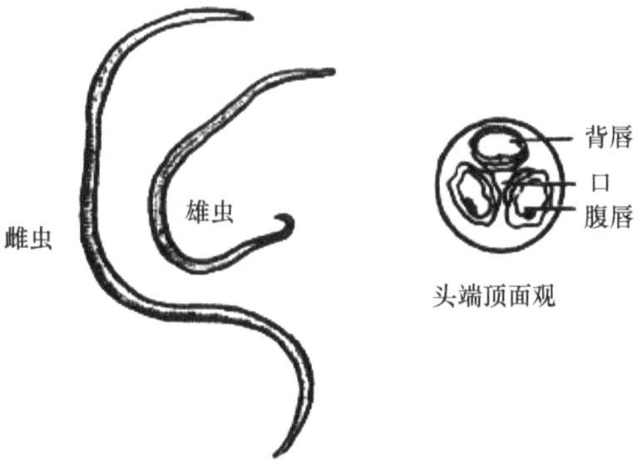

图 2-3 蛔虫成虫及头端顶面观

2. 虫卵 随人体粪便排出的蛔虫卵有受精卵

（fertilized egg）和未受精卵（unfertilized egg）两种。受精蛔虫卵为宽椭圆形，大小为（45～75）μm×（35～50）μm，卵壳厚而透明，从外向内分别为受精膜、壳质层及蛔苷层，壳质层厚而透明，另两层极薄，在普通光学显微镜下难以区分。卵壳表面附有一层凹凸不平的蛋白质膜，在肠道内被胆汁染成棕黄色。新鲜粪便中的受精蛔虫卵内含一个大而圆的卵细胞，卵细胞和两端卵壳间可见新月形空隙。未受精卵多呈长椭圆形，大小为（88～94）μm×（39～44）μm，卵壳及蛋白质膜均较受精蛔虫卵薄，无蛔苷层，卵内充满大小不等具有折光性的屈光颗粒。在外界土壤中，只有受精蛔虫卵可以继续发育成为含幼虫的感染期卵。两种虫卵的蛋白质膜均可脱落而成为脱蛋白质膜蛔虫卵，此时虫卵表面光滑，无色透明，需要与其他虫卵尤其是钩虫卵相鉴别，卵壳厚而透明是蛔虫卵的主要特征（图2-4）。

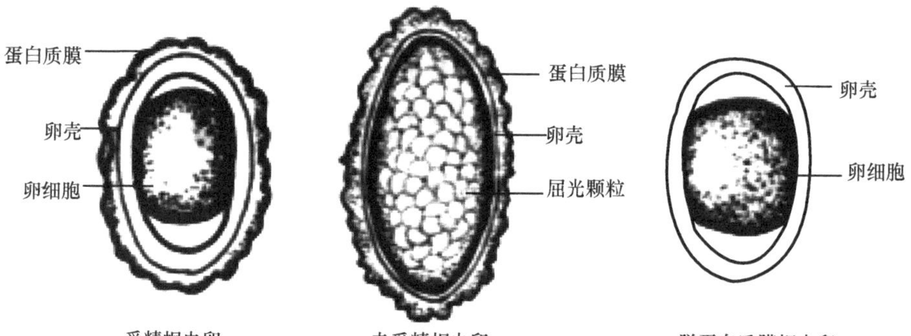

图2-4　蛔虫卵

（二）生活史

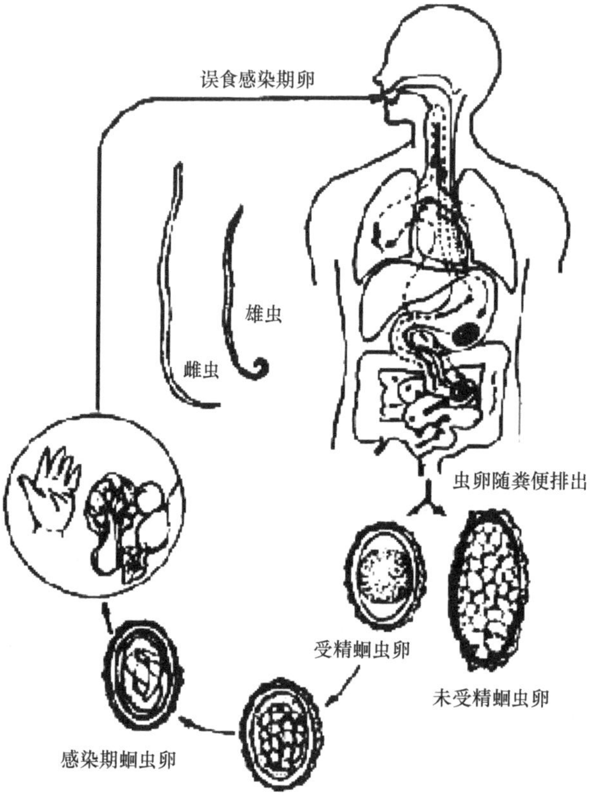

图2-5　蛔虫生活史

蛔虫属于土源性蠕虫，生活史中不需要中间宿主。成虫寄生于人体小肠，虫体以宿主半消化的食物为营养，雌雄虫交配后雌虫产出虫卵，产出的虫卵多为受精蛔虫卵，虫卵随宿主粪便排出体外，只有受精蛔虫卵才能在外界继续发育。虫卵在荫蔽、潮湿、氧气充足的土壤中，于21～30℃条件下，约经2周，受精卵内的细胞不断分裂发育为幼虫，再经1周，卵内幼虫蜕皮1次发育为感染期卵（infective egg）。人因误食被感染期蛔虫卵污染的食物或水而感染。在小肠中，感染期蛔虫卵内幼虫分泌含有酯酶、壳质酶和蛋白酶的孵化液，消化卵壳，幼虫破壳而出。孵出的幼虫侵入肠黏膜及黏膜下层，钻入小静脉或淋巴管，经肝、右心，到达肺，穿破肺泡毛细血管，进入肺泡，蜕皮2次，停留10天左右，再沿支气管、气管逆行到咽，随人的吞咽动作而进入食管，经胃到达小肠，在小肠内经第4次蜕皮后发育为成虫（图2-5）。自误食感染期卵到雌虫产卵需60～75天，成虫在人体内寿命一般为1～2年，一条雌虫一天可产卵 20 万～ 24 万个。

二、致病与诊断

（一）致病

蛔虫幼虫和成虫均可对人体造成损害，成虫是主要的致病阶段，主要表现为掠夺营养、机械性损伤和超敏反应。大多数感染者可无明显的症状或仅有轻微腹痛，儿童、体弱者症状较显著。

1. 幼虫致病 动物实验发现，蛔虫感染后幼虫可经小肠、肝、肺移行引起相应部位病变。人体感染蛔虫后，在幼虫移行期，主要表现为肺部症状及全身的变态反应。幼虫数量少时患者可无明显症状，感染重者，由于大量幼虫在肺部移行，可引起细支气管上皮细胞脱落，肺部点状出血，可出现蛔虫性支气管肺炎、支气管哮喘或嗜酸性粒细胞增多症。潜伏期 1 ～ 9 天，患者主要表现为喉痒、咳嗽、干咳、胸闷、哮喘，偶可伴有发热、痰中带血或过敏性皮炎。重者有咯血、胸痛、呼吸困难伴发绀。还可出现荨麻疹、血管神经性水肿等症状。胸片检查见两侧肺门阴影增深，肺纹理增粗，有点状、絮状或片状阴影，一般 1 ～ 2 周内消失。此期取患者痰液涂片检查，常发现嗜酸性粒细胞或蛔虫幼虫。血象检查可见嗜酸性粒细胞增多，IgE 和 IgM 升高。国内曾报道多起因食用污染了蛔虫卵的红薯、甘蔗、萝卜等引起暴发性蛔虫性肺炎。随着我国经济社会的发展，卫生条件的改善，严重的蛔虫性肺炎已经少见。在流行区重症感染时，幼虫可通过肺毛细血管、左心进入体循环，侵入淋巴结、甲状腺、胸腺、脾脏、脊髓等处引起异位寄生，造成异位损害；也可到达肾脏，经尿液排出；或通过胎盘到达胎儿体内寄生。偶有眼内寄生的报道。

2. 成虫致病 成虫是主要的致病阶段，其对人体的主要危害有以下几方面。

（1）夺取营养：蛔虫成虫寄生于人体小肠，可损伤肠黏膜，引起消化、吸收功能障碍，影响蛋白质、脂肪、碳水化合物及维生素 A、维生素 B_2、维生素 C 及微量元素等物质的消化与吸收。同时，虫体的寄生还可以掠夺宿主营养，引起人体营养不良。儿童感染严重时，其生长发育以及智力发育可出现障碍。

（2）损伤肠黏膜：蛔虫唇齿的机械性作用以及代谢产物的化学性刺激，可损伤宿主肠黏膜引起炎症性病变，患者可出现间歇性腹痛，以上腹部或脐周为多见，有时伴食欲缺乏、恶心、呕吐、腹泻及便秘等，常反复发作。

（3）毒性作用及超敏反应：成虫代谢产物及死亡虫体的分解产物对宿主均有毒性作用。患者可出现皮肤瘙痒、顽固性荨麻疹、血管神经性水肿及结膜炎等变态反应。儿童患者常伴有神经精神症状，如夜间磨牙、惊厥、失眠等神经症状。这可能与肥大细胞上 IgE 介导的 Ⅰ 型变态反应有关。

（4）并发症：由于蛔虫具钻孔的习性，当受到某些因素（如不适当驱虫治疗、发热、手术麻醉或进食大量辛辣食物等）的刺激时，虫体活动增强，可钻入开口于肠管的管道，如胆道、胰腺管及阑尾等，引起胆道蛔虫症、蛔虫性胰腺炎、蛔虫性阑尾炎或蛔虫性肉芽肿等；有时甚至可穿透肠壁引起蛔虫性肠穿孔和急性腹膜炎，病死率可达 15%。感染严重时，由于虫体数量多，大量蛔虫扭结成团堵塞肠管或蛔虫寄生部位肠管反射性痉挛可导致蛔虫性肠梗阻。蛔虫性肠梗阻进一步可发展为绞窄性肠梗阻、肠扭转、肠套叠和肠坏死。

胆道蛔虫症和蛔虫性肠梗阻是临床上常见的蛔虫引起的并发症。胆道蛔虫症约占并发症的 64.5%，多见于成人。临床表现主要有突发性的剑突下钻顶痛或绞痛，向右肩、背部及下腹部放射，疼痛呈间歇性加剧，伴有恶心、呕吐等，剑突下深压痛，无腹肌紧张。绞痛多以蛔虫部分钻入时最为剧烈，当虫体完全钻入胆管后，疼痛反而缓解。胆道蛔虫症伴有细菌感染时，可引起化脓性胆管炎、胆囊炎、肝脓肿、胆汁性腹膜炎。在胆管或胆囊内，以死虫和虫卵为核心，可形成胆结石。

蛔虫性肠梗阻约占并发症的 21.5%，阻塞部位多发生在回肠。临床上可出现脐周或右下腹突发间歇性腹痛，伴呕吐、腹胀、肠鸣音亢进等症状。多数患者，在脐部右侧可扪及无痛性可移动的条索状团块，腹部X线平片上可见肠腔内成团的阴影。蛔虫性肠梗阻是儿童急性肠梗阻的主要病因之一，占第二位。

以上并发症是引起急腹症的常见病因，需及时治疗，否则会产生严重后果，甚至危及生命。患者偶可吐出蛔虫，虫体偶可停在喉部或吸入气管、支气管，引起窒息甚至死亡。

（二）诊断

确诊本病的主要依据是在粪便中查见虫卵或虫体。由于蛔虫产卵量大，从粪便中查找蛔虫卵可取得较好的效果，直接涂片法为首选方法，1张涂片检出率约为80%，3张涂片可达95%。必要时可采用饱和盐水浮聚法或沉淀集卵法，检出率更高。在进行流行病学调查时，一般采用改良加藤法，可以定量计算感染度。对疑有蛔虫感染而粪检未查出虫卵者，可进行诊断性驱虫治疗，以明确诊断。对患者呕吐物、粪便、尿液中排出或其他部位取出的虫体，可依据虫体形态特征进行鉴别诊断。

三、流行与防治

（一）分布与流行状况

蛔虫病分布广泛，呈世界性分布，特别是在温暖、潮湿、生活水平低下、卫生条件差的热带和亚热带地区，人群感染较普遍，其中以亚洲、非洲和拉丁美洲感染率较高。流行特点为农村高于城市，儿童高于成人，农村地区的学龄前和低龄学童的感染尤为明显。第三次全国人体重要寄生虫病现状调查显示，我国蛔虫病感染人数约为882万。

造成蛔虫感染分布极其广泛的原因主要有：①生活史简单，不需要中间宿主，人直接从外界获得感染。②蛔虫产卵量大，一条雌虫一天可产卵约24万个。③虫卵对外界不良环境的抵抗力强。在荫蔽的土壤中，虫卵一般能存活1年，甚至可达10年。被一些家禽、鼠类或昆虫等吞食后，从粪便中排出的蛔虫卵仍能存活。由于有蛔苷层的保护作用，10%的硫酸、盐酸、福尔马林、硝酸或磷酸等溶液不会影响虫卵的发育，食用醋、酱油或腌/泡菜的盐水均不能杀死虫卵。但蛔虫卵对氯仿、乙醚、乙醇和苯等有机溶剂以及氨、溴甲烷和一氧化碳等气体很敏感，它们可溶解或透过卵壳，卵内细胞或幼虫均可被杀死。④传播途径广泛。使用未经无害化处理的人粪施肥和随地大便的习惯，使蛔虫卵广泛污染土壤及周围环境，随鸡、犬、鼠等动物以及苍蝇、蟑螂等昆虫的携带散播，蛔虫卵附在蔬菜上被带进居室等造成了蛔虫卵的广泛播散。

（二）防治

防治蛔虫病应采取综合性的措施，包括普查普治、加强粪便管理、加强卫生宣传教育。

对患者和带虫者进行驱虫治疗，是控制传染源的重要措施。常用的驱虫药物有阿苯达唑（albendazole，或称丙硫咪唑）、甲苯咪唑、左旋咪唑和枸橼酸哌嗪等。在流行区，由于重复感染机会多，应每年驱虫1～2次，服药时间可选择在感染高峰期后的秋、冬季节。对有外科并发症患者应及时送医院诊治。

加强粪便管理，建立无害化粪池，可用泥封堆肥法、粪尿混合堆肥法或建沼气池，通过厌氧发酵和粪水中游离氨的作用杀灭虫卵，防止虫卵污染环境。消灭苍蝇和蟑螂也是防止蛔虫卵污染食物和水源的重要措施。

加强卫生宣传教育，普及卫生知识，讲究个人卫生和饮食卫生，做到饭前便后要洗手，不食用未洗净的生菜、红薯、萝卜等，不饮生水，提高防病意识。

第三节　毛首鞭形线虫

毛首鞭形线虫[*Trichuris trichiura*（Linnaeus，1771）Stiles，1901]，简称鞭虫（whip worm），是

人体常见的寄生线虫之一，成虫主要寄生于盲肠，可引起鞭虫病（trichuriasis）。

一、形态与生活史

（一）形态

成虫前 3/5 呈细线状，后 2/5 粗如鞭柄，形似马鞭状。细的前端有口腔及咽管，口腔狭小，具有 2 个半月形唇瓣。两唇瓣间有一尖刀状口矛，活动时可从口腔伸出。咽管细长，前段肌性，后段腺性，咽管外由杆状体包绕，杆状体由单行排列的杆状细胞组成，杆状细胞能分泌消化宿主组织的酶，并具有抗原性。粗的后段内有肠管及生殖器官等。雌虫长 35 ～ 50mm，尾端钝圆且直，阴门位于虫体中部之后的腹面。雄虫略小，长 30 ～ 45mm，尾部向腹面呈环状卷曲，有交合刺 1 根，其外有交合刺鞘。雌、雄虫生殖器官均为单管型。

虫卵呈腰鼓状或纺锤形，黄褐色或棕黄色，大小为（50 ～ 54）μm×（22 ～ 23）μm，卵壳较厚，由脂层、壳质层及卵黄膜组成，壳质层外有一层光滑的蛋白质膜，虫卵两端各具一透明塞状突起。虫卵随粪便排出时，卵内含 1 个尚未分裂的卵细胞（图 2-6）。

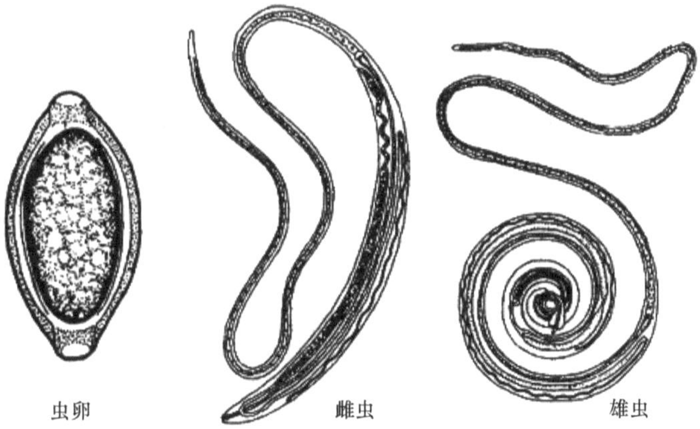

图 2-6 鞭虫成虫及虫卵（仿吴观陵，2005）

（二）生活史

鞭虫生活史简单，不需要中间宿主。成虫主要寄生于人体盲肠内，重度感染时也可寄生于结肠、直肠及回肠下段等处，以宿主血液及组织液为食。虫卵随粪便排出，在 20 ～ 30℃温暖、潮湿的土壤中，经 3 ～ 5 周，虫卵内卵细胞分裂发育为含幼虫的感染期卵。感染期卵污染食物、水源、蔬菜等，经口感染人体。在人体小肠中，卵内幼虫活动加剧，幼虫可分泌壳质酶，降解、破坏透明栓，幼虫从透明栓处逸出，侵入局部肠黏膜内，经 8 ～ 10 天发育后，重新回到肠腔，再移行到盲肠，摄取营养，发育为成虫。自误食感染期卵到成虫发育成熟产卵需 1 ～ 3 个月，成虫在人体内的存活时间为 1 ～ 3 年。

二、致病与诊断

成虫以其细长的前端插入肠黏膜及黏膜下层，加上分泌物的化学刺激，局部肠黏膜可出现充血、水肿或点状出血等炎症反应，少数患者还引起肠壁增厚、肉芽肿病变。

轻度感染者可无明显症状或仅有腹泻。感染严重者可有食欲缺乏、恶心、呕吐、腹痛、腹泻等；有的还可出现发热、荨麻疹、血中嗜酸性粒细胞增多等临床表现；少数感染严重的患者，特别是营养条件较差的患儿可出现慢性腹泻、便血、贫血、直肠脱垂、发育迟缓、营养不良等症状。国外曾有因大量虫体扭结成团导致急性盲肠梗阻的报道。

粪便中查获虫卵即可确诊，病原学诊断方法与蛔虫感染相同，首选饱和盐水浮聚法，可提高虫卵检出率。但由于鞭虫产卵量远较蛔虫少，且鞭虫卵较小，容易漏检，如一次检查阴性，需反复检查，以提高检出率。

三、流行与防治

鞭虫广泛分布于热带、亚热带和温带地区，常与蛔虫感染并存，并呈现相似的流行特征，但感染率不及蛔虫高，感染度一般较轻。目前全世界鞭虫感染人数约为8.7亿。我国31个省、自治区、直辖市，以及台湾、香港和澳门等地都有鞭虫感染存在。第三次全国人体重要寄生虫病现状调查显示：我国鞭虫感染人数约660万人，儿童的感染率和感染度均高于成人，南方人群感染率高于北方。鞭虫卵对外界不良环境有较强的抵抗力，但对低温和干燥的抵抗力不及蛔虫卵。鞭虫感染者是鞭虫病的唯一传染源，人因误食感染期鞭虫卵污染的食物或饮用水而感染。防治原则与蛔虫感染者基本相同。常用驱虫药物有阿苯达唑、甲苯咪唑和噻苯唑（噻苯咪唑）等。

第四节　十二指肠钩口线虫与美洲板口线虫

钩虫是钩口科（Ancylostomatidae）线虫的总称，至少包括17属，约100个种。我国已报道的有7属，其中大多数为寄生于犬、猫、牛、羊等哺乳动物，寄生于人体的主要为十二指肠钩口线虫（*Ancylostoma duodenale* Dubini，1943，简称十二指肠钩虫）和美洲板口线虫（*Necator americanus* Stiles，1902，简称美洲钩虫）。犬钩口线虫、锡兰钩口线虫、巴西钩口线虫偶尔可侵入人体，但它们在人体内一般不能发育为成虫，可引起皮肤幼虫移行症，出现线状的匍形疹。目前，钩虫病仍是严重危害我国人民健康的寄生虫病之一，在人体消化道寄生的线虫中，钩虫的危害最严重，可导致患者出现贫血及贫血相关的症状和体征。

一、形态与生活史

（一）形态

1. 成虫　虫体线状，长约1cm，活时为淡红色，半透明，死亡后呈灰白色。前端较细，略向背侧仰曲（图2-7）。顶端有一发达的角质口囊，十二指肠钩虫口囊腹侧前缘有2对钩齿，美洲钩虫口囊腹侧前缘有1对半月形板齿。口囊与咽管相接，咽管较长，约占体长的1/6，后端膨大与肠管相连接，咽管肌肉极为发达，肌纤维的交替收缩与松弛使咽管具有唧筒样作用，有利于虫体吸取宿主血液并迅速挤入肠道。虫体前端两侧有头腺1对，主要分泌抗凝素，具有抗凝血作用，可防止宿主伤口血液凝固从而利于吸血；咽管壁内有咽腺3个，包括1个背咽腺和2个亚腹咽腺，位于咽管壁内，主要分泌乙酰胆碱酯酶、蛋白酶及胶原酶，可水解乙酰胆碱，干扰神经介质的传递，以降低宿主肠壁的蠕动，利于虫体的附着；排泄腺1对，呈囊状，游离于原体腔的亚腹侧，与排泄系统相连，主要分泌蛋白酶，能抑制宿主血液凝固。

雌虫较雄虫略长，尾端呈圆锥形，有的虫种有尾刺，生殖系统为双管型，两个子宫末端合成一个阴道，开口于虫体腹面中部的阴门。雄虫尾端略弯曲，末端角皮膨大，由角皮层向后延伸形成膜质的交合伞，内有肌肉性的辐肋所支撑，辐肋分为背辐肋、侧辐肋和腹辐肋。交合伞内还有2根从泄殖腔伸出的细长、可伸缩的交合刺。交合伞、交合刺的形态以及辐肋的排列和分支情况，尤其是背辐肋的分支特点，均为鉴定虫种的重要依据。雄性生殖器官为单管型。两种钩虫可根据其虫体大小、体态、口囊、交合伞、背辐肋、交合刺形态以及尾刺的有无加以鉴别。十二指肠钩虫与美洲钩虫的形态鉴别要点见图2-8和表2-2。

两种钩虫的地理分布、致病力以及对驱虫药物的敏感性均有不同，因此虫种鉴别在流行病学、生态学及防治方面均具有实际意义。

2. 幼虫 亦称钩蚴，分杆状蚴和丝状蚴两个阶段。杆状蚴有两期，第一期杆状蚴大小约为0.25mm×0.017mm，第二期杆状蚴约为0.4mm×0.029mm。杆状蚴前端钝圆，尾端尖细，口腔细长，有口孔，能进食，咽管前段粗，中段细，后段则膨大呈球形。丝状蚴大小为0.6mm×0.025mm，口孔已封闭，不能进食，咽管细长，约为体长的1/5，口腔内有1对角质矛状结构称为口矛（咽管矛），口矛有助于虫体的穿刺作用，其形状具有鉴别意义。丝状蚴具有感染能力，故又称为感染期蚴。

表 2-2 两种钩虫成虫形态主要鉴别

鉴别要点	十二指肠钩虫	美洲钩虫
大小（mm）♀	（10～13）×0.6	（9～11）×0.4
♂	（8～11）×（0.4～0.5）	（7～9）×0.3
体形	头端与尾端均向背面弯曲，呈“C”形	头端向背面仰曲，尾端向腹面弯曲，呈“S”形
口囊	腹侧前缘有2对钩齿	腹侧前缘有1对板齿
背辐肋	远端分2支，每支再分3小支	基部先分2支，每支再分2小支
交合刺	两刺呈长鬃状，末端分开	一刺末端呈钩状，被包裹在另一刺的凹槽内
尾刺	有	无

3. 虫卵 两种钩虫卵极为相似，不易区分，统称钩虫卵。虫卵呈椭圆形，无色透明，大小为（56～76）μm×（36～40）μm，卵壳薄，卵内含4～8个卵细胞，卵壳与卵细胞之间有明显的空隙。若粪便放置过久，卵内细胞可继续分裂，故可见多个卵细胞的虫卵（图2-7）。

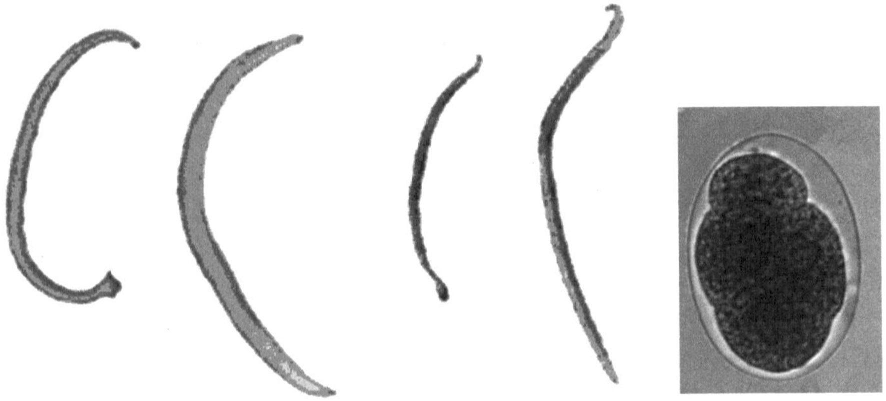

A B C

图 2-7 钩虫成虫和虫卵

A. 十二指肠钩虫成虫；B. 美洲钩虫成虫；C. 钩虫卵

（二）生活史

十二指肠钩虫与美洲钩虫的生活史基本相同（图2-9），不需要中间宿主。

成虫寄生于人体小肠上段，雌雄成虫交配后产卵，虫卵随粪便排出体外。虫卵在温度为25～30℃、相对湿度为60%～80%、荫蔽、氧充足、富含有机物的疏松土壤中，卵内细胞不断分裂，经24小时，第一期杆状蚴自卵内孵出。第一期杆状蚴以土壤中的细菌及有机物为食，发育很快，在48小时内进行第一次蜕皮，发育为第二期杆状蚴。此后，虫体继续增长，并将摄取的食物贮存于肠细胞内，再经5～6天后，虫体口腔封闭，停止摄食，咽管变长，进行第二次蜕皮，发育为丝状蚴，即具有感染宿主能力的感染期幼虫。缺氧、干燥、日晒或较深积水，均不利于卵的发育与孵化。

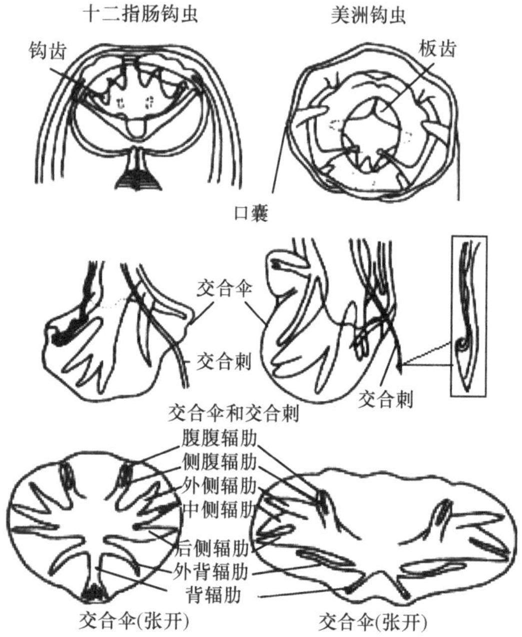

图 2-8　两种钩虫成虫口囊和交合伞

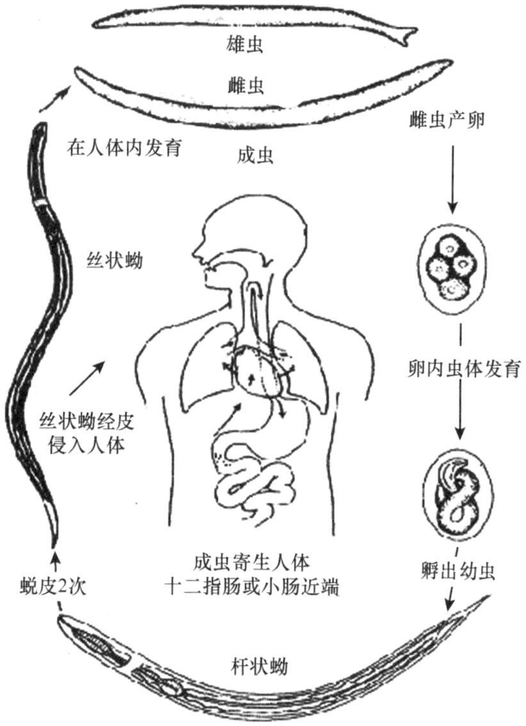

图 2-9　钩虫生活史

丝状蚴多生存于距地面约 6cm 深的土层中，必须有薄层水膜包绕才能生存和运动。丝状蚴可借助于覆在体表的水膜表面张力移行，沿植物的茎或草枝向上爬行，其向上爬行的能力极强，最高可达 22cm，但丝状蚴在水平线上的运动范围有限。生活在土壤表层内的丝状蚴常聚在一起，在污染较重的一小块土中，有时可聚集数千条幼虫，明显增加了宿主与其接触感染的机会。

土壤的温度、湿度、溶解物质的含量、酸碱度、疏松度、黏性等也都影响丝状蚴的活动与生存。丝状蚴在气候适宜时可存活 15 周或更久，−12 ～ −10℃条件下，存活时间不超过 4 小时，冬季大都自然死亡。

丝状蚴有明显的向温性、向湿性，当与人体皮肤接触时，受体表温度刺激，其活动能力明显增强，借助其机械运动及在所分泌的透明质酸酶等的共同作用下，破坏皮肤，经皮肤主动钻入人体，所需时间为 30 ～ 60 分钟，丝状蚴钻入皮肤后，大部分滞留于皮下组织内，约 24 小时后才迅速离开，移行至其他部位。丝状蚴进入小静脉和淋巴管，随血流经右心至肺，穿破肺毛细血管进入肺泡，借助小支气管、支气管上皮细胞纤毛的运动向上移行，经气管上行到咽。少数幼虫可随宿主痰液咳出，大部分幼虫则随宿主的吞咽活动，经食管、胃到达小肠。在小肠，幼虫于感染后的第 3 ～ 4 天及第 10 天左右分别蜕皮 2 次发育为成虫。成虫多寄生于小肠上段，借助口囊内钩齿或板齿咬附在肠黏膜上，以宿主血液、组织液、肠黏膜为食。自丝状蚴钻入皮肤至成虫成熟交配产卵，一般需 5 ～ 7 周。十二指肠钩虫平均日产卵 1 万～ 3 万个 / 条，美洲钩虫为 0.5 万～ 1 万个 / 条。在冬季，人体内的钩虫会出现短期停止排卵的现象。成虫在人体内寄生寿命较长，十二指肠钩虫可存活 3 ～ 7 年，美洲钩虫可存活 5 ～ 6 年，最长可达 15 年。

两种钩虫的感染方式及途径主要以皮肤感染为主，十二指肠钩虫还可经口感染，部分未被胃酸杀死的幼虫可直接到达小肠发育为成虫，自口腔或食管黏膜侵入血管的幼虫，仍循皮肤感染途径移行至小肠发育为成虫。除此之外，国内有多例出生 10 ～ 12 天的新生儿出现钩虫病的报道，可能是孕妇感染钩虫后，钩蚴在体内移行的过程中，可以通过胎盘使胎儿感染。也有报道从产妇乳汁中检获美洲钩虫三期蚴，说明婴儿通过母乳也有可能受到感染。婴儿钩虫病的主要感染途径是使用被钩蚴污染的尿布，导致婴儿严重感染的多为十二指肠钩虫。

已有研究发现，十二指肠钩虫在进入肠腔前，部分虫体有迁延移行现象（persisting migrans），幼虫可在某些组织滞留很长时间（有报道可达253天），才陆续到达肠腔发育为成虫。钩虫在冬天有暂停排卵的现象，可能是“暂停发育”的另一现象。

另外，某些肉食动物以及牛、羊、猪、兔等可作为十二指肠钩虫的转续宿主，人若生食或半生食这种肉类，仍有获得感染的可能。

二、致病与诊断

（一）致病

两种钩虫的致病机制大体相似，主要包括幼虫致病和成虫致病两个方面。幼虫入侵，进入人体后在肺部的移行以及成虫在小肠的寄生均对人体造成危害。但十二指肠钩虫成虫引起宿主贫血较严重，其幼虫引起钩蚴性皮炎者也较多，所以十二指肠钩虫比美洲钩虫对人体的危害更重。

1. 幼虫致病

（1）钩蚴性皮炎：钩虫丝状蚴经皮肤进入人体后，约经数分钟至1小时，在侵入部位皮肤即可出现钩蚴性皮炎，在流行区俗称“粪毒”“痒疙瘩”“地痒疹”。患者手指、足趾间皮肤薄嫩处可出现烧灼感、针刺感及奇痒感，继而出现小出血点、丘疹或疱疹，患处奇痒无比，常因被搔抓使局部皮肤发生继发性感染，形成脓疱，最后结痂、脱皮而自愈。有的也能形成溃疡，严重者经久不愈。本病常见于春夏之交，人体接触含丝状蚴的泥土后，出现钩蚴性皮炎的发生率高达88% ～ 100%，以足部多见。

（2）呼吸系统病变：幼虫移行至肺部，穿破肺毛细血管，进入肺泡时可引起肺部的出血及炎症病变。患者可出现咳嗽、咳痰、痰中带血，常伴有畏寒、发热及乏力等全身症状，严重时可有嗜酸性粒细胞增多性哮喘，甚至呼吸困难。由于幼虫移行至肺为一过性，故常在受染后3 ～ 5天出现症状，经数日至10余日可自愈，长者可达1 ～ 2个月。

2. 成虫致病

（1）消化道病变：成虫以钩齿或板齿咬附在肠壁上，可造成肠黏膜散在出血点及小溃疡，大小为5 ～ 9mm，有时为大块出血性瘀斑，深度可达黏膜下层，甚至肌层，可引起消化道出血或偶尔大出血。患者在感染初期临床表现多为上腹部不适或隐痛，后期常因贫血、胃酸降低而致食欲减退、恶心、呕吐、腹痛及腹泻等消化道功能紊乱症状。腹泻呈黏液样或水样便，严重感染者大便潜血可呈阳性，甚至可见柏油样便、血便或血水便等，常被误诊为消化道溃疡、食管胃底静脉曲张破裂、胃癌及痢疾等。个别患者表现有喜食生米、生豆、泥土、瓦片、煤渣、碎纸及破布等物，此现象称为异嗜症，可能与铁的丢失有关，经补充铁剂后，患者的症状会自行消失。

（2）贫血：钩虫对人体的主要危害是成虫造成宿主长期慢性失血，引起人体贫血。造成贫血的原因包括：①钩虫以其钩齿或板齿咬破肠黏膜、吸食血液，并损伤小血管引起出血。②头腺分泌抗凝素，阻止伤口处血液凝固，有利于钩虫吸血，又可造成伤口不断渗血。③由于钩虫咽管频繁的收缩与舒张，使吸入的血液迅速流入虫体并从肛门排出，增加了宿主的失血量。④虫体不断更换咬附部位，造成新旧伤口同时渗血，其渗血量与虫体的吸血量大致相当。已知每条美洲钩虫每日所致宿主失血量为0.02 ～ 0.10ml，十二指肠钩虫较之高6 ～ 7倍。由于长期慢性失血，患者体内铁和蛋白质不断消耗而出现贫血。另外，钩虫对肠道的损伤影响了营养物质的吸收，铁和蛋白质得不到有效的补偿，造成血红蛋白的合成速度比红细胞新生速度慢，致使红细胞体积小、颜色浅，呈低色素小细胞型贫血。轻度感染者可有头晕、眼花、乏力、心悸等症状；中度感染者表现为皮肤蜡黄、黏膜苍白，下肢轻度水肿，明显心悸、气短、四肢乏力、心率增快等；重度感染者以上症状加重，并可出现贫血性心脏病表现，甚至丧失劳动力。

（3）婴儿钩虫病：婴儿感染亦不少见，多由十二指肠钩虫引起。临床表现较儿童、成人钩虫病有明显的不同，常起病急、症状重。临床症状为急性便血性腹泻，大便呈黑色或柏油样，面色苍白，还可伴有发热、食欲减退、呕吐、腹胀、精神萎靡等症状。心尖区可有收缩期杂音，肺部偶可闻及啰音，肝、脾均有肿大。婴儿钩虫病的突出特征是贫血多较严重，血红蛋白低于 50g/L，生长发育迟缓。其预后差，并发症多见，病死率较高，为 3.6% ～ 6.0%。

此外，钩虫感染早期或急性期的感染者，外周血中嗜酸性粒细胞通常为 15% 左右，高者可达 40%。妇女若感染钩虫，有的可引起停经、流产等。

（二）诊断

从粪便中检获虫卵或孵出钩蚴即可确诊。常用的实验诊断方法有：

1. 直接涂片法 是一种简单易行的定性诊断方法，但轻度感染者易漏诊。

2. 饱和盐水浮聚法 此法为首选方法，其检出率较直接涂片法高 5 ～ 6 倍，且操作简单。在大规模普查时可用 15% 或 20% 的盐水，其检查效果与饱和盐水相同。

3. 钩蚴培养法 此法可鉴别虫种，对选用驱虫药物有实际意义。其检出率略高于饱和盐水浮聚法，但需培养 5 ～ 6 天后才能观察结果。

4. 改良加藤法 简单易行，可以计算虫卵数，检测感染度，也可用于考核疗效及流行病学调查。

此外，钩蚴培养计数法也可进行定量检查。

三、流行与防治

（一）分布与流行状况

钩虫感染分布广泛，几乎遍及全球，其分布与经济发展水平、人们的生产生活习惯及自然环境因素密切相关，主要流行于热带、亚热带的发展中国家。在我国除少数气候干燥、寒冷地区外，其他各省均有钩虫感染或流行，以海南、四川、云南、广东、广西、福建、浙江、江苏、湖南、安徽等地较严重。第三次全国人体重要寄生虫病现状调查显示，我国钩虫感染人数约为 1697 万人。一般南方比北方高，农村比城市高。北方以十二指肠钩虫感染为主，南方则以美洲钩虫感染为主，多数地区为混合感染。

钩虫病的流行与自然环境、种植农作物种类、人们的生产生活方式及生活条件等因素有关。钩虫病患者和带虫者是唯一的传染源，其粪便污染土壤，虫卵在温暖、潮湿的环境条件下发育为感染期幼虫，人们在生产、生活过程中接触疫土而感染。钩虫卵和幼虫在外界的发育需要适宜的温度和湿度，十二指肠钩虫发育的适宜温度为 22 ～ 26℃，美洲钩虫发育的适宜温度为 31 ～ 34.5℃，由于受温度的影响，钩虫病的流行季节在各地有所不同。广东省气候温暖，几乎全年都可感染。四川省每年的 5、6 月为流行高峰。由于钩虫卵在深水中不易发育，在夏季，如施用未经处理的人粪对旱地作物进行施肥，如红薯、玉米、蔬菜、烟草、桑、棉、茶等，这些农作物叶茎稠密，其覆盖的土壤湿润，适宜钩虫卵发育，人们可因从事田间种菜、土壤耕作等劳动时，脚或手部皮肤直接接触含有钩蚴的泥土或农作物而感染。也可因生食含有钩蚴的不洁蔬菜、瓜果而受到感染。此外，在矿井下，由于井内温度高、湿度大、阳光不能直接射入，有利于钩虫卵的发育。加之矿井里工作条件及卫生条件差，矿工易感染钩虫。

（二）防治

防治钩虫病主要有以下措施：

1. 消灭传染源 治疗患者及带虫者是控制钩虫病传播的重要环节，应在冬、春季进行驱虫为宜。驱虫药物有阿苯达唑、甲苯咪唑、噻嘧啶、三苯双脒、伊维菌素等，其中阿苯达唑和甲苯咪唑是 WHO 推荐使用的常用驱虫药物，但近年来不良反应屡有报道，应引起注意。三苯双脒对肠道线虫均有疗效，且不良反应较轻微，无须处理可自行缓解。伊维菌素对两种钩虫感染有一定疗效，但虫卵转阴率不理想，若与其他驱虫药配伍使用，可提高疗效。驱虫的同时应注意对症治疗，及时补充铁剂、维生素等。对于钩蚴性皮炎患者，由于钩蚴钻入皮肤24小时内，大部分停留在局部皮下，故可采用皮肤透热疗法，即在感染后24小时内，将患处侵入53℃热水中间歇浸泡，每次2秒，间歇8秒，持续20分钟左右。或用毛巾热敷皮炎部位，持续10分钟，可杀灭局部组织内的幼虫。药物治疗首选噻苯咪唑，也可用15%噻苯咪唑软膏局部涂敷，连用2天，能快速止痒消肿。

2. 切断传播途径 加强粪便管理是切断传播途径的重要措施。对粪便进行无害化处理，采用泥封堆肥、粪尿混合储存、密封式沼气池等方法杀灭虫卵后再施肥。不在旱地作物施用未经处理的人粪，以减少耕作时接触感染的机会。

3. 加强个人防护 开展健康教育及卫生宣传教育，提高广大农民的自我防护意识。改变赤足下地劳动的不良习惯，耕作时尽可能穿鞋下地，以减少手、足直接接触土壤的机会，必要时可在手、足皮肤涂敷15%噻苯咪唑软膏或1.5%左旋咪唑硼酸酒精等，对预防及杀灭已侵入组织内的幼虫均有作用。另外，广泛宣传普及钩虫病防治知识，养成良好的卫生习惯，不饮生水，生食瓜果蔬菜要反复清洗，增强自我保健意识。

第五节　蠕形住肠线虫

蠕形住肠线虫（*Enterobius vermicularis* Linnaeus，1758）简称蛲虫（pinworm），成虫寄生于人体回盲部，引起蛲虫病（enterobiasis）。

一、形态与生活史

（一）形态

成虫细小，线头状，乳白色。虫体角皮具横纹，前端两侧的角皮膨大形成头翼，体两侧角皮形成侧翼。口孔位于头顶端，周围有3个小唇瓣。咽管末端膨大呈球形，称咽管球。雌虫大小为（8～13）mm×（0.3～0.5）mm，虫体中部膨大，两端细，尤其尾部长而尖细，生殖器官为双管型。雄虫明显小于雌虫，大小为（2～5）mm×（0.1～0.2）mm，尾端向腹部卷曲，具有尾翼和1根交合刺，生殖器官为单管型（图2-10）。

虫卵无色透明，大小为（50～60）μm×（20～30）μm，一侧扁平，另一侧稍凸，卵壳较厚，由一层脂层和两层壳质层组成，外有一层光滑的蛋白质膜。自虫体排出时，虫卵已发育为含蝌蚪期胚胎的阶段，在外界与空气接触后，很快发育为含卷曲幼虫的感染期虫卵（图2-10）。

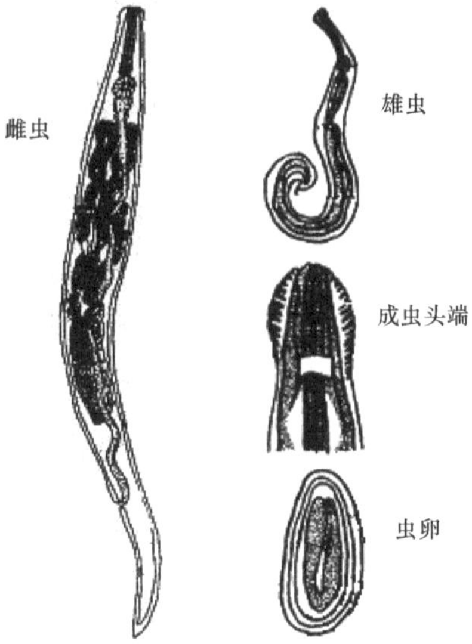

图2-10　蛲虫成虫和虫卵

（二）生活史

蛲虫生活史简单，不需要中间宿主。成虫寄生于人体盲肠、结肠及回肠下段，感染严重时也到达小肠上段，甚至胃及食管等处。虫体可游离于肠腔内，也可借头翼及唇瓣吸附在肠黏膜上，以肠腔内容物、组织及血液为食。雌、雄成虫交配后，通常雄虫很快死亡而被排出体外。在肠内的温度和低氧环境中，雌虫一般不产卵或产很少卵。雌虫常脱离肠壁，在肠腔内向下段移行。当患者睡眠时，肛门括约肌松弛，雌虫从肛门爬出，受肛周温度、湿度及氧气的刺激，虫体在肛周皮肤上大量产卵，虫卵黏附于肛周皮肤上。雌虫产卵后大多干枯死亡，但有少数活雌虫可再由肛门爬回肠腔内寄生，或者爬入阴道、子宫、输卵管、腹腔及尿道等处，引起异位寄生。

虫卵黏附在肛周皮肤上，在温度为34～36℃、相对湿度为90%～100%及氧气充足的条件下，约经6小时，卵内幼虫蜕皮1次发育为感染期虫卵。雌虫的产卵活动引起肛周瘙痒，当患儿用手搔抓时，虫卵污染手指经肛门—手—口方式而造成自身感染。感染期虫卵也可散落在衣裤、被褥或玩具、食物上，经口吞食或随空气吸入等方式使人感染。感染期卵进入人体，在十二指肠内消化液作用下，卵内幼虫孵出，沿小肠向下移行，蜕皮2次，再到达结肠内，蜕皮1次后发育为成虫。从吞食感染期虫卵至成虫产卵一般需2～6周。雌虫在人体内存活时间约为1个月，一般不超过2个月（图2-11）。

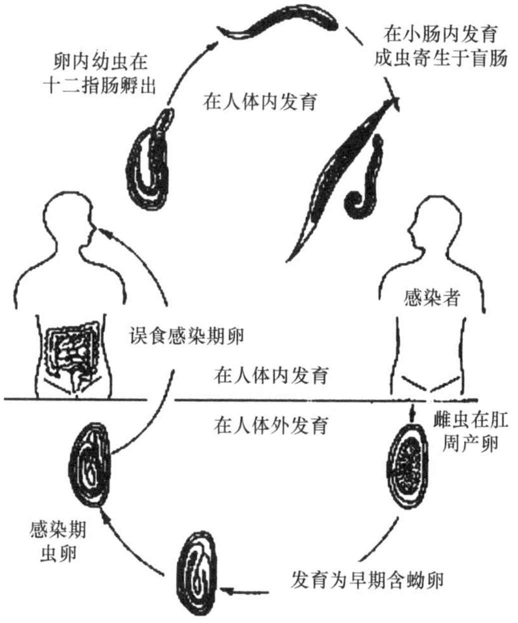

图2-11 蛲虫生活史

二、致病与诊断

（一）致病

成虫寄生在肠道，依靠头部的头翼及口腔附着于局部肠黏膜，造成轻度损伤，可引起轻微的消化道功能紊乱，一般无明显的消化道症状。

蛲虫病的主要症状是由于雌虫夜间在肛周移行、产卵刺激局部皮肤，引起肛门和会阴部皮肤瘙痒，以及因搔抓引起皮肤破溃、炎症或湿疹。患者常表现为烦躁不安、失眠、食欲缺乏、消瘦、夜间磨牙等。婴幼儿患者可出现睡眠不安、夜间反复哭闹，长期反复感染，会影响睡眠质量，患儿白天注意力不集中，影响儿童身心健康，有的可出现好咬指甲、性格怪癖等心理、行为偏移。

蛲虫可有异位寄生现象，侵入泌尿生殖系统引起阴道炎、子宫内膜炎、输卵管炎、尿道炎等异位损害。有的侵入阑尾，引起阑尾炎，或在腹膜、肠壁组织、输卵管等处形成以虫体或虫卵为中心的肉芽肿。亦有在肝脏、肺部、膀胱等处异位寄生造成病变的报道。

（二）诊断

因蛲虫一般不在人体肠道内产卵，粪便查虫卵检出率极低，故多采用肛门拭子法检查。常用方法有透明胶纸法和棉签拭子法。检查宜在患者清晨解便前或淋浴前进行。透明胶纸法检查效果较好，1次检出率为50%左右，3次检出率达90%，5次检出率达99%。若为阴性，应连续检查2～3天。雌虫常于夜间爬出肛门产卵，可在患儿入睡后2～3小时在肛周或阴道口寻找白色线头样小虫，用镊子夹入盛有70%乙醇的小瓶内送检。

三、流行与防治

（一）分布与流行状况

蛲虫感染遍及全世界，全球蛲虫感染者不低于5亿人。一般城市感染率高于农村，各年龄人群均可感染，但儿童高于成人，以5～7岁儿童感染率最高，具有儿童集体机构（如幼儿园、小学等）及家庭聚集性的特点，是儿童常见的寄生虫病。在美国，蛲虫病是最常见的蠕虫病，我国人群感染也较普遍。2015年第三次全国人体重要寄生虫病现状调查结果显示，我国蛲虫感染人数约为214万人。

蛲虫病患者和带虫者是唯一的传染源。感染方式主要是经肛门—手—口的自体外重复感染。蛲虫卵的抵抗力较强，在室内可存活3周左右，手指被蛲虫卵污染后，再接触食物、文具、玩具等物品，可通过间接感染的方式经口感染。此外，感染还可通过吸入散落在尘土中的虫卵而传播。

以上因素是造成人体自身反复感染和相互感染的主要途径和原因。由于蛲虫卵发育迅速，有人推测蛲虫卵可在肛周自行孵化，孵出的幼虫可经肛门进入肠内发育为成虫，造成逆行感染，但这种感染方式尚未得到证实。

（二）防治

防治蛲虫病应采取综合性措施，预防为主，以防止相互感染和自身重复感染。加强卫生宣传教育，教育儿童饭前便后要洗手，勤剪指甲，养成不吸吮手指的好习惯。搞好环境卫生，定期烫洗被褥、清洗玩具，用 0.05% 碘液处理玩具及其他用具 1 小时，即可杀死虫卵。

治疗患者，以控制传染源，对家庭、幼儿园、托儿所等集体机构中的患者应同时治疗，避免相互感染。在流行地区，对幼儿园等儿童集居地成员，应定期普查普治。蛲虫对驱肠道线虫药物均较敏感，治疗首选阿苯达唑和甲苯咪唑，也可用复方甲苯咪唑（也称速效肠虫净）。由于蛲虫存在自身重复感染和相互感染的特点，应在间隔 2 周后再重复服用一次。噻嘧啶与甲苯咪唑合用可提高疗效。使用蛲虫膏、2% 氯化氨基汞（白降汞）软膏或甲紫（龙胆紫）等涂于肛周，连用 10 ～ 20 天，有止痒和杀虫作用。

第六节 粪类圆线虫

粪类圆线虫 [*Strongyloides stercoralis*（Bavay，1876）Stiles and Hassall，1902] 为兼性寄生虫，生活史复杂，可营自生生活，也可营寄生生活。寄生生活的粪类圆线虫成虫主要寄生于人体小肠，幼虫可侵入肝、肺、脑、肾等器官，引起粪类圆线虫病（strongyloidiasis），也可寄生于犬、猫等动物体内。

一、形态与生活史

粪类圆线虫生活史较复杂，包括自生世代和寄生世代。

1. 自生世代 自生世代的雄虫大小为（0.7 ～ 1.0）mm×（0.04 ～ 0.05）mm，尾端向腹面卷曲，具有 2 根交合刺。雌虫大小为（1.0 ～ 1.7）mm×（0.05 ～ 0.075）mm，尾端尖细，生殖系统为双管型，阴门位于虫体中后部，成熟成虫子宫内有不同发育期的虫卵，呈单行排列。产出的受精卵椭圆形，大小约为 70μm×40μm，卵内含分裂的卵细胞或胚胎。在适宜的条件下，数小时即可孵出杆状蚴，杆状蚴长 0.20 ～ 0.45mm，咽管为双球形。经 1 ～ 2 天，蜕皮 4 次发育为自生世代的成虫。环境适宜时，自生世代可循环多次，称为间接发育。如环境不适，杆状蚴蜕皮 2 次，发育为丝状蚴。丝状蚴细长，体长为 0.60 ～ 0.77mm，咽管呈柱状，长约为体长的 1/2，尾端尖而分叉。丝状蚴对宿主具有感染性，可经皮肤或黏膜侵入人体开始寄生生活，称为直接发育（图 2-12）。

2. 寄生世代 人体是否存在寄生世代雄虫，目前尚有争论。寄生世代的雌虫较细长，半透明，体表具细横纹，大小约为 2.2mm×（0.03 ～ 0.074）mm，尾端尖细，末端略呈锥形。口腔短，内有 4 个不明显的唇瓣。咽管细长，占体长的 1/3 ～ 2/5，生殖器官双管型，两子宫前后排列，每个子宫内含 8 ～ 12 个单行排列的虫卵，阴门位于虫体后 1/3 处的腹面（图 2-12）。雌虫多钻入肠黏膜内，约在感染后 28 天开始产卵，每天每条雌虫可产卵 50 个。寄生世代产出的虫卵略小，大小为（50 ～ 58）μm×（30 ～ 34）μm，虫卵在肠黏膜内数小时即可孵出杆状蚴，杆状蚴从肠黏膜逸出，进入肠腔，随宿主粪便排出体外。在外界经 2 次蜕皮发育为丝状蚴，丝状蚴经皮肤或黏膜感染人体。进入人体的丝状蚴随血循环经右心至肺，穿破肺毛细血管，进入肺泡，然后沿支气管、气管移行到咽，随宿主吞咽活动移行至消化道，钻入小肠黏膜，尤以十二指肠、空肠为多，蜕皮 2 次，发育为成虫。少数幼虫在肺和支气管内也可发育成熟。杆状蚴也可经间接发育成为自生世代的成虫。在机体免疫力低下或便秘时，寄生于肠道中的杆状蚴可迅速发育为丝状蚴，丝状蚴可在小肠小段或结肠直接侵入血循环，造成自体内重复感染。此外，若丝状蚴排出体外时黏附在肛周皮肤，则可钻入皮肤，引起自体外重复感染。

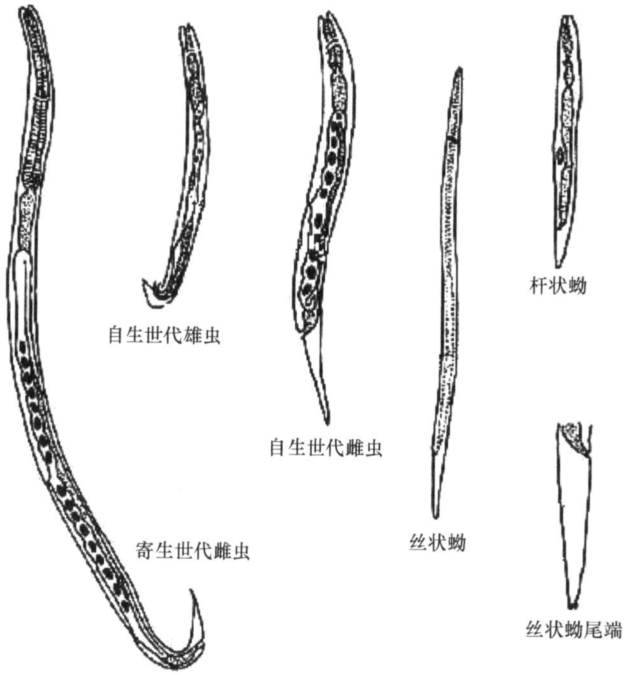

图 2-12　粪类圆线虫成虫和幼虫

粪类圆线虫主要寄生于十二指肠和空肠，也可寄生于肺、心、脑、肝、肾等脏器，随痰排出的多为丝状蚴，随尿排出的多为杆状蚴。自丝状蚴侵入人体至杆状蚴排出，至少需要 17 天。

二、致病与诊断

（一）致病

粪类圆线虫的致病作用与人体的免疫状况、感染程度以及虫体寄生部位有着密切关系。根据宿主的免疫状态，感染粪类圆线虫后可有以下 3 种临床表现：①宿主免疫应答有效地清除虫体，无临床症状出现；②慢性自身感染，可持续较长的时间，有的长达数十年，间歇性出现肠道症状；③播散性超度感染，此型常见于长期使用激素、免疫抑制剂者或艾滋病人，幼虫可进入肝、脑、肺、肾等器官，患者可出现腹泻、肺炎、出血、脑膜炎及败血症等，甚至因严重衰竭而死亡。

粪类圆线虫在人体内不同的发育阶段及寄生在不同器官所引起的病理变化和临床表现不同。丝状蚴侵入皮肤或移行至肺所引起的病变及临床表现与钩虫病相似。

1. 皮肤损伤　丝状蚴侵入皮肤后，局部皮肤可出现小出血点、丘疹，并伴有刺痛或痒感，抓破后易发生继发性感染。还可出现移行性线状或带状荨麻疹。如有自体外重复感染存在，则上述病变可反复出现在肛周、腹股沟、臀部及大腿等处。因幼虫在皮肤内移行较快，故引起荨麻疹蔓延速度也较快，每小时可达 10cm 以上。荨麻疹出现的位置及快速蔓延的特点是粪类圆线虫幼虫引起皮肤损害的重要诊断依据。

2. 肺部症状　呼吸系统症状一般较轻，通常表现为过敏性肺炎或哮喘。重度感染者可出现咳嗽、多痰、哮喘、呼吸困难等。主要是由于丝状蚴在肺内移行时可致肺泡出血，炎性细胞浸润。外周血检查有嗜酸性粒细胞增多，胸部 X 线片可见局限性或弥漫性炎性阴影。若雌虫定居在肺部、支气管，由于不断产出幼虫，则症状明显加重，持续时间较长。

3. 消化道症状　由于成虫寄生在小肠黏膜，并在黏膜内产卵、孵出幼虫，虫体的机械性刺激及毒性作用可引起炎症反应。主要病变部位在空肠上段和十二指肠，严重时可蔓延到胃、回肠和结肠。轻者表现为以充血为主的卡他性肠炎；中度表现为水肿性肠炎，肠壁增厚、水肿、黏膜皱襞减少，在肠壁的各层都有可见虫体；重度表现为溃疡性肠炎，肠壁水肿、纤维化，黏膜萎缩，并有多处溃疡。临床表现主要有上腹部烧灼感，恶心、呕吐或间歇性腹痛、腹泻，并伴有发热、贫血及全身不适，严重时甚至出现脱水、衰竭。如侵入肝内或胆管，可引起肝大、右上腹痛、发热等症状。有报道重症粪类圆线虫并发消化道大出血的病例。

4. 弥漫性粪类圆线虫病　丝状蚴也可移行到全身各器官，如心、脑、肺、肝、肾、卵巢、淋巴结等处形成肉芽肿，造成多器官损伤，引起弥散性粪类圆线虫病。当宿主抵抗力下降，如患各种消耗性疾病、先天性免疫缺陷或使用免疫抑制剂及激素治疗时，人体缺少针对幼虫的炎症反应和免疫应答，常可出现重度自体内重复感染，引起败血症，造成多器官严重损害，也可出现强烈的变态反应。严重者可导致全身衰竭，甚至危及生命。故有学者认为粪类圆线虫是一种机会性致病寄生虫。

虫体的寄生及代谢产物也可引起过敏性肺炎、过敏性关节炎等变态反应，有的可出现发热、贫血、嗜酸性粒细胞增多等全身中毒症状，还可出现烦躁、失眠等。

（二）诊断

粪类圆线虫病由于缺少特征性的临床表现，容易误诊。从粪便、痰、尿或脑脊液中查获幼虫或培养出丝状蚴为确诊依据，但须与钩蚴相鉴别。因患者有间歇性排虫现象，故诊断本病应反复多次检查。常用贝氏法（Baerman），此法省时简便，检出率高达 98%。滤纸平皿法或玻管滤纸法进行培养，检出率也较高。还可用生理盐水直接涂片法，但检出率低。有时在腹泻患者粪便中可查到虫卵，须注意与钩虫卵鉴别。病原学检查阴性者，可考虑辅以免疫学方法检查。目前较敏感、特异的方法为酶联免疫吸附试验（ELISA），采用鼠粪类圆线虫脱脂抗原，通过 ELISA 检测患者血清特异性抗体，阳性率可达 94% 以上，对轻、中度感染者，具有较好的辅助诊断价值。另外，胃、十二指肠引流液查病原体，对胃肠道粪类圆线虫病的诊断价值大于粪便检查。

三、流行与防治

粪类圆线虫病与钩虫病的流行基本一致，呈世界性分布，在热带、亚热带、温带流行广泛，寒带地区多为散在感染。在我国，以长江流域及其以南地区多见。

人体感染粪类圆线虫主要是接触土壤中的丝状蚴所致。粪类圆线虫病患者、犬、猫等是粪类圆线虫病的传染源。温暖、潮湿的土壤适宜自生世代循环发育，增加感染机会。由于幼虫对环境抵抗力较弱，故本病流行不严重。但由于激素类药物及免疫抑制剂的使用增多，感染本病有增多的趋势。

防治原则与钩虫病基本相同，但应重视机会性致病，使用激素类药物或免疫抑制剂前应做粪类圆线虫检查，减少自身重复感染。如发现感染，应及时给予驱虫治疗。此外，对犬、猫也应进行检查和治疗。噻苯咪唑驱虫效果最好，治愈率达 95%。但噻苯咪唑副作用较多，对肝、肾功能不全者应慎用。阿苯达唑对虫卵、幼虫均有抑制杀灭作用，治愈率在 90% 以上。伊维菌素、噻嘧啶及左旋咪唑也有一定疗效。

（刘　晖　吴琛耘）

第七节　丝　　虫

丝虫（filaria）是一类由吸血节肢动物传播的寄生性线虫，因虫体细长如丝状而得名。寄生人体的丝虫有 8 种：班氏吴策线虫（*Wuchereria bancrofti* Cobbold，1877，班氏丝虫）、马来布鲁线虫（*Brugia malayi* Brug，1927，马来丝虫）、帝汶布鲁线虫（*Brugia timori* Partono et al.，1977，帝汶丝虫）、罗阿罗阿线虫（*Loa loa* Cobbold，1864，罗阿丝虫）、旋盘尾丝虫（*Onchocerca volvulus* Leuckart，1893，盘尾丝虫）、常现唇棘线虫（*Dipetalonema perstans* Manson，1891，常现丝虫）、链尾唇棘线虫（*Dipetalonema streptocerca* Macfie and Corson，1922，链尾丝虫）和奥氏曼森线虫（*Mansonella ozzardi* Manson，1892，奥氏丝虫）。丝虫寄生于人体淋巴系统、皮下组织和内脏组织等部位，因虫种不同，丝虫寄生部位亦有差异。寄生于人体淋巴系统的班氏丝虫、马来丝虫和帝汶丝虫又称为淋巴丝虫。此外，寄生于犬心脏内的犬恶丝虫（*Dirofilaria immitis*）和寄生于犬皮肤组织的匐行恶丝虫（*Dirofilaria repens*）偶尔也可感染人，由于人是其非正常宿主，虫体在人体内不能发育成熟，幼虫或性器官未发育成熟的虫体在人体内移行或寄生引起的疾病称为恶丝虫病（dirofilariasis），表现为幼虫移行症的症状。寄生人体的 8 种丝虫，人是其终宿主，成虫交配后，雌虫产出微丝蚴（microfilaria），微丝蚴被吸血昆虫吸入后发育为丝状蚴，丝状蚴为感染阶段，再经吸血昆虫传播给人。各种丝虫成虫寄生部位、传播媒介昆虫、主要致病性、分布和微丝蚴的主要形态特征均有不同（表 2-3）。班氏丝虫、马来丝虫、帝汶丝虫和盘尾丝虫对人体的危害性最大，并可使人致残，如 3 种淋巴丝虫引起的象皮肿，盘尾丝虫引起的失明等。

表 2-3　8 种人体寄生丝虫的主要区别

虫种	寄生部位	媒介昆虫	致病性	地理分布	微丝蚴形态
班氏丝虫	深、浅部淋巴系统	蚊	淋巴组织炎症、象皮肿、鞘膜积液、乳糜尿	以北纬 40° 至南纬 28° 为多见	有鞘膜、头间隙长宽相等、体核清晰可数、无尾核
马来丝虫	浅部淋巴系统	蚊	淋巴组织炎症、象皮肿	亚洲东部和东南部	有鞘膜、头间隙长宽比为 2 ∶ 1、体核不匀而重叠、有两个尾核
帝汶丝虫	浅部淋巴系统	蚊	淋巴组织炎症、象皮肿	帝汶岛和小巽他群岛	有鞘膜、头间隙长宽比为 3 ∶ 1、体核不匀而重叠、有两个尾核
罗阿丝虫	皮下组织	斑虻	皮下肿块、脏器组织损害	西非和中非	有鞘膜、头间隙长宽相等、体核至尾尖部
盘尾丝虫	皮下组织	蚋	皮下结节，眼疾或失明	非洲、中美洲和南美洲	无鞘膜、头间隙长宽相等、尾部无核处长 10 ～ 15μm
常现丝虫	胸、腹腔	库蠓	常不致病	非洲、中美洲和南美洲	无鞘膜、头间隙长、体核较少、尾部弯曲具尾核
链尾丝虫	皮下组织	库蠓	无明显致病	西非和中非	无鞘膜、头间隙长宽约相等、体核至尾部、尾部钝圆
奥氏丝虫	腹腔	库蠓	无明显致病，偶致阴囊水肿	中美洲和南美洲	无鞘膜、头间隙长、体纤细且体核少、尾部钝圆有尾核

一、班氏丝虫和马来丝虫

在我国流行的丝虫病是由班氏丝虫（*Wuchereria bancrofti* Cobbold，1877）和马来丝虫（*Brugia malayi* Brug，1927）引起的，蚊为其传播媒介。

（一）形态与生活史

1. 形态　班氏丝虫、马来丝虫的外部形态和内部结构基本相似。

（1）成虫：呈丝线状，乳白色，表皮光滑；虫体头端略膨大，呈椭圆形或球形，在显微镜下可在口孔周围见有两圈乳突。雌雄异体，班氏丝虫成虫较马来丝虫成虫大，班氏丝虫雌虫大小为（58.5 ～ 105.6）mm×（0.2 ～ 0.3）mm，雄虫大小为（28.2 ～ 42.0）mm×（0.10 ～ 0.15）mm；

马来丝虫雌虫大小为（40.0～69.1）mm×（0.12～0.22）mm，雄虫大小为（13.5～42）mm×（0.07～0.15）mm。雄虫尾端向腹面卷曲 2～3 圈，雌虫尾部钝圆，略向腹面弯曲。雌虫进行卵生或卵胎生，产出的幼虫称为微丝蚴，两种丝虫微丝蚴分别称为班氏微丝蚴和马来微丝蚴（表 2-4）。

表 2-4 班氏微丝蚴与马来微丝蚴形态鉴别要点

	班氏微丝蚴	马来微丝蚴
大小（μm）	（244～296）×（5.3～7.0）	（177～230）×（5～6）
体态	柔和，弯曲较大	硬直，大弯上有小弯
头间隙（长：宽）	较短（1：1或1：2）	较长（2：1）
体核	圆形或椭圆形，各核分开，排列整齐，清晰可数	椭圆形，大小不等，排列紧密，常互相重叠，不易分清
尾核	无	有 2 个，前后排列，尾核处角皮略膨大

（2）微丝蚴：细长，无色透明，头端钝圆，尾端尖细。染色后能清楚地观察到微丝蚴外被鞘膜，在虫体内见有许多圆形或椭圆形的体核，头端无体核区为头间隙；在虫体前 1/5 处可见有神经环，其后有排泄孔，在排泄孔后可见一个排泄细胞；在尾端有或无尾核。其形态主要鉴别见表 2-4 和图 2-13。

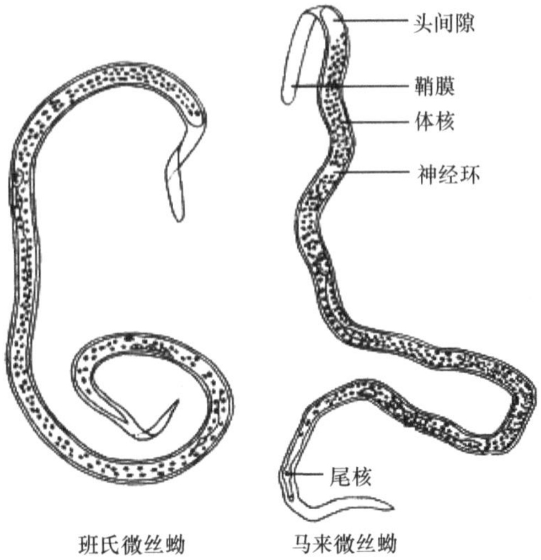

图 2-13 班氏微丝蚴与马来微丝蚴形态

2. 生活史 班氏丝虫与马来丝虫的生活史基本相似，都需经幼虫在中间宿主蚊体内发育和成虫在终宿主人体内发育与繁殖两个阶段(图2-14)。

（1）在蚊体内的发育：当雌蚊叮吸微丝蚴血症者时，微丝蚴随血液进入蚊胃，1～7 小时后脱去鞘膜，虫体穿过胃壁，经血腔侵入胸肌。在胸肌内，虫体活动减弱，形状变短、变直、变粗，形似腊肠，称为腊肠期幼虫。其后虫体逐渐变长，内部结构分化，经蜕皮 2 次发育为第三期幼虫或丝状蚴，即感染期幼虫。一部分感染期幼虫由蚊胸肌移行至头部蚊喙中，也有部分感染期幼虫移入腹腔或其他组织部位。微丝蚴在蚊体内仅发育不增殖。在适宜的条件下，班氏微丝蚴在尖音库蚊体内发育至感染期幼虫所需时间为 10～16 天，马来微丝蚴在中华按蚊体内发育至感染期幼虫则约需 7.5 天。

（2）在人体内的发育与繁殖：当阳性雌蚊再次叮人吸血时，感染期幼虫自蚊下唇逸出，经吸血伤口或正常皮肤侵入人体。一般认为幼虫进入皮肤后能很快地侵入附近的小淋巴管，并逐渐移入至大淋巴管和淋巴结寄居，其间虫体以淋巴液为营养，蜕皮 2 次发育为成虫。雌、雄成虫交配后，雌虫产出微丝蚴。微丝蚴可停留在淋巴系统内，但大多数随淋巴液经胸导管进入血循环。微丝蚴亦可异位出现在乳糜尿、血痰、乳糜胸腔积液、心包积液和骨髓内，其寿命一般为 2～3 个月。

丝虫不同地理株间生物学特性的差异，以及宿主昼夜活动规律所表现出的神经系统兴奋性和肺血氧含量的不同等原因，使得微丝蚴在肺血管和外周血管中出现的高峰呈现一定的规律性；另外，微丝蚴在外周血液中出现的密度有季节周期性，这种季节周期性的密度高峰与蚊媒活动季节相吻合，这种生物学特性是丝虫与宿主相互作用过程中的一种生物适应性结果。根据微丝蚴在外周血液中出现的时间不同和虫数多少的差异，将班氏丝虫与马来丝虫分为 3 种类型：周期型、亚周期型和无周期型。微丝蚴在外周血中夜多昼少的现象，称为微丝蚴夜现周期性（nocturnal periodicity）。我国流行的班氏丝虫与马来丝虫均属于夜现周期型，一般在夜晚 8 时以后微丝蚴出现于外周血液中，班氏微丝蚴通常在晚上 10 时至次晨 2 时达到高峰，马来微丝蚴则在晚上 8 时至次晨 4 时达到高峰。

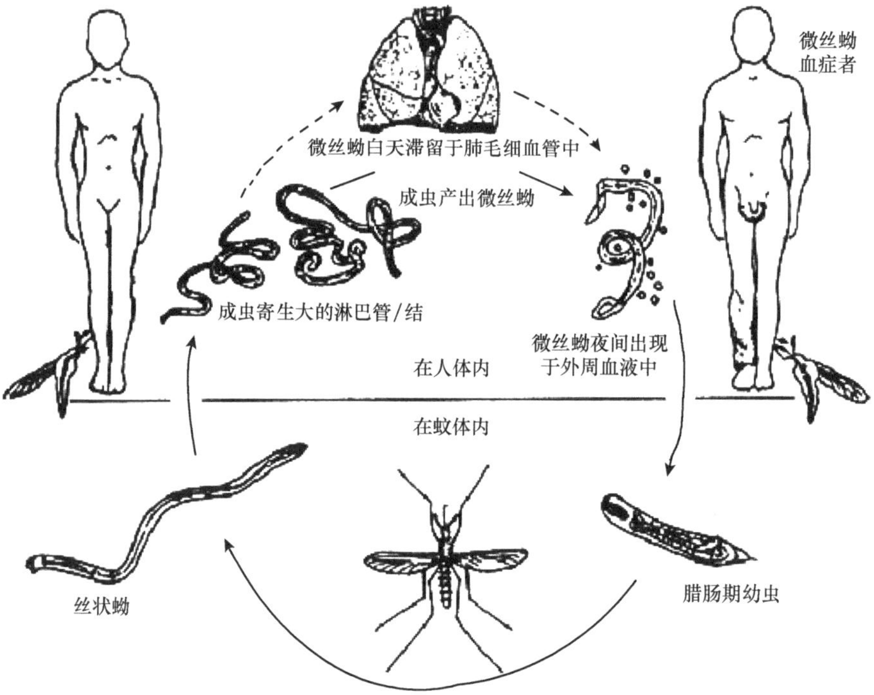

图 2-14　丝虫生活史

两种丝虫成虫寄生人体淋巴系统的部位有所不同：马来丝虫多寄生于上、下肢浅部淋巴系统，以下肢为多见；班氏丝虫除寄生浅部淋巴系统外，多寄生于深部也包括泌尿生殖系统的淋巴组织中，常见于下肢、阴囊、精索、腹股沟、腹腔、肾盂等处，并且还可异位寄生于眼前房、乳房、肺或脾内。两种丝虫成虫寿命，一般为 4 ～ 10 年，个别可达 40 年。

人是班氏丝虫的唯一终宿主。马来丝虫成虫除寄生人体外，还可寄生于某些猴、猫及穿山甲等脊椎动物，马来丝虫也可在实验中感染长爪沙鼠，并可在人与恒河猴之间相互传播。实验研究也表明，从死亡蚊体内分离出的感染期幼虫可感染长爪沙鼠。

（二）致病

丝虫感染期幼虫、成虫和微丝蚴对人体都有致病作用，但其主要致病阶段为成虫。淋巴丝虫的致病是虫体与宿主相互作用的结果，丝虫病的发生、发展与机体免疫状态、感染虫体数量、有否重复感染、丝虫侵犯部位及继发感染情况密切相关。丝虫病的潜伏期多为 4 ～ 5 个月，也有 1 年甚至更长。病程可长达数年至数十年。通常丝虫成虫引起的早期病理变化多为淋巴管炎和淋巴结炎，晚期则为淋巴循环堵塞的结果。

由于班氏丝虫和马来丝虫成虫寄生部位不同，造成的损伤亦有所区别，因而可出现不同的临床表现。即使同一虫种，在不同的流行区出现的症状也不完全相同。自非流行区进入流行区的感染者，出现症状体征往往较早，病情发展也较快。淋巴丝虫病的主要临床表现可分为以下几种。

1. 无症状的微丝蚴血症（asymptomatic microfilariaemia）　主要表现为微丝蚴血症阳性，而无临床症状或仅有发热和淋巴管炎表现。外周血液中微丝蚴数量可随病期逐渐增多，达到一定密度后微丝蚴的数量可保持相对恒定。如不治疗，微丝蚴血症可持续 10 年以上。

2. 急性期过敏和炎症反应　幼虫和成虫的代谢产物、幼虫的蜕皮液和蜕下的外皮、成虫子宫内分泌物、死虫及其分解产物等均可刺激机体产生局部和全身反应。早期在淋巴管可出现内皮细胞肿胀、增生，随之管壁及周围组织发生炎性细胞浸润，导致管壁增厚，淋巴管瓣膜功能受损，管腔堵塞。浸润的细胞中有大量的嗜酸性粒细胞，但病变的淋巴管和淋巴结中不一定有成虫或微丝蚴，提示急性炎症与超敏反应有关。

急性期患者出现的淋巴管炎、淋巴结炎及丹毒样皮炎等，以下肢较为常见。急性淋巴管炎发作时先由腹股沟或股淋巴结开始，沿大腿内侧淋巴管走向出现“逆行性”延伸的炎症，即离心型淋巴管炎，在大腿内侧皮肤常有一条红线，俗称“流火”或“红线”。小腿出现网状淋巴管炎，亦称丹毒样皮炎，表现为局部弥漫性红肿、剧痛和烧灼感。阴囊内的淋巴管受累时可致所在部位的淋巴管及其间质发炎，表现为精索炎、附睾炎和睾丸炎。

出现局部症状时，患者常伴有畏寒、发热症状，即丝虫热。有些患者可仅有畏寒、发热而无局部症状，可能是深部淋巴管炎和淋巴结炎的表现。

3. 慢性期阻塞性病变　急性淋巴丝虫病反复发作者中有部分患者会发展为慢性淋巴丝虫病，也有些患者可无急性炎症史。慢性淋巴丝虫病因淋巴管增厚、扩张、瓣膜功能丧失形成淋巴液回流障碍或淋巴液滞留，可形成阻塞性病变的症状和体征。最常见的病变为：

（1）淋巴水肿（lymphedema）和象皮肿（elephantiasis）：多见于下肢、阴囊和阴茎，女性阴唇和乳房也可发生。如用手指按压皮肤表面，出现的凹陷可以恢复，劳累后肿胀明显，即为淋巴水肿；淋巴水肿发展至皮肤增厚变粗，手指按压肢体表面凹陷不明显或无凹陷，则为早期象皮肿；局部皮肤明显增厚、变粗、变硬形似象皮，即为象皮肿。

晚期象皮肿患者增厚的皮肤上结节和赘瘤明显增大，在脚趾间和摩擦处出现长期不愈的溃疡和瘢痕。马来丝虫病象皮肿仅限于肢体，而且下肢象皮肿一般不过膝部；班氏丝虫病象皮肿好发部位依次为肢体、外生殖器、股部和乳房等，而且下肢象皮肿常波及全腿，形成巨型象皮肿。班氏丝虫病象皮肿累及外生殖器，一般以男性多见。阴囊象皮肿轻者为阴囊皮肤增厚变粗，严重者则表现为皮肤粗糙，有疣状物、溃疡和阴茎内陷。阴茎象皮肿可表现为阴茎屈曲畸形，或异常增粗增长。女性阴唇象皮肿和乳房象皮肿一般较少见，但严重者也可表现为异常增大而影响生活和工作。严重外生殖器象皮肿患者，有时会出现精神症状。

（2）鞘膜积液（hydrocele）：鞘膜积液患者主诉患部常有坠胀沉重感，阴囊明显肿大，当增大至直径 10cm 左右或以上时，可见阴茎常陷入阴囊内。该病要与腹股沟斜疝进行鉴别，腹股沟斜疝患者阴囊内肿块能回纳，咳嗽时有冲击感，透光试验阴性；鞘膜积液患者的阴囊内积液不能回纳，咳嗽时为震动感，透光试验阳性。阴囊内一般积液量在 300ml 以内，最多达 700ml，多数积液为黄色透明淋巴液，少数呈乳糜样、血性或棕色。少数患者可从积液内查到微丝蚴，也有一部分患者同时表现微丝蚴血症阳性。

（3）乳糜尿（chyluria）或淋巴尿（lymphuria）：在班氏丝虫病流行区，患者不定期间歇性排乳白色尿或血尿，特别是食入脂肪性饮食 10 余小时后，具有明显排乳白色尿现象。在发作前可见有尿液混浊，腹股沟、盆腔、腰部等酸痛的先兆症状。单纯性乳糜尿外观呈米汤样，如合并血管破裂出血，则尿液为粉红色、淡血色或全血色，尿内可见血凝块。乳糜尿中含有大量蛋白质和脂肪等，在体外放置后易凝结成果冻状，少部分（10% 左右）患者的乳糜尿内可查见微丝蚴。淋巴尿患者排出的尿为无色，泡沫较多，有腥臭味，尿液检查可见含有蛋白质和淋巴细胞，但不含脂肪。部分患者未经治疗发作可自行停止，但也有少数重症患者发作时出现因尿道被凝块阻塞而排尿一时困难。丝虫性乳糜尿应与妊娠、肿瘤、胸导管受压或损伤等所引起的乳糜尿相鉴别。流行病学调查显示，乳糜尿患者以中国、印度、日本等少数亚洲国家流行区多见，其他国家的班氏丝虫病流行区较为少见。

（4）隐性丝虫病：在印度班氏丝虫病流行区，有些患者表现为长期阵发性咳嗽、哮喘或呼吸困难，夜间症状明显加重，患者常只能以半卧位入睡。胸部 X 线片可见结节状或弥漫的肺部损伤，外周血液检查时微丝蚴血症多为阴性，嗜酸性粒细胞升高可达 3×10^9/L，血清中的 IgE 及特异性丝虫抗体水平明显增高。采用乙胺嗪（diethylcarbamazine，DEC）治疗后症状明显改善。如不治疗，肺部炎症可发展为慢性间质性纤维化和呼吸衰竭。在我国，曾有约 1% 的班氏丝虫感染者出现此症状，可能的病因是微丝蚴寄居肺部毛细管而产生的过敏性反应，又称为热带肺嗜酸性粒细胞增多症（occult filariasis）。

（三）诊断

淋巴丝虫病的实验诊断主要采用病原学检查、免疫学检查、分子生物学诊断等。

1. 病原学检查 从血液中查找微丝蚴仍是诊断丝虫病的主要病原学检查方法。鉴于微丝蚴有夜现周期性，故采血时间为晚上 9 时后为宜。常用的方法有：

（1）厚血膜法：取末梢血涂成厚片，干后溶血镜检，如经染色可避免漏检。

（2）新鲜血滴法：取末梢血于载玻片上，盖上盖玻片后直接置于低倍镜下观察，可见微丝蚴在血中作蛇样运动。

（3）乙胺嗪（海群生，hetrazan）白天诱出法：白天给患者口服海群生 2 ～ 6mg/kg 体重。服药后 30 ～ 60 分钟内采集血样，染色后镜检。此法可用于夜间取血不方便的门诊患者，但是微丝蚴密度较低的感染者易漏检。

2. 免疫学检查 采用血清学检查方法检测患者血清中的抗丝虫抗体或循环抗原，以及分子生物学方法检测轻度感染者和具有阻塞性病症的患者具有辅助性诊断价值，常用于流行病学调查及防治效果考核。常用的间接血凝试验（IHA）、ELISA 和间接荧光抗体试验（IFA）等对抗体的阳性检出率可达 90% 以上。将 PCR 扩增技术与酶联免疫吸附试验相结合的 PCR-ELISA 方法用于丝虫检测也是一种特异、敏感、快速和经济的方法。

（四）流行与防治

1. 分布与流行状况 丝虫病是全世界重点控制的热带病之一，目前全球约 80 个国家和地区有淋巴丝虫病的流行，淋巴丝虫感染者约 1.19 亿人。班氏丝虫病呈世界性分布，马来丝虫病仅分布于亚洲。我国曾是世界上丝虫病流行最为严重的国家之一。在 20 世纪 50 年代，我国受丝虫病威胁的人口达 3.3 亿人，丝虫病患者 3099.4 万人。经过半个多世纪的艰苦防治，2007 年经世界卫生组织审核认可，中国在全球 83 个丝虫病流行国家和地区中率先消除丝虫病，是全球消除丝虫病进程中的里程碑。

2. 流行环节 淋巴丝虫病在一个地区的传播与流行必须具备 3 个条件：

（1）传染源：血中带有微丝蚴的患者和带虫者为传染源。一般认为，血中微丝蚴密度在 20 条 /20μl 血以上时可使蚊感染。大于 100 条 /20μl 血时，常可导致蚊虫死亡。当低于 5 条 /60μl 血时，传播可自行阻断。

（2）传播媒介：在我国传播淋巴丝虫病的蚊媒有 10 多种，班氏丝虫病的传播媒介主要是淡色库蚊（*Culex pipiens pallens*）与致倦库蚊（*C. pipiens quinquefasciatus*），其次是中华按蚊（*Anopheles sinensis*）。马来丝虫病的主要传播媒介为中华按蚊和嗜人按蚊（*An. anthropophagus*）。在东南沿海地区及岛屿上，东乡氏伊蚊（*Aedes togoi*）也是这两种淋巴丝虫病的传播媒介之一。

（3）易感人群：在丝虫病流行区，男女老少均有被感染的可能，但由于人们的生活和职业习惯差异，以及蚊类对某些人群的叮吸有一定嗜好性，所以受蚊叮吸的机会不同，感染率也不同。

由于雨量影响蚊的孳生地和密度，也间接影响了丝虫病的传播。我国广大丝虫病流行区的感染季节主要在 5 ～ 10 月，在南方地区蚊虫出现时间较长，相对延长了丝虫病的感染时间。

3. 防治 防治丝虫病的有效措施是普查普治和防蚊灭蚊。我国已达到消除丝虫病标准，该标准为在停止干预措施后 5 年起，每个防治单位，以 LQA（lot quality assurance）抽样法，用免疫层析法（ICT）的抗原测验卡检测 5 岁以下儿童 3000 人，无抗原血症者。现在的重点是要对重要流行区做好监测工作，以巩固防治丝虫病的成果。监测工作内容主要是对流行区人群的病原学检测和血清学监测：①病原学检测：对重点监测的自然村5岁儿童进行血液中微丝蚴的普检，对原微丝蚴血症阳性人群每年血检一次。②血清学监测：对重点监测的自然村全体居民进行血清学检测，对阳性者再进一步血检微丝蚴。③蚊媒监测：在流行区捕捉的蚊媒，解剖检查有无人体淋巴丝虫幼虫。在确保监测工作质量的同时，也要对遗留的象皮肿、乳糜尿等慢性阻塞性丝虫病患者进行治疗，以提高淋巴丝虫病的防治效果。

对微丝蚴血症阳性者的病原治疗，主要治疗药物为乙胺嗪（海群生）和伊维菌素（ivermectin），也可用阿苯达唑与海群生或伊维菌素联合治疗淋巴丝虫病。海群生能迅速清除血中微丝蚴和杀死成虫，对马来微丝蚴的作用较班氏微丝蚴迅速、安全。由于服药后微丝蚴大量死亡而释放异性蛋白能引起过敏反应，所以，现在一般采用低剂量长疗程方法，以减少服用海群生后的过敏性反应。伊维菌素具有广谱的抗线虫作用，对淋巴丝虫微丝蚴也有杀灭作用，并能抑制成虫释放微丝蚴。

对淋巴水肿和象皮肿患者除了给予海群生杀虫外，还需对症治疗，并结合中医中药及桑叶注射液结合绑扎疗法（桑绑疗法）或烘绑疗法治疗象皮肿。对鞘膜积液患者，主要采用鞘膜翻转手术治疗。对乳糜尿患者，应要求低脂肪高蛋白饮食，用生桑叶片剂或1%硝酸银做肾盂冲洗治疗，严重者可做显微外科手术行淋巴管-血管吻合法治疗。

二、盘尾丝虫

旋盘尾丝虫（*Onchocerca volvulus* Leuckart，1893）简称盘尾丝虫，寄生于人体皮下组织，引起盘尾丝虫病（onchocerciasis），蚋为其传播媒介。成虫寄生皮下组织内可形成皮肤结节，成虫产出的微丝蚴进入人体眼部，可造成严重病损甚至失明，所以称此为瞎眼丝虫病，由于其传播媒介蚋的繁殖地在河边，又称为河盲症（river blindness），在拉丁美洲亦称Robles症。

（一）形态与生活史

成虫呈丝线状，乳白色，半透明，角皮层具有明显横纹，外呈螺旋状增厚使横纹呈现更为明显。雌虫大小为（33.5～50）mm×（0.27～0.4）mm，雄虫大小为（19～42）mm×（0.13～0.21）mm。微丝蚴无鞘，大小为（220～360）μm×（5～9）μm，头间隙长与宽相等，尖端略膨大，尾端尖细无核，无核处长10～15μm。

盘尾丝虫生活史需要两个宿主，终宿主是人，中间宿主是蚋属（又称黑蝇）。在不同的流行区传播媒介蚋的种类有所不同，在非洲地区主要为憎蚋和洁蚋两个种群，而在乌干达的高发病流行区以蟹蚋为主要传播媒介。

雌雄成虫寄生于人体皮下组织的纤维结节内，产出的微丝蚴可进入结节附近结缔组织和皮肤淋巴管内。当雌蚋叮人吸血时，皮肤中的微丝蚴进入蚋的胃，并穿过胃壁移行至蚋胸肌，蜕皮2次后发育为感染期幼虫。在适宜的环境条件下，从蚋吸入微丝蚴至其发育至感染期幼虫约需10天。发育成熟的感染期幼虫移行至蚋下唇，当蚋再次叮人吸血时，感染期幼虫自蚋下唇爬出，从吸血伤口钻入皮下组织。虫体经7～34个月，蜕皮2次后发育为成虫。成虫寄生于皮下或淋巴间隙，并逐步形成皮肤结节。约经半年至2年的发育，雌虫才产出无鞘膜的微丝蚴。微丝蚴可进入成虫寄生部位附近的结缔组织或淋巴管，也可移行至眼部，并可在尿内发现微丝蚴，无明显周期性。雌虫产微丝蚴时间可长达9～10年，估计成虫寿命在10年以上，有学者认为可达15年。

（二）致病与诊断

1. 致病 盘尾丝虫成虫和微丝蚴均有致病性，但主要致病阶段为微丝蚴。

成虫寄生皮下引起皮下淋巴结肿大并形成结节，结节直径5～25mm或更大，形似脂肪瘤但较坚实，不痛，局部皮肤有痛痒并伴有苔藓样变及色素沉着。在非洲，多见于人体腰部、躯干及下肢大关节附近；在美洲，主要见于人体头部和躯干上部。从手术活检的皮肤结节中可见有蜷缩为线球状的成虫。

皮肤病变是由于微丝蚴死亡后产生的炎症反应，以及微丝蚴释放的抗原或胶原酶的作用。病程初期症状为皮疹、皮肤发热、水肿，有瘙痒及痛感，有时带有异常色素沉着，表现为中心无色素，周围为深色斑。炎症会缓慢消退但可一再复发，继之发展为厚皮症。在美洲，病变多发生于头部，表现为成片紫红色斑，久之皮肤失去弹性而皱缩，呈未老先衰面容。

微丝蚴进入眼球产生的机械性损伤和过敏反应，可引起角膜、虹膜、视网膜及脉络膜等炎症，严重时可影响视力甚至引起失明，这是盘尾丝虫病的严重后果。其发病过程及机制：微丝蚴从皮肤、血流或神经鞘进入眼的后部，微丝蚴死亡后，在虫体周围形成浸润性炎症，由角膜下方点状炎症开始，逐步呈现绒毛状混浊，从而导致角膜损伤；进入至前房的微丝蚴死亡则可引起慢性虹膜炎，从最初瞳孔下方纹理消失，逐渐出现视物模糊，再发展至瞳孔反应迟钝和虹膜萎缩，从而发生虹膜与晶体粘连、瞳孔变形和失明。如微丝蚴侵入至玻璃体或晶状体，由于引起混浊及继发白内障，可使视力明显下降并引起失明。

在盘尾丝虫病流行区，临床诊断主要依据患者的临床表现，如皮下结节、慢性淋巴结炎所致的阴囊鞘膜积液、外生殖器象皮肿或股疝、皮肤皱缩和增厚、无症状性紫癜、肌肉和骨骼疼痛、肢体肿胀及淋巴结炎等，应考虑盘尾丝虫病。眼盘尾丝虫病的诊断需经眼科检查。

2. 诊断 盘尾丝虫病的诊断方法有病原学检查、血清学检查等，病原学检查是确诊盘尾丝虫病的主要手段。

（1）病原学检查

1）皮肤检查微丝蚴：用特制取皮夹在皮下结节附近取直径 2 ～ 3mm 的薄皮片，或用针尖插入皮肤提起形成一锥形隆起再用手术刀片切取一薄皮片，将皮片置于载玻片上并滴上一滴生理盐水，用针尖将组织稍撕开，静置 3 ～ 15 分钟后镜检并计数，计算出每毫克皮肤的微丝蚴量。早期皮肤病变不明显时，在非洲，取髂嵴或腓肠肌处皮肤；在美洲，取三角肌或头部皮肤；疑有眼部病变发生，也可从外眼眦取样检查。

2）皮下结节活检：手术摘取皮下结节，可见有成虫蜷缩成线球状，在切片中可见微丝蚴及含有微丝蚴虫卵的子宫。

3）尿液和痰液中检查微丝蚴：尿液中疑有微丝蚴时，可采用尿液离心，取沉淀一小滴置于载玻片上镜检；痰液可用 10% NaOH 溶液处理，待痰液变稀薄离心后取沉淀，置于载玻片上镜检。

（2）免疫学检查

1）麦氏（Mazzotti）试验：受试者口服海群生 50mg，在 1 ～ 24 小时内出现皮肤奇痒和红斑者为阳性，此试验仅适用于微丝蚴阴性的盘尾丝虫病可疑者。

2）皮内试验：以犬恶丝虫抗原做皮内试验有参考意义，但有交叉反应和假阳性。也可用 10 ～ 20μg/ml 盘尾丝虫微丝蚴抗原 0.02ml 进行皮试。

其他血清学诊断方法，如 IFAT、ELISA 及放射免疫，其敏感性较好，但特异性较差。

（3）超声波检查：典型的盘尾丝虫小结节中心有均一回声区，含有回声致密颗粒与侧面阴影；在可触及的结节内，计算出成虫量。超声检查可将盘尾丝虫病结节与脂肪瘤、纤维瘤和异物肉芽肿予以鉴别。

（三）流行与防治

盘尾丝虫病主要流行于非洲中西部、中南美洲，以及中东的也门和沙特等 36 个国家。我国虽无此病流行，但援外和出国人员中时有病例报道。患者和带虫者为传染源，亦有蛛猴和大猩猩自然感染的报道，要密切注意这些动物成为传染源的可能性。

本病的预防包括：①普查普治，消灭传染源；②清除河岸灌木丛，消灭蚋的栖息地；③持续采用有效杀虫剂，消灭河流中蚋幼虫；④对进入流行区的野外作业人员，坚持涂敷昆虫驱避剂，防止蚋的叮咬。

WHO 推荐伊维菌素作为常规治疗药物，150μg/kg 单剂量，每年 1 ～ 2 次。5 岁以下儿童和体重不足 15kg 者不推荐使用；孕妇、哺乳妇女（第 1 周）和严重疾病患者禁用。海群生不能杀死成虫，只对微丝蚴有效，而且大量死亡的微丝蚴可引起严重不良反应。对合并有淋巴丝虫感染者，应先用伊维菌素将眼部或皮肤内微丝蚴清除后，再用海群生治疗。

三、罗阿丝虫

罗阿罗阿丝虫（*Loa loa*，Cobbold，1864）简称罗阿丝虫，可寄生于人体多处皮下组织，偶可侵入内脏，引起罗阿丝虫病（loiasis），亦称为游走性肿块或卡拉巴丝虫性肿块（Calabar swelling）。

（一）形态与生活史

成虫白色线状，体部角皮层有小而圆顶状的角质突起，尤以雌虫为多。雌虫长为 40 ～ 80mm，雄虫长为 30 ～ 40mm。微丝蚴具有鞘膜，大小为（230 ～ 300）μm×（8 ～ 10）μm，头间隙长与宽相等，长为 3 ～ 6μm，尾尖处有一较大的尾核。

罗阿丝虫生活史需要两个宿主，终宿主是人，中间宿主是斑虻（chrysops）。

成虫寄生于人皮下组织内，可间歇性产出微丝蚴逐渐流入外周血，当虻叮人吸血时，微丝蚴进入虻胃内，脱去鞘膜后，穿过胃壁至腹部脂肪体发育为 I 期蚴，再移行至虻胸肌，蜕皮 2 次发育为感染期蚴，发育成熟后移行至虻喙。当虻再叮人吸血时，感染期蚴逸出，经皮感染。从幼虫感染至发育为成虫需 6 ～ 12 个月，成虫寄生于背、胸、腋、腹股沟、阴茎、头皮及眼等处的皮下组织。

（二）致病与诊断

成虫移行于皮下组织，在某部位停留时，虫体的机械性损伤及其代谢物可引起炎症反应，使该部位出现剧痛的血管性水肿，称为卡拉巴丝虫性肿块，亦称为游走性肿块。变性、死亡成虫或微丝蚴引起的组织反应比活虫更为严重，可致化脓性炎症、肉芽肿和纤维化。肿块以腕部、踝部较多见，患者有皮肤瘙痒和蚁走感症状。当虫体离去后，肿块可随之消失。成虫可从皮下爬出体外，也能侵入胃、膀胱等内脏器官。常可侵犯眼部，导致球结膜肉芽肿、眼睑水肿、眼球突出等。偶尔有丝虫性心脏病、肾病、脑膜炎、视网膜出血、周围神经损害等。

生活在流行区或曾在流行区旅居是罗阿丝虫诊断的主要流行病学依据。当患者背、胸、腋、腹股沟、阴茎、头皮等处出现游走性肿块，眼部表现有奇痒症状，外周血嗜酸性粒细胞增多，血清中 IgE 水平上升者，应考虑到罗阿丝虫病。外周血查到有微丝蚴可以确诊，有时在尿液、痰液、宫颈阴道分泌物及子宫内膜分泌物中也可查到微丝蚴。

病原学检查可确诊罗阿丝虫感染，由于微丝蚴在外周血中呈昼现周期性，血样标本采集时间最好在中午，经皂素溶血后，用离心或过滤方法浓集微丝蚴，沉淀物或浓集物做涂片后检测微丝蚴。如未发现虫体，可用吉氏染色液染色后镜检，见带鞘、在尾尖部有一尾核的微丝蚴可证实为罗阿丝虫。也可从骨髓液中检测微丝蚴，如在肿胀部位所取活检标本、眼部等见有成虫，或成虫从表浅病损部位排出均可确诊。

（三）流行与防治

目前，罗阿丝虫病主要流行于非洲热带雨林地区，北纬 10° 至南纬 5° 之间，自几内亚湾至中非大湖狭长地区，目前估计患者有 200 万～ 300 万人。随着国际交往日益频繁，在世界各地均有罗阿丝虫病例。早在 20 世纪 60 年代，我国的援外人员中就见有该病的发生。在非洲留学的学生也发现有罗阿丝虫感染病例。由于在我国无传播媒介，并不会造成罗阿丝虫病的传播，但医务人员应该认识到罗阿丝虫感染病例在我国存在的现象。

罗阿丝虫感染者为该病唯一传染源。传播媒介主要为分斑虻和静斑虻。媒介幼虫通常生活在溪流、池塘、沼泽、稻田、湖河等岸边的潮湿泥土中，喜在覆盖有稠密林荫的缓流溪水、池塘中孳生。雌虻多在树荫下叮吸人血，叮人最活跃的时间是在午后。

海群生可有效预防罗阿丝虫感染。在皮肤上涂驱避剂（如邻苯二甲酸二甲酯）能防斑虻叮刺。清除杂草、用杀虫剂处理幼虫孳生地以灭虻，可降低感染率。伊维菌素、阿苯达唑、甲苯咪唑（甲苯达唑）、呋喃嘧酮也有效。

（崔　昱　吴琛耘）

第八节　旋毛形线虫

旋毛形线虫 [*Trichinella spiralis*（Cobbold，1864）Castellani and Chalmers，1913] 简称旋毛虫，是一类呈世界性分布、严重危害人类健康的动物源性寄生虫，也是一种成虫和幼虫分别寄生于同一宿主小肠和肌细胞内的人兽共患寄生线虫，该虫寄生于人体引起旋毛虫病（trichinosis），严重感染时可致人死亡。全国第二次人体重要寄生虫病调查所涉及的 10 个省（自治区、直辖市）的调查结果表明，旋毛虫感染的人群血清阳性率为 3.31%。旋毛虫感染与人们生吃或半生吃猪肉及其他动物肉食有关，因此旋毛虫成为影响我国食品安全和人民健康的重要寄生虫之一。

一、形态与生活史

（一）形态

1. 成虫　细小，线状，虫体前细后粗，无色透明，雌雄异体。雄虫大小为（1.4 ～ 1.6）mm ×0.04mm，雌虫为（3 ～ 4）mm×0.06mm。咽管长度为体长的 1/3 ～ 1/2，在其后段的背侧有数十个杆状细胞（stichocyte），呈串珠状排列，称为杆状体（stichosome）。其分泌物可排入咽管，具有消化功能和抗原性。肛门位于虫体后端。雌雄生殖系统均为单管型。雄虫尾端有两个钟状交配附器，无交合刺。雌虫尾端钝圆，阴门位于虫体前 1/5 处，子宫较长，中段内充满虫卵，近阴门处已孵化为幼虫（图 2-15）。

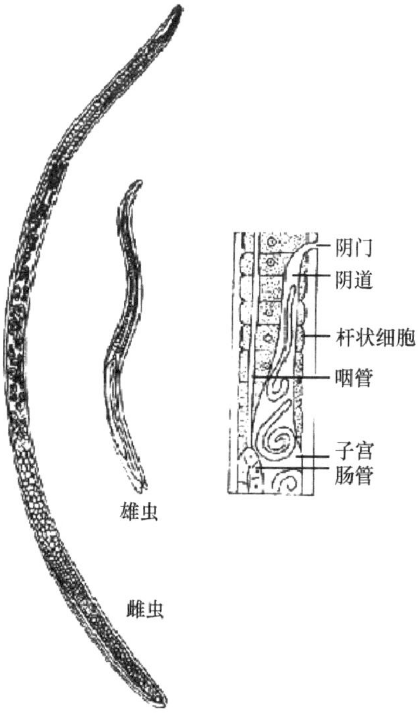

图 2-15　旋毛虫成虫

2. 幼虫　雌虫刚产出的幼虫称为新生蚴，大小约为 124μm×6μm。幼虫寄生在宿主横纹肌细胞内，尾端钝圆，头端较细，卷曲于梭形或近圆形的囊包之中，称为幼虫囊包，长约 1mm。囊包呈梭形，其纵轴与肌纤维平行，大小为（0.25 ～ 0.5）mm×（0.21 ～ 0.42）mm，囊壁较厚，是由成肌细胞蜕变及结缔组织增生形成的。囊包内常含 1 ～ 2 条卷曲的幼虫，个别可多至 6 ～ 7 条。

（二）生活史

旋毛虫生活史中的成虫和幼虫寄生于同一个宿主体内。成虫寄生于小肠，主要在十二指肠和空肠上段；幼虫寄生在横纹肌细胞内。除人以外，许多种哺乳动物可作为本虫的宿主，包括家猪、犬、鼠、猫及熊、野猪、狼、狐等动物，但完成生活史则必须更换宿主。

当人或动物食入含有活的囊包幼虫的肉类后，在消化液的作用下，数小时囊包内幼虫逸出，并立即侵入十二指肠及空肠上段的肠黏膜，经 24 小时发育后再返回肠腔。48 小时内幼虫经 4 次蜕皮发育为成虫。雌雄成虫交配后，雄虫大多死亡，由肠道排出，雌虫则重新侵入肠黏膜内，有些虫体还可以在腹腔或肠系膜淋巴结处寄生。受孕雌虫的子宫内虫卵逐渐发育为幼虫，于感染后第 5 ～ 7 天开始产出新生幼虫，排幼虫时间可持续 4 ～ 16 周或更长。每条雌虫一生可产幼虫 1500 ～ 2000 条，雌虫寿命一般为 1 ～ 2 个月，也有长达 3 ～ 4 个月者。

新生幼虫侵入肠局部淋巴管或小静脉，随淋巴和血流到达各个器官、组织或体腔，但只有进入横纹肌肉内的幼虫才能继续发育，尤其以活动较多、血液供应丰富的膈肌、舌肌、咽喉肌、腓肠肌等处为主。由于幼虫的寄生和分泌物的刺激，肌纤维出现炎症，纤维组织增生，感染后 1 个月内幼虫周围形成囊包，约半年后囊包自两端开始钙化，囊内幼虫随之死亡。但少数钙化囊包幼虫可存活数年，甚至长达 30 年之久（图 2-16）。

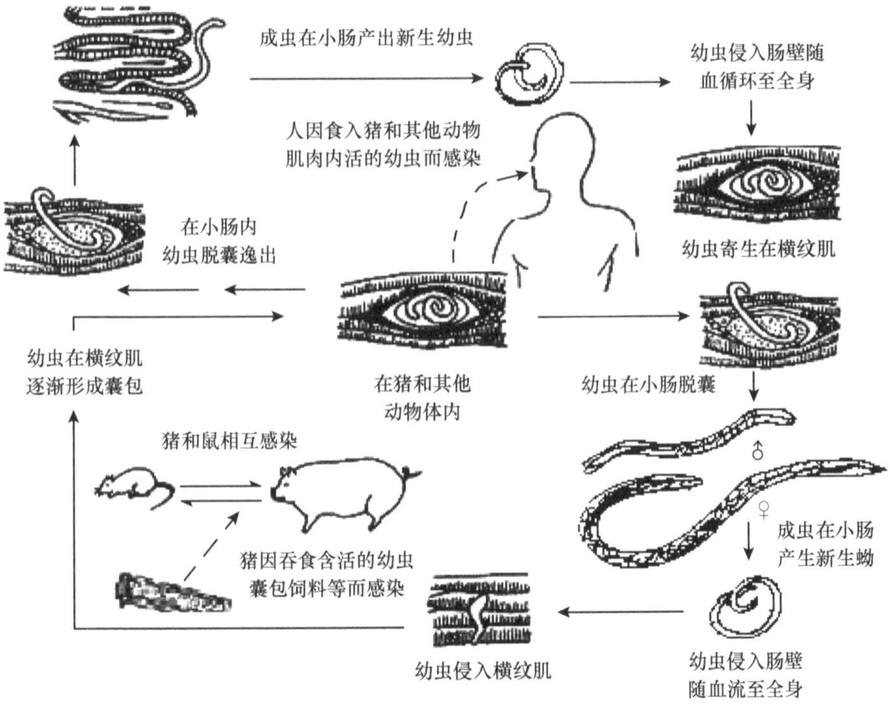

图 2-16 旋毛虫生活史

二、致病与诊断

（一）致病

旋毛虫的主要致病阶段是幼虫，其对人体致病的轻重与食入囊包的数量、囊包内幼虫的活力及宿主的免疫力有关。轻者可无临床症状，严重者临床表现复杂多样，如不及时诊治，可在发病后的 3 ～ 7 周内死亡。虫体对人体的致病过程可分为三个阶段：

1. 虫体侵入期 为幼虫自囊内逸出至发育为成虫的阶段。由于成虫以肠绒毛为食以及大量幼虫钻入肠壁，可引起肠道广泛的炎症。临床表现为腹痛、腹泻、恶心、呕吐等胃肠道症状，以及乏力、畏寒、发热等全身症状，极易误诊，症状可持续 1 周左右。

2. 幼虫移行和肌肉受累期 成虫产出的大量幼虫，经血循环播散至全身肌肉，幼虫代谢物可引起血管炎和肌炎，使肌细胞变性、坏死，除一般横纹肌受累外，心肌、肺、肝、肾等皆可出现病变。临床表现为持续性高热、全身肌肉酸痛、压痛，尤以腓肠肌、肱二头肌、肱三头肌最显著，严重者可出现咀嚼、吞咽、说话及呼吸时疼痛等症状。幼虫移行至肺，可对肺、支气管、胸膜等组织产生各种损害，出现肺部局限性或广泛性出血、肺炎、支气管炎、胸膜炎和心肌炎等；累及中枢神经者可致颅内高压。此期病情变化较快，严重感染者可因心力衰竭、败血症、呼吸道并发症而死亡。除严重者外，此期病程肌痛可持续 3 周左右，有的可长达 2 个月以上。

3. 囊包形成期 为受损肌细胞修复过程，一般发生在感染后 4 ～ 16 周。幼虫钻入肌细胞中，使肌细胞膨大呈纺锤形的肌腔，虫体卷曲在腔内形成囊包。当幼虫在肌肉中形成囊包后，患者的临床急性症状消退，但肌痛可持续存在。

（二）诊断

询问病史在旋毛虫病的诊断中具有重要意义。根据患者临床症状、询问有无食生肉或烤肉等食品，以及了解同食者的发病情况，对确诊具有一定的参考价值。

1. 病原学检查 主要采用组织活检法，取患者疼痛明显的肌肉部位进行活检，多取腓肠肌或肱二头肌近肌腱处肌肉，或取患者吃剩下的肉，做压片或切片镜检，在肌肉压片中可见梭形的囊包长轴与肌纤维平行，囊内有 1 ～ 2 条卷曲的幼虫。如有囊包和幼虫即可确诊。

2. 免疫学检查 是以旋毛虫幼虫为抗原，采用皂土絮状试验、环蚴沉淀试验（circumlarval precipitin test，CPT）、间接血凝试验、荧光抗体试验、酶联免疫吸附试验等对旋毛虫病进行辅助诊断。特别是在旋毛虫病急性期，上述免疫学检查为阳性，并有明显的临床症状，结合流行病学的相关证据，具有较好的诊断价值。

3. 其他检查方法 主要是血液检查，根据患者血象中白细胞总数和嗜酸性粒细胞的明显增高，尤其是在感染后 2 ～ 4 周，嗜酸性粒细胞可随感染时间延长逐步升高，更具有参考意义。对急性期患者，如血清肌酸磷酸激酶升高，尿液中肌酐减少并出现肌酸尿，也有诊断参考价值。但要注意的是，有些患者在急性感染期可能并不表现为嗜酸性粒细胞增高的现象。

三、流行与防治

（一）分布与流行状况

旋毛虫病是一种动物源性疾病。目前已知猪、犬、羊、牛、鼠等 120 多种哺乳动物有旋毛虫感染。其在动物之间的广泛传播是由于动物间互相残食形成的“食物链”，成为人类感染的自然疫源。人类旋毛虫病流行与猪的关系最为密切。猪的感染主要是由于吞食含有幼虫囊包的肉屑、鼠类或污染的食料。人体受染系食入生的或半生的肉制品，如生拌猪肉片、烤肉、腌肉等，因此，猪是人类感染旋毛虫的主要传染源。此外，切生肉的用具若沾染上囊包再切熟食，人也可受感染。近年来，人民的生活水平提高，吃涮肉、烤肉串等风味食品次数增加，以及聚餐机会增多，使得旋毛虫病发病率有增高趋势。例如，河南郑州市曾有 291 人在饭店吃了未煮熟的饺子导致 212 人感染旋毛虫病。第二次全国人体重要寄生虫病调查结果表明，我国人群旋毛虫病血清阳性率为 3.31%，其中最高的是云南省，为 8.26%；其次是内蒙古，为 6.25%；最低是辽宁省，为 0.28%。

（二）防治

幼虫囊包抵抗力强，耐低温，在 -15℃下可存活 20 天，在腐肉中也能存活 2 ～ 3 个月，因而熏烤、腌制、暴晒等不能杀死囊包，但 70℃可杀死。

人体感染旋毛虫和旋毛虫病的暴发流行与生食肉类的习惯有关，预防的关键措施是把住“病从口入”关，不吃生肉，肉制品应煮熟后再吃。开展饮食卫生宣传，加强肉畜检疫及肉制品的检验。改变养猪方法，圈养并喂饲熟食。扑灭老鼠也是预防本病的主要环节。

治疗药物有噻苯达唑、甲苯达唑、阿苯达唑等。

第九节 广州管圆线虫

广州管圆线虫 [*Angistrongylus cantonensis*（Chen，1935）Dougherty，1946] 成虫寄生于鼠的肺动脉内，偶尔寄生于人体，引起广州管圆线虫病（angiostrongyliasis cantonensis）。由于人是本虫非正常宿主，故幼虫进入人体内通常滞留在中枢神经系统，可引起嗜酸性粒细胞增多性脑膜脑炎或脑膜炎。

一、形态与生活史

（一）形态

1. 成虫 线状、细长，体表透明光滑、具微细环纹。头端钝圆，头顶中央有一小圆口，口周有环状的唇，外有两圈感觉乳突，无口囊。雄虫长 11 ～ 26mm，交合伞对称，呈肾形。雌虫长 17 ～ 45mm，子宫双管形、白色，与充满血的肠管缠绕成清晰的红白相间的螺旋纹。子宫内充满椭圆形的虫卵，卵壳薄，大小为（54 ～ 60）μm×（34 ～ 37）μm，卵内为幼虫。随着幼虫的发育，卵壳逐渐演化为幼虫的鞘膜，因此，雌虫直接产出带鞘的幼虫（图 2-17）。

2. 幼虫 Ⅲ期蚴无色透明，体表有两层外鞘，大小为（462 ～ 525）μm×（25 ～ 31）μm。头部稍圆，尾端明显变细，镜检时排泄孔、肛孔清晰可见（图 2-17）。Ⅳ期蚴约为Ⅲ期蚴的 2 倍大小，已显示雌虫有双管型子宫，雄虫后端膨大。第Ⅴ期幼虫明显增长，雌虫阴门已形成，雄虫已具有一小交合伞。

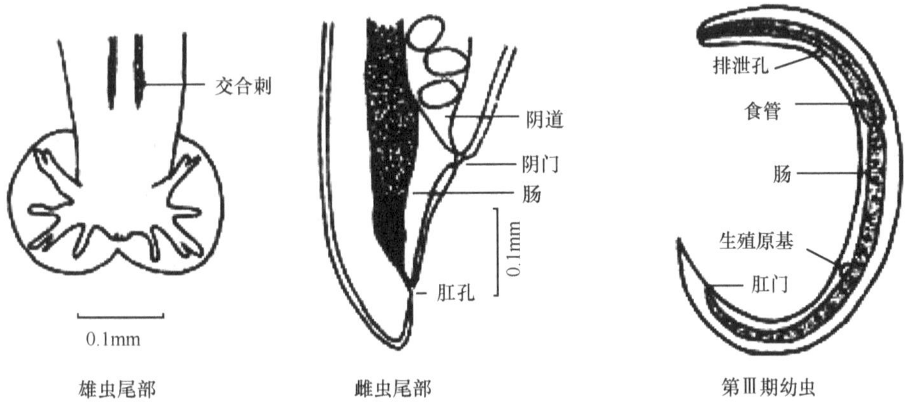

图 2-17 广州管圆线虫成虫和Ⅲ期蚴形态特征

（二）生活史

成虫寄生于终宿主鼠的肺动脉内，产出的虫卵随血流入肺毛血管，孵出Ⅰ期蚴穿破肺毛血管，进入肺泡，沿呼吸道上行至咽，吞入消化道随粪排出。Ⅰ期蚴在潮湿或水环境中主动侵入淡水螺和蛞蝓等或被吞入，蜕皮 2 次后发育为感染期幼虫（Ⅲ期蚴）。鼠吞食含有感染期蚴的中间宿主、转续宿主或幼虫污染的食物而感染，幼虫由鼠消化道侵入肠壁血管，随血流至全身，多数幼虫沿颈动脉至脑部，蜕皮 2 次发育为第Ⅴ期幼虫（童虫），10 天后再移行至蛛网膜下腔内。在鼠体内虫体再钻入血管，随血流至肺动脉及右心，逐渐发育为成虫（图 2-18）。广州管圆线虫的中间宿主有福寿螺、褐云玛瑙螺、皱巴坚螺、中华圆日螺、方形环棱螺、短梨巴蜗牛、同型巴蜗牛及蛞蝓。转续宿主在广州有黑眶蟾蜍，在台湾有虎皮蛙、金钱蛙和涡虫等，在东南亚地区有鱼、虾、蟹、蛙等。人因生食或半生食含有第Ⅲ期幼虫的中间宿主淡水螺类、蛞蝓，或生食或半生食转续宿主等而感染。也可因生食被幼虫污染的蔬菜、瓜果和饮用生水而感染。幼虫也有可能经皮肤侵入。

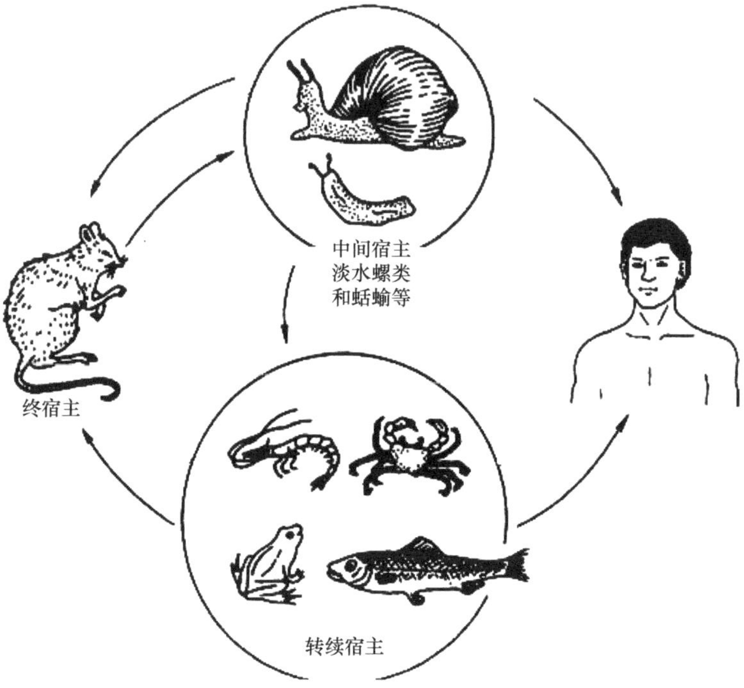

图 2-18 广州管圆线虫生活史

二、致病与诊断

人是广州管圆线虫的非适宜宿主，虫体进入人体后常停留在第Ⅳ期幼虫、第Ⅴ期幼虫或成虫早期阶段。幼虫在人体内游走移行，侵犯中枢神经系统，引起嗜酸性粒细胞增多性脑膜脑炎或脑膜炎。除大脑和脑膜外，病变还可波及小脑、脑干和脊髓。临床常见症状为急性剧烈头痛或脑膜脑炎表现，其次为恶心、呕吐、颈项强直，可伴有颈部运动疼痛，低度或中度发热。有些患者同时伴有躯体疼痛、游走性疼痛。

在流行区有近期生食、半生食螺肉或接触该虫中间宿主或转续宿主史，并表现有剧烈“三高”，即高热、嗜酸细胞高、颅压高，以及“三痛”即头痛、肌肉痛、皮肤刺痛，并有恶心、喷射性呕吐、颈强直等神经系统症状，应疑为有本病的可能性。广州管圆线虫病的确诊依据病原学诊断方法，主要是从脑脊液中找到幼虫或发育期成虫，但检出率不高。其他辅助方法对诊断广州管圆线虫病也具有一定的参考意义，例如，脑脊液压力高于 26.7kPa（200mmHg），呈乳白色或浑浊；血中白细胞总数高达 500 ～ 2000/μl，嗜酸性粒细胞超过 10%；ELISA 检测患者血清中的特异性抗体。

三、流行与防治

广州管圆线虫病分布于热带和亚热带地区，在东南亚地区及一些太平洋岛国较多见。在我国散在分布于广东、广西、福建和浙江等省（自治区）。2006 年 8 月我国北京、广州等地先后出现广州管圆线虫患者，都与生食同一饭店的“香香嘴螺肉”有关，即因生食福寿螺导致广州管圆线虫病在我国局部地区小规模的暴发。

广州管圆线虫病是人兽共患寄生虫病，终宿主主要是鼠类，其中褐家鼠和家鼠较为普遍，鼠类是最主要的传染源。中间宿主主要是褐云玛瑙螺和福寿螺，在我国有些地区福寿螺的感染率高达65%。人体感染除生食、半生食含有感染期幼虫的螺、蜗牛、淡水虾、蟹、鱼，或幼虫污染的蔬菜和生水等之外，用生蛙或蟾蜍肉敷贴疮疡疾患等也有感染广州管圆线虫的可能。人是非正常宿主，作为传染源的意义不大。

预防广州管圆线虫病，主要是不吃生或半生的螺类、鱼、虾、蟹、蛙类等，不吃未洗净的蔬菜，不喝生水。加工螺类时也要防止幼虫经皮感染。灭鼠可以消灭传染源，对预防该病有重要意义。

治疗药物主要有阿苯达唑和甲苯咪唑，可杀灭颅内幼虫，左旋咪唑和吡喹酮（praziquantel）也有一定杀虫效果。

第十节 其他线虫

其他线虫主要种类有结膜吸吮线虫（*Thelazia callipaeda* Raillet and Henry，1910）、美丽筒线虫（*Gongylonema pulchrum* Molin，1857）、棘颚口线虫（*Gnathostoma spinigerum* Owen，1836）、东方毛圆线虫（*Trichostrongylus orientalis* Jimbo，1914）、艾氏小杆线虫[*Rhabditis*（*Rhabditella*）*axei*（Cobbold，1884）Chitwood，1933]、兽比翼线虫（*Mammomono gamus* Ryjikov，1948）、肾膨结线虫[*Dioctophyma renale*（Goeze，1782）Stiles，1901]和肝毛细线虫[*Capillaria hepatica*（Bancroft，1893）Travassos，1919]等。这些线虫的宿主、寄生部位、感染期与感染方式、致病、诊断和防治列表如下（表2-5）。

表2-5 几种少见的人体寄生虫

虫种	宿主	寄生部位	感染期/感染方式	致病	诊断	防治
结膜吸吮线虫（*Thelazia callipaeda*）	终宿主：犬、猫、人 中间宿主：果蝇	结膜囊、泪管	含感染期幼虫的果蝇舐吸终宿主眼部	眼部异物感及炎症症状	2%可卡因滴眼，检获虫体	治理环境，防蝇灭蝇，避免接触猫犬，注意个人卫生
美丽筒线虫（*Gongylonema pulchrum*）	终宿主：牛、羊、猪、人 中间宿主：金龟子、蜚蠊、蝗虫等昆虫	食管、口腔黏膜或黏膜下层	食入含有感染期幼虫的昆虫	口腔黏膜虫爬感、吞咽困难，食管溃疡，呼吸道症状	挑破患处黏膜检获虫体	注意个人卫生、饮食卫生，不生食昆虫
棘颚口线虫（*Gnathostoma spinigerum*）	终宿主：猫、犬、虎、豹等 第一中间宿主：剑水蚤 第二中间宿主/转续宿主：淡水鱼、蛙等 非适宜宿主：人	皮肤、内脏	生食或半生食含有幼虫的淡水鱼或转续宿主	皮肤幼虫移行症或内脏幼虫移行症	皮肤组织检获幼虫或血常规结合病史	不生食鱼类、禽类等
东方毛圆线虫（*Trichostrongylus orientalis*）	宿主：绵羊、牛、马、人	胃、小肠	食入含有感染期幼虫的蔬菜、瓜果	腹痛症状与钩虫病相似，贫血	饱和盐水，幼虫培养	防治原则同钩虫病
兽比翼线虫（*Mammomono gamus*）	终宿主：牛、羊、鹿 中间宿主/转续宿主：龟、鳖 非适宜宿主：人	咽喉、气管、支气管	食入含蚴卵污染的食物、水；或生食含有幼虫的龟、鳖的肝、胆、血	呼吸道症状，咽喉局部搔爬刺激感	痰液检查成虫、粪检查虫卵	不生食蔬菜、动物食品，不喝生水

续表

虫种	宿主	寄生部位	感染期 / 感染方式	致病	诊断	防治
肾膨结线虫（*Dioctophyma renale*）	终宿主：犬、水貂、狼、鼠、人	肾脏、腹腔	食入含有Ⅲ期蚴的蛙、鱼；或含有Ⅱ期蚴的水生植物上的寡毛类环节动物	肾小球和肾盂黏膜乳头变性等	尿液检查成虫或虫卵	不生食蛙、鱼、蔬菜，不喝生水
肝毛细线虫（*Capillaria hepatica*）	宿主：鼠、多种哺乳动物、人	肝脏	食入含蚴卵污染的食物、水	肝脏虫卵肉芽肿	肝组织活检	不生食蔬菜，不喝生水
异尖线虫（*Anisakis*）	终宿主：海栖哺乳动物 非适宜宿主：人	消化道各部位	食入含有Ⅲ期蚴的海鱼和海栖软体动物，如大马哈鱼、鳕鱼、大比目鱼、鲱鱼、鲭鱼、乌贼	胃肠道症状，胃肠壁肿瘤样物	胃镜检查检获幼虫	不生食海鱼和海栖软体动物

（徐大刚）

第三章　吸　　虫

第一节　概　　述

吸虫（trematode）属于扁形动物门（Platyhelminthes）的吸虫纲（Trematoda）。寄生于人体的吸虫属于复殖目（Digenea），故称复殖吸虫（Digenetic trematode），其种类繁多，生活史复杂，具有无性世代和有性世代交替，前者大多寄生在软体动物体内，后者则寄生在脊椎动物体内。

一、形态与结构

（一）成虫形态

复殖目吸虫成虫背腹扁平，外观呈叶状或舌状，两侧对称，个别种属似圆柱形。有口吸盘和腹吸盘各一个，口孔位于口吸盘中央。除裂体属外均为雌雄同体，无体腔，虫体内部充满实质细胞（图 3-1）。

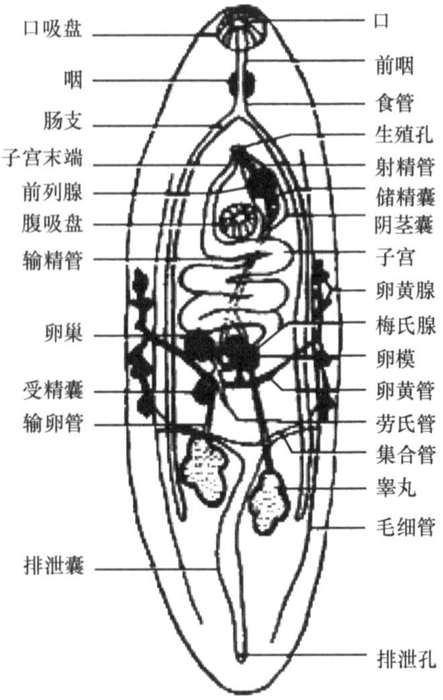

图 3-1　复殖目吸虫成虫形态构造示意图

（二）体壁

成虫体壁由体被和肌肉组成，覆盖虫体的体表，并在体表形成皱褶、凸起、陷窝、体棘、感觉乳突等结构。体被为具有代谢活力的合胞体，从外到内由外质膜、远端胞质区、基质膜组成。体棘位于基质膜之上，感觉器位于基质中，一端有纤毛伸出体表，另一端有神经突与神经系统相通。肌肉层分为外环肌和内纵肌。虫体依靠肌肉的伸缩完成在宿主体内吸附、移动等生理活动。

（三）消化系统

消化道包括口、咽、食管和肠。肠在腹吸盘前分为两支，沿虫体两侧下行，终止于盲端，少数吸虫的肠管在体中部之后合为单一的盲管，缺肛门。肠壁由单层细胞组成，表面具有伸向肠腔的扁平状或指状突起，以增加吸收面积。吸虫的消化功能主要在肠道的前部完成，未被消化吸收的废物经口排出。

（四）生殖系统

除裂体吸虫外，复殖吸虫均具有雌雄两性生殖系统，称为雌雄同体。雌性生殖系统包括卵巢、输卵管、卵模、子宫、阴道、卵黄腺、梅氏腺及劳氏管等器官。由卵巢发出的输卵管与受精囊、劳氏管、卵黄管相连通，伸向卵模，后者被梅氏腺包绕，其远端与子宫相通。阴道及射精管（或阴茎）开口于生殖腔，经生殖孔通向体外。雄性生殖系统由睾丸、输精管、储精囊、前列腺、射精管等组成。有的虫种射精管与阴茎相连。吸虫可进行自体受精或异体受精。

（五）排泄系统

排泄系统由焰细胞、毛细管、集合管、排泄囊、排泄管和排泄孔组成，为对称性管状系统，开口于虫体后端。

（六）神经系统

复殖吸虫的神经系统不发达。有神经节 1 对，位于咽的两侧。每个神经节向前后各发出 3 条神经干，分布于虫体腹面、背面和侧面，向后伸展的神经干之间有横索相连。自神经干发出的感觉末梢到达口、腹吸盘及整个皮层。

二、生　活　史

复殖吸虫生活史复杂，不仅有成虫期有性生殖（sexual generation）和幼虫期的无性生殖（asexual generation）形成的世代交替，还有宿主的转换。复殖吸虫的终宿主多为人和哺乳动物。第一中间宿主（或中间宿主）多为淡水螺类；第二中间宿主为淡水水生动物，或以淡水水生植物作为其传播媒介。成虫产卵后，虫卵必须在水中发育或含毛蚴的卵直接被螺类吞食后，毛蚴在中间宿主体内转变为胞蚴（sporocyst）；后者体内胚细胞团分裂、分化进行无性增殖，形成多个雷蚴（redia）；雷蚴体内的胚细胞团又分化发育为大量的尾蚴（cercaria）。多数吸虫尾蚴成熟后，在一定条件下自螺体逸出，在第二中间宿主体内或附着于水生植物表面，发育为囊蚴（encysted metacercaria）。囊蚴经口感染终宿主，在其小肠内脱囊，脱囊后的童虫移行至寄生部位，发育为成虫。在吸虫中，裂体吸虫的生活史比较特殊，只需一个中间宿主，尾蚴为其感染期，经皮肤感染终宿主。

三、分　　类

我国常见寄生人体的吸虫分类见表 3-1。

表 3-1　我国常见寄生人体的吸虫分类及在人体内的主要寄生部位

目	科	属	种	寄生部位
复殖目	后睾科	支睾属	华支睾吸虫	肝胆管
Digenea	Opisthorchiidae	*Clonorchis*	*C. sinensis*	
	异形科	异形属	异形异形吸虫	肠管
	Heterophyidae	*Heterophyes*	*H. heterophyes*	
	片形科	姜片属	布氏姜片吸虫	小肠
	Fasciolidae	*Fasciolopsis*	*F. buski*	
		片形属	肝片形吸虫	肝胆管
		Fasciola	*F. hepatica*	
	并殖科	并殖属	卫氏并殖吸虫	肺（或脑）
	Paragonimidae	*Paragonimus*	*P. westermani*	
		狸殖属	斯氏狸殖吸虫	皮下（或肝）
		Pagumogonimus	*P. skrjabini*	
	裂体科	裂体属	日本裂体吸虫	门脉系统
	Schistosomatidae	*Schistosoma*	*S. japonicum*	
	棘口科	棘隙属	日本棘隙吸虫	小肠
	Echinostomatidae	*Echinochasmus*	*E. japonicus*	

第二节 华支睾吸虫

华支睾吸虫 [*Clonorchis sinensis*（Cobbold，1875）Looss，1907] 又称肝吸虫。成虫寄生于人体肝胆管内，引起华支睾吸虫病，也称肝吸虫病（clonorchiasis）。本虫于1874年首次在印度加尔各答一华侨肝胆管内发现，1908年在我国证实有此病的存在。我国于1975年在湖北江陵县先后从西汉古尸和战国楚墓古尸中发现此虫虫卵，证明肝吸虫病在我国流行至少已有2300多年的历史。

一、形态与生活史

（一）形态

1. 成虫 虫体狭长，前端尖细，后端略钝，背腹扁平，形似葵花籽仁。虫体大小为（10～25）mm×（3～5）mm，活体时呈淡红色，死后为灰白色。口吸盘较大，位于虫体前端，腹吸盘略小，位于虫体前1/5处。口位于口吸盘的中央，咽呈球形，食管短，其后为肠支。肠支分为两支，沿虫体两侧直达后端，末端为盲端。排泄囊为一略带弯曲的长袋，前端到达受精囊水平处，并有左右两支集合管汇入，排泄孔开口于虫体末端。华支睾吸虫为雌雄同体，体内有雌雄生殖器官各一套。雄性生殖器官有睾丸1对，呈分支状，前后排列于虫体后部1/3处。两睾丸各发出1条输出管，向前约在虫体中部汇合成输精管，通往储精囊，并经射精管入生殖腔。本虫缺阴茎袋、阴茎和前列腺。雌性生殖器官有卵巢1个，分叶状，位于睾丸之前，其发出的输卵管通向远端的卵模，卵模周围为梅氏腺。卵模之前的子宫盘绕向前并开口于生殖腔。受精囊在睾丸与卵巢之间，呈椭圆形，与输卵管相通。卵黄腺呈滤泡状，分布于虫体的两侧，两条卵黄腺管汇合后，与输卵管相通（图3-2）。

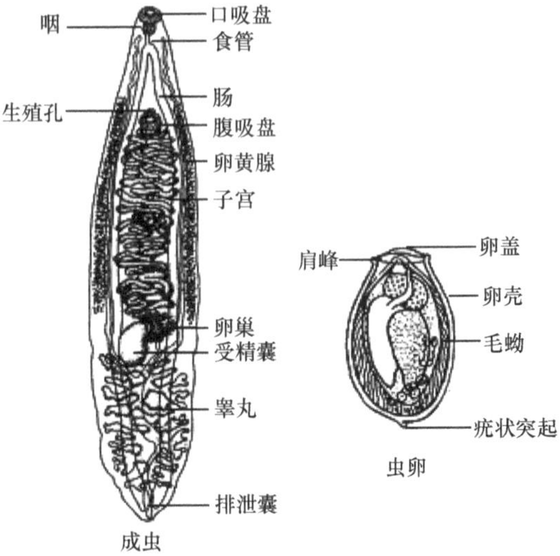

图3-2 华支睾吸虫

2. 虫卵 呈芝麻粒状，大小为（27～35）μm×（12～20）μm，淡黄褐色。卵壳较厚，前端较窄有卵盖，卵盖和卵壳接触处有突起，称肩峰，虫卵后端有小的疣状突起，卵内为一发育成熟的毛蚴（图3-2）。

3. 囊蚴 呈椭圆形，平均大小为138μm×115μm。囊壁两层，幼虫迂曲在囊内，可见口吸盘和腹吸盘及一个大的排泄囊，囊内含黑色钙质颗粒。

（二）生活史

成虫主要寄生于人、猫、犬和猪等哺乳动物的肝胆管内，其产出的虫卵随胆汁进入消化道并随粪便排出体外。虫卵入水后被第一中间宿主淡水螺吞食，毛蚴在螺的消化道孵出并穿过肠壁逐渐发育为胞蚴，胞蚴体内的胚细胞团经无性分裂、分化形成许多雷蚴，由雷蚴进一步发育成尾蚴。成熟的尾蚴从螺体逸出后遇到适宜的第二中间宿主淡水鱼后，侵入其体内，主要在肌肉组织内发育为囊蚴。囊蚴在鱼体内可存活3个月到1年。人和哺乳动物因食入含有活囊蚴的鱼虾而感染，在消化液的作用下，囊内的幼虫在十二指肠内破囊而出，然后入胆总管到达寄生部位肝胆管，逐渐发育为成虫。但也有动物实验证明，童虫经肠壁钻入腹腔或经血管到达肝胆管。从囊蚴感染到成虫产卵约需1个月。成虫寿命一般为20～30年（图3-3）。

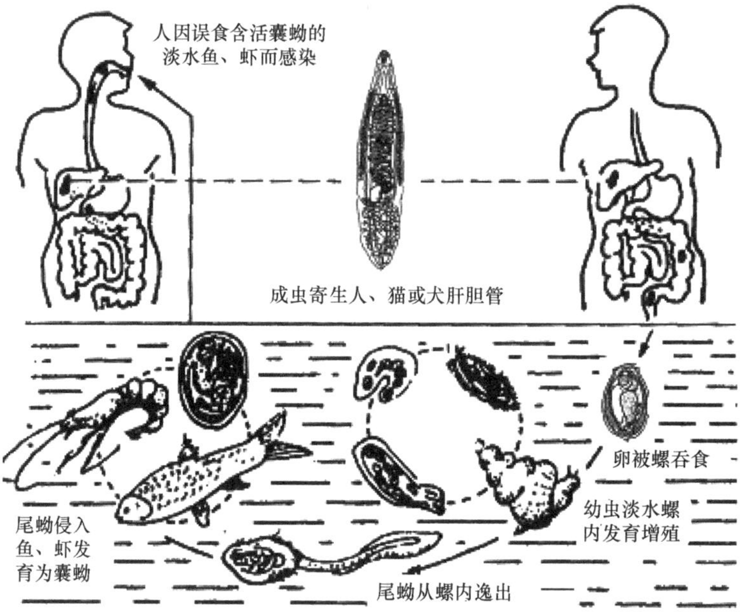

图 3-3 华支睾吸虫生活史

二、致病与诊断

（一）致病

华支睾吸虫成虫主要寄生于宿主的肝胆管内。虫体的机械刺激和阻塞作用及其排泄物、分泌物等代谢产物引起管壁上皮细胞脱落、增生并形成腺瘤样病变。加之淋巴细胞、浆细胞和成纤维细胞的浸润，引起管壁增厚、胆管周围纤维性病变，门脉周围纤维组织增生乃至邻近肝细胞发生脂肪变，进而发生萎缩或坏死，最后导致肝硬化。由于胆管壁增厚、管腔相对狭窄，加之虫体对胆管的阻塞作用，可引起阻塞性黄疸、急性胆囊炎和胆管炎。虫体也可侵入胰腺管内，引起急性胰腺炎。虫卵、死亡的虫体以及脱落的胆管上皮细胞还可诱发肝及胆管内结石的形成，因此华支睾吸虫病患者常并发胆道感染和胆石症，胆石的核心往往可找到华支睾吸虫卵。华支睾吸虫病的并发症很多，常见的有急、慢性胆管炎、胆囊炎、胆结石、肝胆管梗阻等。此外有资料显示，华支睾吸虫感染与胆管上皮癌的发生关系密切，华支睾吸虫病诱发胆管癌的概率要较其诱发肝癌的概率高 5 倍。

华支睾吸虫病的临床表现主要取决于感染度和患者的生理状态及营养状况。轻度感染者无明显临床症状或症状很轻微；中度感染者可有消化不良、食欲减退、疲劳乏力、肝区隐痛、肝脏肿大（尤以左叶为甚），以及腹痛、腹泻、消瘦等表现；重度感染者在晚期可形成肝硬化腹水，甚至死亡。大部分患者感染早期的症状不甚明显。临床上见到的病例多为慢性期患者，其症状往往经过几年才逐渐出现，一般以消化系统的症状为主，如上腹不适、食欲缺乏、厌油腻、消化不良、腹痛、腹泻、肝区隐痛、头晕、疲乏等。常见的体征有肝大，多在左叶，质软，有轻度压痛，脾大者较少见。严重感染者晚期可出现肝硬化、腹水，甚至死亡。儿童和青少年感染后的临床表现往往较重，死亡率较高。除消化道症状外，常有营养不良、贫血、低蛋白血症、水肿、肝大和发育障碍甚至肝硬化等表现，极少数患者也可出现侏儒症。

（二）诊断

询问病史，了解患者是否来自肝吸虫病流行区，是否有过生食或半生食淡水鱼虾及其制品的经历对诊断本病具有十分重要的意义。但必须进行粪便检查或十二指肠液引流，从中检获华支睾吸虫卵是确诊该病的依据。

1. 病原学检查

（1）粪便检查：因虫卵较小，直接涂片法虽操作简便但易于漏检。在大规模肠道寄生虫病调查中，定量透明法（Kato-Katz，甘油纸厚涂片透明法）被认为是最有效的粪检方法之一，可用于虫卵的定性和定量检查。采用各种集卵法如水洗离心沉淀法、醛醚离心沉淀法、氢氧化钠消化法、倒置水沉淀法等查获虫卵，检出率在 80% ～ 90% 或以上。

（2）十二指肠引流物检查：一般患者不易接受该检查，但该法检出率几乎可达 100%。在粪便内查不到虫卵的疑似感染者可用此法。

2. 免疫学检查 应用华支睾吸虫成虫抗原进行间接血凝试验（IHA）、间接荧光抗体试验（IFAT）、酶联免疫吸附试验（ELISA）等方法检测患者血清中的特异性抗体。还可利用特异性多抗或单抗建立双抗体夹心酶联免疫吸附试验来检测患者血清中的华支睾吸虫循环抗原，更能直接反映虫体在体内的寄生和感染。但免疫学检查无论采用哪种方法均有假阳性和假阴性结果发生，因此，正确的诊断需要结合临床症状、体征及粪便检查的结果给予综合考虑。

3. 影像学诊断 采用 B 超检查华支睾吸虫病患者时，在超声像图上可见多种异常改变，如肝内光点粗密欠均，有斑点状、团块状或雪片状回声，弥漫性中小胆管不同程度扩张，胆管壁粗糙、增厚，回声增强或胆管比例失常。CT 检查对华支睾吸虫病的诊断也有一定价值，其特征为肝内胆管从肝门向周围均匀扩张，扩张胆管直径与长度比多数小于 1∶10；被膜下囊样扩张小胆管以肝周边分布为主，少数病例胆囊内可见不规则组织块影。

三、流行与防治

（一）分布与流行状况

华支睾吸虫病主要分布于亚洲的远东地区，如中国、日本、朝鲜和东南亚各国。我国除青海、宁夏、新疆、内蒙古、西藏等地尚未见报道外，其余省、自治区、直辖市均有不同程度的流行，其中以华南、东北等地区流行较为严重。例如，黑龙江、江西、广西等省（自治区）的华支睾吸虫感染率，全国第三次调查和第二次调查相比，10 年间分别上升了 264%、1962% 和 86%，全国感染人数约为 598 万人。

影响华支睾吸虫病流行的主要因素为以下方面。

1. 传染源 华支睾吸虫病患者、带虫者和保虫宿主均可作为本病的传染源。华支睾吸虫主要的保虫宿主为猫、犬和猪。此外，鼠类、貂、狐狸、獾、水獭等也可作为该虫的保虫宿主。

2. 中间宿主 华支睾吸虫的宿主特异性不强，可作为该虫第一中间宿主的淡水螺种类较多且分布广泛。在我国已证实的有 6 属 8 种，常见的有纹沼螺、长角涵螺和赤豆螺。作为第二中间宿主的淡水鱼在我国有 39 属 68 种，几乎所有淡水鱼均可作为第二中间宿主。已有资料表明淡水虾能作为第二中间宿主，但尚缺少总体全面的调查结果。有些野生小型鱼类如麦穗鱼、克氏鲦鱼感染率很高，在台湾省日月潭地区，上述两种小鱼华支睾吸虫的感染率可达 100%。在黑龙江省佳木斯地区麦穗鱼的感染率也高达 100%。

3. 易感人群 该病的流行有明显的地方性，主要与当地居民的饮食习惯有关，有生食和半生食鱼虾习惯的地区该病的感染率较高。广东居民主要通过吃“鱼生”“鱼生粥”或烫鱼片而感染；东北地区，尤其是朝鲜族居民主要通过吃生鱼佐酒而感染；北方儿童有从河沟、池塘捉鱼烧吃或烤吃而感染的报道。此外，抓鱼后不洗手，用切过生鱼的刀及砧板切熟食，以盛放生鱼的器皿盛放熟食等习惯也可导致华支睾吸虫感染。

（二）防治

1. 注意饮食卫生，改变不良饮食习惯 华支睾吸虫病是由于生食或半生食含有囊蚴的淡水鱼、虾所致。其感染期囊蚴对加热较为敏感，实验证明：1mm厚的鱼片在90℃水中，囊蚴1秒即可死亡，60℃时15秒，囊蚴可被杀死。所以要做到不吃生的或未煮熟的鱼或虾，改进烹调方法和饮食习惯，并注意生、熟厨具分开使用。还应注意不用生鱼、虾喂养猫、犬等家养动物。

2. 加强粪便管理 不用新鲜人畜粪便喂鱼，防止未经无害化处理的粪便入水。

3. 治疗患者和感染者 吡喹酮是治疗该病的首选药物，具有疗程短、疗效高、毒性反应低及体内吸收、代谢、排泄快等优点。用法为15～25mg/kg，每日3次，连服2日。少数病例有头痛、恶心、腹痛，个别有心律失常、期前收缩（早搏）等副作用。此外，阿苯达唑也有较好疗效。家养的猫、犬如粪便检查阳性应给予治疗以减少传染源。

第三节 布氏姜片吸虫

布氏姜片吸虫 [*Fasciolopsis buski*（Lankester，1857）Odhner，1902] 俗称姜片虫，寄生于人、猪的小肠，也称肠吸虫，其所引起的慢性腹泻、消化道功能紊乱及营养不良等症称为姜片吸虫病（fasciolopsiasis）。此病主要在亚洲流行，我国早在1600多年前的东晋时期就已有记载。1873年在我国广东省首先发现该病。

一、形态与生活史

（一）形态

1. 成虫 硕大肥厚，背腹扁平，肉红色，前窄后宽，形似姜片。大小为（20～75）mm×（8～20）mm×（0.5～3）mm，体表有微细体棘。口吸盘小，在虫体前端，腹吸盘紧靠其后。腹吸盘肌肉发达，呈漏斗状，较口吸盘大4～5倍。消化道包括口、咽、食管及向后延伸的左右肠支。咽和食管短，两肠支呈波浪状沿虫体两侧下行至虫体后端，末端盲管状。该虫雌雄同体，两个睾丸高度分支，呈珊瑚状，前后排列于虫体后半部，具长袋状阴茎袋。卵巢呈分支状位于睾丸之前，子宫管状，盘曲在卵巢与腹吸盘间，无受精囊，有劳氏管，卵黄腺发达，广泛分布于虫体两侧（图3-4）。

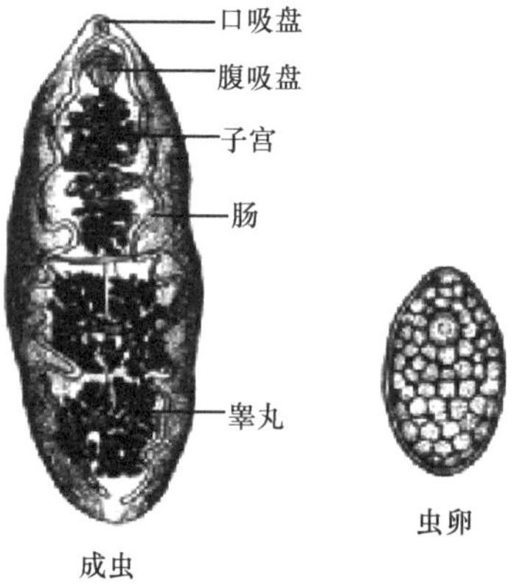

图3-4 布氏姜片吸虫

2. 虫卵 淡黄色，长椭圆形，大小为（130～140）μm×（80～85）μm，是人体寄生蠕虫虫卵中最大的一种。卵壳薄而均匀，前端有一不明显的小卵盖，内含一个卵细胞和数十个卵黄细胞（图3-4）。

（二）生活史

成虫主要寄生于人体或猪的小肠内，虫卵随粪便排出体外，如有机会入水，在适宜的温度下（26～32℃），经3～7周的发育即可孵出毛蚴。毛蚴侵入中间宿主扁卷螺的淋巴间隙中，经1～2个月的发育，完成胞蚴、母雷蚴、子雷蚴及尾蚴各阶段的发育增殖。成熟的尾蚴从螺体中分批逸出，附着在水生植物表面，分泌成囊物质，脱去尾部，形成感染期的囊蚴。人和猪生食或半生食含有这种囊蚴的水生植物而感染。在小肠消化液和胆汁的作用下，后尾蚴脱囊逸出，借助吸盘附着于肠壁，经1～3个月发育为成虫。在猪体内成虫寿命约为1年，在人体内成虫的寿命为7个月至四五年不等。囊蚴附着的媒介水生植物有水红菱、荸荠、茭白、藕及多种水草等。除人体外，家猪和野猪也可为该虫的终宿主（图3-5）。

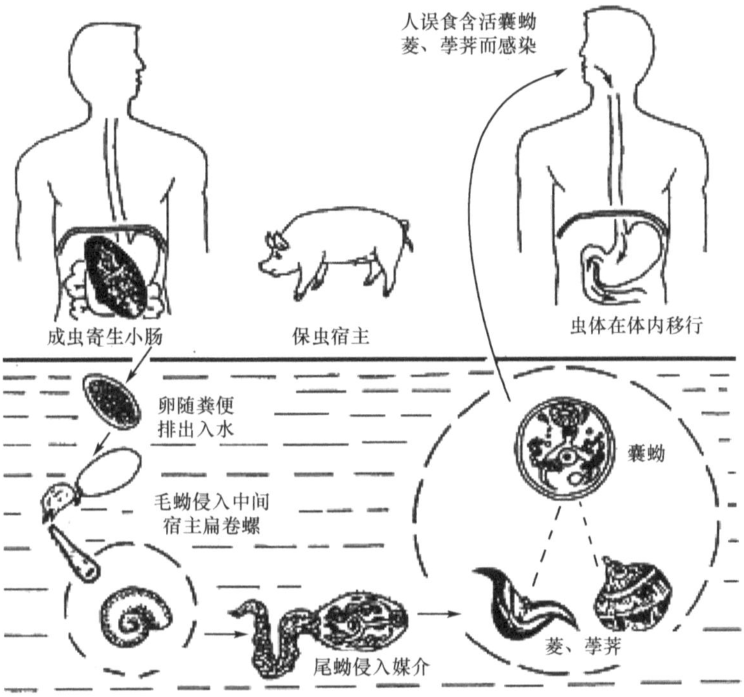

图 3-5 布氏姜片吸虫生活史

二、致病与诊断

（一）致病

姜片虫主要寄生于人体的小肠上段，也可累及胃幽门和结肠。其虫体较大，吸盘发达，吸附力强，可造成局部肠黏膜机械性损伤。虫体吸附在小肠壁，不仅摄取养料，且常因大量虫体遮盖肠壁黏膜，妨碍肠壁对营养物质的吸收与消化。其代谢产物也可引起毒性反应。肠壁出现点状出血、水肿、炎症，甚至可形成脓肿。有时，被吸附的肠黏膜进一步发生坏死、脱落，形成溃疡。病变部位可见中性粒细胞、淋巴细胞及嗜酸性粒细胞浸润，黏膜分泌物增多。大量虫体（可达数千条）寄生时可造成肠梗阻，若虫体进入阑尾可导致阑尾炎。

姜片虫病潜伏期一般为 2 ～ 3 个月，由于感染虫体数量及人体的生理状况不同，临床表现有所差别。轻度感染者，可无明显症状或出现消化不良、腹部不适、轻度腹痛、腹泻等症状。中度感染者，由于虫数较多，表现为明显的消化功能紊乱，可出现间歇性腹泻、腹痛、恶心、呕吐等症状，腹泻和便秘交替出现；或长期慢性腹泻，从而导致营养不良，并伴有水肿和各种维生素缺乏的现象，有时亦可发生肠梗阻。重度感染者，常有贫血、消瘦，眼睑、面部水肿，甚至全身性水肿，也可伴有腹泻、脱水及发育障碍，甚至衰竭死亡。

（二）诊断

1. 病原学检查 从粪内检获虫卵是确诊的主要依据。由于姜片虫虫卵较大且产卵多，一般直接涂片多可查见虫卵。轻度感染者易于漏检，也可用浓集法粪检虫卵，可显著提高检出率。要注意与棘口吸虫卵及肝片形吸虫卵相鉴别。

2. 免疫学检查 较少应用。可用成虫纯化抗原或分泌物抗原等做皮内试验或进行 ELISA 试验，均有较好的辅助诊断价值，阳性符合率为 91.7% ～ 100%。此外，采用快速酶联金黄色葡萄球菌 A 蛋白 ELISA（SPA-ELISA）、斑点 ELISA（dot-ELISA）及斑点免疫渗滤试验（dotimmunofiltration assay，DIFA）等技术进行实验研究，均显示良好的敏感性和特异性，阳性符合率为 90% ～ 95%。其中，以快速 SPA-ELISA 考核疗效及检测血清中抗体的动态变化效果较好。

三、流行与防治

（一）分布与流行状况

本病主要分布在亚洲的温带和亚热带地区，如越南、印度、日本及菲律宾等国家。我国除东北、内蒙古、新疆、西藏、青海等地区外，在 18 个省、自治区、直辖市均有不同程度的流行。本病的传染源除患者外，染病的猪也为重要传染源。感染方式为经口感染，因生食带有囊蚴的菱角、荸荠等而感染，或饮用有囊蚴污染的生水而感染。囊蚴在干燥环境中不易存活。感染者多为 5 ～ 20 岁的青少年儿童。

（二）防治

1. 养成良好的卫生习惯 开展健康教育，改变不卫生的饮食习惯，提倡不生食水生植物，不饮生水。人在食用菱角、荸荠时应熟食，或生食前尽量用水冲洗并削去皮壳后食用。

2. 加强粪便和水源管理 将人畜粪便进行无害化处理，防止未经无害化处理的粪便污染水源。

3. 开展灭螺工作 使用化学杀虫剂如硫酸铜、硫酸铵等，其均有杀灭扁卷螺、毛蚴及尾蚴的作用。

4. 普查普治 发现本病患者及时治疗，定期复查；加强养猪管理，不用生的水生植物直接喂猪。治疗药物首选吡喹酮。

第四节 并殖吸虫

并殖吸虫（*Paragonimus*）是并殖吸虫病（又称肺吸虫病，paragonimiasis）的病原体。目前，世界上报道的并殖吸虫有 50 多个虫种，我国报道的有 28 个虫种（包括一些同种异名或亚型），其中主要流行的两个虫种是卫氏并殖吸虫和斯氏狸殖吸虫，感染人体后可分别引起卫氏并殖吸虫病（又称肺吸虫病）和斯氏狸殖吸虫病（幼虫移行症）。

一、卫氏并殖吸虫

卫氏并殖吸虫 [*Paragonimus westermani*（Kerbert，1878）Braun，1899] 是人体并殖吸虫病的主要病原体，也是最早被发现的并殖吸虫，因其成虫主要寄生于宿主的肺部，故又称肺吸虫。

（一）形态与生活史

1. 形态

（1）成虫：椭圆形，较肥厚，背侧稍隆起，腹面扁平，似半粒花生米，因伸缩活动，体形多变；活时虫体呈红褐色半透明，死后灰白色；大小为（7.5 ～ 12）mm×（3.5 ～ 5.0）mm。体表有细小的皮棘，其消化器官包括口、咽、食管和两支弯曲的肠管，肠管的末端为盲端。口吸盘位于虫体前端，腹吸盘位于虫体中横线偏前处，口腹吸盘大小相似。该虫为雌雄同体，睾丸两个，呈分支状，并列于虫体后 1/3 处。卵巢指状，分 5 ～ 6 叶，子宫盘曲成团，与卵巢并列于腹吸盘之后；卵黄腺由许多密集的卵黄滤泡组成，分布于虫体两侧。因其两个分支状睾丸、卵巢与子宫并排排列，故称为并殖吸虫。

（2）虫卵：呈不规则椭圆形，金黄色，大小为（80 ～ 118）μm×（48 ～ 60）μm。有一较明显的卵盖，常倾斜，近卵盖端最宽，卵盖对侧卵壳稍有增厚。卵内含一个卵细胞及十余个卵黄细胞，卵细胞常位于卵中央略偏卵盖一侧（图 3-6）。

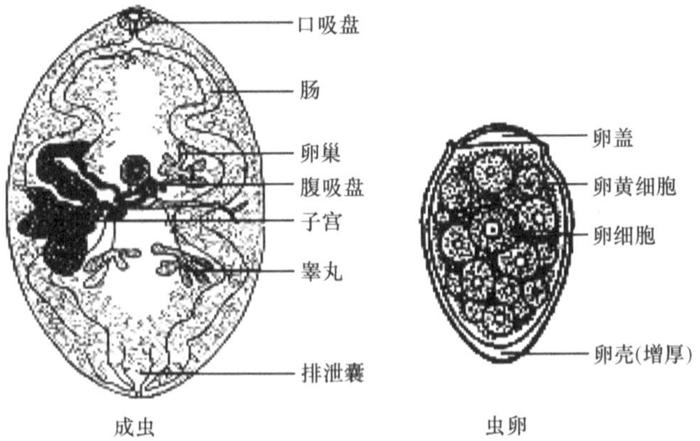

图 3-6 卫氏并殖吸虫

2. 生活史 人是卫氏并殖吸虫的终宿主，犬、猫、虎和狼等食肉类哺乳动物是其保虫宿主。成虫寄生于人和保虫宿主的肺内，产生的虫卵可随痰液排出体外或随痰液被咽入消化道后随粪便排出。虫卵入水后，在适宜条件下经 3 周左右的发育而孵出毛蚴。毛蚴钻入第一中间宿主川卷螺体内，经胞蚴、母雷蚴、子雷蚴阶段的发育和无性增殖，约 3 个月后最终形成许多尾蚴。成熟尾蚴从螺体逸出并侵入第二中间宿主淡水蟹（溪蟹）或蝲蛄，再经 3 个月左右时间的发育，在蟹和蝲蛄的肌肉、内脏或腮上形成球形或近球形的囊蚴。

终宿主人或肉食动物多因食入含活囊蚴的淡水蟹和蝲蛄而感染（图 3-7）。囊蚴在消化液作用下，幼虫在小肠内脱囊而出，发育为童虫。童虫借吸盘和前端腺分泌酶的作用，穿肠壁进入腹

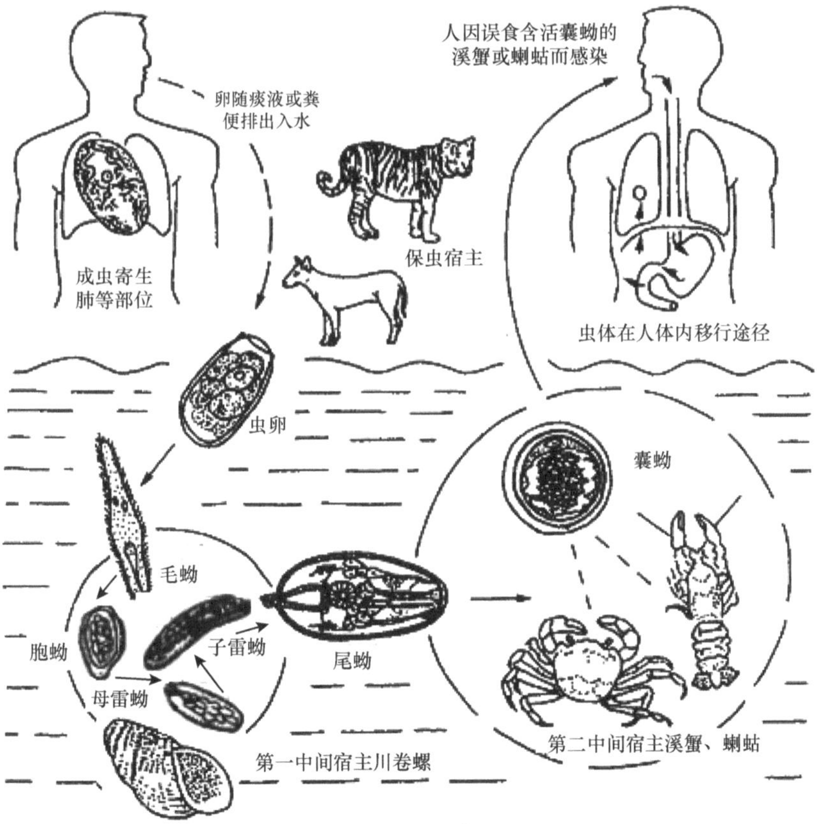

图 3-7 卫氏并殖吸虫生活史

腔，徘徊于各脏器和腹腔之间。经 1 ～ 3 周窜扰后，童虫穿膈肌至胸腔入肺，破坏肺组织形成虫囊。虫体在囊内逐渐发育为成虫，每个虫囊一般有 1 ～ 2 个虫体寄生。有少数童虫或成虫还可侵入皮下、肝、脑、脊髓、眼眶等处引起异位寄生。从感染囊蚴至成虫成熟产卵需 2 ～ 3 个月。成虫寿命一般为 5 ～ 6 年，亦有长达 20 年之久的报道。

（二）致病与诊断

1. 致病 卫氏并殖吸虫的致病作用主要是童虫和成虫在组织器官内移行穿扰、寄居破坏，以及虫体的分泌物或代谢产物所引起。疾病早期的病变主要是童虫移行引起的组织破坏、出血和炎症反应，可引起相应脏器浆膜炎和腹膜炎，以及脏器间的广泛粘连。患者可出现发热、食欲缺乏、腹痛、腹泻、嗜酸性粒细胞增多等症状。

虫体移行进入肺后，其病变发展过程大致可分为三期。

（1）脓肿期：因虫体移行引起组织破坏和出血，病灶处呈窟穴状或隧道状，内含虫体和血液，并伴有以中性粒细胞和嗜酸性粒细胞为主的炎性物渗出。病灶周围产生的肉芽组织形成较薄的脓肿壁。X 线检查，可见边缘模糊、界限不清的浸润性阴影。若有胸腔积液出现，肋膈角变钝。

（2）囊肿期：因渗出性炎症不断加重，大量细胞浸润、聚集，最后细胞死亡、崩解、液化，脓肿内容物变成赤褐色黏稠性液体。镜下可见坏死组织、夏科 - 雷登结晶和大量虫卵。囊壁因肉芽组织增生而进一步增厚。肉眼可见结节状虫囊。X 线检查，可见边缘清晰的结节性阴影，有时可见液平面。如虫体转移，空囊与其他囊肿贯通，则可见多房性囊样阴影。

（3）纤维瘢痕期：虫体死亡或转移，囊肿内容物经支气管排出或被吸收，囊腔由肉芽组织填充，最后病灶纤维化形成瘢痕。X 线检查，可见硬结性或条索状阴影。以上三期病变可见于同一脏器。

2. 临床类型 由于卫氏并殖吸虫的童虫或成虫可寄生于皮下、肝、脑、脊髓、眼眶等多种组织和器官，引起多组织器官、多部位的新、旧病变，故其临床表现十分复杂。根据病情及受损部位将并殖吸虫病分为急性并殖吸虫病和慢性并殖吸虫病的胸肺型、皮肤型、腹型、肝型、脑脊髓型及亚临床型。

（1）急性并殖吸虫病：主要由童虫移行及其代谢产物或分泌物的刺激和损伤所引起，症状出现于食入囊蚴后数天至一个月，但重度感染者于数小时即可出现症状。急性并殖吸虫病患者的临床表现轻重不一、差异较大。轻者表现为低热、食欲缺乏、乏力、消瘦、腹痛和腹泻等非特异性症状。重者发病急、毒血症症状明显，畏寒或高热，伴有胸痛、胸闷、咳嗽、腹痛、腹泻、肝大、腹水和全身性过敏反应等症状；白细胞数增多，可达（20 ～ 30）$\times 10^9$/L；嗜酸性粒细胞明显增多，甚至高达 80% 以上。

（2）胸肺型：患者主要有咳嗽、胸痛、咳血痰或铁锈色痰等症状，并可伴有特征性 X 线表现。

（3）皮肤型：可见皮下出现游走性包块或结节，包块大小不一，触之可动，其皮肤表面正常，常为单发，好发部位主要为腹壁、胸背部和头颈等处。

（4）腹型：虫体穿过肠壁并在腹腔中游窜所致，患者可有腹痛、腹泻及血便等症状，腹痛部位多不固定，常为隐痛。

（5）肝型：是虫体在肝脏内移行和寄生所致，患者主要表现为肝大、肝区疼痛、肝功能紊乱、转氨酶升高、白蛋白与球蛋白比例倒置等。

（6）脑脊髓型：是虫体经纵隔沿大血管上行至颈动脉外口后进入颅腔，并在此移行和寄居所致，患者主要表现为阵发性剧烈头痛、癔病样发作、癫痫、瘫痪、视力障碍等颅内占位病征，或下肢无力、麻木、大小便失禁，甚至出现截瘫等脊髓受压的表现。

亚临床型患者的症状不明显，没有明显的器官损害，但免疫检测阳性，嗜酸性粒细胞增高。这类患者可能为轻度感染者，也可能是感染早期或虫体已消失的感染者。有时可见多型并存同一患者的情况。

3. 诊断 询问患者是否有生食或半生食溪蟹或蝲蛄的经历对肺吸虫病的诊断具有重要意义。

（1）病原学检查：从患者的痰、粪便或组织中检出虫卵、童虫或成虫是确诊的依据。

粪便查虫卵主要用直接涂片法或集卵法。痰标本可用10%氢氧化钠溶液处理后离心涂片检查。活组织检查可在切下的组织包块中查到童虫、成虫和虫卵。结节和包块的内容物多为果酱样坏死组织，内中含大量嗜酸性粒细胞和夏科 - 雷登结晶。

（2）免疫学检查：经病原学检查未查到虫卵的可用免疫学方法进行辅助诊断，尤其是卫氏并殖吸虫肺外型感染者的病原学诊断较为困难，其诊断主要依靠免疫学检查。免疫学检查方法包括皮内试验、间接血凝试验、放射免疫吸附试验、补体结合试验和对流免疫电泳等，进行抗体检测。循环抗原检测常采用的方法有酶联免疫吸附抗原斑点试验和双抗体夹心酶联免疫吸附试验等，循环抗原检测具有评价疗效和反映感染度的特点，可用于感染早期的诊断，并可判定感染度，也可用于疗效考核。近来也有报道应用斑点金免疫渗滤测定法检测肺吸虫循环抗原和抗体，该法具有较高的敏感性和特异性，并且检测时无须特定的仪器，操作简便、快速，适于基层单位和现场应用。

（3）其他辅助性检查：X 线、CT 和磁共振（MRI）等影像学检查也可用于脑型和胸肺型等肺吸虫病的辅助诊断。

（三）流行与防治

1. 分布与流行状况 卫氏并殖吸虫主要分布在日本、朝鲜、俄罗斯、菲律宾、马来西亚、印度、泰国、美国、墨西哥及巴西等国家和地区。在我国主要见于辽宁、吉林、四川等 27 个省、自治区、直辖市，第二次全国重要人体寄生虫病现状调查显示，并殖吸虫病血清阳性率为 1.71%。本病多在山区或丘陵地带流行，因山涧溪流适合第一和第二中间宿主繁殖、生长与共居，肺吸虫病患者和犬、猫等保虫宿主的痰及粪便常污染溪水，造成中间宿主的感染；而流行区的居民又有生吃、半生吃、腌吃、醉吃螃蟹和蝲蛄的习惯，故能引起肺吸虫病的流行。卫氏并殖吸虫在猪体内可发育至早期成虫阶段或保持在童虫状态，当人和虎、豹等生食猪肉时，虫体即可进入终宿主体内继续发育为成虫。因此，家猪、野猪成为卫氏并殖吸虫的转续宿主。国外有因生食野猪肉而感染卫氏并殖吸虫病的报道。

2. 防治 加强卫生宣传教育，提倡不生食、半生食螃蟹和蝲蛄及其制品、不饮用疫区生水是预防该病最重要的措施。

治疗肺吸虫病的药物主要是吡喹酮，该药具有副作用小、疗程短及服用方便的优点，是目前治疗该病的最理想药物。

二、斯氏狸殖吸虫

斯氏狸殖吸虫（*Pagumogonimus skrjabini*）是我国独有的并殖吸虫虫种，人是该虫的非正常宿主，人一旦感染该虫可引起皮下型、内脏型幼虫移行症。

（一）形态与生活史

成虫呈狭长形，两端较尖。有口吸盘、腹吸盘各一，口吸盘在虫体顶端，腹吸盘位于体前约 1/3 处，略大于口吸盘。虫体大小为（11.0 ～ 18.5）mm×（5.0 ～ 6.0）mm，长宽比例为（2.4 ～ 3.2）∶ 1，最宽处在腹吸盘稍后处。雌雄同体，子宫与卵巢紧邻腹吸盘前左右并列，两睾丸呈分支状，位于腹吸盘后左右并列（图 3-8）。

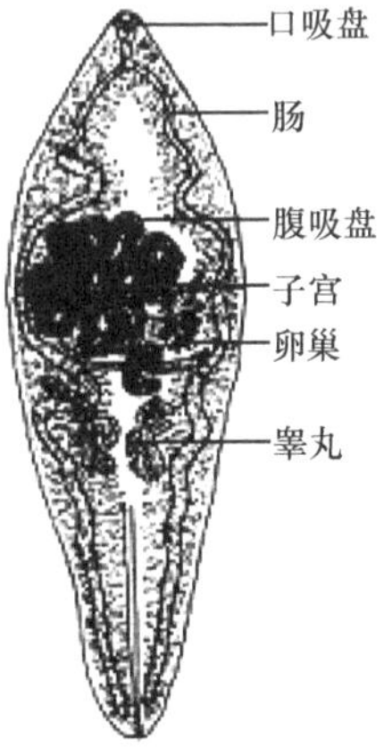

图 3-8 斯氏狸殖吸虫成虫

虫卵为椭圆形，不对称，卵壳厚薄不匀，后端明显增厚。卵内含卵细胞和卵黄细胞。果子狸体内的虫卵平均大小为 71μm×48μm。

斯氏狸殖吸虫的生活史与卫氏并殖吸虫基本相似。但其第一中间宿主主要为拟钉螺（泥泞拟钉螺、微小拟钉螺）和小豆螺（中国小豆螺、建国小豆螺）；第二中间宿主主要是锯齿华溪蟹、雅安华溪蟹、河南华溪蟹和福建马来溪蟹等。终宿主主要为果子狸、猫和犬等动物，人不是其适宜宿主。

（二）致病与诊断

1. 致病 斯氏狸殖吸虫是一种人兽共患以兽为主的致病性虫种。在动物体内，虫体可在肺部成囊，并进一步发育成熟和产卵，引起类似卫氏并殖吸虫的一系列典型病变。还可侵入肝脏，在肝浅表部位形成急性嗜酸性粒细胞囊肿，中心为坏死腔，内含坏死组织及炎症细胞等，有时可查到虫体或虫卵。由于人不是其适宜宿主，该吸虫在侵入人体后不能发育为成虫，大多处于童虫状态，到处游走难以定居，引起幼虫移行症。

斯氏狸殖吸虫病临床表现以皮下游走性包块或结节为主。皮下包块呈单个散发或多个成串，其好发部位主要是胸背部、腹部，亦可见于头颈、四肢、腹股沟、阴囊等处。包块边界不清，无明显红肿。活组织检查时可见隧道样虫穴、嗜酸性粒细胞浸润、肉芽肿性炎症、坏死渗出物及夏科 - 雷登结晶等。若侵犯胸膜和肺部，可引起渗出性胸膜炎、胸腔积液、胸膜增厚粘连。患者可出现咳嗽、咳痰、胸痛、气急等症状，胸部X线可见有胸膜改变，肺部也有边缘模糊的浸润阴影或囊状阴影。如侵犯肝，则可有肝区疼痛、肝大、转氨酶升高等表现。脑型患者往往有蛛网膜下腔出血。儿童可有心包改变，表现为心悸、气短、肝大、下肢水肿、颈静脉怒张。偶有眼部病变和髋关节被破坏。此外，患者可有低热、乏力、食欲下降等症状；外周血嗜酸性粒细胞明显增加；粪检虫卵阴性。本病临床表现复杂多样，不易诊断，应注意与肺结核、肝炎等鉴别。

2. 诊断 由于斯氏狸殖吸虫在人体内不能发育至成虫，故从皮下包块中检获童虫是确诊本病的最可靠方法。另外，常采用皮肤试验等免疫学检查方法进行辅助诊断。

（三）流行与防治

斯氏狸殖吸虫仅在我国流行，其分布可见于国内的甘肃、山西、陕西、河南、四川、云南、贵州、湖北、湖南、浙江、江西、福建、广西、广东 14 个省、自治区。果子狸、猫和犬等动物是其重要的传染源，一些鼠类和蛙类动物可作为该虫的转续宿主。人因生食或半生食含囊蚴的淡水蟹或转续宿主而感染。

预防措施与卫氏并殖吸虫相同，不生食或半生食含囊蚴的淡水蟹或转续宿主。治疗药物以吡喹酮效果最好，使用方法与卫氏并殖吸虫病的治疗相同。

第五节 肝片形吸虫

肝片形吸虫（*Fasciola hepatica* Linn，1758）是一种寄生在牛、羊和其他哺乳类动物肝胆管内常见的大型吸虫。人也可被其感染，导致片形吸虫病（fascioliasis）。

一、形态与生活史

肝片形吸虫的成虫与虫卵在大小、形状、颜色等方面与布氏姜片吸虫较为相似。

成虫较大而肥厚，大小为（2 ～ 5）cm×（0.8 ～ 1.3）cm，呈姜片状，背腹扁平，新鲜的虫体呈棕红色，死后为灰白色。虫体前端有一明显突起，被称为头锥。口吸盘位于头锥顶部的亚腹面，腹吸盘较小，位于头锥基部水平的中线上。肠支树枝状，两个睾丸较大，高度分支，在虫体中部前后排列。卵巢较小，分支较细，位于腹吸盘后右方，前睾丸之前。

虫卵呈长椭圆形，淡黄褐色。大小为（130 ～ 150）μm×（63 ～ 90）μm，卵壳薄，一端有一不明显的小卵盖，卵内充满许多卵黄细胞，卵细胞常不易见到（图 3-9）。

成虫寄生在终宿主的肝胆管内，虫卵随胆汁进入肠腔后随粪便排出体外。虫卵入水后，在适宜温度下经过 9 ～ 11 天孵出毛蚴，毛蚴钻入中间宿主椎实螺体内，经过一代胞蚴及两代雷蚴的发育繁殖后形成大量尾蚴。成熟的尾蚴自螺体逸出后在水生植物表面形成囊蚴。囊蚴被终宿主吞食后，在小肠中脱囊孵出的后尾蚴穿过肠壁，入腹腔，钻破肝被膜入肝脏而后进入肝胆管。从感染囊蚴到粪便排出虫卵约需 11 周。成虫在宿主体内一般可存活 12 ～ 13 年。

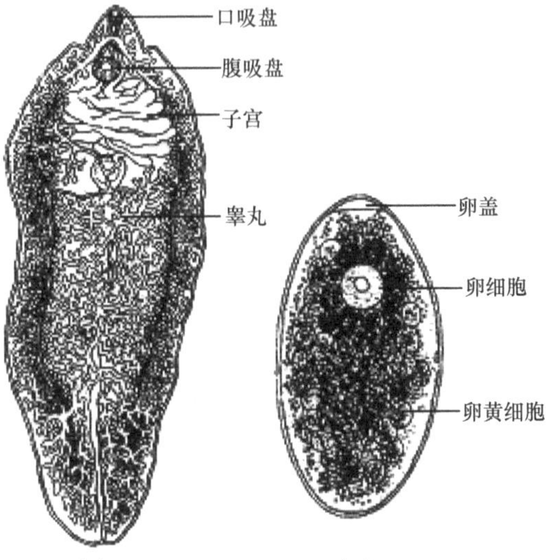

图 3-9 肝片形吸虫成虫与虫卵

二、致病与诊断

肝片形吸虫的后尾蚴、童虫和成虫均具致病性。后尾蚴和童虫向肝胆管移行过程中会对途经的脏器和组织（特别是肝组织）造成机械性和化学性损伤，可引起肠壁出血和肝组织的广泛性炎症；童虫也可损伤血管而致肝实质梗死。进入肝胆管后由于虫体长期的机械性和化学刺激，可引起慢性胆管炎、胆管上皮细胞增生和胆管周围的纤维化。虫体阻塞胆管和胆汁淤积可导致胆管明显扩张进而压迫肝实质引起肝组织萎缩、坏死以至肝硬化。此外，肝组织损伤也可引起血浆蛋白的改变而表现低蛋白血症及高球蛋白血症。

临床表现可分为以下两个阶段。

1. 急性期（亦称侵袭期） 是童虫在移行过程中引起的脏器或组织损伤及炎症所致。多发生在感染后 2 ～ 12 周，患者有突发性高热、腹痛，并常伴有胀气、呕吐、腹泻或便秘、肝大、贫血和血中嗜酸性粒细胞明显增高等表现。此期可持续 2 ～ 4 周。

2. 慢性期（亦称阻塞期） 是成虫在胆管内寄生引起胆管炎和胆管上皮增生的阶段。患者主要表现为乏力、右上腹疼痛或胆绞痛、恶心、厌食脂肪性食物、贫血、黄疸和肝大等症状。

该虫可有异位寄生，引起肝外肝片形吸虫病。童虫在腹腔中移行时，可穿入或随血流到达肺、胃、脑、眼眶及皮下等处。甚至可寄生在咽部，引起咽部肝片形吸虫病。

病原学检查主要是从粪便或十二指肠引流液沉淀检获虫卵，是确诊肝片形吸虫病的根据，但应与姜片虫卵、棘口吸虫卵相鉴别。

免疫学检查方法如ELISA、IHA和IFA等可用于检测急性期胆管阻塞的患者以及异位寄生的病例。

三、流行与防治

肝片形吸虫病为人兽共患的寄生虫病，主要是一种家畜寄生虫病，呈世界性分布而散发流行。在牛、羊等家畜中肝片形吸虫感染率在20%～60%。在我国感染人数约为12万，人群感染率在0.2%以下，在 10 多个省、自治区有散发病例，以甘肃省的感染率较高。

人因生吃含有囊蚴的水芹、茭白等水生植物或喝生水感染，或生食、半生食含肝片形吸虫童虫的牛、羊内脏，尤其是肝脏生食也可获得感染。因此，预防人体肝片形吸虫病的主要措施是加强卫生宣传，注意饮食卫生，不食生的水生植物、不饮生水，也不生吃牛、羊的内脏。治疗肝片形吸虫病的药物有吡喹酮、阿苯达唑和硫氯酚等。

第六节 裂体吸虫

寄生于人体的裂体吸虫（schistosome，亦称血吸虫）主要有 6 种，即日本血吸虫（*Schistosoma japonicum* Katsurada，1904）、曼氏血吸虫（*S. mansoni* Sambon，1907）、埃及血吸虫

（*S. haematobium* Bilharz，1852）、间插血吸虫（*S. intercalatum* Fisher，1934）、湄公血吸虫（*S. mekongi* Voge et al.，1978）和马来血吸虫（*S. malayensis* Greer et al.，1988）。其中，以前 3 种流行范围最广，危害最严重。血吸虫分布于亚洲、非洲及拉丁美洲的 76 个国家和地区。曼氏血吸虫主要流行于非洲、南美洲及亚洲，成虫寄生于终宿主（人、猴等）的肠系膜小静脉、痔静脉丛，偶可在肠系膜上静脉及肝内门静脉血管内寄生，中间宿主为双脐螺，引起曼氏血吸虫病，主要病变在结肠与肝脏，产生虫卵肉芽肿与纤维化。确诊有赖于从粪便或直肠黏膜活检找到虫卵，粪便孵化可检出毛蚴。埃及血吸虫主要分布于非洲、南欧和中东。生活史包括在终宿主（人或其他哺乳动物）体内完成的有性生殖世代和在中间宿主螺体内完成的无性世代。多数成虫在膀胱静脉与盆腔静脉丛产卵，虫卵主要沉积在膀胱壁、输尿管、睾丸鞘膜、附睾、阴囊、精索等泌尿和生殖器官内，临床上有终末血尿、膀胱刺激与尿路梗阻等症状，晚期可并发膀胱癌，被世界卫生组织列入 I 类致癌原。尿液或粪便中检获虫卵可确诊。我国仅有日本血吸虫流行，其成虫寄生于人体及哺乳动物门脉 - 肠系膜静脉内，引起人畜共患的血吸虫病（schistosomiasis）。湖南长沙马王堆西汉女尸体内检获的血吸虫卵表明，血吸虫病在我国的存在至少已有 2100 多年的历史。

一、形　态

1. 成虫　日本血吸虫为雌雄异体，虫体呈圆柱状，外观如线虫。雄虫圆柱形，体表光滑，乳白色，虫体大小为（10 ～ 20）mm×（0.5 ～ 0.55）mm。前端有发达的口吸盘和腹吸盘，自腹吸盘后，虫体背腹变扁，两侧向腹面卷曲，形成抱雌沟（gynecophoral canal）。雌虫较雄虫细长，大小为（20 ～ 25）mm×（0.1 ～ 0.3）mm，圆柱形，后段逐渐变粗，腹吸盘大于口吸盘，由于肠管充满消化或半消化的血液，故呈黑褐色，常居留于抱雌沟内，与雄虫呈合抱状态（图 3-10）。雌虫的发育成熟必须有雄虫的存在和合抱，雄虫通过体壁向雌虫提供性信息素，使得雌虫生长代谢发生一系列的变化，以保证其性发育成熟。另外，通过雌雄虫间的合抱建立双方的营养联系。雌虫很少能单独发育成熟，单性雄虫虽可发育成熟，但虫体较小并且生长期延长。

消化系统有口、咽、食管、肠管。肠管在腹吸盘之前分为左右两支，向后延伸到虫体后端 1/3 处汇合成盲管。

雄虫生殖系统由睾丸、储精囊、生殖孔组成。7 个睾丸呈串珠样排列于腹吸盘之后虫体背面。生殖孔开口于腹吸盘下方。雌虫生殖系统由卵巢、卵黄腺、卵模、梅氏腺、子宫等组成。卵巢椭圆形，位于虫体中后部。输卵管自卵巢后端发出，绕过卵巢而前行。卵黄腺排列于末端肠管两侧，卵黄管向前延长，与输卵管汇合成卵模，并为梅氏腺所围绕。卵模与子宫相接，子宫开口于腹吸盘的下方，内含虫卵 50 ～ 300 个（图 3-10）。

2. 虫卵　成熟虫卵呈椭圆形，淡黄色，大小约为 89μm×67μm，卵壳厚薄均匀，无卵盖，卵壳一侧有一小刺，卵壳表面常附有被破坏的宿主组织残留物，卵壳内侧有一薄层的胚膜，内含有一成熟毛蚴。毛蚴头腺常分泌一些大小不等、圆形或卵圆形的油滴状物分布于毛蚴与卵壳之间，该分泌物含有多糖、蛋白质和酶类等物质，是构成可溶性虫卵抗原（soluble egg antigen，SEA）的主要成分（图 3-11）。通过电镜观察，卵壳切面可见囊样微管与外界相通，毛蚴分泌的可溶性抗原可经卵壳的囊状微管渗出卵外。

3. 毛蚴　呈长椭圆形或梨形，左右对称，平均大小为 99μm×35μm，周身被有纤毛，是其活动器官。顶突位于体前端呈嘴状突起；体内前部中央有一袋状的顶腺；两个长梨形的侧腺（或称头腺）位于顶腺稍后，开口于顶突（图 3-11）。

4. 尾蚴　血吸虫尾蚴属叉尾型，大小为 280 ～ 360μm，由体部及尾部组成，尾部又分尾干和尾叉（图 3-11）。尾蚴体表被有小棘并具有许多单根纤毛的乳突状感觉器。体部前端为头器（head organ），在其中央有一个大的单细胞头腺。口孔位于体前端正腹面，腹吸盘位于体部后 1/3 处，由发达的肌肉构成，具有较强的吸附能力。在尾蚴的体中后部有 5 对左右对称排列的单细胞钻腺（penetration gland），其中 2 对位于腹吸盘前，称前钻腺，内含钙、碱性蛋白和多种酶类，具有粗大的嗜酸性颗粒；3 对位于腹吸盘后，称后钻腺，为嗜碱性，内含糖蛋白和酶类的细颗粒。前后钻腺分别由 5 对腺管向体前端分左右两束伸入并开口于头器顶端。

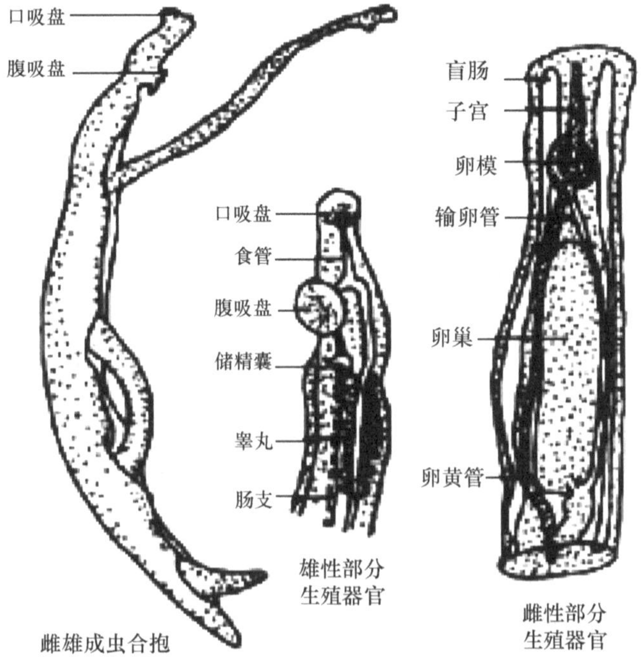

图 3-10 日本血吸虫成虫

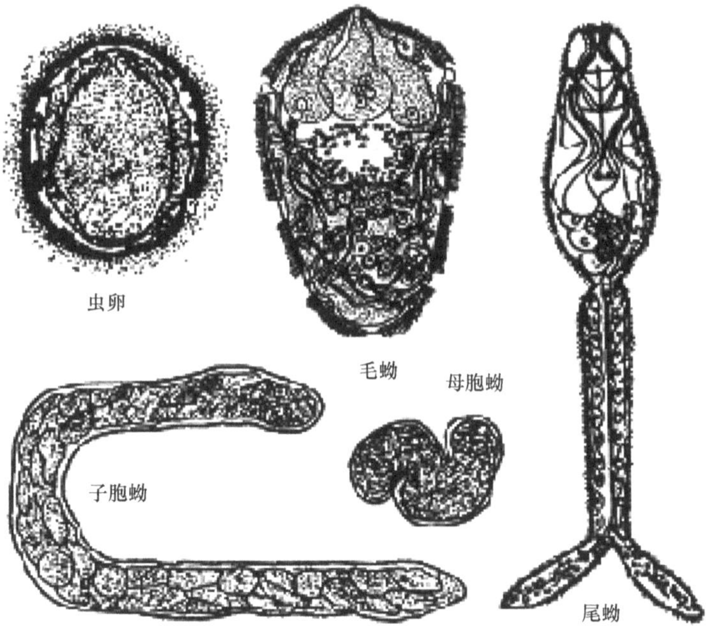

图 3-11 日本血吸虫卵及各期幼虫（自吴观陵，2005）

二、生 活 史

日本血吸虫的生活史比较复杂，需经历虫卵、毛蚴、母胞蚴、子胞蚴、尾蚴、童虫和成虫七个阶段，包括寄生于终宿主人或其他多种哺乳类动物体内的有性生殖世代和在中间宿主钉螺体内的无性生殖世代的交替（图 3-12）。

成虫主要寄生于人或牛、兔等多种哺乳动物的门脉 - 肠系膜静脉系统内，雌雄虫体可逆血流移行到肠黏膜下层的小静脉末梢，在此处交配产卵，每条雌虫每日产卵 300 ～ 3000 个。产出的虫卵大部分沉积于肠壁小血管中，少量随血流入肝至肝门静脉并沉积在肝组织内。约经 11 天，卵内的卵细胞发育为毛蚴，含毛蚴的成熟虫卵在组织中能存活 10 天。由于卵内的毛蚴分泌物能透过卵壳作用于血管壁及肠黏膜组织，可引起炎症及组织坏死，同时在血管内压、腹内压力增加以及肠蠕动的作用下，致使坏死组织向肠腔溃破，虫卵可伴随肠壁坏死组织落入肠腔，随粪便排出体外。不能排出的虫卵沉积在局部组织中，逐渐死亡、钙化。由于雌虫在排卵时呈阵发性成串地排出，以致卵在宿主肝、肠组织血管内往往沉积成念珠状。雌虫产出的虫卵大部分沉积在肝、肠组织内，实验证实感染日本血吸虫的小鼠，22.5% 的虫卵沉积在肝脏，69.1% 的虫卵沉积在肠壁，仅有 7.7% 的虫卵随粪便排出。

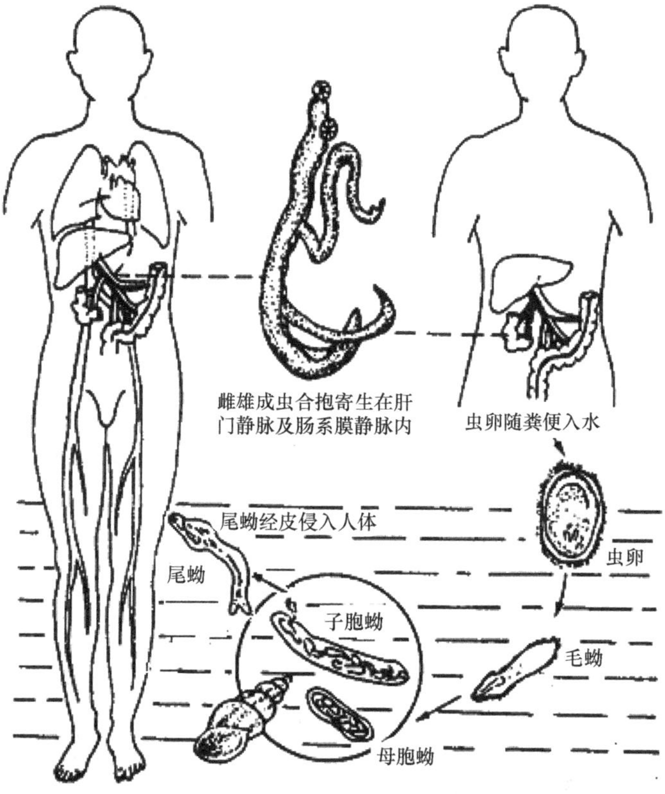

图 3-12　日本血吸虫生活史

含有虫卵的粪便污染水体，在适宜的条件下，卵内毛蚴孵出。毛蚴的孵出与渗透压、温度、光照等因素有关。低渗透压的水体、光线照射可促进毛蚴的孵化；一般温度越高，孵化越快，毛蚴的寿命也越短，以 25 ～ 30℃最为适宜；最适宜 pH 为 7.5 ～ 7.8。毛蚴孵出后，多分布在水体的表层，利用其体表的纤毛做直线运动，并具有向温性、向光性和向上性的特点。毛蚴在水中能存活 15 ～ 94 小时，孵出后经过的时间越久，感染钉螺的能力越低。温度越高、活动越剧烈，毛蚴死亡得越快。当遇到中间宿主钉螺时，在螺分泌物的吸引下，毛蚴利用自身头腺分泌物的溶组织作用及纤毛的摆动和伸缩运动，主动侵入螺体。在螺体内，毛蚴体表纤毛脱落，胚细胞分裂，经无性繁殖成母胞蚴、子胞蚴再发育为尾蚴。一个毛蚴钻入钉螺体内，经无性繁殖可产生数以万计的尾蚴。

尾蚴在钉螺体内分批成熟，陆续逸出。影响尾蚴从钉螺逸出的因素很多，最主要的因素是水温，其最适温度为 20 ～ 25℃。光线对尾蚴逸出有良好的作用，当水的 pH 在 6.6 ～ 7.8 范围内时，尾蚴逸出不受影响。发育成熟的尾蚴自螺体逸出后，在水中活跃游动，主要分布在水面下，其寿命一般为 1 ～ 3 天。尾蚴的存活时间及其感染力随环境温度及水质和尾蚴逸出后时间长短而异。当尾蚴与宿主皮肤接触时，用吸盘吸附在皮肤上，依靠腺体分泌酶的作用、头器的伸缩活动和尾部的摆动钻穿宿主皮肤。尾蚴一旦侵入皮肤后即弃去尾部。整个过程非常迅速，在 20 ～ 25℃，仅需 10 秒钟即可钻入小鼠和家兔的皮肤。

尾蚴钻入皮肤后即转化成为童虫。童虫在皮下组织停留短暂时间后，侵入小末梢血管或淋巴管内，随血流经右心到肺，通过肺泡小血管，再由左心入体循环，到达肠系膜上下动脉，穿过毛细血管进入肝门静脉，待童虫性器官初步分化，两性虫体开始合抱，再移行到肠系膜下静脉及痔上静脉寄居、交配、产卵。日本血吸虫从尾蚴侵入宿主到成虫成熟并开始产卵约需 24 天，产出的虫卵发育成熟约需 11 天。故宿主常在感染后 35 天粪便中开始出现成熟虫卵。成虫在人体内存活时间因虫种而异，日本血吸成虫平均寿命约为 4.5 年，最长可存活 40 年之久。

三、致　　病

（一）致病机制

血吸虫尾蚴及侵入人体后发育的不同阶段，包括童虫、成虫和虫卵，均可对宿主造成不同的损害。虽各期虫体释放的致病因子不同，但均可诱发宿主的免疫应答，引起一系列的免疫病理变化，是造成宿主损害而导致血吸虫病的重要原因。目前普遍认为日本血吸虫病是一种免疫病理性疾病。

1. 尾蚴及童虫所致损害 尾蚴穿过人体皮肤引发的Ⅰ型超敏反应，称尾蚴性皮炎。患者临床表现为局部皮肤瘙痒和丘疹等症状。病理变化为毛细血管扩张充血，伴出血水肿，周围有中性粒细胞和单核细胞浸润。

童虫在宿主体内移行时，所经过的器官（特别是肺）可因机械性损伤出现血管炎，毛细血管栓塞、破裂，产生局部细胞浸润和点状出血。患者可出现发热、咳嗽、痰中带血、嗜酸性粒细胞增多，这可能是局部炎症及虫体代谢产物引起的超敏反应所致。

2. 成虫所致损害 成虫在静脉内寄生，其活动、压迫和阻塞等导致轻微的机械性损害，引起静脉炎和静脉周围炎。另外，成虫的代谢产物、虫体分泌物、排泄物、虫体外皮层更新脱落的表膜等在宿主体内形成免疫复合物，诱发Ⅲ型超敏反应。

3. 虫卵所致损害 血吸虫雌虫产出的虫卵主要沉着在宿主的肝及肠壁等组织。虫卵尚未成熟时，其周围的宿主组织无反应或反应轻微。在虫卵内毛蚴成熟后，其不断分泌的酶、蛋白质及糖等可溶性虫卵抗原经卵壳微孔渗透到周围组织，经巨噬细胞吞噬处理，并呈递给 T_H 细胞；同时分泌白介素 -1（IL-1），激活 T_H 细胞，使其产生多种淋巴因子，其中 IL-2 促进 T 细胞各亚群的增生；分泌 γ 干扰素增进巨噬细胞的吞噬功能。另外，还有嗜酸性粒细胞刺激素（ESP）、成纤维细胞刺激因子（FSF）、巨噬细胞移动抑制因子（MIF）等吸引嗜酸性粒细胞、巨噬细胞和成纤维细胞等向虫卵周围集聚，与淋巴细胞一起构成以虫卵为中心的组织肉芽肿，俗称虫卵结节。日本血吸虫病虫卵肉芽肿主要是由 T 淋巴细胞介导的Ⅳ型超敏反应所致。而反复的炎性刺激及迁延不愈的病程，在虫卵周围形成肉芽肿及其纤维化，是导致慢性血吸虫病病变的主要原因。因此，血吸虫病的主要病变是由虫卵所致。

日本血吸虫产卵量大，每条成熟雌虫一天可产卵 300 ～ 3000 个，虫卵常成簇沉积于组织内，所以虫卵肉芽肿的体积大。在肉芽肿的细胞成分中，以嗜酸性粒细胞数量居多，并有许多浆细胞，中心常出现组织坏死，称嗜酸性脓肿。SEA 还可能刺激 B 细胞产生相应抗体，与其形成抗原抗体复合物反应，在虫卵周围形成嗜酸性的放射状棒状物，称为何博礼现象（Hoeppli phenomenon）。由于虫卵在宿主组织内仅存活 22 天，随着病程发展，卵内毛蚴死亡，SEA 释放停止，坏死物质被吸收，虫卵破裂或钙化，其周围由类上皮细胞、巨噬细胞及淋巴细胞在虫卵周围形成慢性组织肉芽肿，最后类上皮细胞变为成纤维细胞，并产生胶原纤维，肉芽肿逐渐发生纤维化，形成瘢痕组织。

虫卵肉芽肿的形成是宿主对致病因子的一种免疫应答，其有利的一面是将虫卵破坏、清除；也可隔离清除 SEA 的细胞毒作用，减少血循环中抗原抗体复合物的形成及对机体的损伤，对宿主起一定的保护作用。另一方面，过分强烈的肉芽肿反应破坏了宿主正常组织结构及机能，不断生成的虫卵肉芽肿和随后发生的纤维化，易于形成纤维性瘢痕相互融合导致肝硬化和肠壁纤维化等一系列病变。这类病变主要见于虫卵沉积较多的器官，如肝脏和结肠。在肝内，血吸虫虫卵肉芽肿分布于肝门静脉分支末端、窦前静脉，故常形成窦前阻塞。在重度感染者，其门脉周围出现广泛的纤维化，肝切面上，围绕在门静脉周围长而白色的纤维束从不同角度插入肝内，称为干线型肝纤维化（pipestem fibrosis），是晚期血吸虫病特征性病理变化。由于窦前静脉广泛阻塞，导致门脉高压，患者在临床上出现肝、脾肿大，侧支循环形成，腹壁、食管及胃底静脉曲张，上消化道出血与腹水等症状，故又称为肝脾性血吸虫病。

（二）临床表现

血吸虫病临床表现多种多样，主要与患者感染度、虫卵沉积部位、病理损害程度和宿主免疫状态等因素密切相关。根据本病的病程变化及主要临床表现，通常将日本血吸虫病病程分为急性期、慢性期和晚期三种类型及异位血吸虫病。

1. 急性期血吸虫病　当尾蚴侵入皮肤后，部分患者局部出现丘疹或荨麻疹，雌虫开始大量产卵后，少数患者出现以发热为主的急性变态反应性症状，常在接触疫水后 1 ～ 2 个月出现，多见于初次感染者、慢性期或晚期血吸虫病急性发作的患者。急性血吸虫病主要症状有：①发热：是本病重要的症状。②超敏反应：主要表现为荨麻疹。③消化道症状：表现为食欲减退、下腹部疼痛不适、腹泻、恶心等。④呼吸道症状：半数以上病例在发病后两周内有干咳，甚至伴有气促或胸痛，或并发游走性肺炎。⑤肝、脾症状：肝、脾肿大，以肝大最常见，约占 75%，并伴有压痛。⑥实验室检查：外周血白细胞及嗜酸性粒细胞显著增加，粪便检查血吸虫卵或毛蚴孵化结果阳性。

2. 慢性期血吸虫病　病情轻重不一，在流行区 90% 的血吸虫病患者为慢性血吸虫病，其临床表现可分为两大类。

（1）无症状型：此类血吸虫病又称隐匿型或亚临床型。患者一般无明显自觉症状，往往是在体检时被发现有轻度肝或脾肿大，但肝功正常。经免疫学检查被发现，或做直肠活组织检查或手术时病理检查发现虫卵而确诊。

（2）有症状型：主要表现有全身乏力、腹痛、间歇性腹泻或黏液血便等症状，体检时肝大者较为常见。一些患者可能伴有不同程度的贫血、消瘦、营养不良及劳动能力减退等症状。

3. 晚期血吸虫病　由于多次反复或大量感染，部分患者可发生晚期病变。晚期血吸虫病可分为巨脾型、腹水型、结肠增殖型和侏儒型四型。患者在临床上常见的是以肝脾肿大、腹水、门脉高压、侧支循环所致食管下端及胃底静脉曲张为主的综合征。血吸虫肝硬化患者在晚期可并发上消化道出血、肝性昏迷等严重症状而致死。儿童和青少年如感染严重，可出现垂体前叶功能减退，影响生长发育和生殖导致侏儒症。

4. 异位血吸虫病　成虫在门脉系统以外的静脉内寄生称为异位寄生，而在门脉系统以外器官或组织形成的血吸虫虫卵肉芽肿则称为异位损害或异位血吸虫病。最常见的异位血吸虫病有脑型血吸虫病、肺型血吸虫病、胃型血吸虫病和皮肤型血吸虫病。

异位血吸虫病多发生在大量尾蚴感染的急性期，而慢性期及晚期患者也可出现。晚期因肝纤维化，发生侧支循环，门脉系统吻合支扩大，肠系膜静脉的虫卵可被血流带到肺、脑或其他组织引起病变。

根据文献报道，晚期血吸虫病患者因上消化道大出血而死亡者占 50% 以上，出血部位多为食管下段或胃底静脉。肝性昏迷占晚期患者总数的 1.6% ～ 5.4%，以腹水型为最多。晚期患者若并发肝性昏迷，死亡率达 70% 以上。血吸虫病患者如并发乙型肝炎，常可促进和加重肝硬化的发生与发展，这可能与晚期患者的免疫功能明显下降有关。

四、免 疫

1. 抗原 日本血吸虫是一种生物源性蠕虫，其生活史复杂，在终宿主体内发育过程中有童虫、成虫和虫卵三个阶段，抗原种类很多。可根据抗原的来源、性质和诱发宿主免疫应答的功能等来分类。其中，可溶性虫卵抗原是引发血吸虫病免疫病理反应中最主要的物质，它除了引发Ⅳ型细胞超敏反应，在虫卵周围形成组织肉芽肿外，也是引起宿主体液免疫反应的主要物质。

2. 伴随免疫（concomitant immunity） 是指宿主初次感染血吸虫后，可产生一定的免疫力，这种免疫力仅表现为对再次入侵的童虫具有杀伤作用，而对在宿主体内初次感染的成虫并无影响，成虫仍能长期在已建立免疫应答的宿主血管内存活和产卵。一旦清除了这些成虫，则宿主对再感染的相对免疫力亦逐渐消失，这种感染与免疫力并存的现象称为伴随免疫。

伴随免疫的产生是宿主体液免疫和细胞免疫相互协同作用的结果，即抗体依赖性细胞介导的细胞毒作用（ADCC）是主要的杀伤童虫的效应机制，而对体内的成虫无效，成虫则出现免疫逃避。

3. 免疫逃避（immune evasion） 血吸虫成虫能在已具有免疫力的宿主体内长期存活和产卵的现象称为免疫逃避。免疫逃避产生的原因可能与下列因素有关：①抗原伪装和抗原模拟：虫体表面结合有宿主抗原或宿主分子，掩盖了自身的表面抗原，从而可阻止宿主免疫系统的识别，逃避宿主的免疫攻击。②封闭抗体的产生：血吸虫虫卵多糖抗原刺激宿主机体产生的抗体与再感染时侵入的童虫表面抗原发生交叉反应，使抗童虫抗体不能发挥免疫效应，形成了童虫的免疫逃避。③表膜改变：血吸虫童虫和成虫表膜为脂质双层结构，具较弱抗原性，在宿主体内发育过程中和遭受免疫攻击时，表膜不断地脱落和更新，从而使虫体逃避免疫攻击。④表面受体作用：血吸虫童虫和成虫表面具有多种蛋白酶和肽酶，可分解结合于虫体表面的免疫蛋白，阻止 ADCC 的发生，并可抑制巨噬细胞和淋巴细胞的功能。

五、诊 断

1. 病原学检查 从粪便内检查虫卵或孵化毛蚴，以及直肠黏膜活体组织检查虫卵及虫卵肉芽肿，是确诊血吸虫病的重要依据。但对轻度感染者、晚期患者及药物治疗后的疫区感染人群，常因虫卵少而漏检，故诊断效果不理想。

（1）直接涂片法：此方法简便，但虫卵检出率低，主要适用于急性血吸虫病和重度血吸虫病患者。

（2）尼龙袋集卵法：适于大规模普查，但应防止交叉污染。

（3）毛蚴孵化法：此法利用血吸虫卵中毛蚴能在适宜的条件下迅速孵化，在水中具有一定的运动特点而设计。由于可孵化患者的全部粪便沉渣，故能最大限度地发现血吸虫毛蚴，提高阳性检出率。为了提高粪便检查效果，需要连续送检粪便 3 次。

（4）定量透明法：用作血吸虫虫卵计数。常用的计算方法为 Kato 厚片法。可测定人群感染情况，并能考核防治效果。

（5）直肠黏膜活体组织检查：适用于检查慢性及晚期血吸虫病患者。此类患者肠壁组织增厚，虫卵排出受阻，故粪便中不易查获虫卵。通过直肠或乙状结肠镜自病变处或可疑病变处采集黏膜组织，发现沉积于黏膜中的虫卵，并依据虫卵的死活来确定患者的感染状况。

2. 免疫学检查

（1）抗体检测：血吸虫病患者血清中存在特异性抗体，包括 IgM、IgG、IgE 等，如受检者未经病原治疗，特异性抗体阳性对确定诊断意义较大。目前检测血吸虫抗体的方法很多，常用的有以下几种。

1）环卵沉淀试验（circum oval precipitin test，COPT）：是以血吸虫卵为抗原的特异性血清学试验方法。通常检查 100 个虫卵，阳性反应虫卵数（环卵率）等于或大于 5%，即为阳性。COPT 的敏感性可达 85% ～ 97%，假阳性反应一般在 3% 左右，与肺吸虫、华支睾吸虫可出现交叉反应。此法操作简便，是目前该病的重要普查方法之一。

2）间接红细胞凝集试验（indirect haemagglutination test，IHA）：又称间接血凝试验，该法与粪检阳性的符合率为 92.3% ～ 100%，假阳性率在 2% 左右，与肺吸虫、华支睾吸虫、旋毛虫有交叉反应。由于 IHA 操作简便、用血量少、判读结果快，目前国内已广泛应用。

3）酶联免疫吸附试验（enzyme-linked immunosorbent assay，ELISA）：该方法操作简便，具有较高的敏感性和特异性，并且可反映抗体水平，阳性检出率为 95% ～ 100%，假阳性率为 2.6%，为诊断疾病、考核疗效、血清流行病学调查及监测疫情趋势的较好方法。近年来，在载体、底物及抗原的纯化方面都做了改良，如快速 ELISA 等。

其他检测血吸虫特异抗体的方法还包括免疫酶染色试验（IEST）、间接荧光抗体试验（IFAT）、胶乳凝集试验（LA）、酶标记抗原对流免疫电泳（ELACIE）等，这些方法各有优缺点。

（2）检测循环抗原：循环抗原是虫体排放至宿主体内的大分子微粒，具有抗原性，可用血清免疫学方法检出。血吸虫循环抗原的检测具有反映活动性感染、评估虫体负荷和考核疗效的优点。可采用检测不同靶循环抗原的探针，包括抗血吸虫抗原不同表位的单克隆抗体、组合单克隆抗体以及多克隆抗体等，检测游离的循环抗原，如肠相关抗原（GAA）、膜相关抗原（MAA）和可溶性虫卵抗原（SEA）。

目前，常用的方法有斑点 ELISA（dot-ELISA）、双抗体夹心 ELISA、反向间接血凝试验等，但由于影响循环抗原检测的因素较多，如抗原抗体复合物、抗独特型抗体等，这些检测的方法还有待于进一步的改进和标准化。

六、流行与防治

（一）分布与流行状况

日本血吸虫分布于西太平洋地区的中国、日本、菲律宾与印度尼西亚等国家和地区。在我国，主要分布于长江流域及其以南的湖北、湖南、江西、安徽、江苏、云南、四川、浙江、广东、广西、上海、福建 12 个省、自治区、直辖市，453 个县（市、区）。截至 2015 年年底，已有广东、上海、广西、福建和浙江 5 省、自治区、直辖市达到了血吸虫病传播阻断标准，四川、云南、江苏、湖北、安徽、江西及湖南 7 个省已达到传播控制标准。在全国 453 个流行县（市、区）中，已有 343 个（占 75.72%）达到血吸虫病传播阻断标准；110 个（占 24.28%）达到传播控制标准。2015 年推算全国血吸虫病患者 77 194 例，较 2014 年的 115 614 例减少了 33.23%；全年未发现急性血吸虫病病例；现存晚期血吸虫病患者 30 843 例。2015 年全国共完成人群血吸虫病查病 8 736 036 例，共发现粪检阳性 3606 例，较 2014 年的 8270 例减少了 56.40%。2015 年全国共有 19 965 个流行村开展了钉螺分布调查，5609 个村查出钉螺，占调查总数的 28.09%；新查出 31 个有螺村；共查螺地 593 572.66hm^2，查出有螺面积 173 462.50hm^2，其中新发现钉螺面积 666.04 hm^2，未发现感染性钉螺；血吸虫病流行区现有存栏耕牛 879 373 头，共检查耕牛 526 062 头，发现粪检阳性耕牛 315 头。2015 年全国共治疗血吸虫病患者 170 438 例，扩大化疗 2 449 696 人次；治疗病牛 318 头，扩大化疗耕牛 483 213 头次；开展药物灭螺总面积 144 305.52hm^2，实际药物灭螺 69 221.57hm^2，环境改造灭螺 4572.06hm^2。2015 年全国 457 个国家级血吸虫病监测点居民和耕牛平均血吸虫感染率分别为 0.05% 和 0.04%，未发现感染性钉螺。疫情数据分析显示，全国已达到血吸虫病传播控制标准，血吸虫病疫情进一步下降；但部分新达标地区疫情尚不稳定，仍需加大血吸虫病的防治与检测工作力度。目前，我国血吸虫病防治工作仍需坚持以传染源控制为主的综合防治策略，因地制宜，分类指导。在未达到血吸虫病传播阻断地区加强传染源控制和有螺环境综合治理，实施人畜同步查治、粪便无害化处理、有螺地带禁牧等综合治理措施，在重点有螺环境实施药物灭螺；在传播阻断地区做好有螺地带禁牧，加强血吸虫病检测和重点有螺环境综合治理，主动监测与被动监测相结合，及时发现、处置残存或输入性钉螺，对来自血吸虫病流行区的人群、家畜进行监测，及时发现、处置输入性传染源。此外，各地应严格按照《全国血吸虫病监测方案（2014 年版）》的要求，认真开展血吸虫病常规监测、监测点监测和风险监测，及时发现和处理疫情，努力做到早发现、早治疗、早控制。要将血吸虫病防治融入经济社会发展政策，加快全国血吸虫病消除工作进程，早日将危害群众的“瘟神”扫进历史，达到消除血吸虫病的目标，切实保障广大人民群众身体健康，推进健康中国建设，促进经济社会发展。

（二）流行环节

1. 传染源 日本血吸虫病是人兽共患寄生虫病。传染源除人以外，尚有 40 多种哺乳动物，特别是黄牛、水牛等最为重要。在我国，自然感染日本血吸虫的家畜有牛、犬、猪等 9 种；野生动物有褐家鼠、野兔、野猪等 31 种。由于储存宿主种类繁多，分布广泛，防治工作难度较大。

2. 传播途径 血吸虫病在人群中的传播包括含虫卵的粪便污染水源、水体中有钉螺存在及人体由于生活和生产活动接触疫水（含尾蚴）三个重要环节。粪便污染水源的方式与当地的农业生产方式、居民生活习惯及家畜的饲养关系密切。湖北钉螺隶属于钉螺属，系两栖淡水螺类，是日本血吸虫的唯一中间宿主。当水体中存在感染血吸虫的阳性钉螺并有尾蚴从螺内逸出入水时，即成为疫水，对人、畜均具感染性。人群在生活或生产活动过程中接触含有尾蚴的疫水是日本血吸虫感染的主要方式。

3. 易感人群 不论任何年龄、性别和种族的人，对日本血吸虫均易感。在多数流行区，感染高峰年龄段通常在 11 ～ 20 岁。

（三）流行因素

流行因素包括自然因素和社会因素两方面。自然因素很多，主要是影响血吸虫生长发育和钉螺生存的自然条件，如地理环境、气温、水质、土壤等。社会因素包括影响血吸虫病流行的政治、经济、文化、生产活动、生活习惯等，特别是社会制度、卫生状况和全民卫生保健制度对防治血吸虫病十分重要。

（四）流行区类型

我国血吸虫病流行区，按地理环境、钉螺分布以及流行病学特点可分为三种类型，即湖沼型、水网型和山丘型。

1. 湖沼型 又称江湖洲滩型，主要分布在湖南、湖北、江西、江苏、安徽等省的长江沿岸和湖泊周围。这些地区的水位有明显的季节性涨落，存在大片冬陆夏水的洲滩，钉螺呈片状分布，面积大，占全国钉螺总面积的 80% 以上。

2. 水网型 又称平原水网型，主要分布在长江三角洲如上海、江苏、浙江等广大平原地区，这类地区河道纵横、密如蛛网，钉螺沿河岸呈线状分布。同时，这类地区气候温和，雨量充沛。人们因生产和生活接触疫水而感染。

3. 山丘型 又称山区丘陵型，主要分布在我国南部，如四川、云南、广西、广东等地。钉螺分布单元性很强，严格按水系分布，面积虽不很大，但分布范围广，环境极复杂。

（五）防治措施

1. 查病治病 在流行区要经常对易感者或可疑者（包括病畜）进行普查或诊查，一旦查出患者和病畜要及时给予治疗。化疗药物首选吡喹酮，吡喹酮具有毒性低、疗程短、疗效高、使用方便等优点。其次可选用呋喃丙胺等。晚期患者可在接受中药调理后，再做杀虫治疗或外科手术治疗。

2. 查螺灭螺 钉螺是日本血吸虫的唯一中间宿主，消灭钉螺是切断传播途径的重要措施，可采用生态灭螺法杀灭钉螺，湖沼地区主要是控制水位、硬化沟渠、改变钉螺的孳生环境。平原水网区及部分丘陵地区主要是结合农田生产与水利建设工程灭螺或采用药物灭螺的方法，如溴乙酰胺等药物灭螺。在流行地区应反复灭螺。

3. 加强粪便管理和保护水源 建造无害化粪池，推广沼气池，使人畜粪便得到无害化处理后，再提供农田使用，防止血吸虫卵污染水体。另外，要加强宣传教育，特别是对易感人群的健康教育很重要，将人们的行为、习惯和劳动方式引导到重视自我保健的轨道上来。同时，结合农村卫生建设规划，因地制宜地建设安全供水设施，减少传播血吸虫病的危险性等。

4. 做好个人防护 主要是防止尾蚴感染和预防服药，加强卫生健康宣传，引导人们建立良好的生产、生活方式，对预防血吸虫的感染具有十分重要的意义。

血吸虫病的防治是一个复杂的工程，单一环节的防治措施很难发挥作用。目前我国防治血吸虫病的基本方针是“积极防治、综合措施、因时因地制宜”，即主要通过治疗患者及病畜、消灭钉螺、加强粪便管理和做好个人防护等方面进行综合防治。

【附 尾蚴性皮炎】

尾蚴性皮炎（cercarial dermatitis）在我国稻田地区又称稻田皮炎，在国外，人因游泳而感染也称“游泳痒”等，是由禽类或畜类血吸虫尾蚴侵入人体皮肤所引起的疾病。

我国尾蚴性皮炎的病原是寄生于鸭的多种毛毕吸虫和寄生于牛的东毕吸虫的尾蚴。毛毕吸虫成虫寄生在鸭，虫卵随粪便排至外界，中间宿主为椎实螺（lymnea）。东毕吸虫如土耳其斯坦东毕吸虫（*O. turkenstanica*）、程氏东毕吸虫（*O. cheni*）。当人体皮肤接触到田、沟水内的上述尾蚴，则能感染，引起尾蚴性皮炎。

尾蚴性皮炎属于Ⅰ型和Ⅳ型超敏反应。尾蚴侵入皮肤后，局部有刺痛痒感，几小时后尾蚴侵入部位由小斑点渐变成小米粒大小突出的红色丘疹，有痒感。在一两天内发展成绿豆般大小，周围有红晕及水肿，有时可连成风疹团。如搔破皮肤，可引起继发性感染。病变部位多见于手、足及上、下肢等经常接触疫水的部位。

我国尾蚴性皮炎分布地区广泛，如吉林、辽宁、上海、江苏、福建、广东、湖南、四川等地，传染源主要是牛和家鸭，人体感染主要是在稻田劳动或放养牛、鸭时接触疫水所致。因此，保虫宿主、媒介螺蛳和人的生产、生活活动等几个环节结合在一起，是尾蚴性皮炎流行的基本原因。各地气候条件、媒介螺蛳生态、尾蚴发育时间及劳动方式不同，故各地皮炎流行季节也有所差别。在辽宁，感染季节较短，自5月下旬至6月上旬为高峰，7月下旬逐渐消失；在四川，感染季节在3～10月，而高峰在5月。

尾蚴性皮炎应属自限性疾病，如无继发感染，数天内即可自愈。采取的治疗措施：局部止痒可用1%～5%樟脑酒精、鱼黄软膏（鱼石脂、硫黄、氧化锌）或复方炉甘石洗剂涂擦，多种中药煎水泡洗也有止痒、消炎作用。症状重者可服用抗过敏药物如阿司咪唑（息斯敏）等。

第七节 其他人体寄生吸虫

一、异形吸虫

异形吸虫（*Heterophyid trematodes*）是属于异形科（Heterophyidae）的一类小型吸虫，体长仅0.3～0.5mm，最大者也不超过2～3mm。我国常见的异形吸虫有10多种，已有人体感染报道的共5种，即异形异形吸虫（*Heterophyes heterophyes* V. Siebold，1852）、横川后殖吸虫（*Metagonimus yokogawai* Katsurada，1912）、钩棘单睾吸虫（*Haplorchis pumilio* Looss，1899）、多棘单睾吸虫（*H. yokogawai* Katsuta，1932）、台湾棘带吸虫（*Centrocestus formosanus* Nishigori，1924）。其主要寄生于禽、畜和人的消化道或异位寄生于其他器官而引起异形吸虫病

（heterophydiasis）。除前两种在我国台湾报道的病例数较多外，大陆人体感染的病例较少。

（一）形态与生活史

异形吸虫的成虫呈长梨形，虫体微小，大小为（1～1.7）mm×（0.3～0.4）mm，体表具有鳞棘。口吸盘较腹吸盘小，生殖吸盘位于腹吸盘的左下方。食管细长，肠支长短不一。睾丸2个，位于肠支末端的内侧。储精囊弯曲，卵巢在睾丸之前紧接卵模，卵黄腺在虫体后部两侧各有14个。子宫很长，曲折盘旋，向前通入生殖吸盘（图3-13）。虫卵大小为（28～30）μm×（15～17）μm，棕黄色，有卵盖，内含一毛蚴。

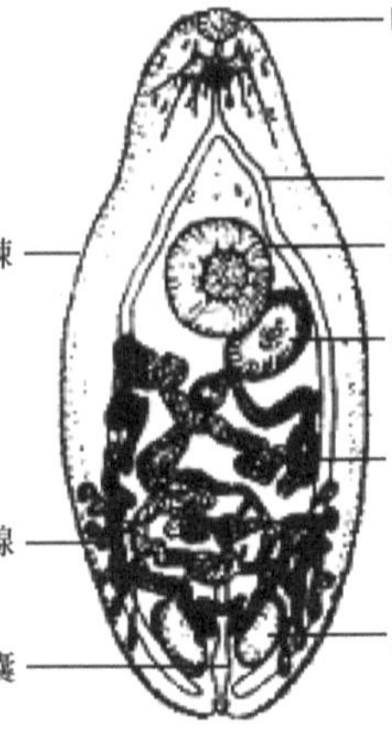

图3-13 异形吸虫成虫

异形吸虫成虫主要寄生在鱼类、鸟类及哺乳类动物体内，偶尔寄生于人小肠。在我国第一中间宿主为淡水螺，种类很多；第二中间宿主为淡水鱼，包括鲤科与非鲤科鱼类，偶尔也可在蛙类寄生。在螺体内经过胞蚴、雷蚴（1～2代）和尾蚴阶段后，尾蚴从螺体逸出，侵入鱼或蛙体内发育成囊蚴。终宿主因误食囊蚴而感染。

（二）致病与诊断

成虫很小，主要寄生在终宿主小肠的绒毛组织基部，可引起机械性损伤、组织坏死、脱落等炎症反应。在肠管寄生时可钻入肠壁，因此虫体和虫卵有可能通过血液到达其他器官。若感染虫数少，炎症反应轻，自觉症状不明显；如虫数多，则反应重，可引起腹痛、腹泻等消化功能紊乱症状，重度的消化道感染可出现消瘦和消化道症状。此外，虫卵还可滞留在肠黏膜或经血流沉积在其他脏器、组织内，引起心肌、脑、脊髓、肝、脾及肺等多种脏器、组织的严重损害甚至可导致宿主死亡。

异形吸虫感染的实验诊断主要依靠病原学检查，常规的方法是用粪便涂片法及沉渣法镜检虫卵。各种异形吸虫虫卵形态相似，且与华支睾吸虫、后睾吸虫、微茎吸虫卵以及灵芝孢子等形态近似，其鉴别的主要依据有：①了解受检者所在地区的吸虫流行种类，特别是该地区有无异形吸虫存在，将有助于鉴别诊断。②异形吸虫在人体内寄生虫数少，产卵量少，而华支睾吸虫产卵量较大，因此若每个视野有多个虫卵时为华支睾吸虫感染，少量时有两类吸虫混合感染存在的可能。③十二指肠引流液未找到虫卵而粪便出现虫卵，应考虑到异形吸虫的可能。因为异形吸虫多在十二指肠以下的肠道寄生，而华支睾吸虫则寄生于胆管系统。④若能获得成虫将有利于鉴定虫种。

（三）流行与防治

异形吸虫种类繁多、分布广泛。异形吸虫病在亚洲地区的日本、朝鲜、菲律宾、苏联西伯利亚地区、土耳其、以色列等都有流行，欧洲一些地区和非洲尼罗河流域的国家如埃及也有流行。我国仅见于上海、浙江、江西、湖南、海南、福建、湖北、安徽、新疆、广西、山东、广东、台湾等省（自治区、直辖市）。传染源主要是鸟类和哺乳动物，但某些可寄生于人体的种类，如种群数量大时，人也可作为传染源。异形吸虫主要通过食入活的囊蚴而感染。

在预防上注意饮食卫生，不吃未煮熟的鱼肉和蛙肉是避免异形吸虫感染的重要方法。感染异形吸虫后可使用吡喹酮进行治疗。

二、棘口吸虫

棘口科（Echinostomatidae）吸虫种类繁多，约12个亚科，600余种，是肠道寄生的小型类吸虫，主要见于鸟类，其次是哺乳类、爬行类，少数见于鱼类。寄生于人体的棘口吸虫主要有圆圃棘口吸虫（*Echinostoma hortense* Asada，1926）、马来棘口吸虫（*Echinostoma malayanum* Leiper，1911）、接睾棘口吸虫（*Echinostoma paraulum* Dietz，1909）、卷棘口吸虫 [*Echinostoma revolutum*（Frohliech，1802）Dietz，1909]、卷棘口吸虫日本变种（宫川棘口吸虫）（*Echinostoma revolutum* var. *japonica* Vkurisa，1932）、曲领棘缘吸虫（*Echinoparyphium recurvatum* Linstow，1873）、日本棘隙吸虫（*Echinochasmus japonicus* Tanabe，1926）、抱茎棘隙吸虫 [*Echinochasmus perfoliatus*（V. Ratz，1908）Dietz，1910]、九佛棘隙吸虫（*Echinochasmus jiufoensis* Liang and Ke，1988）、藐小棘隙吸虫（*Echinochasmus liliputanus* Looss，1896）和福建棘隙吸虫等，其中日本棘隙吸虫在福建与广东有局部的流行，受检的 3639 人中感染率为 4.9%。

（一）形态与生活史

1. 成虫 呈长条状，有的较粗短，前端稍窄，略似瓶状，体表有棘（图 3-14）。具口吸盘和腹吸盘且相距很近，口吸盘居亚顶位，腹吸盘发达。具头冠，多有单列或双列的头棘若干枚。两个睾丸在虫体后半部，前后排列或斜列。卵巢在睾丸之前，无受精囊，有劳氏管；子宫盘曲在两肠支之间，位于腹吸盘之后及卵巢或睾丸之前。

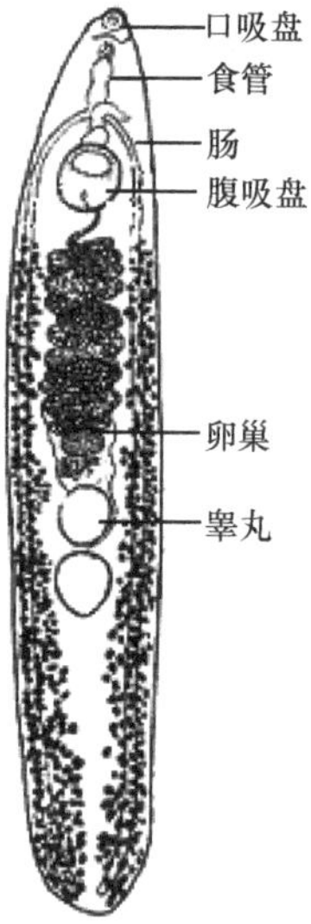

图 3-14 卷棘口吸虫成虫（自吴观陵，2005）

2. 虫卵 较大，椭圆形，淡黄色。卵壳一端有一小盖，有的虫种卵壳另一端增厚，内含 1 个卵细胞和若干卵黄细胞。

3. 生活史 棘口吸虫的第一中间宿主是淡水螺，第二中间宿主是淡水鱼、青蛙及蝌蚪等，但尾蚴也可在其他物体或螺体表成囊。经口感染囊蚴，在脊椎动物小肠内脱囊，童虫经 7～9 天发育成熟。虫卵在水中经发育，孵出毛蚴。中间宿主为淡水螺类，毛蚴侵入后经胞蚴、母雷蚴、子雷蚴等期发育为尾蚴。尾蚴逸出后侵入第二中间宿主形成囊蚴，也可不逸出就在原宿主体内形成囊蚴。麦穗鱼的感染率最高（80.70%），感染度也最高，最多者每条鱼中达 3752 个囊蚴。

（二）致病与诊断

成虫可寄生于小肠上段，以头部插入黏膜，引起肠壁卡他性炎症和浅表黏膜上皮细胞脱落、充血及炎症细胞浸润。人体轻度感染常无明显症状或表现为乏力、头晕、头痛、食欲缺乏、腹痛、腹泻、粪便带血或黏液血便等。重度感染者可出现贫血、下肢水肿、厌食、消瘦及发育障碍，甚至可并发坏死性肠炎等而致死。

（三）防治

人主要因吃未煮熟的淡水鱼、吞食生蝌蚪等而感染。改变不良的饮食习惯是重要的预防措施。可使用硫氯酚（硫双二氯酚）和吡喹酮治疗患者，两者均有良好的驱虫效果。

（夏超明　吴琛耘）

第四章　绦　　虫

第一节　概　　述

绦虫（cestode）属于扁形动物门的绦虫纲（Cestoidea）。成虫背腹扁平，长如带状，故又称为带虫（tapeworm）。多数虫种身体分节，雌雄同体，无消化道，缺体腔。绦虫均营寄生生活，成虫大多寄生在脊椎动物消化道中，发育过程中需要 1 ～ 2 个中间宿主。寄生人体的绦虫属于多节绦虫亚纲（Eucestoda）中的圆叶目（Cyclophyllidea）和假叶目（Pseudophyllidea）。在我国寄生人体的常见绦虫有链状带绦虫、肥胖带绦虫、细粒棘球绦虫、微小膜壳绦虫、曼氏迭宫绦虫等虫种。

一、形　　态

1. 成虫　白色或乳白色，背腹扁平，带状、分节。虫体长度因虫种不同可从数毫米至数米不等。虫体前端为头节（scolex），具有附着宿主组织的功能。圆叶目绦虫的头节呈球形或方形，具有 4 个吸盘（sucker）、顶突（rostellum）及小钩等固着器官；假叶目绦虫的头节呈梭形，其固着器官为背腹侧凹陷形成的两条吸槽（bothrium）。头节后面有一段窄细不分节的颈部（neck），具有生发细胞，不断长出节片（proglottid），形成链体（strobilus）。链体由数节至数千个节片相连而成。靠近颈部的节片短小，其中的生殖器官尚在发育中，称为幼节或未成熟节片（immature proglottid）；链体中部，节片逐渐长大，其中的生殖器官发育成熟，称为成节或成熟节片（mature proglottid）；链体后部节片的子宫中充满虫卵，称为孕节或妊娠节片（gravid proglottid）。圆叶目绦虫体后部的孕节节片最大，节片中除充满虫卵的子宫外，其他生殖器官已退化或消失，子宫的形态特征是鉴别绦虫虫种的重要依据之一。链体末端的孕节不断从链体脱离，而新节片又不断从颈部长出，因此虫体可保持一定的长度。

（1）体壁结构：绦虫的体壁分为皮层和皮下层。皮层为合胞层，无细胞核，具有吸收、分泌及抵抗宿主消化液的功能。外表面密布许多微小的指状胞质突起，称为微毛（microthrix）。其结构与肠绒毛相似，只是其末端呈尖棘状，可擦伤肠上皮细胞，并起固着作用。微毛下为较厚的胞质区（cytoplasmic region）或称基质区，有大量的空泡。胞质区下部密集线粒体，皮层与皮下层以明显的基膜（basal membrane）为界。

皮下层由表肌层（superficial muscle）组成，包括环肌、纵肌和少量斜肌，它们均为平滑肌，包绕虫体的全部实质器官，并贯穿整个链体。当节片成熟后，链体末端节片间的肌纤维萎缩，孕节即从链体脱落。肌层下面实质组织中有大量的电子致密细胞，称为核周体（perikarya），核周体具有双层膜的胞核和复杂的内质网及线粒体。核周体通过若干连接小管与皮层相连，分泌蛋白类晶体、脂或糖原而不断更新皮层。在实质组织中散布许多由胞膜包绕的圆形或椭圆形钙和镁的碳酸盐颗粒，称为石灰小体（calcareous body），可能有平衡酸碱度、调节渗透压或可作为离子或二氧化碳的补给库（图 4-1）。

（2）神经系统：神经节位于头节，由此发出 6 根纵行的神经干，贯穿整个链体，每节片中有横支连接。感觉末梢分布于皮层，与触觉感受器和化学感受器相连。

（3）排泄系统：由若干焰细胞、毛细管、集合管及与其相连的 4 根纵行的排泄管组成。排泄管贯穿链体，每侧 2 根，在头节内排泄管更为发达，形成排泄管丛。每节片的后部有横支相通。链体末端节片的排泄管通向体外。排泄系统既有排出代谢产物的作用，亦有调节体液平衡的功能。

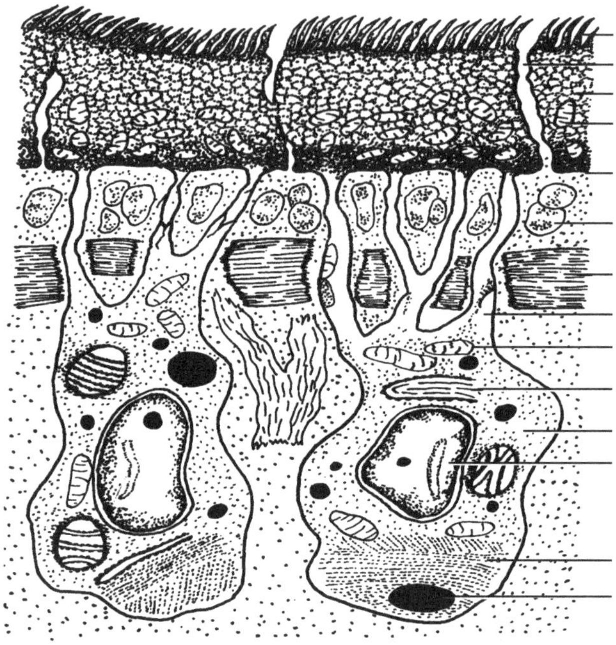

图 4-1　绦虫体壁超微结构示意图

（4）生殖系统：多数虫种生殖系统为雌雄同体，在链体的每一个节片中均有雌雄生殖器官各 1 套，少数虫种各 2 套。雄性生殖器官，包括位于节片背面中上部实质中的球形睾丸，数个至数百个。每个睾丸与输出管相连，然后汇合成输精管，并延伸入阴茎囊，在阴茎囊内或外输精管可膨大成储精囊。在阴茎囊中输精管与前列腺汇合后延伸为射精管，末端为阴茎，开口于生殖腔中，再以生殖孔与外界相通。雌性生殖器官，有卵巢 1 个，多分叶，位于节片中后部腹面睾丸之后。卵黄腺呈滤泡状分散于节片的表层实质中，或聚集成单一的致密团块，位于卵巢的后方。输卵管自卵巢发出后与受精囊或阴道、卵黄总管相通，然后膨大成卵模，再与子宫相通。子宫呈管状或囊状，位于节片中部。管状子宫开口于腹面的子宫孔，囊状子宫无子宫孔。随着子宫内虫卵的增多和发育，子宫增大并向两侧伸出分支，占满整个节片。阴道位于输精管下方，其基部膨大成受精囊，最后开口于生殖腔或生殖孔的后方。

圆叶目绦虫和假叶目绦虫成虫形态的主要区别：圆叶目绦虫头节呈球形，固着器官为吸盘、顶突及小钩等。生殖孔位于节片的侧方。子宫无子宫孔。卵黄腺聚集成一块，位于卵巢之后。孕节与成节结构差异较大。假叶目头节多呈梭形，固着器官为吸槽。生殖孔位于节片中部。子宫呈盘曲状，具有子宫孔通向体外。卵黄腺呈滤泡状散布在节片两侧的表层中，卵巢之前。孕节和成节结构相似（图 4-2）。

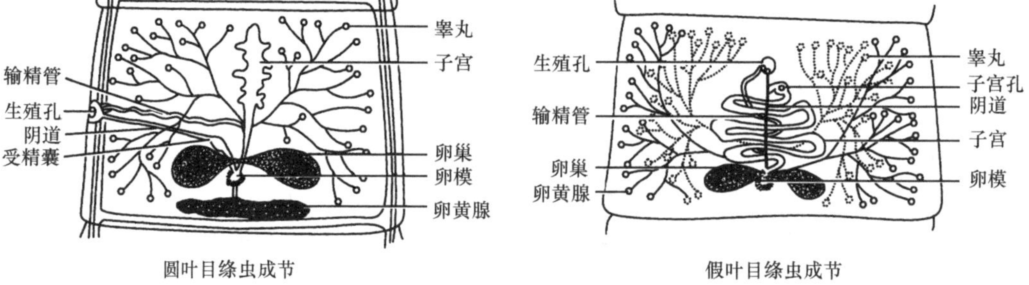

图 4-2　绦虫成熟节片中生殖系统示意图

2. 虫卵 圆叶目绦虫卵多呈圆球形。外面是很薄的卵壳和很厚的胚膜，胚膜内是具有 3 对小钩的幼虫，称为六钩蚴（oncosphere）。假叶目绦虫卵与吸虫卵相似，为椭圆形，卵壳较薄，一端有小盖，卵内含一个卵细胞和多个卵黄细胞。

二、生 活 史

绦虫的生活史复杂。成虫寄生于脊椎动物的消化道中，幼虫有多个发育阶段，需要不同种类的中间宿主。在中间宿主体内发育的幼虫统称为中绦期（metacestode）幼虫。中绦期幼虫的形态因种而异，常见的类型如下（图 4-3）。

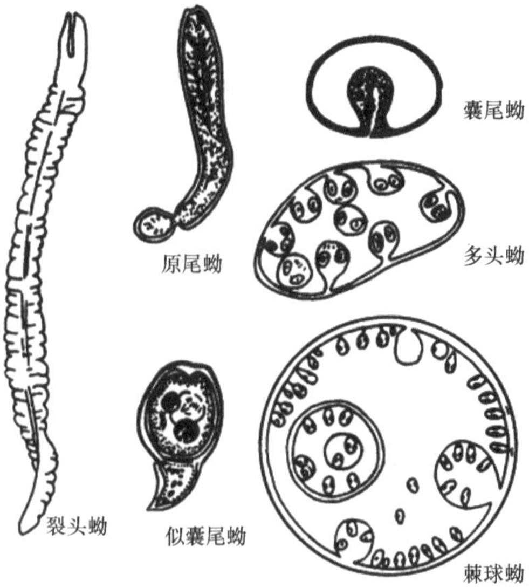

图 4-3 绦虫的幼虫

1. 囊尾蚴（cysticercus） 俗称囊虫（bladder worm），为半透明的白色小囊，囊中充满囊液，囊壁上有一个向内翻转卷曲的头节。另有一种囊尾蚴型幼虫，囊内有多个头节，称多头蚴（coenurus）。

2. 似囊尾蚴（cysticercoid） 体型较小，前端有很小的囊腔和相对较大的头节，后部则是实心的带小钩的尾状结构。

3. 棘球蚴（hydatid cyst） 囊状，大小不等。囊内有许多头节称为原头蚴或原头节（protoscolex），还有许多附着于囊壁或悬浮在囊液中的小囊，称为生发囊（brood capsule），其内又可有许多原头节或更小的生发囊，以至一个棘球蚴中可含有成千上万个原头蚴。

4. 泡球蚴（alveolar hydatid cyst） 也称多房棘球蚴（multilocular hydatid cyst），为棘球蚴的另一种类型。囊较小，可不断向囊内和囊外芽生若干小囊。人体内寄生的泡球蚴囊内充满的不是囊液而是胶状物，其中头节较少或没有头节。

5. 裂头蚴（plerocercoid，sparganum） 外形类似成虫，白色，带状，但不分节，仅具不规则的横皱褶。体前端略凹入，无吸槽，伸缩活动能力很强。

各种中绦期的幼虫名又可代替属的名称，用来表示该种绦虫这一期的幼虫，如曼氏裂头蚴（*Sparganum mansoni*）即表示曼氏迭宫绦虫（*Spirometra mansoni*）的裂头蚴；猪囊尾蚴（*Cysticercus cellulosae*）指猪带绦虫（*Taenia solium*）的囊尾蚴等。

圆叶目绦虫生活史中需要 1 个中间宿主，个别种类甚至可以不需中间宿主。虫卵在子宫中已含有六钩蚴，卵随节片脱落排出，被中间宿主吞食后，卵内六钩蚴孵出，钻入宿主肠壁，随血流到达组织内，发育为中绦期幼虫。这些幼虫进入终宿主消化道发育为成虫。有的种类也可以不需要中间宿主，幼虫及成虫在同一宿主体内完成生活史，虫卵为感染阶段，如微小膜壳绦虫。

假叶目绦虫生活史中需 2 个中间宿主。卵从子宫孔排出后，卵内含卵细胞，必须进入水中才能继续发育，孵出的幼虫具有 3 对小钩，体外被有一层纤毛，能在水中游动，称为钩球蚴（coracidium）。然后进入第一中间宿主剑水蚤体内，发育成原尾蚴（procercoid），原尾蚴已初具绦虫雏形；进入第二中间宿主鱼或蛙体内发育为裂头蚴。裂头蚴进入终宿主消化道内发育为成虫。

三、生 理

绦虫无消化道，成虫生活在宿主的肠道中，依靠体表吸收营养。皮层可通过单纯扩散、易化扩散和主动运输等方式吸收各种营养物质，同时也具有分泌和抵抗宿主消化液破坏的作用。体表微毛既有固着作用，又能擦伤宿主肠上皮细胞，使富含营养的高浓度细胞质渗出到虫体周围便于虫体吸收，虫体体表的微毛还增加了吸收面积，可大大提高营养吸收效能。皮层胞质区的大量空泡具有对营养物质的胞饮作用和运输作用。有的绦虫头节上的顶突能穿入宿主的肠腺，经胞饮作用摄取黏液和细胞碎片以及其他营养物质。

绦虫主要通过糖代谢来获得能量。绦虫体内无完整的三羧酸循环功能，主要依靠糖酵解获得能量，通过蛋白质和脂质代谢获得的能量很少。绦虫有合成蛋白质和核酸的能力，而合成脂质的能力很小，其体内脂肪酸主要来源于宿主。

绦虫成虫营有性生殖，其交配及受精可以在同一节片或同一虫体的不同节片间进行，也可在不同虫体间完成。中绦期幼虫可进行无性生殖，如芽生生殖。

四、致　　病

绦虫成虫寄生于宿主肠道，可掠夺宿主的营养。虫体的吸盘、小钩及微毛可损伤宿主肠黏膜，虫体代谢产物可刺激肠黏膜，引起患者出现腹部不适、消化不良、腹泻，或腹泻与便秘交替出现等症状，个别虫种如阔节裂头绦虫可大量吸收宿主的维生素 B_{12} 导致严重贫血。

绦虫幼虫在人体内寄生造成的危害远大于成虫。如囊尾蚴、棘球蚴、裂头蚴等可在皮下、肌肉、眼、脑等处寄生，引起组织器官的破坏、损伤，形成占位性病变，导致严重的后果。幼虫的代谢产物及囊液可引起超敏反应，甚至休克或死亡。

五、种　　类

我国常见人体绦虫的种类有十余种，见表 4-1。

表 4-1　常见人体绦虫的种类

目	科	属	种
圆叶目 Cyclophyllidea	带科 Taeniidae	带属 *Taenia*	链状带绦虫 *T. solium*
			肥胖带绦虫 *T. saginata*
			亚洲带绦虫 *T. asiatica*
		棘球属 *Echinococcus*	细粒棘球绦虫 *E. granulosus*
			多房棘球绦虫 *E. multilocularis*
	膜壳科 Hymenolepididae	膜壳属 *Hymenolepis*	微小膜壳绦虫 *H. nana*
			缩小膜壳绦虫 *H. diminuta*
		假裸头属 *Pseudanoplocephala*	克氏假裸头绦虫 *P. crawfordi*
	囊宫科 Dilepididae	复孔属 *Dipylidium*	犬复孔绦虫 *D. caninum*

续表

目	科	属	种
圆叶目 Cyclophyllidea	代凡科 Davaineidae	瑞列属 *Raillietina*	西里伯瑞列绦虫 *R. celebensis*
假叶目 Pseudophyllidea	裂头科 Diphyllobothriidae	迭宫属 *Spirometra*	曼氏迭宫绦虫 *S. mansoni*
		裂头属 *Diphyllobothrium*	阔节裂头绦虫 *D. latum*

第二节　链状带绦虫

链状带绦虫（*Taenia solium* Linnaeus，1758）又称猪带绦虫、猪肉绦虫（pork tapeworm）或有钩绦虫（armed tapeworm），隶属于圆叶目、带科。祖国医学称之为寸白虫或白虫，是最早记载的人体寄生虫之一。成虫寄生在人体小肠内，引起猪带绦虫病（taeniasis suis），幼虫寄生在人的皮下、肌肉或内脏，引起猪囊尾蚴病（cysticercosis）。

一、形态与生活史

（一）形态

1. 成虫　带状，长 2 ～ 4m，前端较细，向后逐渐增宽。乳白色，略透明。头节近似球形，直径 0.6 ～ 1mm，有 4 个吸盘，顶端具有能伸缩的顶突，顶突上有 25 ～ 50 个小钩，交叉排列成内外两圈，内圈的钩较大，外圈的稍小。颈部纤细，不分节，长 5 ～ 10mm，直径约为 0.5mm。链体（又称体节）由 700 ～ 1000 个节片组成。靠近颈部的细小节片称为未成熟节片或幼节，外形宽而短，其内生殖器官尚未发育成熟；链体中部的节片称为成熟节片或成节，近方形，具有发育成熟的雌、雄生殖器官各 1 套。睾丸呈滤泡状，150 ～ 200 个，散布在节片背面两侧。输精管在一侧横向走行，经阴茎囊开口于节片边缘的生殖腔。卵巢位于节片后 1/3 的中央，分为 3 叶，左右两叶较大，中央一叶较小，位于子宫与阴道之间。子宫为一细的盲管，纵行于节片的中央。卵黄腺呈块状，位于卵巢之后。阴道在输精管的后方并与其并行，开口于生殖腔。各节的生殖孔均略向外凸出，沿链体左右两侧不规则分布。虫体后部的节片称为妊娠节片或孕节，为窄长的长方形。孕节中仅见充满虫卵的子宫，其他器官均退化。子宫由主干向两侧分支，每侧为 7 ～ 13 支，各分支不整齐并可继续分支而呈树枝状，每一孕节中含虫卵 3 万～ 5 万个（图 4-4）。

2. 虫卵　虫卵呈圆形或卵圆形，直径 31 ～ 43μm，卵壳薄而透明，极易破碎，在虫卵自孕节散出后多数卵壳已脱落。镜检所见的外层为虫卵的胚膜，较厚，呈黄褐色，其上有放射状条纹，内含一个六钩蚴（图 4-4）。

3. 猪囊尾蚴（*Cysticercus cellulosae*）又称猪囊虫，为卵圆形、白色半透明的囊状物，大小为（8 ～ 10）mm×5mm，囊内充满透明的液体。囊壁外为皮层，内为间质层，间质层有一处向囊内增厚形成向内翻卷收缩的头节，呈米粒大小的白点，其形态结构和成虫头节相同（图 4-5）。

（二）生活史

链状带绦虫最主要的终宿主是人，中间宿主为猪。幼虫亦可寄生于人体，人也可作为中间宿主。此外，曾有人用猪囊尾蚴实验感染白掌长臂猿和大狒狒获得成功。在印尼的巴布亚岛的狗体内也发现了自然感染的活的猪囊尾蚴。

成虫寄生于人的小肠上段，头节固着于肠壁，孕节常以单节或 5 ～ 6 节相连从链体上脱落，随粪便排出。脱落的孕节有一定的活动力，同时受挤压破裂而使虫卵散出，污染地面或食物。虫卵或孕节被猪等中间宿主吞食后，在其小肠内经消化液作用，经 24 ～ 72 小时后，六钩蚴孵出。通过小钩的活动及其穿刺腺分泌物的作用，六钩蚴钻入肠壁血管或淋巴管，随血流或淋巴系统行至宿主全身各处，虫体逐渐长大，约经 10 周后，发育为囊尾蚴并成熟。囊尾蚴在猪体内寄生的部位以股内侧肌多见，其次为深腰肌、肩胛肌、膈肌、心肌、舌肌等；还可以寄生于脑、眼等处。被猪囊尾蚴寄生的猪肉俗称“米猪肉”、“痘猪肉”或“米糁肉”。囊尾蚴在猪体内可存活 3 ～ 5 年，最后逐渐死亡并钙化。

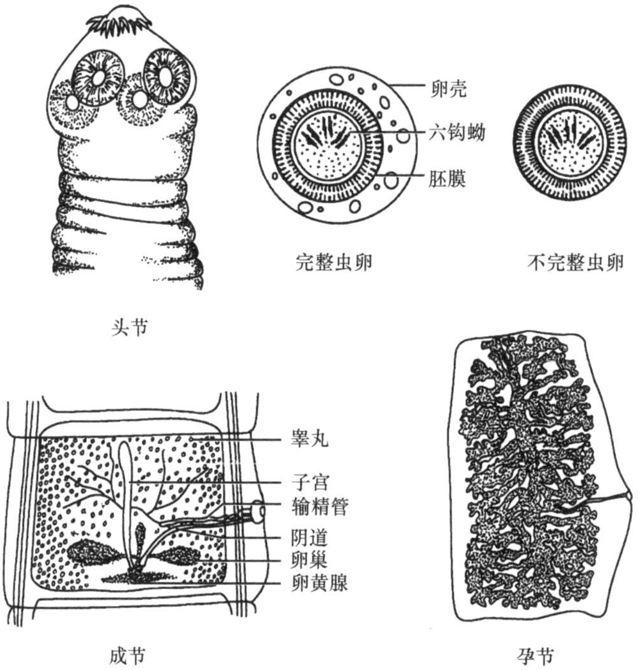

图 4-4 链状带绦虫节片和虫卵

人若食入生的或未熟透的“米猪肉”，在小肠内经消化液的作用，囊尾蚴的头节翻出，附着于小肠壁，自颈部长出节片，经 2 ～ 3 个月发育为成虫。成虫寿命可长达 25 年以上。当人误食虫卵或孕节后，虫卵也可在人体内发育成囊尾蚴，人体内寄生的囊尾蚴不可能进一步发育为成虫，故人作为中间宿主在猪带绦虫生活史上无意义，在流行病学上也无传播意义（图 4-5）。

二、致病与诊断

（一）致病

1. 成虫致病 成虫寄生人体引起猪带绦虫病。虫体以其吸盘、顶突、小钩和体壁微毛对肠壁黏膜造成机械性损伤，引起炎症反应，造成消化吸收功能障碍。寄生在人体的虫数通常为 1 条，但在流行区可多至 2.3 ～ 3.8 条，最多的一例为 19 条。猪带绦虫病的临床症状一般较轻微。粪便中发现节片是患者求医最常见的原因。少数患者有腹部不适、消化不良、腹胀、消瘦等症状。偶尔可引起肠梗阻、肠穿孔。国内曾有报道大腿皮下及甲状腺组织内成虫异位寄生的病例。

2. 幼虫致病 猪囊尾蚴寄生人体引起猪囊尾蚴病，俗称猪囊虫病。人由于食入虫卵而感染。人体感染囊尾蚴病的方式有三种：①自体内感染：即患者体内已经有成虫感染，当遇到反胃、呕吐时，肠道的逆蠕动可将孕节反推入胃中，虫卵释放出来，引起自身感染。②自体外感染：猪带绦虫病患者因误食自己排出的虫卵而引起感染。③异体感染：误食他人排出的虫卵而引起的感染。据报道 16% ～ 25% 的猪带绦虫病患者伴有囊尾蚴病，而囊尾蚴病患者中约 55.6% 伴有猪带绦虫寄生。可见前两种感染方式更为重要。

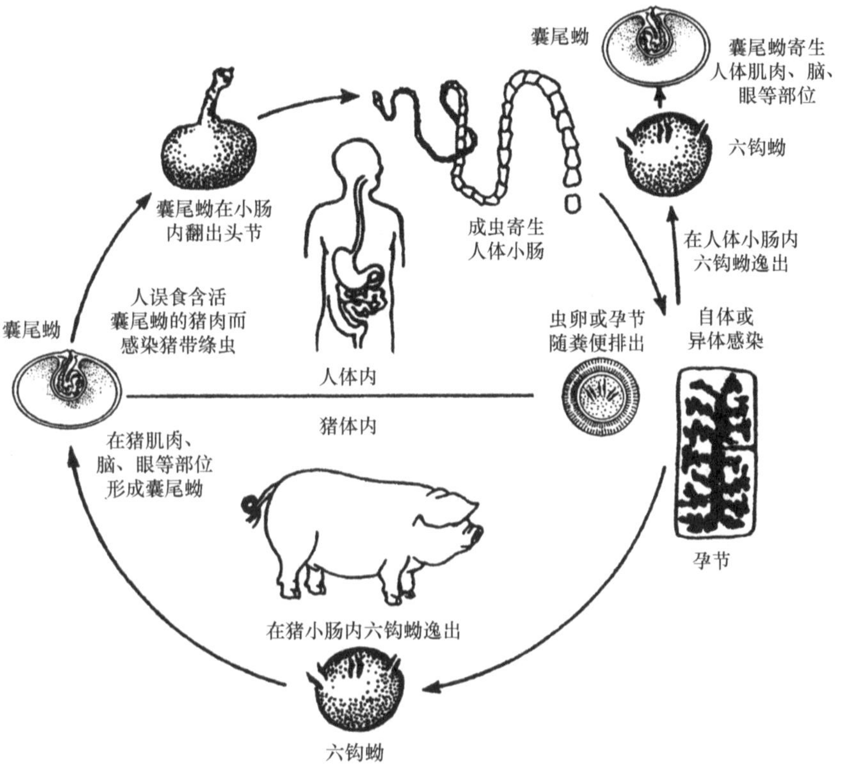

图 4-5　链状带绦虫生活史

猪囊尾蚴对人体的危害远大于成虫。其危害程度因寄生的虫数、寄生的部位而异。人体寄生的囊尾蚴可由 1 条至数千条不等。寄生部位很广，主要寄生部位是皮下组织、肌肉、脑和眼，其次为心、舌、口腔，以及肝、肺、腹膜、上唇、乳房、子宫、神经鞘、骨等。寄生于不同部位的囊尾蚴其大小和形态各不相同。寄生在疏松的结缔组织和脑室中的囊尾蚴多呈圆形，大小为 5 ～ 8mm；在肌肉中的略伸长；在脑底部的一般长 2.5mm，可具分支或葡萄样突起，称为葡萄状囊尾蚴（cysticercus racemosus）。

临床上通常根据寄生部位将囊尾蚴病分为以下三种类型。

（1）皮下及肌肉囊尾蚴病：囊尾蚴在皮下、黏膜下或肌肉中形成结节，其数量为一个至数千个不等。主要分布在头部及躯干，四肢较少。结节呈圆形或椭圆形，大小为 0.5 ～ 1.5cm，硬度近似软骨，与周围组织无粘连，无压痛，可移动。结节常分批出现，并可逐渐消失。有人认为皮下结节出现是由于虫体死亡囊泡内压力增高所致，其消失则由于死后局部反应之故。感染轻者可无症状。寄生数量多时，表现为肌肉酸痛无力、发胀、麻木或呈假性肌肥大等。

（2）脑囊尾蚴病：大多数病程缓慢，潜伏期以 1 个月至 1 年为多见，最长可达 30 年。临床表现极为复杂，有的可全无症状，有的可引起猝死，最常见的症状是癫痫发作、颅内压增高和精神障碍，其中以癫痫发作最多见，发作时间可长可短，可以是大发作、小发作或精神运动性发作。同一患者可有两种以上的发作形式，并可互相转化，发作的强度和时间变化不定。发作形式的多样性和易转换性为本病的特征之一。严重者可致瘫痪和失语。囊尾蚴寄生于脑实质、蛛网膜下腔和脑室均可使颅内压增高。当有神经疾患和脑血流障碍时表现为记忆力减退、视力下降及精神症状等。国内将脑囊尾蚴病分为 6 个临床型，癫痫型、脑实质型、蛛网膜下腔型、脑室型、混合型和亚临床型。不同型患者的临床表现和严重程度不同，治疗原则与预后也不一样。另外，脑囊尾蚴病对脑炎的发病有诱导作用，可使脑炎病变加重而致死亡。

（3）眼囊尾蚴病：囊尾蚴可寄生于眼的任何部位，大多数寄生在眼球深部玻璃体（51.6%）

及视网膜下（37.1%）。通常累及单眼，症状轻者表现为视力障碍，眼内可见虫体蠕动，重者可致失明。囊尾蚴在眼内存活的时间为 1 ～ 2 年，此时患者尚能忍受。囊尾蚴一旦死亡，虫体的分解物可产生强烈刺激，造成眼内组织病变，导致玻璃体混浊、视网膜脱离、视神经萎缩，并发白内障、青光眼等，最终可致眼球萎缩而失明。

（二）诊断

1. 猪带绦虫病的诊断 询问患者有无吃生的或未煮熟的“米猪肉”以及排出节片史对本病的诊断有重要参考价值，确诊依赖于病原学检查。粪便检查可能查获虫卵或孕节，如检获孕节，计数子宫分支数目可鉴定虫种。对可疑的患者应连续数天进行粪便检查孕节或虫卵。必要时还可试验性驱虫，收集患者的全部粪便，用水淘洗检查头节和孕节以确定虫种和明确疗效。将检获的头节或孕节洗净后夹在两张载玻片之间轻压，观察头节上的吸盘和顶突小钩以及孕节的子宫分支即可确诊。

2. 猪囊尾蚴病的诊断 临床上除要询问有无绦虫病史外，还需根据不同的寄生部位采用不同的检查方法。皮下或浅表部位的囊尾蚴结节可采用手术摘除活检。眼部的囊尾蚴可用眼底镜检查；脑和深部组织的囊尾蚴可用 X 线、CT 和 MRI 等影像检查，并结合临床症状如癫痫、颅内压增高和精神症状等作出判断。

免疫学检查具有辅助诊断价值，尤其是对无明显临床体征的脑型患者更有意义。常用的免疫学方法有 IHA、ELISA、dot-ELISA 及免疫印迹试验。应用单克隆抗体检测患者的循环抗原有助于确定活动性感染和疗效考核。也有用聚合酶链反应（PCR）诊断猪囊尾蚴病的报道。

三、流行与防治

（一）分布与流行状况

1. 分布 猪带绦虫病呈世界性分布，以拉丁美洲的巴西、墨西哥，非洲的南部和亚洲的南部地区为高发区，在欧美及澳大利亚等发达地区也有散在病例。在我国猪带绦虫病分布很广，散发病例见于全国 29 个省、自治区、直辖市，以东北、华北、中原和西南的某些地区较多见。黑龙江、吉林、山东、河北、河南等省感染率高，在云南、广西等少数地区呈局限性流行。第二次全国抽样调查报告显示，全国人群带绦虫的感染率为 0.28%，血清囊尾蚴抗体阳性率为 0.58%。

2. 流行因素 猪的饲养与管理不善及人生食或半生食猪肉的饮食习惯是造成本病流行的主要因素。

（1）养猪方法不当：有些地区人无厕所猪无圈，或猪圈与人厕连在一起（连茅圈），使猪容易吃到人粪便中的节片或虫卵而感染。

（2）居民生活习惯不良：在地方性流行区，人们有生吃或半生吃猪肉的习惯，如云南的白族人喜食“生皮”，即把整猪放在火上烧焦，刮去烧焦的皮毛后取肉切片蘸调料生吃；傣族人的“剁生”，是将生猪肉剁成肉泥加佐料吃；哈尼族的“噢嚅”是将生猪肉片（熏肉、腌肉）拌凉菜而食；云南的“过桥米线”系将生猪肉片和米粉加热汤后食用。此外，还有西南地区的“生片火锅”、福建的“沙茶面”“拌面条”等。这些均含有生的或半生的猪肉，食入后易引起感染。我国大部分地区居民无吃生肉的习惯，散发病例多因猪肉烧煮不够，如煮大块肉，或炒肉片，或制作肉馅食品（如猪肉包子或饺子）的烹饪温度不均或时间不够（54℃，5 分钟才能杀死囊尾蚴），致使肉内的囊尾蚴未被彻底杀死，或用切过生肉的刀、砧板再切熟食而导致感染。

囊尾蚴病的感染则因个人卫生及饮食卫生不良误食猪带绦虫的虫卵所致。感染者以青壮年和男性为主。猪囊尾蚴病的流行多与猪带绦虫病分布一致，调查发现凡是猪带绦虫病发病率高的地方，猪体囊尾蚴和人体囊尾蚴的感染率亦高，三者呈平行消长趋势。

（二）防治

1. 预防 大力开展卫生教育，抓好“驱、管、检”的综合防治措施。

在流行区开展普查的基础上及时为患者进行驱虫治疗。由于本虫寄生在肠道常可通过自体感染的方式导致囊尾蚴病，故应尽早并彻底进行驱虫治疗，既可减少传染源，又对预防囊尾蚴病具有重要意义。教育群众管好厕所，生猪实行圈养，避免人畜互相感染。市场供应的肉类必须经过严格的检查和处理，尤其要加强对农贸市场上个体商贩的肉类检验。严禁带有囊尾蚴的猪肉上市。含有囊尾蚴的猪肉可置于 -13 ～ -12℃环境中，经 12 小时，可将囊尾蚴杀死。总之，加强健康教育，大力宣传该病对人体的危害性，养成卫生的食肉习惯是预防本病的关键。

2. 治疗

（1）猪带绦虫病的治疗：常用的中药有槟榔南瓜子合剂，疗效高，不良反应小。服法：早晨空腹嚼服 60 ～ 80g 南瓜子，1 小时后服 60 ～ 80g 槟榔煎剂（煎至 100 ～ 200ml），再过半小时服 20 ～ 30g 硫酸镁导泻。多数患者在 5 ～ 6 小时内即可排出完整的虫体，只有部分虫体排出时，可用温水坐浴，使虫体慢慢排出。使用过的水应进行适当的处理以免虫卵扩散。服药后应留取 24 小时粪便，仔细淘洗检查有无头节。如未发现头节，应加强随访，若 3 ～ 4 个月内未再发现节片和虫卵则可视为治愈。西药吡喹酮、阿苯达唑、甲苯达唑等都有很好的驱虫效果。

（2）猪囊尾蚴病的治疗：吡喹酮、阿苯达唑和甲苯达唑可使囊尾蚴变性和死亡，是治疗囊尾蚴病的有效药物。对皮下及肌肉囊尾蚴病疗效显著；脑囊尾蚴病治疗期间可出现急性颅内压增高及过敏反应，因此必须住院治疗，以免发生意外。眼囊尾蚴病尽量先手术取出虫体，然后给予药物治疗。否则虫体死亡可引起剧烈的炎症反应，导致眼球摘除。

第三节 肥胖带绦虫

肥胖带绦虫（*Taenia saginata* Goeze，1782）又称牛带绦虫、牛肉绦虫或无钩绦虫。隶属于带科、带属。成虫寄生于人体小肠，引起牛带绦虫病。

一、形态与生活史

肥胖带绦虫的外形与链状带绦虫相似，但虫体大小和结构有所差异（图 4-6），主要区别见表 4-2。两种带绦虫的虫卵形态也相似，光镜下难以区分。

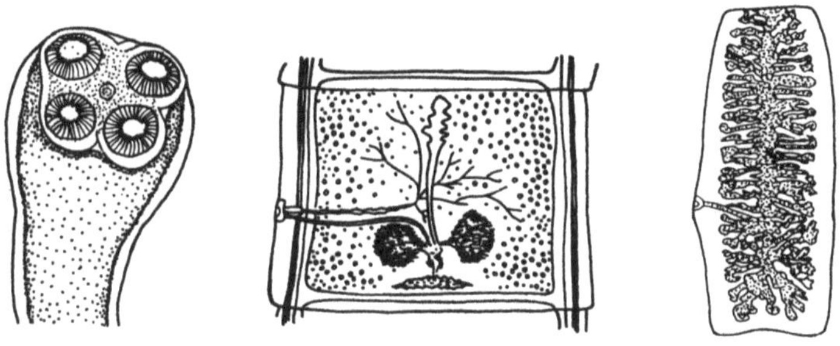

头节　　成节　　孕节

图 4-6 肥胖带绦虫节片

表 4-2 链状带绦虫和肥胖带绦虫的形态区别

区别点	链状带绦虫	肥胖带绦虫
体长	2 ～ 4m	4 ～ 8m 或更长
节片	700 ～ 1000 节，较薄，略透明	1000 ～ 2000 节，较肥厚，不透明
头节	球形，直径约 1mm，有顶突及 25 ～ 50 个小钩，排列成 2 圈	略呈方形，直径 1.5 ～ 2.0mm，无顶突及小钩
成节	卵巢分左右两叶及中央小叶，睾丸 150 ～ 200 个	卵巢仅两叶，子宫前端有短小突起，睾丸 300 ～ 400 个
孕节	子宫每侧分支 7 ～ 13 支，呈树枝状，不整齐	子宫每侧分 15 ～ 30 支，较整齐，支端多有分叉
囊尾蚴	头节有顶突和小钩	头节无顶突和小钩

人是本虫唯一的终宿主。成虫寄生在人的小肠上段，孕节常单节从链体脱落。通常每天排出6～12节，最多达40节。每一个孕节含虫卵8万～10万个，其中40%需到外界发育2周后才成熟。从链体脱落下的孕节仍具有较强的活动力，当孕节蠕动时可将虫卵从子宫前端排出或因孕节破裂虫卵散出。当中间宿主牛吞食到虫卵或孕节后，虫卵内的六钩蚴在其小肠内孵出，然后钻入肠壁，随血液及淋巴循环到周身各处，尤其是运动较多的股、肩、心、舌和颈部等肌肉内，经60～70天发育为牛囊尾蚴（cysticercus bovis）。人对肥胖带绦虫六钩蚴具有天然免疫力，人误食其虫卵后虫卵不能在体内发育为牛囊尾蚴。此外，羊、美洲驼、长颈鹿、羚羊等可被牛囊尾蚴寄生。牛囊尾蚴的寿命可达3年。

人若食入生的或未熟的含牛囊尾蚴的牛肉，在肠道经消化液的作用，牛囊尾蚴的头节自囊中伸出，吸附于肠壁，8～10周发育为成虫，成虫寿命可达20～30年，甚至更长。

二、致病与诊断

成虫寄生人体小肠引起肥胖带绦虫病。头节上的吸盘及体壁上的微毛可对肠壁造成损伤，引起炎症反应，造成消化吸收功能障碍。寄生人体的肥胖带绦虫常为1条，但在地方性流行区，如贵州的从江县，患者可感染成虫2～8条，最多的一例竟达31条。患者一般无明显症状，有时表现腹部不适、消化不良、腹泻等消化道症状或体重减轻等。由于牛带绦虫孕节活动力较强，大多数患者都能发现自己排出节片，并有孕节自动从肛门逸出和肛门瘙痒等症状。有时脱落的孕节在肠内移动到回盲瓣处受阻时，可因加强活动而引起回盲部剧痛。另外，偶然还可引起肠梗阻、阑尾炎等并发症和节片在其他部位的异位寄生。

询问患者有无排节片史及生食牛肉史等有助于明确诊断。由于肥胖带绦虫的孕节活动力强，常自动从肛门逸出，引起患者注意，患者常自带排出的孕节前来就诊。观察孕节的方法与猪带绦虫相同，根据子宫分支的数目和特征可将两者区别。若节片已干硬，可用生理盐水浸软，或以乳酸酚浸泡透明后再观察。

通过粪检可查到虫卵甚至孕节，但采用肛门拭子法查到虫卵的机会更多。还可采用粪便淘洗法寻找孕节和头节，以判定虫种和明确疗效。

三、流行与防治

（一）分布与流行状况

1. 分布 牛带绦虫呈世界性分布，在以食牛肉为主的地区，尤其在有生食或半生食牛肉习惯的地区和民族中可造成地方性流行。我国有20多个省、自治区、直辖市有散发病例报道。在一些少数民族地区，如新疆、内蒙古、西藏、云南、宁夏等省（自治区），四川的藏族地区，广西的苗族地区，贵州的苗族、侗族地区，以及台湾的雅美族和泰雅族地区有地方性流行。感染率可高达70%以上，患者多为青壮年人，一般男性稍多于女性。

2. 流行因素 本病流行的主要因素与患者和带虫者粪便污染牧草和水源，以及居民食用牛肉的方法不当有关。

（1）人粪污染环境：在流行区农牧民常在牧场及野外排便，使人粪污染牧场、水源和地面。牛带绦虫卵在外界可存活8周或更久，因此放牧的牛很容易吃到被虫卵或孕节污染的牧草而受感染。广西和贵州的苗族、侗族群众习惯人畜共居一楼，人住楼上，牛圈建在人住的楼下，人在楼上排出的粪便直接落入牛圈内，使牛受感染的机会增多。这些地方牛的囊尾蚴感染率可高达40%。

（2）居民饮食习惯不良：流行区少数民族有吃生的或不熟牛肉的习惯，如苗族、侗族人喜吃“红肉”“腌肉”，傣族人喜吃“剁生”，这些都是将生牛肉切碎后稍加作料即食。藏族人喜食风干牛肉，或略腌制成“酸牛肉”，不经烹炒即食用。或在篝火上烤食大块牛肉等，牛肉中间未烧熟而食用。这些生食或半生食牛肉的习惯都容易造成人群的感染。非流行地区居民无吃生肉的习惯，但偶尔因牛肉未煮熟或使用切过生牛肉的刀、砧板切凉菜时污染了牛囊尾蚴而引起感染。

（二）防治

在流行区开展普查普治，治疗患者和带虫者，控制传染源。驱虫方法同链状带绦虫的治疗方法。加强粪便管理，防止人粪污染牧场、水源，避免牛的感染。加强肉类检查，禁止出售含囊尾蚴的牛肉。开展卫生宣传教育，注意饮食卫生，改变不良的食肉习惯。

第四节 亚洲带绦虫

亚洲带绦虫（*Taenia asiatica*）成虫寄生于人体小肠，引起肠绦虫病。过去人们一直认为寄生于人体的带属绦虫只有猪带绦虫和牛带绦虫两个虫种。但在东亚和东南亚一些山区和远海岛屿（非牧区）一直有“牛带绦虫病”流行，而当地居民根本不养牛，也很少吃牛肉，仅有吃生猪肉及其内脏的习惯。这种流行病学上的矛盾现象，在 1967 年由台湾学者 Huang 首先发现，此后范秉真等（1986）根据形态学观察，称其为亚洲带绦虫（*Taenia asiatica*）或亚洲肥胖带绦虫（*Taenia saginata asiatica*）。Eom 等（1993）和澳大利亚学者根据成虫、囊尾蚴的形态以及应用免疫学和遗传学方法证明，这种绦虫是与肥胖带绦虫近缘的新种，将其命名为肥胖带绦虫亚洲亚种（*Taenia saginata asiatica* sp. n.）。

一、形态与生活史

（一）形态

成虫乳白色，长带状，体长 3 ～ 4m，或更长。链体 260 ～ 1016 节。头节近方形，有一尖的顶突，但无小钩，有 4 个吸盘，颈部明显膨大。成节中睾丸滤泡状，通常 630 ～ 1190 个。阴茎袋囊状。卵巢两叶大小不一，位于节片近后缘，卵黄腺之前。生殖孔囊状，位于节片侧缘，不规则地交替排列。孕节长 1.0 ～ 2.0cm，宽 0.5 ～ 1.0cm。子宫主干有侧支 11 ～ 32 支。孕节后缘常有突起（图 4-7）。

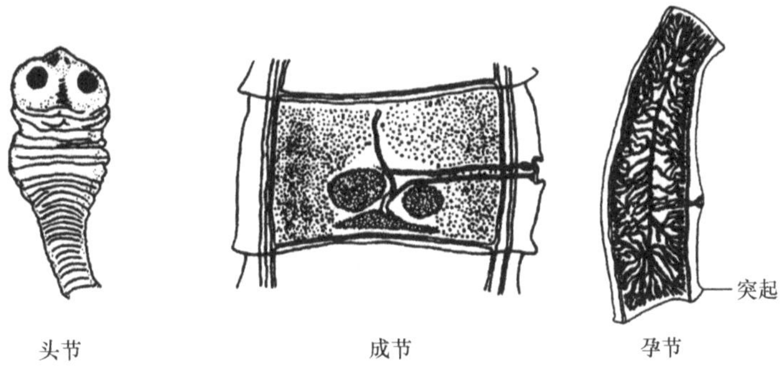

图 4-7 亚洲带绦虫节片

虫卵呈椭圆形，棕黄色，直径约 35.7μm，卵壳薄，卵内有一六钩蚴。显微镜下无法与猪带绦虫或牛带绦虫卵相区别。

囊尾蚴椭圆形或近似圆形，明显小于牛带绦虫囊尾蚴，乳白色，半透明，可见凹入的头节。头节直径 1mm 左右，有两圈小钩，内圈的较小，12 ～ 17 个，外圈的稍大，20 个左右。小钩常呈退化状态，尤以外圈更显著，呈逗点状，不易计数。囊壁外表面有小的疣状物。

亚洲带绦虫与肥胖带绦虫相比，前者具有以下特征：①成虫头节有顶突；②子宫侧支上有更多的分支；③囊尾蚴头节上有退化的小钩；④囊尾蚴表面可见小疣状物。

（二）生活史

人是本虫的终宿主。中间宿主较多，主要有猪、牛、羊、猴等，小耳猪、台湾牛是最适宜的中间宿主。成虫寄生在人的小肠，孕节或虫卵随粪便排出体外。中间宿主吞食了孕节或虫卵，在小肠上段六钩蚴孵出，钻入肠壁，随血流至全身，幼虫主要在内脏等部位发育为囊尾蚴。常见在肝脏，其次在网膜、浆膜及肺。在猪体内囊尾蚴约经 4 周发育成熟。人因生吃或吃未熟的猪或其他动物的内脏（尤其是肝脏）而感染。从囊尾蚴食入到成虫排出孕节约需 4 个月。

二、致病与诊断

亚洲带绦虫的致病与牛带绦虫相似。部分患者可无症状，多数患者表现为消化道及神经方面的症状。最明显的症状是孕节自动地从肛门逸出，其次是肛周瘙痒、腹泻、上腹痛、恶心、呕吐等消化道症状。有的有食欲亢进或食欲减退。目前尚未见亚洲带绦虫引起囊尾蚴病的报道。

询问患者是否来自流行区，有无生食猪肝或牛肝的病史有助于诊断。如能发现排出的孕节，或粪便中查获孕节或虫卵，并与肥胖带绦虫相鉴别后可确诊。

三、流行与防治

亚洲带绦虫主要分布在东亚、东南亚的一些国家和地区，如泰国、缅甸、印度尼西亚、菲律宾、韩国、日本，以及我国的台湾、云南、贵州、广西、四川等省（自治区）的少数民族地区。不同地区人群感染率为 0.12% ～ 21%。人是本虫的终宿主和传染源，是否有其他终宿主和传染源存在尚未定论。本病的流行与当地居民生食猪肝、牛肝的习俗有关。

加强卫生宣传教育，不吃生的或未熟的家畜和野生动物内脏是最有效的预防措施。同时，加强肉类检疫，防止病畜内脏进入市场。治疗亚洲带绦虫的药物以吡喹酮的疗效最好，也可用槟榔-南瓜子合剂、氯硝柳胺等。

第五节　细粒棘球绦虫

细粒棘球绦虫（*Echinococcus granulosus* Batsch，1786）属带科、棘球属，又称包生绦虫。目前已知与人类疾病有关的棘球绦虫除细粒棘球绦虫之外，还有多房棘球绦虫（*Echinococcus multilocularis* Leuckart，1863）、少节棘球绦虫（*Echinococcus oligarthrus* Diesing，1863）和福氏棘球绦虫（*Echinococcus vogeli* Rausch & Berstein，1972）。前两种棘球绦虫在我国存在，后两者存在于中、南美洲的部分地区。研究人员在我国青藏高原的野生动物体内发现一个新种，命名为石渠棘球绦虫（*Echinococcus shiquicus* Xiao et al.，2005），该种能否寄生人体有待进一步研究。

细粒棘球绦虫的成虫寄生于犬科食肉类动物的小肠，如犬、狼、豺等；幼虫棘球蚴又称包虫（hydatid cyst），寄生于多种食草类动物的组织器官内，如羊、牛、牦牛、骆驼、猪、鹿等，也可寄生于人体引起一种严重的人兽共患的棘球蚴病（echinococcosis）或称包虫病（hydatid disease，hydatidosis）。棘球蚴病的分布广泛，并对畜牧业发展危害严重，已成为全球重要的公共卫生和经济问题之一。

一、形态与生活史

（一）形态

1. 成虫　是绦虫中最小的虫种之一，体长 2 ～ 7mm，平均 3.6mm。虫体由头节、颈节和链体组成。头节呈梨形，有顶突和 4 个吸盘。顶突富含肌肉组织，伸缩力很强，其上有 2 圈呈放射状排列的小钩，共 28 ～ 48 个。顶突顶端有顶突腺（rostellar gland），其分泌物具有抗原性。链体由幼节、成节和孕节各 1 节组成，偶尔可多 1 节。各节片均为狭长形。成节的结构类似于带绦虫，生殖孔位于节片一侧的中部偏后。睾丸 45 ～ 65 个，均匀分布在生殖孔水平的前后方。孕节的生殖孔更靠后，子宫呈囊状，具不规则的分支和侧囊，内含虫卵 200 ～ 800 个（图 4-8）。

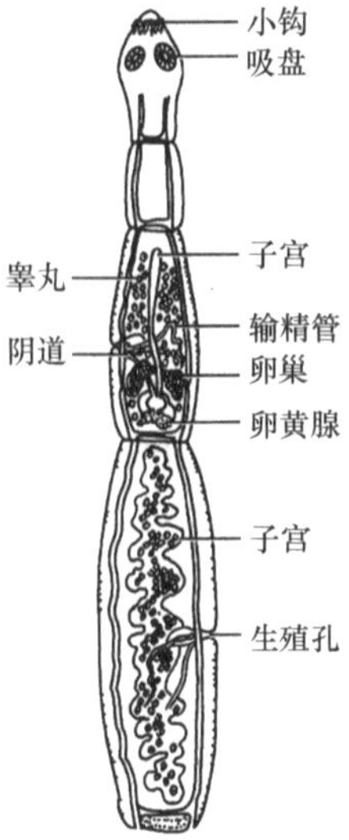

图 4-8 细粒棘球绦虫成虫

2. 虫卵 与链状带绦虫和肥胖带绦虫卵相似，在光镜下难以区别。

3. 幼虫 即棘球蚴，为圆形或近似圆形的囊状体，其形状和大小随寄生部位、寄生时间的长短和宿主不同而异，直径从不足 1cm 至数十厘米。棘球蚴为单房性囊状体，由囊壁和囊内含物（原头蚴、生发囊、子囊和囊液等）组成。囊壁分为两层，外层为角皮层（cuticle），亦称角质层。内层为生发层（germinal layer），角皮层外有宿主的纤维组织包绕（图 4-9）。

（1）角皮层：厚约 1mm，乳白色、半透明，似粉皮状，较脆弱，易破裂。光镜下无细胞结构，呈多层纹理状。角皮层具有渗透性，参与虫体与宿主之间的物质交换和保护虫体的作用。

（2）生发层：亦称胚层，厚 20 ～ 25μm，具有许多细胞核。生发层紧贴在角皮层内，电镜下可见从生发层上有无数微毛延伸至角皮层内。生发层具有生发作用，向囊内长出原头蚴、生发囊和子囊。有的棘球蚴母囊内无原头蚴、生发囊等结构，称为不育囊（infertile cyst）。

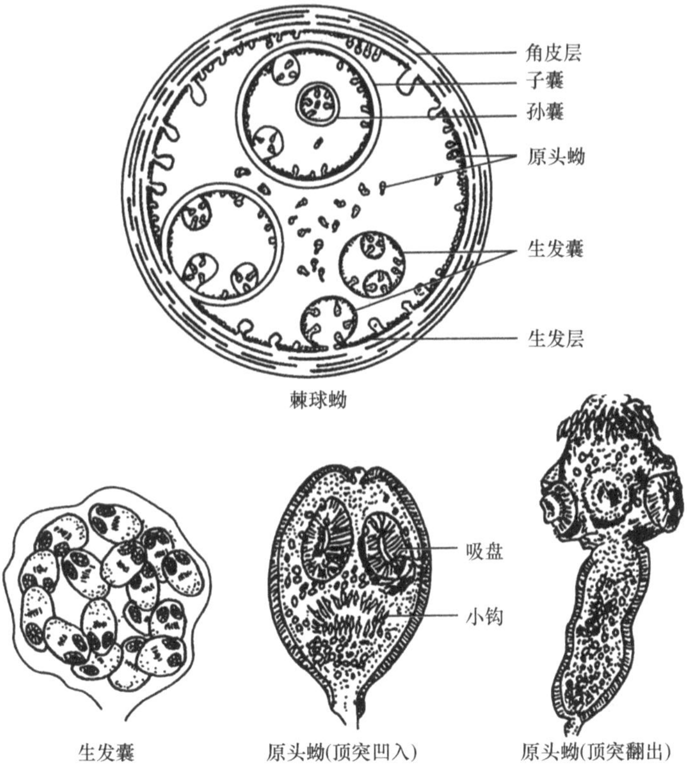

图 4-9 细粒棘球绦虫幼虫

（3）囊内含物

1）原头蚴（protoscolex）：亦称原头节，椭圆形或圆形，大小为 170μm×122μm，为向内翻卷收缩的头节，其顶突和吸盘内陷，具有数十个小钩，此外还可见石灰小体或钙颗粒。原头蚴与成虫头节的区别在于其体积小和缺顶突腺。

2）生发囊（brood capsule）：亦称育囊，是具有一层生发层的小囊，直径约 1mm，由生发层的有核细胞发育而来。最初由生发层向囊内芽生出成群的细胞，细胞逐渐空腔化后形成小囊，并长出小蒂与胚层连接。在小囊壁上又生出数量不等的原头蚴，多者可达 30 ～ 40 个。原头蚴可向生发囊内生长，也可向囊外生长为外生性原头蚴。

3）子囊（daughter cyst）：由母囊（棘球蚴囊）的生发层直接长出，也可由原头蚴或生发囊进一步发育而成。子囊结构与母囊相似，其囊壁也具有角皮层和生发层。生发层也可向囊内生长出原头蚴、生发囊以及与子囊结构相似的小囊，又称为孙囊（grand daughter cyst）。

4）囊液（cyst fluid）：亦称棘球蚴液（hydatid fluid），无色透明或微带黄色，含有多种蛋白、肌醇、卵磷脂、尿素及少量糖、无机盐和酶，对人体具有抗原性。原头蚴、生发囊和子囊可从胚层上脱落，悬浮在囊液中，称为棘球蚴砂（hydatid sand）或囊砂。

（二）生活史

成虫寄生在终宿主犬、狼、豺等犬科食肉类动物的小肠上段，以顶突上的小钩和吸盘固着在肠绒毛基部隐窝内，孕节或虫卵随宿主粪便排出。孕节有较强的活动力，可沿草地或植物蠕动爬行，致使虫卵污染动物皮毛和牧场、畜舍、蔬菜、土壤及水源等。当中间宿主羊、牛、骆驼等食草动物或人吞食了虫卵或孕节后，六钩蚴在其肠内孵出，钻入肠壁，经血循环至肝、肺等器官，发育为棘球蚴。随棘球蚴囊的大小和发育程度不同，囊内原头蚴可有数千至数万，甚至数百万个。原头蚴在中间宿主体内播散可形成新的棘球蚴（图 4-10）。

当含有棘球蚴的脏器或组织被终宿主吞食后，囊内的原头蚴散出，在胆汁刺激下，头节翻出，吸附在肠壁上，经 8 周左右发育为成虫。由于棘球蚴中含有大量的原头蚴，犬、狼肠道内寄生的成虫可达数千至上万条。成虫寿命 5 ～ 6 个月。

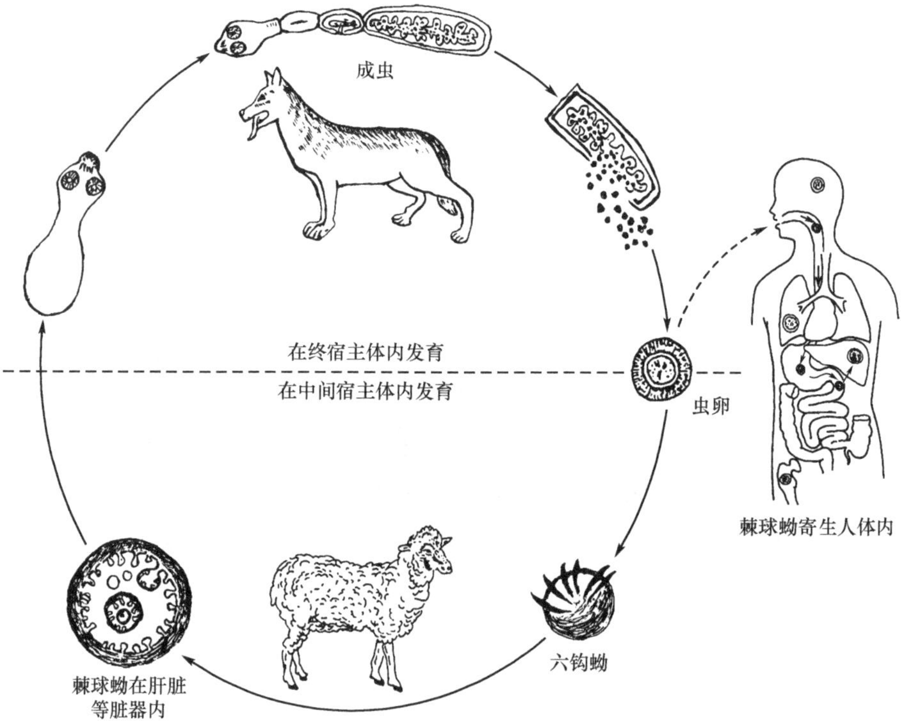

图 4-10　细粒棘球绦虫生活史

二、致病与诊断

（一）致病

棘球蚴寄生人体引起棘球蚴病，又称包虫病。棘球蚴对人体的危害以机械损害和囊液的过敏及毒性刺激为主。当人误食虫卵后，六钩蚴经肠壁随血循环侵入组织，引起局部急性炎症反应，若幼虫未被杀死，则在虫体周围逐渐形成一个纤维性外囊，幼虫在囊内缓慢地发育成棘球蚴。一般感染半年后囊的直径为 0.5 ～ 1.0cm，以后每年增长 1 ～ 5cm，最大可长到数十厘米。随着棘球蚴的不断长大，其对周围组织、器官造成机械性压迫，引起组织细胞萎缩、坏死。棘球蚴液含有多种化学成分，渗出或溢出可引起超敏反应和毒性刺激症状。

棘球蚴病的严重程度取决于棘球蚴的体积、数量、寄生部位及时间。棘球蚴可寄生于人体内所有部位，最多见的部位是肝（占 69.9%），多在肝右叶，其次是肺（19.3%）、腹腔（3%）；其他部位分别是脑（0.4%）、脾（0.4%）、盆腔（0.3%）、肾（0.3%）、胸腔（0.2%）、骨（0.2%）、肌肉（0.1%）、胆囊（0.1%）、子宫（0.1%）。此外，原发在肝脏的病变也可向其他器官转移（5.3%）。在肺和脾内棘球蚴生长较快。巨大的棘球蚴囊多见于腹腔，可重达 20kg，它可以占满整个腹腔，推压膈肌，甚至使一侧肺叶萎缩。在骨组织内则生长缓慢。棘球蚴在人体内多为单个寄生，但多个寄生也不少见，约占患者的 20% 以上。原发的棘球蚴感染多为单个，继发感染常为多发，可同时累及多个器官。棘球蚴生长缓慢，在人体内可存活 40 年或更久，患者往往在感染后 5 ～ 20 年才出现症状，但也有幼儿感染者的病例报告。因此，临床表现变化多端，常见表现有：

1. 压迫与刺激症状 受累部位有轻微疼痛和坠胀感。如累及肝脏可有肝区疼痛，压迫胆道时出现阻塞性黄疸、胆囊炎等，压迫门静脉可致腹水。在肺部可出现呼吸急促、咳嗽、胸痛等呼吸道刺激症状。在颅脑则引起头痛、呕吐甚至癫痫等神经系统症状。骨棘球蚴常发生于骨盆、椎体的中心和长骨的干骺端，可破坏骨质，易造成骨折或骨碎裂。位置表浅的棘球蚴触诊时可扪及包块，触之坚韧，压之有弹性，叩诊时有震颤感。

2. 毒性与过敏症状 由棘球蚴囊液外渗或溢出引起。患者主要表现有食欲减退、体重减轻、消瘦、贫血、发育障碍和恶病质等毒性反应，以及荨麻疹、哮喘、血管神经性水肿、嗜酸性粒细胞增多等超敏反应症状。

3. 并发症 一旦棘球蚴囊破裂，囊内原头蚴、生发囊、子囊等进入人的体腔或其他组织可引起继发性棘球蚴病和急性炎症反应。例如，肝棘球蚴囊破裂后可进入胆道，引起急性炎症，出现胆绞痛、寒战、高热、黄疸等。破入腹腔可致急性弥漫性腹膜炎。肺棘球蚴如破裂至支气管，可咳出原头蚴、小的生发囊、子囊和角皮层碎片。囊液大量溢出可产生超敏反应，如进入血循环可引起严重的过敏性休克，甚至死亡。

（二）诊断

1. 询问病史 棘球蚴病的病程缓慢，症状复杂，询问病史，了解患者是否来自流行区，以及与犬、羊等动物和皮毛接触史对诊断有参考价值。

2. 影像学检查 影像学方法如 X 线、B 超、CT、MRI 及同位素扫描等有助于对棘球蚴病的诊断和定位。特别是 CT 和 MRI，可对无症状的带虫者作早期诊断。

3. 免疫学检查 免疫学检测是重要的辅助诊断方法。常用的有皮内试验和血清学检查，如 IHA、免疫印迹（IB）、ELISA、亲和素 - 生物素 - 酶复合物酶联免疫吸附试验（ABC-ELISA）和斑点酶联免疫吸附试验（dot-ELISA）。血清学检查结果的准确性取决于用于检测的抗原的敏感性和特异性。目前，从棘球蚴囊液中纯化的抗原 B 及其重组抗原可作为诊断抗原。为了提高免疫诊断的准确率，可同时采用 2 ～ 3 种血清学试验。

4. 病原学检查 棘球蚴病的确诊依据是查到病原体。手术取出棘球蚴，或从痰、胸腔积液、腹水或尿液中检获棘球蚴碎片或原头蚴等可以确诊。但禁忌做诊断性穿刺，以免囊液外溢，造成继发性棘球蚴病或超敏反应。

三、流行与防治

（一）分布与流行状况

1. 分布　细粒棘球蚴病是一种人兽共患寄生虫病，主要分布于世界各地畜牧业发达的地区，澳大利亚、新西兰、阿根廷、乌拉圭、南非及亚洲都有流行。我国是世界上棘球蚴病流行最严重的国家之一。主要流行区有新疆、青海、甘肃、宁夏、西藏、内蒙古6个省、自治区，陕西、河北、山西、四川西部、黑龙江、吉林、辽宁、河南、山东、安徽、湖北、贵州和云南等地也有散发病例报道。迄今全国已经有23个省（自治区、直辖市）证实有当地感染的患者。在西北5省（区）流行区人群患病率在0.6%～4.5%，其中牧民患病率最高，个别地区可达12.2%。人群中最易感染者是儿童。家犬成虫感染率在7.0%～71.0%。绵羊棘球蚴感染率在3.3%～90.0%；牦牛平均感染率为55.3%，个别地区高达78.1%。在我国主要是犬和羊之间的循环传播，在青藏高原和甘肃省的高山草甸以及四川西部藏区是犬和牦牛之间的循环传播。

2. 流行因素　自然界中细粒棘球绦虫在野生的食肉动物狼、犬与反刍动物之间相互传播，具有自然疫源性。人的生活活动和生产方式促成犬与多种家畜之间的传播。人与犬、羊、牛等动物密切接触而感染。

（1）虫卵污染环境：犬是本虫最适宜的终宿主。犬常常感染严重，粪便中含有大量的虫卵，容易污染牧草、蔬菜、土壤和水源等。虫卵在外界有较强的抵抗力，在干燥的环境中能生存11～12天，室温水中可存活7～16天，在2℃环境中能存活2.5年，在0℃以下也能生存4个月，经过严冬的虫卵仍保持其感染力。一般的化学消毒剂不能杀死虫卵。虫卵对外界的抵抗力增加了人畜受染的机会。人因食入污染的食物、饮水、生羊奶、生牛奶等而感染。

（2）人畜密切接触：流行区牧民多养犬看护畜群，犬及牛、羊等动物皮毛粘有虫卵，儿童多喜欢与犬亲昵，很容易受到感染。成人感染多因生产活动而接触畜群，如剪羊毛、挤奶、皮毛加工、屠宰等生产活动后未洗手即进食而感染。

（3）病畜内脏喂犬：牧民常将病死的家畜内脏喂犬，或乱抛野外易被犬、狼吞食。内脏棘球蚴中的原头蚴在终宿主肠道内发育为成虫。犬、狼的感染增加了牛、羊及人的感染机会，使流行更严重。

在非流行区，人因接触来自流行区未经处理的动物皮毛也可感染。随着我国经济的迅速发展，流行区的畜产品不断流向非流行区，因此，非流行区也存在感染本病的可能。

（二）防治

在流行区细粒棘球蚴病的防治，推行以健康教育、屠宰业卫生管理、犬类管理和药物驱虫为主的综合防治措施，包括：

1. 加强卫生宣传教育　在流行区进行广泛深入的健康教育，普及防治细粒棘球蚴病的基本知识，提高全民的防病意识，养成良好的饮食卫生习惯。在生产和生活中加强个人防护，避免感染。

2. 加强行业管理　依法加强对屠宰场和个体屠宰户的管理和卫生检疫，根除以病畜内脏喂犬和乱抛的陋习。一旦发现病畜内脏应及时处理。对于病死的家畜尸体应及时焚烧或深埋，以防家犬吞食。

3. 犬类驱虫　定期为家犬、牧犬进行药物驱虫治疗，以减少传染源。

4. 治疗　棘球蚴病的治疗目前仍以外科手术为主。近年来不断发展的影像诊断技术和推广使用的内囊摘除术以及新的残腔处理方法已使本病的手术治愈率明显提高，亦可用酒精注入方法治疗。无论采用哪种方法，都要注意务必将棘球蚴囊取尽，并避免囊液外溢而造成患者过敏反应性休克或继发性感染。为了防止囊液外漏引起播散种植，术前需服用杀原头蚴的药物如阿苯达唑或吡喹酮。目前药物治疗首选阿苯达唑，其适用于：①多器官或同一器官内多发性棘球蚴病；②继发播散性腹膜与胸膜囊型棘球蚴病；③手术后复发，患者不能耐受再次手术；④泡型棘球蚴病；⑤体检发现的早期较小的棘球蚴，需长期服药。

第六节 多房棘球绦虫

多房棘球绦虫（*Echinococcus multilocularis* Leuckart，1863）成虫主要寄生于狐小肠，幼虫为多房棘球蚴（multilocular hydatid cyst），亦称泡球蚴，寄生在中间宿主啮齿类或食虫类动物体内。幼虫也可寄生于人引起泡型棘球蚴病（alveolar echinococcosis，AE），又称泡球蚴病（alveococosis）、泡型包虫病（alveolar hydatid disease）或多房性包虫病（multilocular hydatid disease）。

一、形态与生活史

（一）形态

多房棘球绦虫的成虫与细粒棘球绦虫相似，但体形更小，长仅为 1.2 ～ 3.7mm，平均 2.13mm。头节有 4 个吸盘和顶突，顶突上有 13 ～ 34 个小钩。链体一般由 4 ～ 5 节组成。成节生殖孔位于节片中线偏前，睾丸为 26 ～ 36 个，分布在生殖孔后方。孕节的子宫为囊状，无侧囊，内含 187 ～ 404 个虫卵。虫卵形态和大小均与细粒棘球绦虫卵相似，难以区分。

泡球蚴为白色或淡黄色的大量囊泡相互连接、聚集而成。囊泡呈圆形或椭圆形，呈葡萄状排列，直径为 0.1 ～ 0.7cm，囊泡内含有透明的囊液和许多原头蚴，或含胶状物而无原头蚴。囊泡壁由角皮层和生发层组成，外壁角皮层很薄且常不完整。泡球蚴多以外生出芽方式增殖，不断有新的囊泡长入组织，也有少数向内芽生形成隔膜而分离出新的囊泡。整个泡球蚴呈浸润性生长，与周围组织之间无完整的纤维组织包膜分隔。一般经 1 ～ 2 年泡球蚴就可占据所寄生的器官，呈蜂窝状的小囊还可向器官的表面和体腔内蔓延，犹如恶性肿瘤浸润。外生性子囊侵入血管和淋巴管后，可迁移到其他部位，发育为新的泡球蚴。

（二）生活史

多房棘球绦虫的终宿主主要是狐，其次为犬、狼、獾和猫等。中间宿主以野生啮齿动物为主，如田鼠、仓鼠、大沙鼠、麝鼠、旅鼠、小家鼠及褐家鼠等。我国报道的还有黄鼠、鼢鼠、长爪沙鼠、鼠兔以及牦牛、绵羊等动物。在自然界主要在犬科动物和鼠之间传播。

终宿主狐、犬、狼等吞食体内带有泡球蚴的鼠或动物脏器后，囊内原头蚴逸出，经约 45 天发育为成虫，排出孕节和虫卵。啮齿类动物因食入虫卵和孕节而感染，在肝脏等部位发育为泡球蚴（图 4-11）。地甲虫因喜食狐粪，而在其消化道和体表携带有虫卵，麝鼠由于喜捕食地甲虫而受感染。所以，地甲虫起到转运虫卵的作用。人因误食虫卵而感染。由于人是多房棘球绦虫的非适宜中间宿主，寄生后囊泡内只含胶状物而无原头蚴。

二、致病与诊断

（一）致病

泡球蚴病对人体的危害性比细粒棘球蚴病更为严重，病死率也较高。致病机制主要是泡球蚴的直接侵蚀、毒性损害和机械压迫三个方面。泡球蚴的原发病灶几乎都出现在肝脏。在肝实质内泡球蚴生发层可形成根状的细胞突起，囊泡由此向周围组织浸润生长，可沿着血管和淋巴组织向周围器官扩散。在囊泡周围出现异物巨细胞、纤维组织或坏死带的慢性肉芽肿样炎症反应。根据病理特征，泡球蚴可分为巨块型（59.7%）、结节型（22.1%）和混合型（18.2%）。巨块状的泡球蚴中心常发生缺血性坏死，溶解液化而形成空腔或形成钙化灶。蜂窝状大小囊泡内含胶状物或豆渣样碎屑，无原头蚴，故肉眼难以与肝癌鉴别。虫体产生的毒素又可以进一步加重肝实质损害。

虫体周围的组织则因受到挤压而发生萎缩、变性甚至坏死，并造成肝功能严重受损。随着病程的进展，可诱发肝硬化和胆管细胞型肝癌；若浸润性细胞突起上脱落的生发细胞进入血液或淋巴液可远距离扩散转移。常见的转移部位是肺和脑，也可累及骨骼和其他器官。

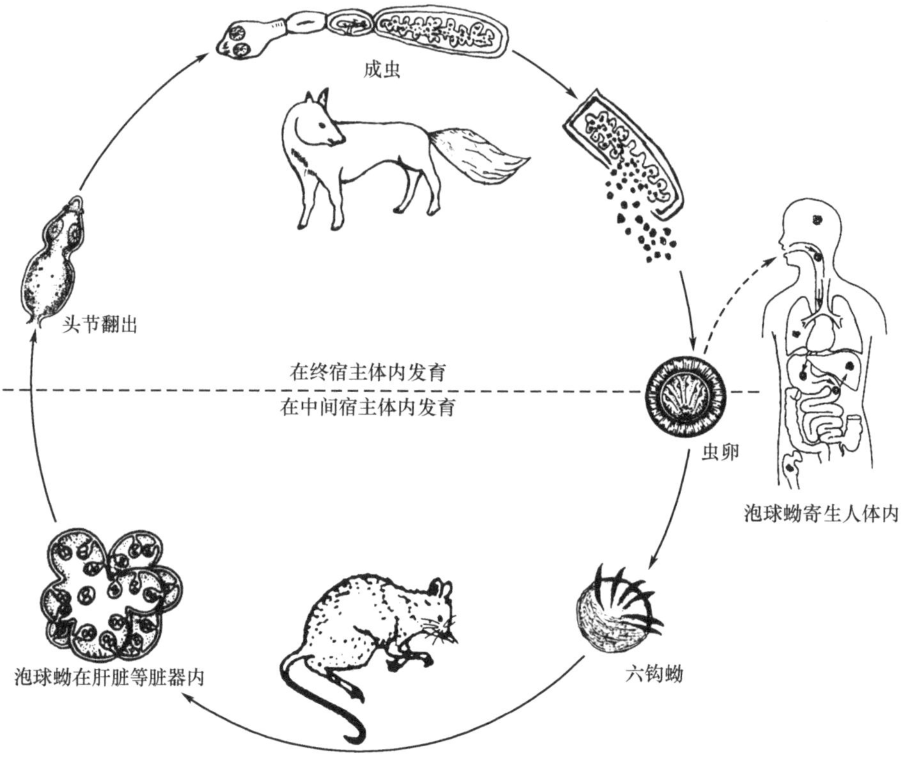

图 4-11　多房棘球绦虫生活史

泡球蚴病潜伏期较长。早期症状不明显，多数患者因出现黄疸或肝区疼痛而就诊。患者最常见的表现是右上腹出现缓慢增大的肿块或肝大，有肝区疼痛、压迫、坠胀感。体检时可触及肿块较坚硬并有结节感。当病灶侵犯胆道时产生阻塞性黄疸，侵犯门静脉引起门静脉高压，可并发上消化道大出血，甚至死亡。多数患者还表现有肝功能损害，伴有食欲缺乏、消化不良、乏力、腹痛等症状。晚期患者有恶病质现象，但病程通常较长，应注意与晚期肝癌相区别。若转移至肺、脑等部位可出现相应的表现。

（二）诊断

询问病史，了解患者是否来自流行区，有无与狐、犬及其皮毛接触史，对泡球蚴病诊断有一定的参考价值。体检时发现肝脏肿块，且肿块质地坚硬又有结节感时，应考虑本病的可能。

用于细粒棘球蚴病的实验室检查方法均适用于泡球蚴病的诊断。由于泡球蚴周围无完整纤维组织被膜，虫体抗原很容易进入血液，故免疫诊断效果尤佳。

本病的诊断首先应注意与肝癌、细粒棘球蚴病相区别，其次应与肝硬化、肝脓肿、黄疸型肝炎、肝海绵状血管瘤，以及肺癌、脑瘤等相区别。

三、流行与防治

（一）分布与流行状况

1. 分布　多房棘球绦虫分布较局限，主要流行于北半球高纬度地区和冻土地带。从加拿大北部、美国阿拉斯加州，直至日本北海道、俄罗斯西伯利亚，遍及北美、欧、亚三洲。在我国，主要分布在宁夏、新疆、青海、甘肃、四川、西藏、黑龙江、北京、陕西、内蒙古等10个省（自治区、直辖市）的69个县（市）。全国主要有三个流行区：①中西部流行区：起于宁夏西北部，横穿甘肃东部至四川西北部及青海、西藏6个省、自治区41个县（市），尤其在海拔2000～2800m、气候潮湿的高寒山区。这一地区狐及野犬是重要传染源，与啮齿类动物之间循环传播。患者多为农民，主要因猎狐、养狐和剥制狐皮而感染。狐皮的交易和贩运可导致本病播散。②西部流行区：呈点状分布在新疆23个县。患者分布区域与野生红狐分布地区一致，多为牧民，感染主要是因为猎狐，也可能通过饮水等间接方式感染。③东北流行区：主要分布在黑龙江和内蒙古个别市县。这些地区往往同时有细粒棘球蚴病流行。

2. 流行因素

（1）自然疫源地的存在：多房棘球绦虫在野生动物的终宿主和中间宿主之间自然循环传播，形成自然疫源地，成为人类感染的来源。

（2）生产和生活活动感染机会多：流行区居民在狩猎等生产活动中误食虫卵，造成直接感染，如猎狐、饲养狐和加工、买卖、贩运毛皮制品等。

（3）虫卵污染环境：虫卵污染土壤、植物、蔬菜和饮用水而引起间接感染。狐和犬粪中的虫卵抗寒能力极强，在严冬的冰雪中仍保持活力。冬季牧民常以融化的冰雪作为饮用水是引起感染的方式之一。

（二）防治

1. 控制传染源 在流行区杀灭狐狸、野犬和鼠类等野生动物，定期驱虫治疗家犬，这是减少传染源的主要措施。病死的牦牛、绵羊等动物尸体应彻底焚烧或深埋，病畜内脏严禁喂犬，切断传播。

2. 注意个人防护 加强卫生宣传教育，使流行区群众了解泡球蚴病的危害和预防方法。讲究个人及饮食卫生，防止在生产及生活中感染虫卵。

3. 加强普查 对流行区人群应进行普查，可早期发现患者，以便及时根治。普查的方法可采用免疫学试验和X线、B超等手段。

4. 泡球蚴病的治疗 治疗方法主要是手术摘除，配合药物治疗。治疗药可选用阿苯达唑、甲苯达唑和吡喹酮等。

第七节 微小膜壳绦虫

微小膜壳绦虫 [*Hymenolepis nana*（V. Siebold，1852）Blanchard，1891] 又称短膜壳绦虫、短小绦虫（dwarf tapeworm）。隶属于膜壳科、膜壳属。成虫寄生于鼠类和人体的小肠，引起微小膜壳绦虫病（hymenolepiasis nana）。

一、形态与生活史

（一）形态

1. 成虫 体长5～80mm（平均20mm），宽0.5～1mm。头节呈球形，直径0.13～0.4mm，具有4个吸盘和1个短而圆、可自由伸缩的顶突。顶突上有20～30个小钩排列成一圈。颈部细长。链体由100～200个节片组成，多的可达1000个节片，所有节片均宽大于长，由前向后逐渐增大。幼节短小。成节有3个较大的圆球形睾丸，排列在节片中部，储精囊较发达，可分为内储精囊和外储精囊；卵巢呈分叶状，位于节片中央；卵黄腺呈椭圆形，位于卵巢后方的腹面。子宫呈袋状。孕节最大，长为0.15～0.30mm，宽0.8～1.0mm，子宫内充满虫卵并占据整个节片。各节片的生殖孔均位于虫体同一侧（图4-12）。

2. 虫卵 呈圆球形或近似圆球形，大小为（48～60）μm×（36～48）μm，无色透明。卵壳很薄，其内有较厚的胚膜，胚膜两端略凸起并由此各发出 4 ～ 8 根丝状物（极丝），弯曲地延伸在胚膜和卵壳之间，胚膜内含有一个六钩蚴（图 4-12）。

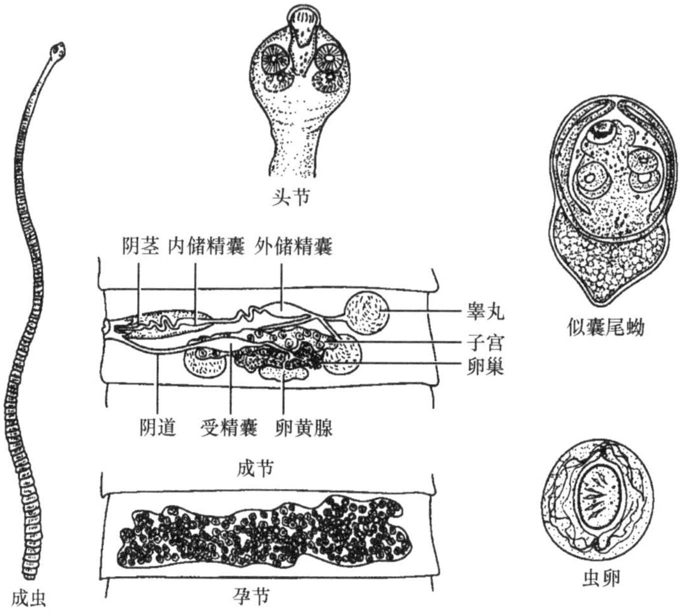

图 4-12　微小膜壳绦虫成虫节片、幼虫和卵

（二）生活史

微小膜壳绦虫的生活史有两种类型：一种是不经过中间宿主进行发育的，为直接发育型；另一种是经过中间宿主完成发育的，为间接发育型（图 4-13）。

1. 直接发育型　成虫寄生于终宿主鼠类或人的小肠里，脱落的孕节或虫卵随宿主粪便排出体外。当孕节或虫卵被另一宿主（终宿主）吞食后，虫卵在其小肠内孵出六钩蚴，并钻入肠绒毛，经 3 ～ 4 天发育为似囊尾蚴，6 ～ 7 天后似囊尾蚴破坏肠绒毛又回到肠腔，以吸盘吸附在肠壁上，逐渐发育为成虫。从虫卵被吞食到发育至成虫并产卵需 2 ～ 4 周，成虫寿命仅数周。此外，脱落的孕节或虫卵在所寄生的宿主肠内滞留过久，在消化液作用下也可在肠内直接孵出六钩蚴，然后钻入肠绒毛发育为似囊尾蚴，似囊尾蚴再回到肠腔发育为成虫，即在同一宿主肠道内完成其整个生活史，造成自体内重复感染。

2. 间接发育型　这种类型在发育过程中需经过中间宿主体内的发育。已证明印鼠客蚤、犬蚤、猫蚤和致痒蚤等多种蚤类及其幼虫，以及面粉甲虫（*Tenebrio* sp.）和拟谷盗（*Tribolium* sp.）等都可作为微小膜壳绦虫的中间宿主。当微小膜壳绦虫卵被这些中间宿主昆虫吞食后，虫卵在其肠内孵出六钩蚴，移行至血腔发育为似囊尾蚴。鼠或人误食入这些带有似囊尾蚴的中间宿主而受感染。

成虫除寄生于鼠和人体外，还可感染其他啮齿动物如旱獭、松鼠等。另外，曾有报道在犬粪便中发现微小膜壳绦虫卵。

二、致病与诊断

（一）致病

本虫的致病作用主要由成虫头节上的吸盘、小钩和体表微毛对宿主肠黏膜的机械损伤，以及分泌物的毒性作用引起。在虫体附着部位可见肠黏膜充血、坏死，有的可形成深达肌层的溃疡，以及淋巴细胞和中性粒细胞浸润。轻度感染者，一般无明显症状；严重感染者特别是儿童，可出现胃肠道和神经系统症状，如恶心、呕吐、食欲缺乏、腹痛、腹泻，以及头痛、头晕、烦躁和失眠，甚至惊厥等。有的患者还表现皮肤瘙痒和荨麻疹等过敏症状。人体感染该虫后可产生一定的保护性免疫反应。近年来发现T细胞免疫缺乏症或大量应用免疫抑制剂后，可致使体内似囊尾蚴异常增生，而造成播散性感染。因此，在使用免疫抑制剂前，应考虑先驱虫。

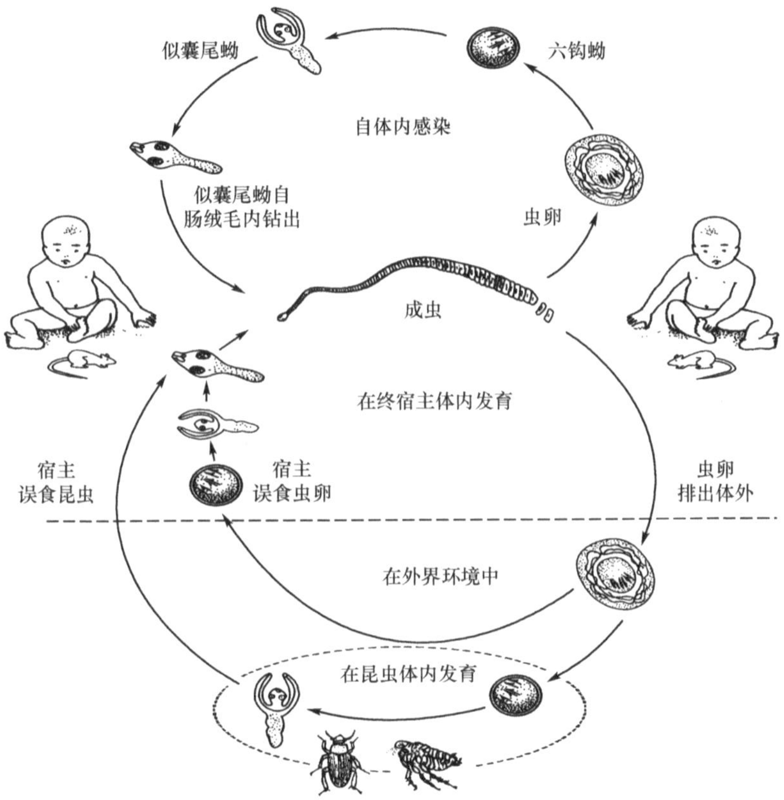

图4-13 微小膜壳绦虫生活史

（二）诊断

病原学诊断主要是从患者粪便中查找虫卵或孕节，采用水洗沉淀法或浮聚浓集法可增加检出虫卵的机会。

三、流行与防治

（一）分布与流行状况

微小膜壳绦虫呈世界性分布，主要流行于温带和热带地区。国内有17个省、自治区有此病发生。一般感染率低于1%，但新疆的乌鲁木齐、伊宁和喀什的人群感染率稍高，分别为8.78%、11.38%和6.14%。各年龄组人群均有感染，以10岁以下儿童感染率较高。由于存在自体内重复感染，有的患者感染度很高，曾有报道国内一患者经连续3次驱虫，共排出成虫37 842条。

该病的传播主要是因为个人卫生习惯不良，虫卵通过污染的手直接经口感染，特别是儿童聚集的场所更易互相传播。偶尔可因误食被虫卵污染的食物或含有似囊尾蚴的昆虫宿主而感染。另外，自体重复感染造成顽固性寄生，也具有一定的流行病学意义。

（二）防治

彻底及时治疗患者，可起到控制传染源、防止自体重复感染的作用。驱虫治疗药物可用吡喹酮，治愈率达 90% 以上；亦可使用阿苯达唑等。

预防措施包括加强健康教育、养成良好的个人卫生习惯、饭前便后洗手，防止感染；注意环境卫生，消灭鼠类、蚤类，减少传播；注意营养、提高个体抵抗力，减少自体重复感染。

第八节　缩小膜壳绦虫

缩小膜壳绦虫 [*Hymenolepis diminuta*（Rudolphi，1891）Blanchard，1891] 又称长膜壳绦虫、鼠绦虫（rat tapeworm），是鼠类常见的肠道寄生虫，偶尔寄生人体，引起缩小膜壳绦虫病（hymenolepiasis diminuta）。

一、形态与生活史

成虫形态与微小膜壳绦虫相似。虫体较长，长 200 ～ 600mm，宽 3.5 ～ 4.0mm。头节呈球形，直径 0.28 ～ 0.33mm，顶突发育不良，向内凹，无小钩。周围有 4 个细小圆形的吸盘。颈部细长，3 ～ 4mm。链体节片 800 ～ 1000 个。成节中睾丸 3 个，呈球形。卵巢位于节片中央，分左右 2 叶。卵黄腺位于卵巢后方中央。孕节内子宫呈瓣状，充满虫卵，子宫占满整个节片。虫卵较小，大小为（72 ～ 86）μm×（60 ～ 79）μm，椭圆形，黄褐色，卵壳较厚，在卵壳与胚膜之间仅有透明胶状物而无极丝，卵内含 1 个六钩蚴（图 4-14）。

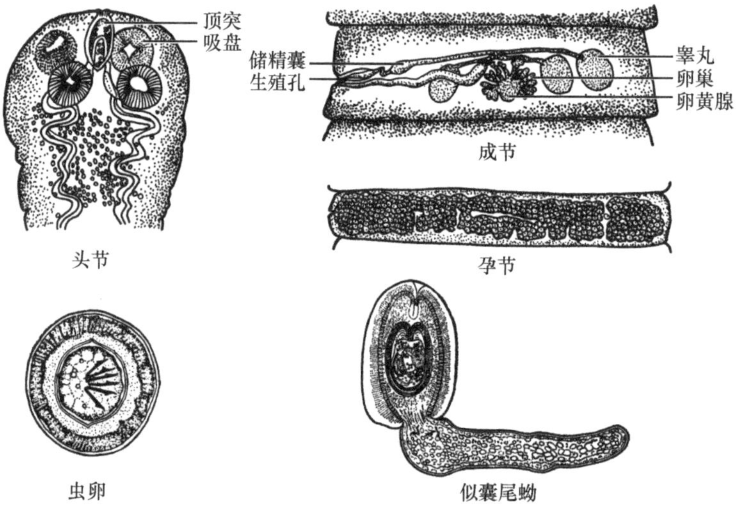

图 4-14　缩小膜壳绦虫成虫节片、幼虫和虫卵

缩小膜壳绦虫生活史与微小膜壳绦虫相似，但必须经过中间宿主才能完成。中间宿主包括蚤类、甲虫、蟑螂、鳞翅目的 20 余种昆虫，常见的有大黄粉虫、谷蛾、具带病蚤和印鼠客蚤。成虫寄生于鼠类等终宿主小肠中，孕节脱落后随粪便排出体外。虫卵被中间宿主吞食后，在其肠中孵出六钩蚴，然后穿过肠壁进入血腔，经 7 ～ 10 天发育为似囊尾蚴。鼠类吞食带有似囊尾蚴的昆虫而感染，经 12 ～ 13 天发育为成虫。人主要是通过食入含感染昆虫的面粉、麦片粥、干果等而感染。犬、猴也可经类似方式感染。

二、致病与诊断

本虫对人的危害性较微小膜壳绦虫为轻。感染者一般无明显症状，或出现轻微的神经和胃肠道症状，如腹胀、腹痛、恶心、头疼、失眠和磨牙等。严重者可出现眩晕、贫血或恶病质。

诊断方法同微小膜壳绦虫，在粪便中查到虫卵或节片即可确诊。

三、流行与防治

缩小膜壳绦虫呈世界性分布，散布在南美洲、澳大利亚、欧洲、亚洲等地区。该虫在鼠类感染极为普遍，但人体感染比较少见。国内26个省、自治区、直辖市有散在感染病例，迄今已报道190余例。寄生虫数一般较少，最多的曾驱出40条成虫。由于该虫的中间宿主种类多，分布广泛，多数与家鼠共同生活在仓库、商店和家庭的粮食中，形成人体感染的重要条件。人的感染多因误食了中间宿主污染的食物。儿童因不良卫生习惯容易误食昆虫，故其感染率较高。

预防措施为积极消灭鼠类和仓库害虫，控制传播。注意个人卫生和饮食卫生，防止感染。治疗药物可用吡喹酮、阿苯达唑等。

第九节 曼氏迭宫绦虫

曼氏迭宫绦虫（*Spirometra mansoni* Joyeux et Houdemer，1928）又称孟氏裂头绦虫[*Diphyllobothrium mansoni*（Cobdold，1882）Joyeux，1928]。成虫主要寄生于猫、犬等动物小肠内，偶尔也可寄生于人体。幼虫裂头蚴常可在人体寄生，引起曼氏裂头蚴病（sparganosis mansoni），幼虫对人体的危害性远大于成虫。

一、形态与生活史

（一）形态

1. 成虫 乳白色，带状，长60～100cm，宽0.5～0.6cm。头节呈指状或梭形，长1～1.5mm，宽0.4～0.8mm，在头节的背、腹面各有一条纵行的吸槽。颈部细长，链体约有1000个节片，多数节片为宽度大于长度，远端的节片长宽几乎相等。成节和孕节的结构基本相似，每个节片均具有发育成熟的雌雄生殖器官各一套，在节片中部肉眼可见凸起的子宫。睾丸320～540个，小圆球形，散布在整个节片的深层实质组织中。由睾丸发出输出管在节片中央汇合成输精管，然后弯曲向前并膨大成储精囊和阴茎，再通入节片腹面前部中央呈圆形的生殖孔。卵巢分2叶，位于节片后部，自卵巢中央发出短的输卵管，其末端膨大为卵模后与子宫相连，卵模外有梅氏腺包绕。卵黄腺呈小滤泡状，散布在节片实质组织的表层，包绕着其他器官。阴道为纵行的小管，外口呈月牙形位于雄性生殖孔之后，另一端膨大为受精囊，再与输卵管相连。子宫位于节片中部，螺旋状盘曲3～4圈或多至7～8圈，各圈紧密重叠，顶端窄小而基部较宽，略呈发髻状，子宫孔开口于阴道口下方。因此，在节片腹面正中线上依次有雄生殖孔、雌生殖孔和子宫孔3个开口（图4-15）。

2. 虫卵 椭圆形，两端稍尖，大小为（52～76）μm×（31～44）μm，浅灰褐色，卵壳较薄，一端有卵盖，内有一个卵细胞和若干个卵黄细胞（图4-15）。

3. 裂头蚴 白色，长带形，大小约为300mm×0.7mm。头端膨大，中央有一明显的凹陷，与成虫头节相似；体不分节，但具有不规则横皱褶，后端多呈钝圆形，活动时伸缩能力很强（图4-15）。

（二）生活史

曼氏迭宫绦虫的生活史复杂，完成生活史需要3～4个宿主。终宿主主要是猫和犬，此外还有虎、豹、狐和豹猫等食肉动物；第一中间宿主是剑水蚤，第二中间宿主以蛙为主。蛇、鸟类和猪等多种脊椎动物可作为转续宿主。人可成为它的第二中间宿主、转续宿主，甚至终宿主（图4-16）。

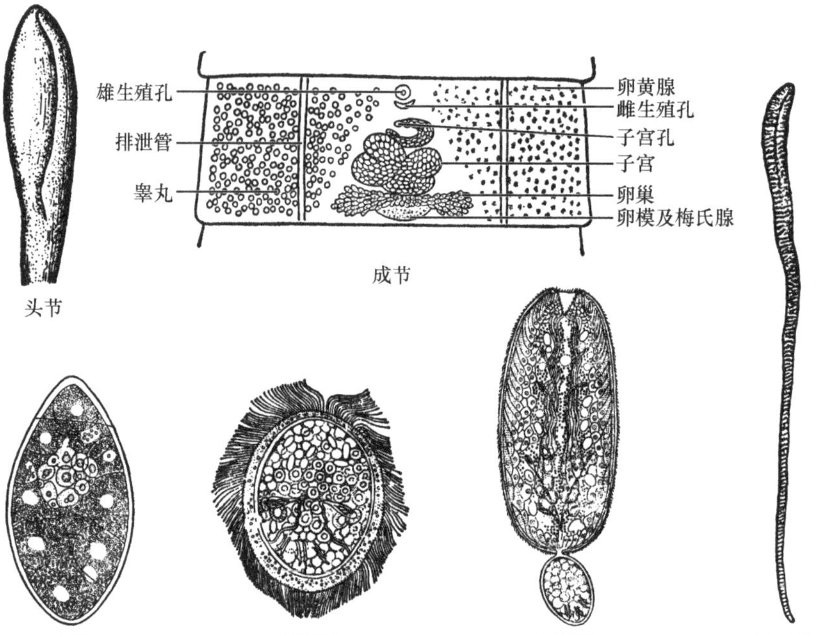

图 4-15　曼氏迭宫绦虫成虫节片、幼虫和虫卵

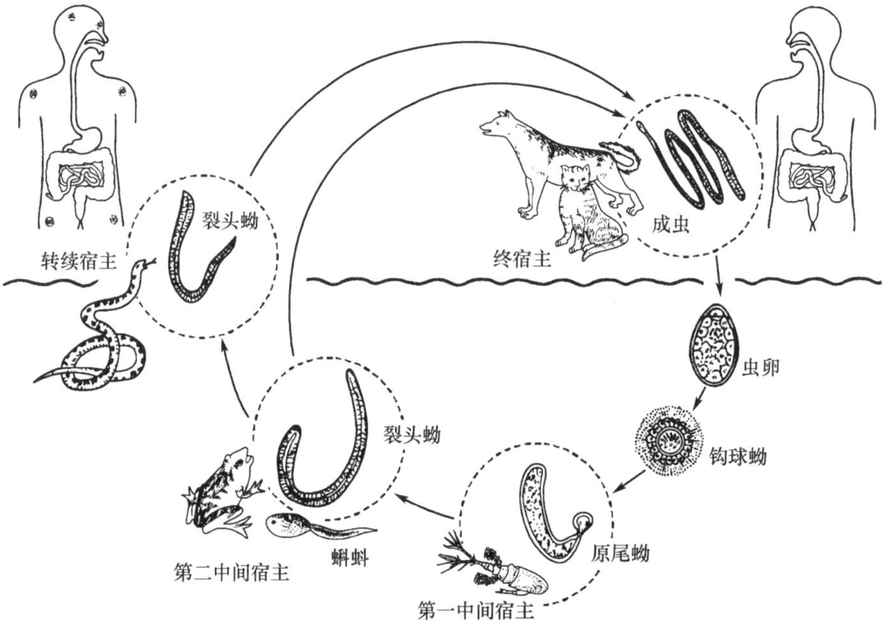

图 4-16　曼氏迭宫绦虫生活史

成虫寄生于终宿主的小肠内，虫卵自子宫孔中产出，随宿主粪便排出体外，当进入水中后，在适宜的温度下，经过 2 ～ 5 周发育，孵出钩球蚴。钩球蚴椭圆形或近圆形，周身被有纤毛，直径为 80 ～ 90μm，在水中作无定向螺旋式游动。当钩球蚴被剑水蚤吞食后，脱去纤毛，穿过肠壁入血腔，经 3 ～ 11 天的发育成原尾蚴。原尾蚴长椭圆形，大小为 260μm×（44 ～ 100）μm，前端略凹，后端有小尾球，内含 6 个小钩。一个剑水蚤血腔里的原尾蚴数可达 20 ～ 25 个。当含有原尾蚴的剑水蚤被蝌蚪吞食后，脱去小尾球，随着蝌蚪发育为蛙，原尾蚴也发育为裂头蚴。裂头蚴有较强的收缩和移动能力，常迁移到蛙的肌肉内，尤以大腿或小腿肌肉中数量居多。裂头蚴常

卷曲寄居在肌肉间隙的一小囊内，或游离于皮下。当受染的蛙被蛇、鸟或猪等非适宜宿主吞食后，裂头蚴穿过肠壁，移居到腹腔、肌肉或皮下等处继续生存，蛇、鸟、猪等即成为其转续宿主。当猫、犬等终宿主吞食含有裂头蚴的第二中间宿主蛙或转续宿主后，裂头蚴在终宿主肠内逐渐发育为成虫（图 4-16）。一般在感染后约 3 周，终宿主粪便中开始出现虫卵。成虫在猫体内可活 3.5 年。裂头蚴寿命较长，在人体组织内可存活 12 年之久。

二、致病与诊断

（一）致病

1. 成虫的致病作用 成虫偶尔寄生于人体，对人的致病力不大，虫体主要通过机械性损伤和化学性刺激引起腹部不适、隐痛、恶心、呕吐等轻微症状。

2. 幼虫的致病作用 裂头蚴寄生人体引起曼氏裂头蚴病，其危害性远比成虫大。严重程度因裂头蚴移行和寄居部位的不同而异。虫体寄生局部可形成嗜酸性肉芽肿囊包，周边组织肿胀，甚至发生脓肿。囊包直径为 1 ～ 6cm，具囊腔，腔内盘曲的裂头蚴可有 1 ～ 10 条不等。常见寄生于人体的部位依次是皮下、眼部、口腔颌面部和内脏。

3. 临床类型 根据临床资料分析，大致可分为 5 型。

（1）皮下裂头蚴病：较常见，占患者数的 37.71%，多累及四肢、躯干等浅表部位，依发生率次序为：四肢、腹壁、外生殖器、胸壁、乳房、头颈或全身各处。表现为游走性皮下结节，呈圆形、柱形或不规则条索状。大小不一，直径为 0.5 ～ 5.0cm，可为单个，也可多个。局部可有瘙痒或有虫爬感。若有炎症反应时可出现间歇性或持续性疼痛或触痛，有时可出现荨麻疹。

（2）眼裂头蚴病：较常见，占 30.51%。常累及单侧眼睑或眼球，表现为眼睑红肿、眼睑下垂、结膜充血、畏光、流泪、微痛、奇痒或有虫爬感等；有时患者伴有恶心、呕吐及发热等症状。在红肿的眼睑和结膜下，可有游动性、硬度不等的肿块或条索状物，直径约 1cm。偶尔破溃，裂头蚴自动逸出而自愈。若裂头蚴侵入眼球内，可发生眼球突出、眼球运动障碍，严重者出现角膜溃疡、虹膜睫状体炎、白内障、继发性青光眼，甚至引起失明。

（3）口腔颌面部裂头蚴病：占 27.75%。常在口腔黏膜或颊部皮下出现硬结，直径为 0.5 ～ 3.0cm，患处红肿，发痒或有虫爬感，患者常自诉有“小白虫”（裂头蚴）逸出史。

（4）脑裂头蚴病：较少见，占 3.18%。临床表现类似于脑瘤，常表现阵发性头痛，严重时出现昏迷或伴喷射状呕吐、视物模糊、间歇性口角抽搐、肢体麻木、抽搐，甚至瘫痪等。

（5）内脏裂头蚴病：罕见，占 0.85%。临床表现因裂头蚴移行、寄居部位而定。虫体可经消化道侵入腹膜，引起炎症反应。如侵入肺可经呼吸道咳出。还可见于脊髓、椎管、尿道和膀胱等处，引起严重的后果。

此外，国内外均报道了数例人体“增殖型”裂头蚴病（“proliferative type” sparganosis），认为可能是由患者免疫功能受到抑制或并发病毒感染后，裂头蚴分化不全所引起。检查显示虫体较小而不规则，一般不超过 2mm，但虫体可广泛侵入各组织以芽生方式增殖。还有一种较少见的增殖裂头蚴（sparganum proliferum）引起的增殖裂头蚴病，虫体呈现多态形，具不规则的芽和分支，大小约 10mm×1mm，最长可达 24mm，可移行至人体各部位组织中芽生增殖，预后很差。这两种裂头蚴病的发病机制，仍有待进一步研究。

（二）诊断

曼氏迭宫绦虫成虫感染可以粪检虫卵予以确诊。曼氏裂头蚴病的诊断主要依靠从局部检获虫体。询问患者有无用生蛙肉敷贴患处，喝生水，生食蛙、蛇、鸟及各种动物的生肉或不熟的肉，或生饮蛇血、生吞蛇胆等经历，对诊断有重要参考价值。采用 CT 等影像技术有助于脑裂头蚴病诊断，也可用裂头蚴抗原进行各种免疫学检查以辅助诊断。

在临床诊断时应注意与其他疾病相鉴别。如皮下裂头蚴病可被误诊为脂肪瘤、神经纤维瘤或其他肿瘤。眼裂头蚴病常被误诊为睑腺炎、急性葡萄膜炎、眼眶蜂窝织炎、肿瘤等。脑裂头蚴病常被误诊为脑胶质瘤等。

三、流行与防治

（一）分布与流行状况

1. 分布 曼氏迭宫绦虫分布很广，成虫寄生人体很少见，国外仅见于日本、俄罗斯等少数国家。在我国，成虫感染病例报道近 20 例，主要分布在上海、广东、台湾、四川和福建等省（直辖市）。患者年龄最小 3 岁，最大 58 岁。

曼氏裂头蚴病分布广泛，多见于东亚和东南亚各国，美洲、非洲、澳洲、欧洲等地也有报道。全世界已报道 1400 例，我国有 1000 多例，分布于全国 27 个省（自治区、直辖市）。感染者年龄为 0 ～ 85 岁，以 10 ～ 30 岁年龄组感染率最高，男女比例为 2 ∶ 1，各民族均有发现。

2. 感染途径与方式 人体感染裂头蚴的途径有两种：①裂头蚴或原尾蚴经皮肤或黏膜侵入；②误食裂头蚴或原尾蚴经口感染。具体感染方式主要有 3 种。

（1）局部敷贴生蛙肉：为感染的主要方式，约占患者半数以上。在我国某些地区，民间传说蛙有清凉解毒作用，常用生蛙肉敷贴伤口或脓肿，包括眼、口颊、外阴等部位。若蛙肉中有裂头蚴即可经伤口或正常皮肤、黏膜侵入人体。

（2）生食或半生食蛙、蛇、鸡或猪肉：民间传说吞食活蛙能治疗疮疖和疼痛，吞食蝌蚪可治疗皮肤过敏，若其中含有活的裂头蚴，虫体即可穿过肠壁进入腹腔，然后移行到身体其他部位。生饮蛇血、生吞蛇胆，喜食生的或未煮熟的兽、禽及其他野生动物肉类均可引起感染。

（3）误食剑水蚤：饮用生水，或游泳时误饮入湖水、池塘水，使受感染的剑水蚤有机会进入人体。原尾蚴也可能直接经皮侵入，或经眼结膜侵入人体而感染。

（二）防治

加强健康教育，不用蛙肉敷贴患病局部，不食生的或未煮熟的肉类，不饮生水以防感染。

成虫感染可用吡喹酮、阿苯达唑等药驱除。裂头蚴病的治疗主要靠手术摘除，术中要将虫体尤其是头部取尽，方能根治，也可用 40% 乙醇普鲁卡因 2 ～ 4ml 局部注射杀虫。

增殖裂头蚴病治疗困难，多用保守疗法。尽可能不使用免疫抑制类、细胞毒性类和激素类的药物，以避免损伤患者免疫功能而加重病情。

第十节 阔节裂头绦虫

阔节裂头绦虫（*Diphyllobothrium latum* Linnaeus，1758）又称阔节鱼绦虫（broad fish tapeworm），成虫主要寄生于犬科等食肉动物，也可寄生于人，裂头蚴寄生于各种鱼类。

一、形态与生活史

成虫乳白色，体形在绦虫中最大，长达 3 ～ 10m，最宽处为 20mm。链体含 3000 ～ 4000 个节片。头节细小呈匙形，长 2 ～ 3mm，宽 0.7 ～ 1.0mm，背、腹侧各有一条深凹的吸槽。颈部细长。成节宽大于长，睾丸 750 ～ 800 个，分布于体背部两侧。雄性生殖孔和阴道共同开口于节片腹面前部的生殖腔，卵巢位于节片后部，子宫盘曲位于节片中央卵巢之前，开口于生殖腔之后。孕节与成节的结构基本相同，近末端长宽相等。

虫卵呈椭圆形，浅灰褐色，大小为（55 ～ 76）μm×（41 ～ 56）μm，卵壳较厚，一端有一明显的卵盖，另一端具一小棘，卵排出时卵内胚胎已开始发育（图 4-17）。

阔节裂头绦虫生活史中需要3个宿主。第一中间宿主是剑水蚤，第二中间宿主是鱼类，犬科等食肉动物和人为主要终宿主。成虫寄生于人以及犬、猫、熊、狐等食肉动物的小肠内。虫卵随粪便排出后，在水中发育并孵出钩球蚴。若钩球蚴被剑水蚤吞食后，在剑水蚤血腔内经过2～3周发育为原尾蚴。当感染的剑水蚤被小鱼或幼鱼吞食后，原尾蚴即可在鱼的肌肉、性腺、卵及肝等部位发育为裂头蚴。裂头蚴可随鱼卵排出。当大型肉食鱼类吞食受感染的小鱼或鱼卵时，裂头蚴还可侵入大鱼的肌肉和组织内继续生存。含裂头蚴的鱼若被终宿主食入，裂头蚴则在其肠内经5～6周发育为成虫。成虫在终宿主体内的寿命为5～13年。

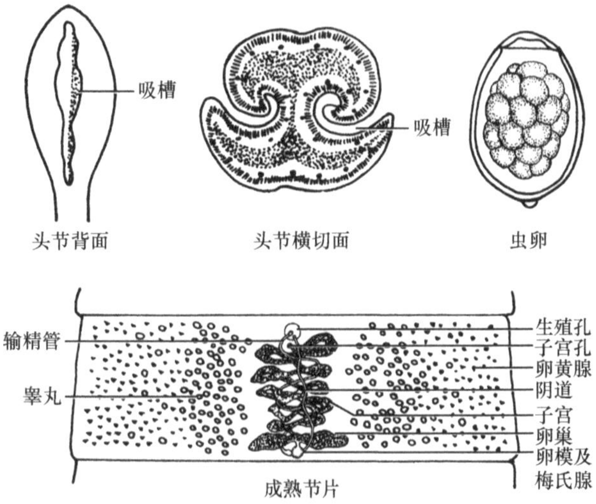

图 4-17　阔节裂头绦虫成虫节片和虫卵

二、致病与诊断

成虫的致病作用一般不明显，患者多为无症状的带虫者，少数可表现出腹痛或腹泻、饥饿感、嗜食盐、疲倦、乏力等症状。由于成虫较长，可扭结成团，从而引起肠道或胆管梗阻，甚至引起肠穿孔。有少部分（0.2%～2%）患者可并发恶性贫血，其原因可能是该虫在宿主体内大量摄取了与造血功能有关的维生素 B_{12}，引起巨幼细胞性贫血，虫体的代谢产物对宿主造血功能也可能有一定的影响，这种贫血可于驱虫后迅速消除。患者除有贫血表现外，常出现感觉异常、运动失调、深部感觉缺失等神经紊乱现象。严重者可能丧失劳动能力。

诊断主要依据从患者粪便中检查到虫卵或节片。镜检时要注意与肺吸虫卵相区别。裂头绦虫种类较多，且形态和生物学特性相似，可通过PCR等分子生物学方法进行鉴别诊断。

三、流行与防治

阔节裂头绦虫分布于欧洲、美洲和亚洲的亚寒带和温带地区，苏联的患病人数最多，约占全世界该病人数的一半以上。人群感染率最高的是加拿大因纽特人（83%），其次为苏联（27%）和芬兰（20%～25%）。我国仅在黑龙江、吉林、广东和台湾有10多例报道。

人体感染均是由于食用了含有裂头蚴的生鱼或未熟的鱼所致。流行区人粪污染河、湖等水源而使剑水蚤受染也是引起流行的一个原因。近年来阔节裂头绦虫有感染增多的趋势，其原因可能与生食鱼肉类食品增多有关，如日本的寿司和生鱼，这两种食品均以活的鱼肉为主要原料。也可能与人们对该绦虫认识的深入有关。

预防本病关键在于加强卫生知识的宣传教育，改变生食、半生食鱼肉的习惯，加强人、畜粪便管理，避免污染水源。治疗患者采用吡喹酮口服驱虫，对并发贫血者应注意补充维生素 B_{12} 和铁剂。

第十一节　其他人体寄生绦虫

一、犬复孔绦虫

犬复孔绦虫 [*Dipylidium caninum*（Linnaeus，1758）Railliet，1892] 又称犬绦虫（dog tapeworm）或猫绦虫（cat tapeworm），是犬、猫的常见肠道寄生虫。偶尔寄生于人体小肠，引

起复孔绦虫病（dipylidiasis）。

（一）形态与生活史

成虫长 10 ～ 50cm，宽 0.3 ～ 0.4cm，链体约有 200 个节片。头节略呈菱形，有 4 个吸盘和 1 个可伸缩的棒状顶突，顶突上约有 60 个刺状小钩排列成 1 ～ 7 圈，小钩数和圈数与虫龄和顶突受损程度有关。颈部细而短。前端的幼节扁宽，较小，向后逐渐近似正方形。成节和孕节均长大于宽。每个节片均有雌雄生殖器官各 2 套，对称排列于两侧。2 个生殖孔对称地分列于节片近中部的两侧边沿。成节有睾丸 100 ～ 200 个，经输出管、输精管通向两侧的阴茎囊，开口于生殖腔。卵巢 2 个，位于两侧生殖腔后内侧，其后为分叶状的卵黄腺。孕节两端略窄，呈南瓜子状，网状的子宫内含有若干个储卵囊，每个囊内含虫卵 2 ～ 40 个。虫卵圆球形，直径 35 ～ 50μm，卵壳薄而透明，内含 1 个六钩蚴（图 4-18）。

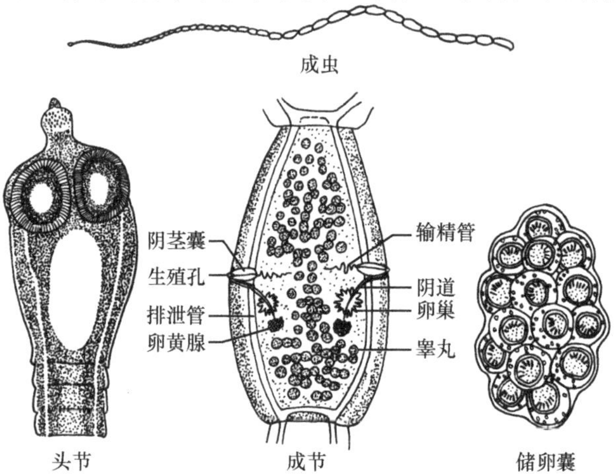

图 4-18　犬复孔绦虫

终宿主主要是犬、猫，中间宿主为犬栉首蚤、猫栉首蚤和致痒蚤等。成虫寄生于犬、猫小肠中，脱落的孕节随宿主粪便排出或主动从宿主肛门逸出。孕节破裂散出的虫卵如被蚤类的幼虫食入，在肠道内孵出六钩蚴，穿过肠壁，进入血腔，经 30 天左右发育为似囊尾蚴。随着蚤幼虫发育为成虫，似囊尾蚴便进一步发育成熟。一个蚤体内感染的似囊尾蚴可多达 56 个，受感染的蚤活动迟缓，甚至死亡。当终宿主犬、猫舔毛时受感染的蚤可被食入，似囊尾蚴在犬、猫小肠内经 2 ～ 3 周发育为成虫。人体感染常因接触犬、猫误食病蚤所致。

（二）致病与诊断

感染者一般无明显症状，感染虫数较多时，由于虫体头节和顶突侵入肠黏膜，引起炎症和出血，患者可有食欲缺乏、消化不良、腹部不适等症状，偶见腹痛、腹泻。孕节从肛门逸出可引起患者肛门瘙痒、烦躁不安等。

询问犬、猫接触史有助于诊断。在粪便中检查发现虫卵或孕节即可确诊。

（三）流行与防治

犬复孔绦虫呈世界性分布。犬和猫的感染率很高，狐和狼也可感染。人体感染少见，患者多为婴幼儿。至今全世界报道已达数百例。国内已报道 26 例，分布在北京、河北、河南、辽宁、广西、广东、四川、山西、山东、福建、湖南、内蒙古和台湾等地。除山东和内蒙古有 3 例成年患者外，其余均为 9 个月至 4 岁的婴幼儿，这与儿童喜玩犬、猫有关。

预防措施主要是注意个人卫生和饮食卫生，对家养的犬、猫等动物应定期灭蚤和驱虫，尽量避免与这些宠物过分亲昵、嬉戏，以减少感染机会。治疗药物可用吡喹酮等。

二、西里伯瑞列绦虫

瑞列属（*Raillietina*）绦虫隶属于圆叶目、代凡科（Davaineidae），共有 200 余种，为鸟类和哺乳类动物的常见寄生虫。据报道全世界感染人体的瑞列绦虫有 6 种，在我国仅为西里伯瑞列绦虫（*Raillietina celebensis* Janicki，1902），该虫主要寄生于鼠类的肠道，偶尔感染人体，引起西里伯瑞列绦虫病（raillietiniasis celebensis）。

（一）形态与生活史

西里伯瑞列绦虫成虫长约32cm，宽2mm，链体大约有185个节片。头节钝圆，直径为0.46mm，顶突缩在四周微凸的浅窝内，其上具有两排斧形小钩，长短相间，约72个。4个吸盘，其上缀有小刺。成节略呈方形，有睾丸48～67个，分散在两侧排泄管的中间部分。输精管长而弯曲。阴茎囊呈瓜瓢形。卵巢分两叶，呈蝶翅状，位于节片中央。卵黄腺在卵巢后方，略呈三角形。每节生殖孔均位于节片的一侧。孕节略近椭圆形，各节连接呈串珠状，内含300～400个圆形或椭圆形的储卵囊，每个储卵囊含虫卵1～4个。虫卵呈橄榄形，大小约45μm×27μm，具有外膜和内膜，内含圆形的六钩蚴。粪便中虫卵的外膜有时可以脱落，脱去外膜的虫卵呈棕黄色，直径约9μm（图4-19）。

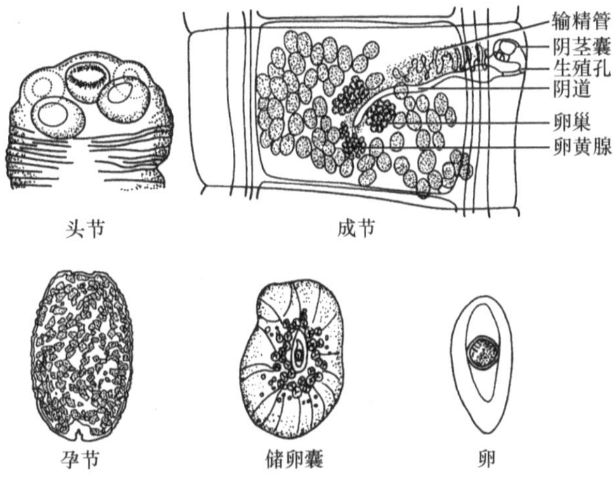

图4-19 西里伯瑞列绦虫

成虫寄生于鼠肠内，孕节脱落后随粪便排出体外。虫卵被脑踝蚁属（*Cardiocondyla*）蚂蚁食入后，卵内的六钩蚴在其体内发育为似囊尾蚴。鼠因吞食带似囊尾蚴的蚂蚁而感染。人体感染可能也是由于误食感染的蚂蚁所致。

（二）致病与诊断

本虫致病力轻微。感染者一般无明显的临床症状，有的可表现为腹痛、腹泻、流涎、夜间磨牙、食欲缺乏、消瘦、肛门瘙痒和荨麻疹等。有的可出现贫血、白细胞增多，嗜酸性粒细胞可高达10%～18%。个别可出现心动过速、持续性头痛、晕厥、神志不清、癫痫样惊厥等症状。患者大便中常有白色、能伸缩活动的米粒大小的孕节排出。有时孕节主动从肛门逸出。

粪便中检出节片或虫卵即可确诊。犬复绦虫孕节中亦含有储卵囊，与之相似，应加以鉴别。

（三）流行与防治

西里伯瑞列绦虫广泛分布于热带和亚热带，主要终宿主有家鼠（*Rattus rattus*）、褐家鼠（*R. norvegicus*）及小板齿鼠（*Bandicota bengalensis*）等。人体感染病例罕见，主要分布于泰国、越南、缅甸、菲律宾、日本、澳大利亚和马达加斯加等地。我国台湾、福建、广东、江苏、浙江、广西等地报道病例80多例。患者多为1～7岁的儿童，脑踝蚁属的蚂蚁在热带地区很普遍，在我国南方沿海省份也常见。它们常在厨房或居室内营巢，与家鼠接触的机会较多，而幼儿又常在地上玩耍，易误食蚂蚁导致感染。

本病的预防应教育儿童注意个人卫生和饮食卫生，防止蚂蚁污染食物和餐具。治疗可用南瓜子 - 槟榔煎剂或吡喹酮等药物驱虫。

三、克氏假裸头绦虫

克氏假裸头绦虫（*Pseudanoplocephala crawfordi* Baylis，1927）属圆叶目、膜壳科，为膜壳绦虫中的大型虫种。同物异名为盛氏许壳绦虫（*Hsuolepis shengi* Yang et al.，1957）。该虫最早于1927年在斯里兰卡的野猪体内发现，以后在印度、中国、日本的猪体内也有发现。1980年在陕西户县首次发现人体感染病例10例，其所致疾病为克氏假裸头绦虫病（pseudanoplocephaliasis crawfordi），从此引起了人们的注意。

（一）形态与生活史

成虫乳白色，扁平、带状，外形与缩小膜壳绦虫相似，但虫体较大，长 97 ～ 167cm 或更长，宽 0.31 ～ 1.01cm。头端纤细，向后渐增宽，全部节片均宽大于长。生殖孔开口在虫体的同一侧。链体节片数约 2000 个。头节呈球形，有 4 个吸盘和不发达的顶突，无小钩。成节中可见睾丸 24 ～ 43 个，在卵巢和卵黄腺的两侧，分布不均匀，靠近生殖孔一侧数目较少。卵巢呈菜花形，位于成节中央。不规则形的卵黄腺位于卵巢后下方。孕节内子宫呈袋状，其内充满虫卵，每一孕节含卵 2000 ～ 5000 个。虫卵近圆形，棕黄色，与缩小膜壳绦虫卵相似，但较大，为 84μm×108μm，卵壳较厚，表面有颗粒状突起，但脆弱易破裂。内层为胚膜，胚膜与卵壳间充满胶质体，胚膜内含 1 个六钩蚴，六钩蚴与胚膜之间有明显的空隙（图 4-20）。

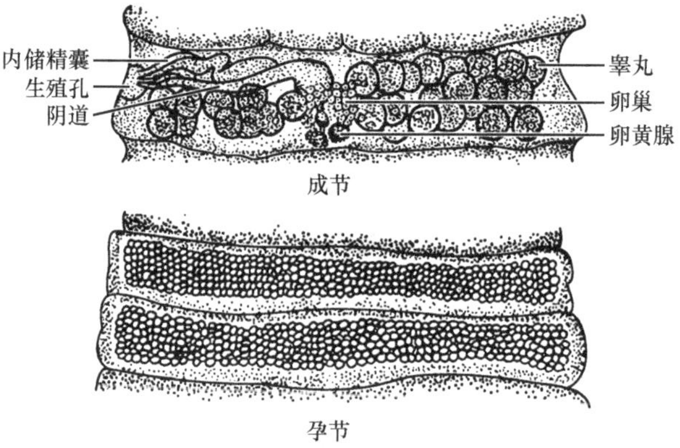

图 4-20　克氏假裸头绦虫

克氏假裸头绦虫的终宿主为猪或褐家鼠等。中间宿主为赤拟谷盗（*Tribolium castaneum*）、黄粉虫（*Tenebrio molitor*）、黑粉虫（*Tenebrio obscurus*）、脊胸露尾甲（*Carpophilus dimidiatus*）等鞘翅目昆虫。成虫寄生于终宿主猪等的小肠内，脱落的孕节或虫卵随宿主粪便排出体外，当被中间宿主昆虫吞食后，经 27 ～ 31 天发育为似囊尾蚴，但 50 天后才有感染性。当猪、褐家鼠等食入含有似囊尾蚴的中间宿主后，经 10 天即可在小肠内发育为成虫。30 天后成虫子宫中的虫卵开始成熟，完成生活史需 2 ～ 2.5 个月。赤拟谷盗等昆虫常在粮仓、住室和厨房活动，可污染食物、餐具等，被人误食而引起感染。

（二）致病与诊断

轻度感染者一般无明显症状，感染虫数较多时，患者可出现腹痛、腹泻、恶心、呕吐、食欲缺乏、消瘦等症状。腹痛多为阵发性隐痛，以脐周较为明显。腹泻每天 3 ～ 4 次，大便中可见黏液。有些患者可出现头晕、失眠和情绪不安等神经系统症状。血液检查嗜酸性粒细胞增多。

诊断主要依靠从粪便中检获虫卵或孕节。应注意与缩小膜壳绦虫相鉴别。本虫虫卵的特点是体积较大，卵壳表面布满大小均匀的球状突起，卵壳外缘有波纹状花纹。虫体的成节体积也较大，睾丸数较多，可加以区别。

（三）流行与防治

克氏假裸头绦虫分布于亚洲的斯里兰卡、印度、日本和中国。在我国上海、陕西、辽宁、甘肃、福建、广东等 10 余个省、自治区的家猪、野猪中流行。人体感染少见，目前国内已报道 20 余例。

防治措施包括及时治疗患者和病猪，对粪便进行无害化处理，杀灭粮仓害虫，控制传播。注意个人卫生和饮食卫生，尤其要注意厨房清洁卫生，夏季要避免甲虫飞落到饭菜中。驱虫治疗可用巴龙霉素、氯硝柳胺或甲苯达唑等。

四、司氏伯特绦虫

司氏伯特绦虫 [*Bertiella studeri*（Blanchard，1891） Stiles and Hassall，1902] 隶属于裸头科（Anoplocephalidae），是猴和其他灵长类常见的寄生虫。人体感染罕见，可引起伯特绦虫病（bertielliasis）。目前全世界人体病例已报道 60 多例，我国在 2006 年已经发现首例司氏伯特绦虫人体感染病例。

（一）形态与生活史

成虫长 150～450mm，有的可长达 700mm，最宽处为 10mm。头节稍扁，顶端有退化的顶突，4个吸盘呈卵圆形。链体由40多个节片组成。成节长 0.75mm，宽 6mm。睾丸约 250 个，散布于节片前缘与子宫之间。卵巢呈扇形，从中央致密区向外发出棒状分叶。孕节宽大于长，子宫中充满虫卵。虫卵为不规则的卵圆形，大小为（49～50）μm×（45～46）μm。卵外被一层卵膜，薄而易碎。其内侧为无色透明的卵壳，卵壳内层为外胚膜，薄而透明，包绕着梨形结构，此结构一端具有双角的突起，突起尖端可达卵壳，内含1个六钩蚴，大小为 15～18μm（图 4-21）。

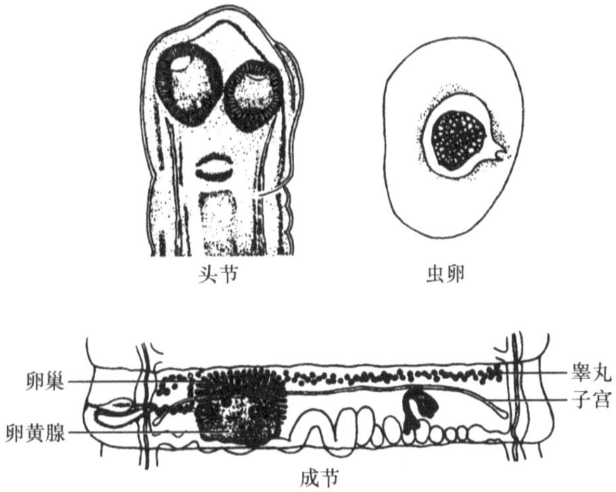

图 4-21 司氏伯特绦虫

司氏伯特绦虫的终宿主为猴、猩猩、长臂猿、狒狒等灵长类动物，人偶可感染。中间宿主为甲螨类（*Scheloribates baevigatus* 和 *Galumna* spp.）。成虫寄生于终宿主小肠内，孕节随粪便排出体外。虫卵被中间宿主甲螨类吞食后，在其体内孵化出六钩蚴，继而发育为似囊尾蚴。当终宿主误食含有似囊尾蚴的螨类后，在小肠经消化液的作用，头节翻出，吸附肠壁，通常经 45～60 天发育为成虫。

（二）致病与诊断

人体感染后可无任何症状，有的可发生腹痛、间歇性腹泻、便秘、消化不良等非特异性胃肠炎及疲乏、消瘦等症状。个别病例出现周期性腹痛和呕吐，这些症状多见于儿童。患者多因粪便中发现可蠕动的白色节片而就诊。粪便检查发现孕节或虫卵即可确诊。

（三）流行与防治

司氏伯特绦虫分布广泛，主要见于菲律宾、印度尼西亚、新加坡、印度、巴基斯坦、日本、毛里求斯、加蓬、沙特阿拉伯、泰国、西班牙等。我国在广东、广西、福建、云南、贵州、四川等地均有发现本虫。其主要流行于灵长类群体中，人因偶然误食含似囊尾蚴的甲螨而感染。治疗可用吡喹酮或甲苯达唑。

五、巨颈带绦虫

巨颈带绦虫 [*Taenia taeniaeformis*（Batsch，1786） Wolffugel，1911] 又名带状泡尾绦虫 [*Hydatigera taeniaeformis*（Batsch，1786）Lamarck，1816]、粗颈带绦虫（*Taenia crassicollis*）等。成虫主要寄生于猫、犬等食肉哺乳动物。中绦期幼虫称带状囊尾蚴或叶状囊尾蚴（*Cysticercus fasciolaris*），寄生在啮齿类动物的肝内，特别在鼠类极为常见，幼虫偶可感染人。

（一）形态与生活史

成虫体长 15～60cm，头节粗壮，顶突肥大、呈半球形突出，4个吸盘也呈半球形，向侧方突出，颈部不明显。因此，有“粗头绦虫”或“肥颈绦虫”之称。虫体前段节片短而粗，中段呈楔形，后段呈古钟形。孕节子宫分支为每侧 16～18 支。虫卵为圆形，直径 31～37μm。幼虫属链尾蚴型，长链状，头节裸露不向内嵌，后连一假分节的链体，后端为一小伪囊（图 4-22）。

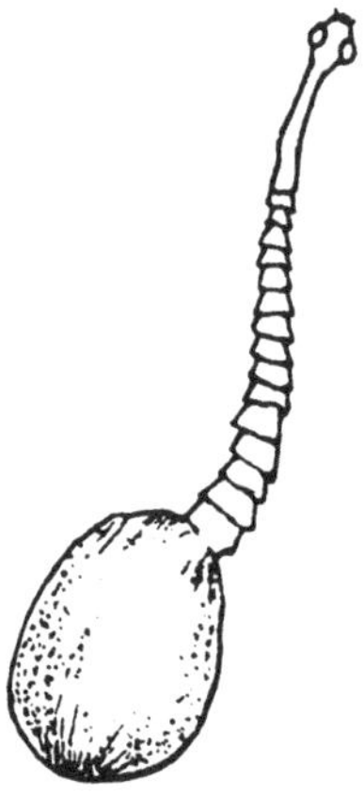
图 4-22　巨颈带绦虫链尾蚴

巨颈带绦虫的终宿主为猫、犬、狼、狐、鼬等多种食肉哺乳动物；中间宿主为啮齿类、人和其他哺乳类动物。成虫寄生在终宿主的肠道，其孕节随宿主粪便排出，通常能自行蠕动，在蠕动时即可释放出虫卵污染外界环境。鼠、兔等中间宿主吞食虫卵后，六钩蚴在其消化道逸出，钻入小肠壁，随血流到达肝，经 2 ～ 3 个月发育为链尾蚴。猫等动物捕食被链尾蚴寄生的中间宿主鼠或其他啮齿动物后，链尾蚴进入其小肠，伪囊和假链体脱落，头节吸附在肠壁上，经 1 个月发育为成虫。

（二）致病与诊断

人因误食虫卵而感染，感染后可引起肝囊肿。1959 年 Hsieh 首先在我国台湾报道了 1 例该虫感染人体的病例；Sterba 和 Barus（1976）报道在阿根廷 1 例 5 岁儿童和捷克 1 例 77 岁老年人感染了本虫；Ekanyakes（1999）也报道斯里兰卡一名儿童从猫体感染了本虫。

对疑似患者可进行免疫学诊断或外科手术后病理学诊断。对家畜主要是在卫生检疫或屠宰后才能做出诊断。终宿主检查主要是粪便检查孕节或虫卵，对粪便检查阳性的犬进行驱虫治疗，观察排出的虫体的形态特征可做虫种鉴定。

（三）防治

治疗患者可用吡喹酮，也可采用手术治疗。预防本病应加强卫生宣传，注意个人卫生，减少与猫、犬等动物的密切接触。

六、泡状带绦虫

泡状带绦虫（*Taenia hydatigena* Pallas，1766），又称有缘绦虫（*Taenia marginata*），隶属于圆叶目、带科、带属。成虫寄生于犬、猫、狼、狐等食肉动物。幼虫称细颈囊尾蚴（*Cysticercus tenuicollis*），寄生于猪、黄牛、山羊等多种家畜及野生动物的肝脏浆膜、网膜及肠系膜等处。幼虫偶尔可寄生于人体引起细颈囊尾蚴病（cysticercosis tenuicollis）。

（一）形态与生活史

泡状带绦虫是一种较大型的绦虫，体长 75 ～ 500cm。白色或微带黄色。链体有 250 ～ 300 个节片。头节略宽于颈部，顶突上有 30 ～ 40 个小钩，排成两排。成节含睾丸 600 ～ 700 个。孕节被充满虫卵的子宫占满，子宫每侧有 5 ～ 10 个粗大分支，每支又有小的分支。虫卵椭圆形，大小为 38 ～ 39μm，内含六钩蚴，与猪带绦虫卵和牛带绦虫卵相似。

细颈囊尾蚴俗称水铃铛，呈囊泡状。囊壁乳白色，泡内充满透明液体。囊泡从黄豆大小至鸡蛋大。肉眼可见到囊壁上有一个不透明的乳白色结节，是其内陷翻转的头节和颈部所在。若使结节内的结构翻转出来，即能见到一个相当细长的颈部和游离端的头节（图 4-23）。但在组织中寄生时，由于其囊泡外通常有一层由宿主组织反应形成的厚膜包裹，故在外观上很容易与棘球蚴相混淆。

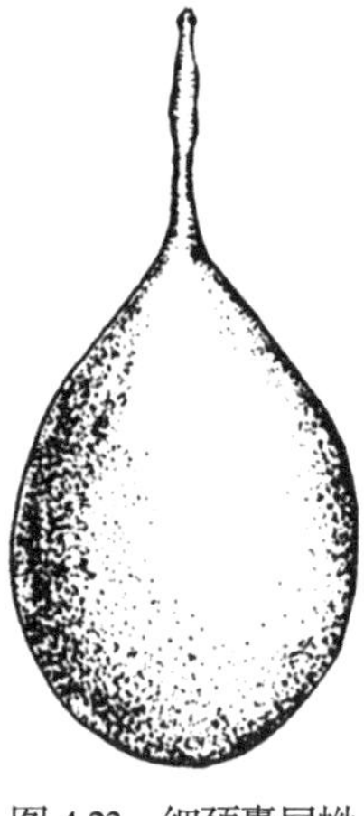
图 4-23　细颈囊尾蚴

泡状带绦虫的终宿主有犬、狼、狐、浣熊、家猫等。中间宿主有猪、羊、牛、骆驼、鹿、某些鼠类及猴等。成虫寄生于食肉动物的小肠，孕节随终宿主的粪便排出体外，虫卵污染牧草、饲料及水，被中间宿主猪、羊、牛等动物吞食。虫卵在小肠内孵出六钩蚴，钻入肠壁血管，随血流至肝表面、腹腔、肠系膜等部位，经 7 ～ 8 周发育为具有感染性的细颈囊尾蚴。当屠宰这些中间宿主后，用摘除的细颈囊尾蚴或有病的脏器喂猫、犬，或随意丢弃，被食肉动物吞食后，该幼虫头节在终宿主小肠内翻出，吸附肠壁，经 2 个月发育为成虫。

（二）致病与诊断

人体感染细颈囊尾蚴病后可出现不同的症状和体征，如食欲差、恶心、呕吐、消瘦、腹痛及嗜酸性粒细胞增多等。

对疑似病例，可做超声波或 CT 检查，如发现可疑病灶，应手术摘除后进行病理学检查。

（三）流行与防治

本虫呈世界性分布。我国犬泡状带绦虫感染十分普遍，是重要的传染源。细颈囊尾蚴以猪的感染最为普遍，牧区绵羊感染也较重。蝇类在觅食时可携带虫卵，污染食品。人因误食虫卵而感染。我国贵州和安徽省均有人体感染的病例报道。

预防措施包括：加强卫生知识宣传，禁止将猪、羊内脏乱抛或用未经处理的内脏喂犬，定期给犬、猫驱虫，注意个人卫生等。治疗本病的有效方法是手术摘除虫体，也可用药物吡喹酮治疗。

（段义农）

第五章　棘头虫纲

猪巨吻棘头虫

猪巨吻棘头虫（*Macracanthorhynchus hirudinaceus*）属于棘头动物门（Phylum Acanthocephala）、后棘头虫纲（Class Metacanthocephala）、原棘头虫目（Order Archiacanthocephala）、稀棘棘头虫科（Family Oligacanthorhynchidae）、巨吻棘头虫属（Genus *Macracanthorhynchus*）。成虫寄生于猪的小肠内，偶尔亦可寄生人体，引起人体棘头虫病（acanthocephaliasis），该病属人兽共患寄生虫病。

一、形态与生活史

猪巨吻棘头虫成虫多呈无色、乳白色或淡红色，体表有明显的横皱纹，尤以体前部为甚。虫体背腹面略扁平，固定后呈圆柱形。前端略粗大，后端渐细，尾端钝圆（图 5-1）。虫体近蛭形，由吻突、颈部和躯干三部分组成。吻突位于虫体前端，呈球形，有伸缩性，其周围有 5 ～ 6 排尖锐透明的吻钩，每排 6 个，呈螺旋形排列，带钩吻突用以附着在组织上。由于吻突似头状，且具棘，故名棘头虫。吻突之后为短而呈圆柱形的颈部，与吻鞘相连。肌肉活动可使吻突在吻鞘内外做伸缩运动，即吻鞘收缩，吻突伸出；吻鞘舒张，吻突缩入。虫体无口及消化道，营养物质自体表吸收。雌雄异体，雌虫较大，为（20 ～ 65）cm×（0.4 ～ 1.0）cm，尾端钝圆，随着虫体的发育，卵巢逐渐分解为卵巢球，其内卵细胞受精后，经漏斗状的子宫钟进入子宫，最后经阴道、生殖孔排出。雄虫较小，大小为（5 ～ 10）cm×（0.3 ～ 0.5）cm，虫体中部有睾丸 2 个，前后排列，呈长圆形，均位于韧带囊中。雄虫输精管的末端有 8 个椭圆形黏液腺，其分泌物有封闭雌虫阴道的作用，尾端有钟状交合伞（图 5-1）。猪巨吻棘头虫染色体为 6 对，其中大型中部着丝粒染色体 1 对，中型中部着丝粒染色体 3 对，小型亚端着丝粒染色体 1 对和小型端部着丝粒染色体 1 对。

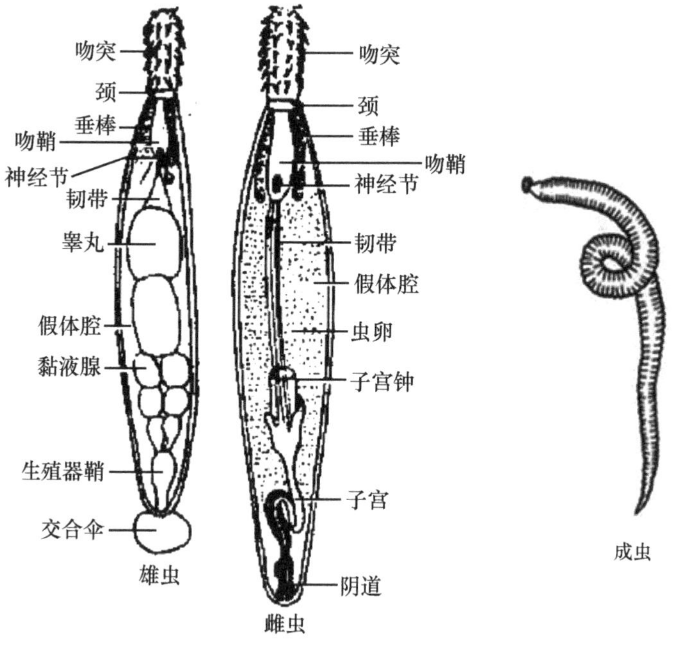

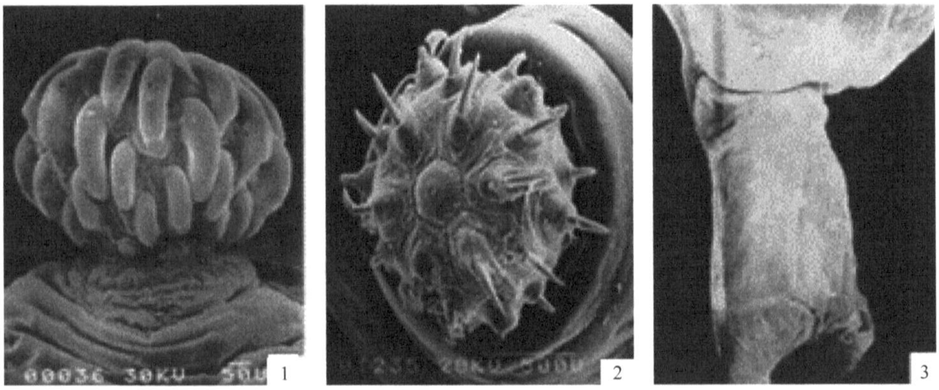

图 5-1 猪巨吻棘头虫成虫形态（示意图）、吻突（图标 1 和 2）及交合伞（图标 3）（电镜照片）

虫卵呈椭圆形，深褐色，大小为（67 ～ 110）μm×（40 ～ 65）μm，两端稍尖，卵壳略厚，表面有许多小沟穴，很像核桃外壳（图 5-2）。卵壁由三层组成：外层薄而透明，易破；中间层明显增厚，并有凹凸不规则的皱纹，一端闭合不全，呈透明状，卵壳易从此处破裂；内层光滑而薄。成熟虫卵内含有一个具有小钩的幼虫，即棘头蚴。

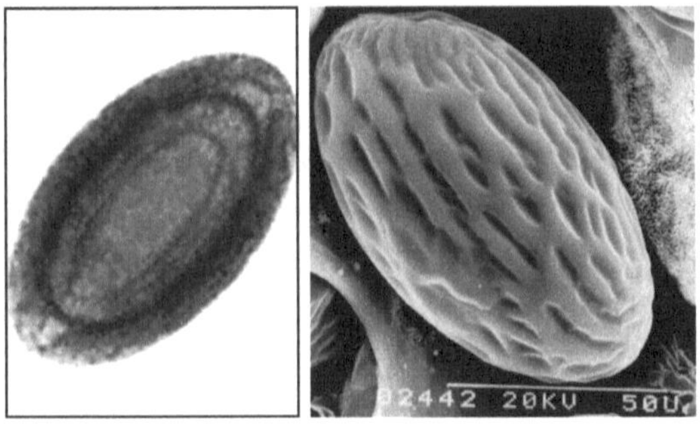

图 5-2 猪巨吻棘头虫卵

棘头蚴进入中间宿主甲虫血腔后，发育成感染性棘头体。感染性棘头体呈乳白色，外观似芝麻粒，大小为（2.4 ～ 2.9）mm×（1.6 ～ 2.0）mm，前端较宽平，中央因吻突缩入而稍凹陷，后端较窄。虫体后 1/5 的体表有 7 ～ 8 条明显的横纹，体内可见吻突、吻钩等的雏形，以及 6 ～ 7 个胞核。虫体外有一层白色的结缔组织囊壁包绕（图 5-3）。

猪巨吻棘头虫成虫主要寄生在猪的小肠内，偶尔可寄生于人、犬、猫的体内。中间宿主为鞘翅目昆虫。生活史包括虫卵、棘头蚴（acanthor）、棘头体（acanthella）、感染性棘头体（cystacanth）和成虫等阶段。虫卵随宿主粪便排出体外，由于对干旱和寒冷抵抗力强，在土壤中可存活数月至 3 ～ 5 年。当虫卵被中间宿主如金龟子、天牛等甲虫的幼虫吞食后，卵壳破裂，棘头蚴逸出，穿破甲虫肠壁进入血腔，发育为棘头体。在血腔中经过棘头体阶段，最后发育为感染性棘头体，棘头体发育至感染性棘头体，需 3 ～ 5 个月。感染性棘头体存活于甲虫发育的各阶段（幼虫、蛹、成虫），并保持对终宿主的感染性。当终宿主猪等动物吞食含有感染性棘头体的甲虫（包括幼虫、蛹或成虫）后，棘头体即在其小肠内经 1 ～ 3 个月发育为成虫。成虫在猪体内的寿命一般为 10 ～ 24 个月。人则因接触或误食入含有活的感染性棘头体的天牛、金龟子等甲虫而受到感染。感染人群以学龄前儿童和青少年多见。但人不是猪巨吻棘头虫的适宜宿主，故在人体内棘头虫大多数不能发育成熟和产卵（图 5-3）。所以，患者或带虫者的粪便中很难查获虫卵。

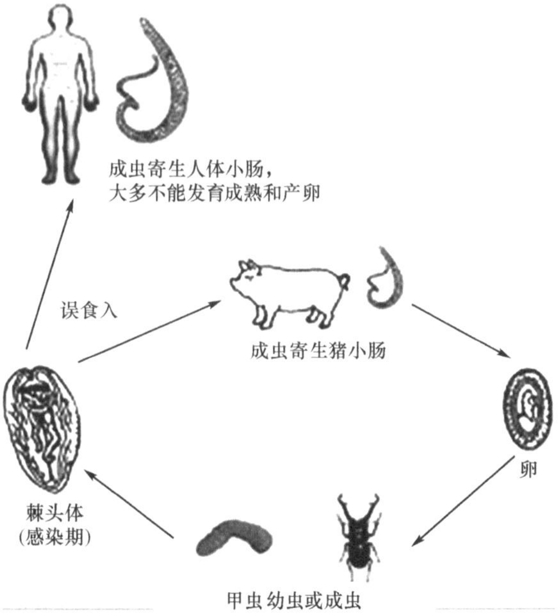

图 5-3 猪巨吻棘头虫生活史

二、致病与诊断

成虫可寄生于人体回肠的中下部，虫数一般为 1 ～ 2 条，偶尔多至 21 条。其致病性主要来自以下三个方面：①成虫的吻钩对肠黏膜的损伤：成虫以吻钩附于肠黏膜上，造成黏膜组织充血、出血、坏死并形成溃疡，随着结缔组织的增生，局部形成直径为 0.7 ～ 1.0cm 大小的棘头虫结节，结节常突出浆膜面，在黏膜面仅有轻度隆起，常可与大网膜组织粘连后形成包块。若损伤达肠壁深层，容易造成肠穿孔，引起局限性腹膜炎，少数患者可由于肠粘连而出现肠梗阻。此外，因虫体常更换固着部位，可使肠壁组织发生多处病变。②吻钩穿破肠壁：吻钩可造成肠壁穿孔，引起局限性腹膜炎、腹膜脓肿，甚至危及生命。③虫体代谢产物的毒性作用：虫体分泌的毒性物质被吸收后，患者可出现消瘦、贫血、腹泻、阵发性腹痛，以及恶心、呕吐、失眠、夜惊等神经精神症状。

患者在感染早期症状不明显，多数是在感染后 1 ～ 3 个月发病，可有消化不良、乏力、消瘦、贫血、腹泻和黑便等表现。右下腹部常出现阵发性疼痛，在腹部明显压痛处常可扪及圆形或卵圆形包块。患者亦可出现恶心、呕吐、失眠、夜惊等症状和嗜酸性粒细胞增多。少数感染者可不出现任何症状和体征，因虫体自动排出而自愈。儿童患者可出现“大肚子”体征。虫体感染对人体的主要危害是引起外科并发症，国内临床报道半数以上病例发生肠穿孔。本病易被误诊，应引起注意。

患者粪便中很少能查见虫卵。目前，诊断此病主要依据流行病学史及临床症状。若患者有食入甲虫史，并有消瘦、贫血、腹泻、阵发性腹痛等临床症状者，可疑及该病。诊断性驱虫或经急症手术发现虫体是确诊的依据。卵抗原做皮试进行免疫诊断，对诊断本病有一定价值。

三、流行与防治

猪巨吻棘头虫病属人兽共患寄生虫病之一，呈世界性分布，在我国南方和北方各地区均有分布。我国自 1964 年首次报道人体感染棘头虫以来，相继在辽宁、山东、河北、天津、河南、安徽、海南、四川、吉林和内蒙古等 10 多个省、自治区、直辖市发现数百例病例。由于猪巨吻棘头虫在人体内多数不能发育成熟，所以人作为棘头虫病传染源的意义并不大。猪是该病重要的传染源，尤其是辽宁和山东两省猪的感染率最高。

猪棘头虫病呈地方性流行，其流行情况与下列因素有关：①雌虫繁殖力强：一条雌虫每天产卵 26 万～ 68 万，持续时间可达 10 个月，外界环境受虫卵的污染相当严重。②虫卵对外界环境抵抗力很强：在各种土壤中，无论是有光线或黑暗均可维持存活达 3.5 年之久，在 45℃温度中，可长时间不受影响；在干湿交替的土壤中，温度为 37 ～ 39℃时，可存活 365 天；在 5 ～ 9℃时，能存活 551 天；在 -16 ～ -10℃的低温下，仍能存活 140 天。③金龟子等甲虫是本病的传播媒介：猪的感染季节、感染率与甲虫分布和出现时间有直接关系，一般在春、夏季感染。甲虫幼虫多存在于 12 ～ 15cm 深的泥土中，仔猪拱土的能力差，故感染率低；而成年猪有拱土的习性，故感染率较高；不管是仔猪或成年猪，放牧的猪一般比舍饲猪感染率高。

棘头虫的中间宿主和传播媒介主要为鞘翅目的某些昆虫。目前我国发现的有 9 科 35 种鞘翅目昆虫传播此病，如大牙锯天牛（*Dorysthenes paradoxus*）、曲牙锯天牛（*D. hydropicus*）和棕色鳃金龟（*Holotrichia titanus*）等，其成虫阶段的感染率可高达 62.5%。棘头虫病的流行具有明显的地域性和季节性。在辽宁，大牙锯天牛于每年 7 月中旬至 8 月上旬羽化为成虫，儿童捕食后，经 30 ～ 70 天发病。因此，发生的病例多出现在 9 月中、下旬。而山东则在 6 ～ 8 月间患病人数较多。猪巨吻棘头虫的感染与人们的生活习惯有关。在流行区，儿童和少年有烧吃、炒吃，甚至生吃天牛、金龟的习惯，所以患者以学龄前儿童和青少年居多，男性多于女性。

目前尚无特效药治疗本病。早期患者服用阿苯达唑、甲苯达唑等有一定疗效；单剂左旋咪唑或硫氯酚（硫双二氯酚）驱虫亦有效；有并发症者可采用手术取虫等措施。宣传卫生知识，教育儿童不要生食或半生食甲虫，对预防此病有重要作用。另外，加强对猪饲养的管理，禁止散放，对猪的粪便进行无害化处理；在猪场周围设置捕虫灯，捕杀金龟子，消灭中间宿主，及时治疗病猪等，都是防止感染的重要措施。

（孙　军）

第六章 原虫概述

原虫（protozoa）为单细胞真核动物，体积微小而能独立完成包括摄食、代谢、呼吸、排泄、运动及生殖等生命活动在内的全部生理功能。原虫在自然界种类繁多，分布广泛，多数营自生或腐生生活，分布在海洋、土壤、水体或腐败物内。医学原虫是寄生在人体腔管、体液、组织或细胞内的致病及非致病性原虫，有 40 余种。

一、形 态

原虫体积微小（2 ～ 200μm），外形因虫种而异，其结构符合真核细胞的基本构造，由胞膜、胞质和胞核组成。

1. 胞膜 也称表膜或质膜，包裹虫体。电镜下可见为一层或一层以上的单位膜结构，其外层的类脂和蛋白质分子结合多糖分子形成表被，或称糖萼（glycocalyx）。表膜内层可有紧贴的微管和微丝支撑，使虫体保持一定形状。研究表明，表膜作为原虫与宿主和外环境直接接触的界面，对保持虫体的自身稳定和参与同宿主的相互作用起着重要的作用。表膜的蛋白质分子具有配体、受体、抗原、酶类，甚至毒素等作用，表膜还具有不断更新的特点，一些虫种的表膜抗原可不断变异。因此，原虫表膜的功能除具有分隔与沟通作用外，还可以参与营养、排泄、运动、感觉、侵袭、隐匿等多种生理活动。目前对原虫表膜的研究已成为揭示宿主与寄生虫相互作用机制的重要方向。

2. 胞质 主要由基质、细胞器和内含物组成，是原虫代谢和营养储存的主要场所。

（1）基质：主要成分是蛋白质，含有肌动蛋白组成的微丝和微管蛋白组成的微管，用以维持原虫的形状并与运动有关。有些原虫的基质有内、外质之分，外质较透明，呈凝胶状，具有运动、摄食、营养、排泄、呼吸、感觉及保护等功能；内质呈溶胶状，含各种细胞器、细胞核和内含物，是细胞代谢和营养存储的主要场所。

（2）细胞器：原虫的细胞器的类型多样，按功能分为以下几种。

1）膜质细胞器：主要由胞膜分化而成，包括线粒体、高尔基复合体、内质网、溶酶体等，大多参与合成代谢。某些细胞器可因不同虫种的代谢特点相异而缺如或独有，如营厌氧代谢的种类一般缺少线粒体。

2）运动细胞器：为原虫分类的重要标志，按形态分为伪足（pseudopodium）、鞭毛（flagellum）、纤毛（cilia）三种，具相应运动细胞器的原虫分别称为阿米巴（amoeba）、鞭毛虫（flagellate）和纤毛虫（ciliate）。鞭毛虫和纤毛虫大多还有特殊的运动器，如波动膜（undulating membrane）、吸盘（sucker），以及为鞭毛、纤毛提供动能的神经运动装置（neuro-motor apparatus）。

3）营养细胞器：部分原虫拥有胞口、胞咽、胞肛等，帮助取食、排泄废物等。

4）其他：寄生性纤毛虫大多有伸缩泡，能调节虫体内的渗透压。此外，鞭毛虫的胞质可有硬蛋白组成的轴柱（axone），为支撑细胞器，使虫体构成特定的形态。

（3）内含物：原虫胞质内有时可见多种内含物，包括各种食物泡、营养储存小体（淀粉泡、拟染色体等）、代谢产物（色素等）和共生物（病毒颗粒）等。特殊的内含物也可作为虫种的鉴别标志。

3. 胞核 为原虫得以生存、繁衍的主要结构。由核膜、核质、核仁和染色质组成。核膜为两层单位膜，具微孔沟通核内外。染色质和核仁分别富含 DNA 和 RNA，能被深染。在光镜下，原虫胞核需经染色才能辨认，并各具特征。寄生人体的原虫多数为泡状核型（vesicular nucleus），染色质少而呈颗粒状，分布于核质或核膜内缘，只含一个粒状核仁。多数纤毛虫为实质核型（compact nucleus），特点为核大而不规则，染色质丰富，常具一个以上的核仁，因核深染而不易辨认内部。原虫的营养期大多只含一个核，少数可有两个或更多。经染色后的细胞核形态特征是医学原虫虫种鉴定的重要依据。

二、运　　动

多数原虫借运动细胞器进行移位、摄食、防卫等活动。运动方式有伪足运动、鞭毛运动和纤毛运动。没有细胞器的原虫也可借助体表构造进行滑动和小范围扭转。可以进行运动、摄食和生殖的原虫生活史期称为滋养体期，是多数寄生原虫的基本生活型。许多原虫的滋养体在不良条件下分泌外壁，形成不活动的包囊（cyst）或卵囊（oocyst），用以抵抗不良环境，实现宿主转换，成为传播上的关键环节。

三、生　　殖

寄生原虫以无性或有性或两者兼有的生殖方式增殖，同时以一定的方式排离和转换宿主以维持种群世代的延续。无性生殖包括：①二分裂：为寄生原虫最常见的增殖方式，分裂时胞核先分裂，随后纵向或横向分裂为两个子体。②多分裂：胞核多次分裂后胞质包绕每个核周围，一次分裂为多个子代。多分裂形式多样，如疟原虫的裂体增殖（schizogony）、孢子生殖（sporogony）和某些阿米巴、鞭毛虫的囊后增殖等。③出芽生殖：为大小不等的分裂，如弓形虫滋养体的内二殖或内二芽殖（endodygony）。有性生殖则可分为：①接合生殖（conjugation）：两个形态相同的原虫接合在一起，交换核质后分开各自分裂，多见于纤毛虫。②配子生殖（gametogony）：先分化为雌雄配子（gamete），而后受精结合为合子（zygote），再进行无性增殖；配子生殖常为寄生原虫有性世代的主要阶段，本身并无个体增加，却为无性孢子生殖的先导，如疟原虫在蚊体内的发育期。

四、生活史类型

寄生原虫的增殖本质上是一种种族生存适应，必然伴随着排离和宿主转换。因此，医学原虫生活史的完成是从宿主到宿主的传播过程，形式多样，在医学上有着重要的流行病学意义。其生活史类型可根据传播特点大致分为三型。

1. 人际传播型　生活史只需要一种宿主，凭借接触或中间媒介而在人群中传播。可分为两类：

（1）生活史只有滋养体阶段：滋养体以二分裂增殖，直接或间接接触滋养体而传播。阴道毛滴虫、口腔毛滴虫和齿龈内阿米巴等属于此类。

（2）生活史有滋养体和包囊两个阶段：滋养体以二分裂增殖，包囊可有或无核分裂，为排离和传播阶段。多数肠道寄生阿米巴、鞭毛虫和纤毛虫属此类型。

2. 循环传播型　完成生活史需一种以上的脊椎动物，分别进行有性和无性生殖形成世代交替现象，如刚地弓形虫以猫为终宿主，以人、鼠或猪等为中间宿主。

3. 虫媒传播型　完成生活史需在吸血昆虫体内进行无性或有性生殖，发育为感染阶段，再由吸血昆虫吸血、叮咬造成人体或动物的感染，如利什曼原虫（无世代交替）和疟原虫（有世代交替）的生活史。

五、分　　类

根据运动细胞器的有无和类型，将医学原虫分为鞭毛虫、阿米巴、孢子虫和纤毛虫四大类，生物学分类隶属于原生生物界（Kingdom Protista）、原生动物亚界（Subkingdom Protozoa）之下的三个门，即肉足鞭毛门（Phylum Sarcomastigophora），如动鞭纲（Class Zoomastigophorea）、叶足纲（Class Lobosea）；顶复门（Phylum Apicomplexa），如孢子纲；纤毛门（Phylum Ciliophora），如动基裂纲。常见的医学原虫分类和寄生部位见表 6-1。

表 6-1　我国常见的人体寄生原虫分类及寄生部位

纲	科	种名	寄生部位
动鞭纲 Zoomastigophorea	锥虫科 Trypanosomatidae	杜氏利什曼原虫 *Leishmania donovani*	单核吞噬系统
	毛滴虫科 Trichomonadidae	阴道毛滴虫 *Trichomonas vaginalis*	泌尿生殖道
	六鞭毛科 Hexamitidae	蓝氏贾第鞭毛虫 *Giardia lamblia*	肠道
叶足纲 Lobosea	内阿米巴科 Entamoebidae	溶组织内阿米巴 *Entamoeba histolytica*	肠壁组织、肝、肺、脑等
		迪斯帕内阿米巴 *Entamoeba dispar*	肠道
		结肠内阿米巴 *Entamoeba coli*	肠道
	棘阿米巴科 Acanthamoebidae	齿龈内阿米巴 *Entamoeba gingivalis*	口腔
		卡氏棘阿米巴 *Acanthamoeba castellanii*	眼、脑、皮肤等
	双鞭毛阿米巴科 Dimastiamoebidae	福氏耐格里阿米巴 *Naegleria fowleri*	脑
孢子纲	疟原虫科 Plasmodidae	间日疟原虫 *Plasmodium vivax*	红细胞
		恶性疟原虫 *Plasmodium falciparum*	红细胞
		三日疟原虫 *Plasmodium malariae*	红细胞
		卵形疟原虫 *Plasmodium ovale*	红细胞
	弓形虫科 Toxoplasmatidae	刚地弓形虫 *Toxoplasma gondii*	有核细胞
	肉孢子虫科 Sarcocystidae	人肉孢子虫 *Sarcocystis hominis*	组织
	艾美虫科 Eimeriidae	贝氏等孢球虫 *Isospora belli*	小肠黏膜上皮细胞
	隐孢子虫科 Cryptosporidae	微小隐孢子虫 *Cryptosporidium parvum*	小肠黏膜上皮细胞
动基裂纲	小袋科 Balantidiidae	结肠小袋纤毛虫 *Balantidium coli*	结肠

（王兆军）

第七章 叶足虫

第一节 概 述

叶足虫属于肉足鞭毛门（Phylum Sarcomastigophora）的叶足纲（Class Lobosea），其形态特征为具有叶状伪足的运动细胞器。生活史一般包括活动的滋养体期和不活动的包囊期，营无性繁殖。该纲中可在人体内寄生的主要有溶组织内阿米巴（*Entamoeba histolytica* Schaudinn，1903）、迪斯帕内阿米巴（*E. dispar*）、结肠内阿米巴（*E. coli*）、哈门氏内阿米巴（*E. hartmanni*）和齿龈内阿米巴（*E. gingivalis*）等，除了溶组织内阿米巴可引起人类疾病外，自生生活的阿米巴也可致病，引起阿米巴性脑膜脑炎。

第二节 溶组织内阿米巴

在人类结肠中主要有四种阿米巴，但只有溶组织内阿米巴被证实可引起人类的疾病。溶组织内阿米巴，即痢疾阿米巴，为侵袭型阿米巴病的病原体，主要寄生于结肠肠壁组织，引起肠型阿米巴病；虫体寄生于肝、肺、脑等组织，可引起各种肠外型阿米巴病。溶组织内阿米巴病呈全球性分布，多见于热带与亚热带地区。据统计，在全球超过 5 亿的阿米巴感染者中，溶组织内阿米巴病发病率高达 4000 万例以上，每年死于阿米巴病的人数不少于 40 000，在当今医学上已被认为是仅次于疟疾与血吸虫病的另一种重要寄生虫病。根据 WHO 提出的定义，“凡体内有溶组织内阿米巴寄生，无论其有无临床表现，都称为阿米巴病”。

一、形态与生活史

（一）形态

溶组织内阿米巴生活史包括滋养体和包囊两个发育阶段。

1. 滋养体 为虫体活动期，运动活泼，具侵袭性，以二分裂法增殖，形态多变而不规则，虫体运动时伸出一伪足作定向运动。从有症状患者组织中分离滋养体时，常含有摄入的红细胞，有时可见有白细胞和细菌，其大小在 20 ～ 40μm，甚至 50μm；寄生在肠腔、非腹泻患者粪便中或有菌培养基中，滋养体大小为 10 ～ 30μm，不含红细胞。滋养体具有一个呈球形的泡状核，直径 4 ～ 7μm，纤薄的核膜内缘有单层均匀分布的大小一致的核周染色质粒（chromatin granules）。核仁小（0.5μm），常居中，在核膜与核仁之间可见纤细无色的丝状结构（图 7-1）。

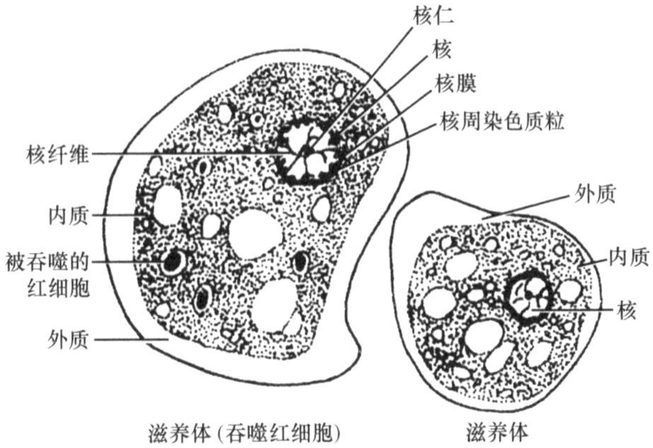

图 7-1 溶组织内阿米巴滋养体

2. 包囊 肠腔内的滋养体随宿主肠内容物下移，形成包囊的过程称为成囊（encystation），但滋养体在肠腔以外的脏器或外界不能成囊。在肠腔内滋养体逐渐缩小，停止活动变成近似球形的包囊前期（precyst），逐渐变成单核包囊，单核包囊胞核可继续分裂，形成双核和 1 ～ 4 核包囊。

胞质内有一特殊的营养储存结构即拟染色体（chromatoid body），呈短棒状，有鉴别虫种的意义。包囊内细胞核的结构与滋养体相同。在未成熟包囊中有糖原泡（glycogen vacuole）和拟染色体；成熟包囊有 4 个核，圆形，直径 10 ～ 16μm，囊内的核稍小，囊壁厚 125 ～ 150nm，光滑，有折光性，糖原泡和拟染色体消失（图 7-2）。

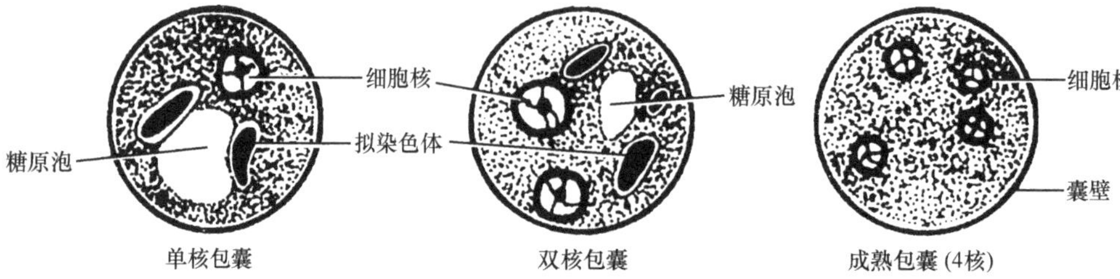

图 7-2　溶组织内阿米巴包囊

通过扫描电镜或透射电镜对溶组织内阿米巴的形态观察可见，滋养体的细胞膜厚约 10nm，表面主要被有绒毛状的糖萼，胞质富含糖原和螺旋状排列的核糖体，没有典型的线粒体、粗面内质网和高尔基复合体。滋养体表面粗糙，有直径 0.2 ～ 0.4μm 的圆形的孔，与微胞饮有关，亦为溶组织内阿米巴滋养体特征之一。

（二）生活史

溶组织内阿米巴生活史简单，包括具有感染性的包囊期和能增殖、致病的滋养体期。人为溶组织内阿米巴的适宜宿主，猫、犬和鼠等也可作为偶然宿主，但由于动物与人之间不能相互传播，故作为保虫宿主的意义不大。

随溶组织内阿米巴感染者粪便排出的 4 核包囊污染食物或饮水，经口感染新宿主。进入体内的包囊随肠内容物通过胃和小肠，移行至回肠末端或结肠，在肠内中性或碱性环境中，囊内虫体变得活跃，并在肠内消化酶等物质作用下，囊壁变薄，虫体伸出伪足，脱囊而出，成为 4 核的滋养体，迅速经过核分裂和胞质分裂，形成 8 个滋养体。在肠腔中，当滋养体移行至横结肠后，由于肠内环境变化、水分含量逐渐变少、肠内容物开始成形粪便等因素的刺激，滋养体停止活动，逐渐形成类圆形或圆形的前包囊，并由虫体外质分泌成囊物质包绕虫体，形成圆球形或类圆形的包囊，再经 2 次分裂形成 4 核包囊，随宿主粪便排出体外。当宿主有腹泻时，滋养体在肠腔内无充分时间成囊，即随宿主粪便排出，由于滋养体对外界的抵抗力很弱，一般在数分钟内死亡，故在流行病学上无意义。而无症状带虫者粪便中可排出大量包囊，估计一个带虫者每天排出的包囊高达 1500 万至 3.5 亿个。人体实验发现经口食入 2000 ～ 4000 个包囊可造成感染（图 7-3）。滋养体也可通过黏附素与肠上皮细胞发生黏附并侵入肠壁组织。寄生于肠壁组织的滋养体，以宿主细胞或组织的酶解物为营养，吞噬红细胞，营二分裂法不断增殖，并溶解破坏肠壁组织形成肠壁溃疡。当滋养体随破溃的肠壁组织挤入肠腔后，滋养体也可以肠内容物为营养生存。侵入肠壁组织的滋养体除大量分裂增殖、侵袭破坏引起肠壁溃疡外，也可侵入肠壁组织血管，并随血流播散，或通过溶解破坏肠壁组织向肠外周围组织扩散，如侵入肝、肺、脑或皮肤等，引起肠外阿米巴病。

溶组织内阿米巴为兼性厌氧，呼吸和消耗极少量的氧。碳水化合物是其主要的能量来源。当其侵入组织时对组织中高含量的氧和活性氧系统（reactive oxygen system）非常敏感。虫体的辅酶Ⅱ黄素氧化还原酶和含铁超氧化物歧化酶（Fe-SOD）可产生过氧化氢，而过氧化氢则由虫体硫醇依赖的过氧化氢酶降解，该酶即分子量为 29kDa/30kDa 的虫体多胱氨酸抗原，可对抗虫体在侵入宿主组织时或自体代谢过程中的氧化作用。另外，虫体无线粒体、无三羧酸循环，但电子转运系统可部分补偿这些缺陷。

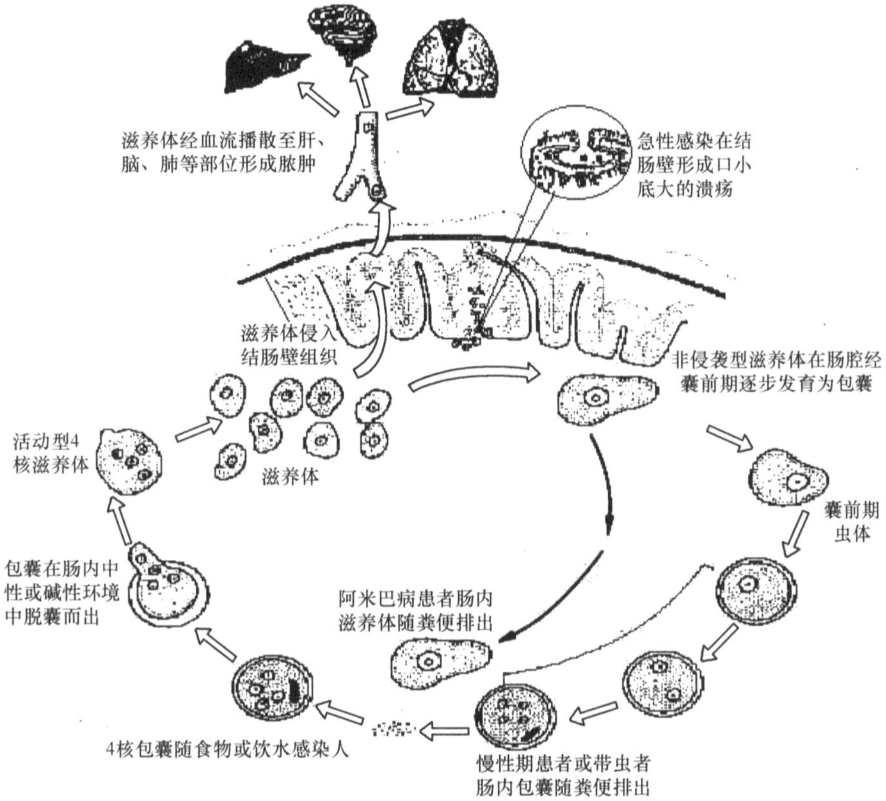

图 7-3 溶组织内阿米巴生活史

二、致　　病

1. 致病机制 溶组织内阿米巴的致病机制比较复杂，与虫株致病力、寄生环境和宿主免疫状态等多种因素有关。其致病阶段为滋养体期。研究证实，影响溶组织内阿米巴致病性的因素中，有三种致病因子起到主要作用，即分子量为 260kDa 的半乳糖 / 乙酰氨基半乳糖凝集素（Gal/GalNAc lectin）介导吸附于宿主细胞；阿米巴穿孔素（amoebic pores）在宿主细胞中形成孔状破坏；半胱氨酸蛋白酶（cysteine proteinase）则溶解宿主组织。

滋养体可通过 260kDa 的凝集素与哺乳动物细胞糖萼中的半乳糖或乙酰氨基半乳糖（Gal/GalNAc）发生受体样结合从而黏附于靶细胞，接着分泌穿孔素促使靶细胞形成微孔，同时，产生半胱氨酸蛋白酶等一系列酶，可分解细胞外基质，破坏靶细胞表面的糖蛋白膜，最后溶解靶细胞，引起组织溃疡。滋养体分泌的半胱氨酸蛋白酶，对宿主分泌的 IgA 和 IgG 都具有降解作用。另外，肠道内的菌群可影响滋养体的毒力，如某些革兰氏阴性菌可以增强滋养体的毒力，滋养体可利用附着虫体表面的细菌甘露糖结合凝集素以增强其对宿主细胞的溶解作用等。

2. 病理变化 肠阿米巴病（intestinal amoebiasis）多发于回盲部，也可累及升结肠、乙状结肠、阑尾等，有时会累及回肠。肠外阿米巴病主要累及肝、肺、脑等部位。

（1）滋养体对肠壁组织的损害：滋养体侵犯肠黏膜引起黏膜水肿及充血，逐渐发展为黏膜溃疡，溃疡深陷入黏膜下层，形成口小底大的烧瓶样溃疡（flask ulcer）。在坏死组织中可见有淋巴细胞和浆细胞浸润的炎性细胞。急性患者的滋养体可破坏至肌层，引起液化坏死灶，当深及肌层的溃疡与邻近的溃疡融合时，可引起大片黏膜脱落。当严重溃疡达肌层甚至穿破肠壁时，可造成局限性腹腔脓肿或弥漫性腹膜炎。在有些结肠黏膜组织的病灶上可见有组织肉芽肿伴慢性炎症和纤维化，为肠黏膜对阿米巴刺激的增生性反应，又称为阿米巴肿（amoeboma）。

（2）滋养体对肠外组织的损害：肠黏膜下层或肌层的滋养体一旦进入血流则可由门脉入肝脏，引起继发性阿米巴肝脓肿。滋养体也可经血流或直接经横膈向胸腔穿破入肺，引起肺脓肿；或侵入心包、脑、脾、生殖器官等部位引起局部脓肿。腹腔局部脓肿穿孔可侵袭邻近皮肤产生阿米巴性皮肤溃疡。肠外阿米巴脓肿的病理特征以无菌性、液化性坏死为主。

3. 临床表现 阿米巴病的潜伏期为2至26天不等，以2周为多见。起病突然或隐匿，呈暴发性或迁延性，可分为肠阿米巴病和肠外阿米巴病。

（1）肠阿米巴病：包括无症状带包囊者和阿米巴性结肠炎。目前无症状携带者增多，甚至在流行区也有这种趋势。无症状带包囊者往往在数月后自愈。但需注意，在无症状者中90%为迪斯帕内阿米巴感染。在AIDS患者中亦有迪斯帕内阿米巴感染的无症状者。只有极少数感染溶组织内阿米巴者无症状，但他们可以排出包囊，成为严重的公共卫生问题。有报道记载，这些携有溶组织内阿米巴包囊的感染者往往在一年内出现肠炎性症状。

阿米巴性结肠炎（amoebic colitis）的临床过程可分为急性或慢性。病变主要位于回盲部、升结肠、乙状结肠及直肠，严重者可累及回肠下部。急性阿米巴病的临床症状从轻度、间歇性到暴发性、致死性的腹泻不等。典型的阿米巴痢疾常为稀便，呈暗红色，伴腐败腥臭味，带血和黏液，故俗称"果酱便"，亦有局限性腹痛、不适、胃肠胀气、里急后重、厌食、恶心呕吐等。少数急性肠阿米巴病转发为急性暴发性痢疾，则是严重和致命性的肠阿米巴病，常以儿童患者较为多见。急性暴发性患者常表现为有大量的黏液血便、发热、低血压、广泛性腹痛、强烈而持续的里急后重、恶心呕吐和腹水，其中60%的患者可发展成肠穿孔，亦可发展成肠外阿米巴病。慢性阿米巴病则为长期有间歇性腹泻、腹痛、胃肠胀气和体重下降，可持续1年以上，甚至5年之久。亦有些患者出现阿米巴肿，呈团块状损害，有慢性不完全性肠梗阻或肠狭窄症状，在肠钡餐透视时酷似肿瘤，病理活检或血清阿米巴抗体阳性可加以鉴别诊断。

阿米巴性结肠炎最严重的并发症是肠穿孔和继发性细菌性腹膜炎，呈急性或亚急性过程。极少数患者因不适当应用肾上腺皮质激素治疗而并发中毒性巨结肠。

（2）肠外阿米巴病（extraintestinal amoebiasis）：包括阿米巴肝脓肿、肺脓肿、脑脓肿、皮肤阿米巴病，以及阿米巴心包炎、阴道炎、尿道炎等，其中以阿米巴肝脓肿（amebic liver abscess）最常见，有10%的肠阿米巴病病例会发展为阿米巴肝脓肿。

阿米巴肝脓肿的形成主要是经血行播散，肠壁组织寄生的滋养体随血流侵入门静脉系统进入肝脏，并溶解破坏肝组织，形成脓肿，脓肿周围有炎性细胞浸润。滋养体进一步溶解炎症细胞和肝细胞，使脓肿逐步扩大，脓肿内充满坏死物、组织碎片，滋养体主要存在于脓肿壁边缘。患者出现发热、盗汗等消耗性症状，肝区有胀满感及钝痛，伴有肝大、叩击痛等体征。有15%～40%的患者继发细菌感染，此时出现寒战、高热、全身症状加重，肝区疼痛加重，白细胞数目增高。

肺阿米巴病较少见，常多发于右下叶，可由血行播散或肝脓肿破溃滋养体穿破膈肌进入胸腔所致，主要有胸痛、发热、咳嗽和咳"巧克力"色痰或血性脓痰症状，查体可有叩浊音或实音、湿啰音或空瓮音等体征。

有1.2%～2.5%的患者可出现阿米巴脑脓肿，而94%的脑脓肿患者合并有肝脓肿，多数阿米巴脑脓肿为中枢皮质的单一脓肿。临床症状有头痛、呕吐、眩晕、精神异常等。45%的患者可发展成脑膜脑炎，患者常于72小时内死亡。

皮肤阿米巴病常由直肠病灶播散到会阴部引起，亦可发生在胸腹部瘘管周围。会阴部损害则会散布到阴茎、阴道甚至子宫。常表现为皮肤坏死及肉芽肿性溃疡形成。

三、诊　断

根据阿米巴病的临床症状和流行病学史，可对阿米巴病进行初步诊断。确诊依据病原学诊断。

肠阿米巴病诊断主要靠粪便检查，检获包囊或滋养体即可确诊。肠外阿米巴病可通过影像学诊断并结合必要的活组织检查诊断。

1. 病原学检查

（1）粪便检查：常用生理盐水涂片法，适用于急性肠炎患者，检查脓血便或黏液便中的滋养体。要求镜检粪便新鲜，在保温条件下进行观察，而且盛放标本的容器不能加消毒剂、清水或与尿液混合，以免造成滋养体死亡。并要注意某些抗生素、泻药或收敛药、灌肠液等的应用均可降低虫体生存和活动，从而影响检出率。据报道，粪便中滋养体的检出率为 2.5% ～ 30%，而在脓肿穿刺物中滋养体的检出率亦不高（0 ～ 27%）。典型的阿米巴痢疾粪便为酱红色黏液，镜检时可见黏液里含有很多黏集成团的红细胞和较多的白细胞，有时可见菱形的夏科 - 莱登结晶。包囊检查可取慢性患者和带虫者成形粪便做碘液染色，观察囊内胞核，以便与肠道共栖的结肠内阿米巴（*Entamoeba coli*）包囊鉴别诊断。结肠内阿米巴包囊直径为 10 ～ 30μm，核多为 4 ～ 8 个。

（2）活组织检查：是借助于内镜直接观察溃疡病灶，并从溃疡边缘取组织做生理盐水涂片或切片，以提高检出率。阿米巴肝脓肿患者做肝组织穿刺时，一定要定位正确，从脓肿壁边缘部位取材，易检测到滋养体，在穿刺后退出注射器的过程中，始终保持注射器为负压，以避免穿刺物落入腹腔或腹壁造成继发感染。

（3）体外培养：培养法比涂片法更敏感，常用 Robinson 培养基，对亚急性或慢性病例检出率比较高。

在粪便检查中，溶组织内阿米巴必须与其他肠道原虫相区别，尤其是结肠内阿米巴和哈门氏内阿米巴（*Entamoeba hartmanni*）。哈门氏内阿米巴因其体积较小而易于区别，与结肠内阿米巴鉴别有时比较困难，应考虑胞质内有无红细胞、核型等多种特征。来自美国疾病控制中心的报告指出，白细胞比其他原虫更容易与溶组织内阿米巴相混淆。

2. 免疫学检查 大约有 90% 的患者血清可以用酶联免疫吸附试验（ELISA）、间接血凝试验（IHA）、琼脂扩散法（AGD）等检测到不同滴度的抗体。血清和唾液中 Gal/ GalNAc 黏附凝集素抗原在临床上具有重要意义。协同凝集试验（敏感性 90% 和特异性 96%）和胶体金试验（敏感性 97.6% 和特异性 92.6%），简便快捷，较为有效。阿米巴抗体在治疗后可持续存在 2 ～ 10 年，而 ELISA 抗体滴度在患病后几个月内可逐渐转阴，因此，一旦检出患者抗体阳性，则提示为急性感染。另外，间接荧光抗体试验（IFA）也可用于阿米巴病诊断，一般在痊愈后半年至一年其抗体滴度可明显下降或转阴。抗体滴度一般与病情的严重程度无十分密切的关系。也有 10% 的患者出现肝脓肿的症状，而血清抗体阴性，而在以后的几天至两周内可检出抗体。有时患者为溶组织内阿米巴感染而无症状，但血清抗体仍为阳性。所以，对无症状的溶组织内阿米巴包囊携带者，血清学诊断是一种十分有效的检测手段。目前已有应用重组抗原检测抗体的报道，其敏感性和特异性均在 90% 以上。

以溶组织内阿米巴表面半乳糖 / 乙酰氨基半乳糖凝集素作为靶抗原，以单克隆抗体检测，对血和粪便标本中阿米巴抗原的敏感性和特异性达 88% 和 99%。目前在一些欧洲国家、美国和日本已有检测试剂盒出售。

阿米巴病仅由溶组织内阿米巴引起。WHO 专门委员会建议，显微镜下检获 4 核包囊应鉴定为溶组织内阿米巴 / 迪斯帕内阿米巴；粪中检测出含红细胞的滋养体应高度怀疑为溶组织内阿米巴感染；血清学检查结果，抗体阳性应高度怀疑溶组织内阿米巴感染。

3. 核酸诊断 主要是提取脓液、穿刺液或粪便培养物、活组织检查的肠组织、皮肤溃疡分泌物、脓血便甚至成形粪便中的溶组织内阿米巴 DNA，而后以适当的引物，进行 PCR 扩增。目前认为溶组织内阿米巴编码 29kDa/30kDa 的半胱氨酸抗原、96kDa/125kDa 的阿米巴表面抗原等具有良好的特异性和敏感性，可用于诊断阿米巴病；根据扩增 SSU rRNA 基因 PCR 产物的限制性核酸内切酶位点的多态性，可鉴别内阿米巴属中种系接近的虫种。

4. 影像学诊断 对肠阿米巴病的诊断也可采用结肠纤维内镜，可见结肠壁组织上口小底大的

“烧瓶样”溃疡，肠黏膜溃疡边缘肉芽肿样组织呈现“火山口”样变化。同时，可获取结肠壁组织，用于单克隆或多克隆抗体免疫组织化学或免疫荧光试验，可大大提高敏感性。对肠外阿米巴病，如肝脓肿可应用超声波检查、计算机断层扫描（CT），结合血清学、PCR扩增分析等作辅助性诊断。

5. 鉴别诊断 肠阿米巴病应与细菌性痢疾相鉴别。菌痢一般表现为起病急、发热、全身状态不良，粪便中白细胞多见，抗生素治疗有效，阿米巴滋养体阴性。阿米巴肝脓肿则应主要与细菌性肝脓肿相鉴别，同时阿米巴肝脓肿亦应与肝癌、肝炎或其他脓肿相鉴别。

四、流行与防治

（一）分布与流行状况

阿米巴病在热带和亚热带地区常见，这个分布特点主要与以下因素有一定关系：气候条件适于包囊长期存活、卫生条件差有利于阿米巴病传播、营养条件差促进了阿米巴的感染性。其他辅助因素则为高碳水化合物饮食、酒精中毒、遗传性、肠道细菌感染或结肠黏膜局部损伤等，这也是发展中国家主要是以粪便污染环境，造成“粪-口”传播的主要原因。但在发达国家也发现因水源性污染造成阿米巴病的暴发流行，并在一些男性同性恋中有较高的发病率。在日本和欧美国家的男性同性恋者中发病率为20%～30%，已被列为性传播性疾病，同时阿米巴病也是常见的产生艾滋病症状的病原体之一。尽管溶组织内阿米巴也可在实验室或自然条件下感染犬、猫、猪等家畜以及猴、猩猩等动物，现在通常认为感染这些家畜或动物的溶组织内阿米巴的虫株与感染人的虫株有一定的差异性，但随着人与动物关系的日益密切，应高度重视这些动物体内的溶组织内阿米巴虫株感染人的可能性。

（二）流行环节

阿米巴病的传染源为粪便中带有4核包囊的慢性阿米巴病患者或带虫者。只排出滋养体的急性肠阿米巴病患者，并不传播阿米巴病；慢性肠阿米巴病患者，其粪便中只排出滋养体，也不列为传染源。所以，无症状的带囊者是最重要的传染源，其排囊数量大，且包囊在外界环境中抵抗力强。造成阿米巴病传播的原因是：①包囊主要经“粪-口”途径进行传播：在粪便管理不严、卫生习惯较差的地方，水源、瓜果蔬菜、食品和饮料被粪便中的包囊污染，造成阿米巴病的传播。②媒介昆虫的传播作用：包囊可完整地通过苍蝇和蟑螂的消化道，且苍蝇和蟑螂有边吃食物边排粪便的习性，另外包囊黏附于这些昆虫的体表均可造成机械性的传播。③性传播方式：该传播方式在欧美等发达国家很重要，主要由于男性同性恋者的性行为方式而造成阿米巴病的传播。

（三）防治

1. 预防 尽管药物治疗阿米巴病很有效，但阿米巴病的存在仍是一个世界范围内的公共卫生问题，人们在治疗该疾病的同时，还要防止包囊的传播，对粪便进行无害化发酵处理，杀灭包囊，保护水源、食物，并不断加强健康教育、提高环境卫生意识和采取驱除有害昆虫等措施，均有利于对阿米巴感染的控制。

2. 治疗 阿米巴病的治疗具有两个基本目标，其一是治愈肠内外的侵入性病变；其二是清除肠腔中的包囊。

甲硝唑（metronidazole）为目前治疗急性或慢性侵入性肠阿米巴病的首选药物。另外，替硝唑（tinidazole）、奥硝唑（ornidazole）和塞克硝唑（secnidazole）似有相同作用。溶组织内阿米巴对甲硝唑的抗性尚未成为严重的临床问题，但是已有溶组织内阿米巴存在药物抗性基因的报道，值得重视。另外，有报道提示甲硝唑对啮齿类动物有致癌性，孕妇慎用。一般来说，肠腔感染而无症状的包囊携带者，若为迪斯帕内阿米巴引起则无须治疗，但是区别溶组织内阿米巴和迪斯帕内阿米巴的方法和技术还未广泛应用，而且10%的带囊者有溶组织内阿米巴感染，所以对无症状感染者仍建议采用杀包囊药物的治疗，以防止其中可能存在的溶组织内阿米巴包囊发展成侵入性阿米巴病。对无症状和包囊携带者的治疗，一般选择巴龙霉素、喹碘方、二氯尼特（安特酰胺）等肠壁不易吸收的药物。另外，由于阿米巴表面凝集素可刺激 HIV 复制，对 HIV 感染者疑有溶组织内阿米巴感染时应给予预防性治疗。

肠外阿米巴病，如肝、肺、脑、皮肤脓肿的治疗亦以甲硝唑为主，氯喹也有效。虽然中药大蒜素、白头翁等也有一定疗效，但是一般较难起到根治的效果。

第三节 其他消化道阿米巴

人体消化道阿米巴除溶组织内阿米巴的复合种群外均为腔道共栖原虫，有些仅偶然寄生人体，一般不侵入组织，但在重度感染或宿主防御功能减弱时亦可产生不同程度的黏膜浅表炎症，或伴随细菌感染而引起腹泻或其他肠功能紊乱。对这些非致病或机会致病的肠道寄生原虫，必须与致病的溶组织内阿米巴鉴别。除内阿米巴属（*Entamoeba*）外，其他常见的有嗜碘阿米巴属（*Iodamoeba*）和内蜒属（*Endolimax*）。以下简述其中的常见种类。

一、迪斯帕内阿米巴

迪斯帕内阿米巴（*Entamoeba dispar* Brumpt，1925）与溶组织内阿米巴形态上相同，生活史相似，但具有完全不同的生物学特征和生理特征，目前可通过同工酶分析、酶联免疫吸附试验和聚合酶链反应（PCR）等对两者进行鉴别。迪斯帕内阿米巴呈全球性分布，感染人数约为 4.5 亿，但因其滋养体无侵袭性，一般感染后无临床症状。

二、哈门氏内阿米巴

哈门氏内阿米巴（*Entamoeba hartmanni* von Prowazek，1912）的形态与溶组织内阿米巴极其相似而体积较小。根据形态特征、生长代谢、免疫特性、药物敏感及致病毒力等方面的证据，确认为独立种。滋养体直径为 3 ～ 12μm，包囊 4 ～ 10μm。滋养体与包囊的细胞结构和胞核等特征与溶组织内阿米巴比较，糖原泡不明显，拟染色体细小，亦呈棒状小体，成熟包囊也有 4 个核。该虫不致病，传播及分布与溶组织内阿米巴相似，常并存感染，但感染率较低，对硝基咪唑类药物也不甚敏感。通过病原学检查，识别该虫的单纯感染具有缩小防治范围的实际意义。流行病学调查中，测量包囊大小时要注意与溶组织内阿米巴包囊相区别（图 7-4）。对大小在 10μm 界线交叉范围者鉴别十分困难时，有时须借助血清学辅助诊断。

三、结肠内阿米巴

结肠内阿米巴（*Entamoeba coli* Grassi，1879）是人体肠道最常见的共栖原虫，不致病，呈全球性分布。滋养体直径为 10 ～ 50μm，略大于溶组织内阿米巴。胞质呈颗粒状，内外质不分明，活动迟缓。内质的食物泡含有大量细菌、酵母菌及淀粉粒等，但不含红细胞。核具有鉴别意义，经铁苏木素染色后可见核周染粒粗细不匀，排列不齐，核仁稍大，经常偏位。包囊呈球形，直径为 10 ～ 30μm 或更大，明显大于溶组织内阿米巴包囊。胞核 4 ～ 8 个，成熟包囊偶有超过 8 个核。核亦能在未染色的活体中见到。未成熟包囊常有较大的糖原泡。拟染色体常不清晰，似碎片状，两端尖细不整，呈束状（图 7-4）。生活史及流行情况与溶组织内阿米巴相似，滋养体寄生于结肠内，不侵入组织，故不引起临床症状。成熟包囊经口感染宿主，除人体感染外，鼠、猪、犬等动物肠内亦有发现。

四、微小内蜒阿米巴

微小内蜒阿米巴（*Endolimax nana* Wenyon and O'Connor，1917）为寄生在人、猿、猴和猪等结肠腔的小型阿米巴，滋养体平均直径约10μm，外形、大小很像哈门氏内阿米巴，但核型特殊。染色后的胞核可见粗大而不规则的核仁，占核直径的1/3～1/2，常偏于一侧。由于核膜内缘无核周染色质粒，故核膜显得极薄，与核仁之间有清晰的空隙和相连的核丝。胞质量少，食物泡内含细菌。包囊呈椭圆或类圆形，平均大小为9μm，铁苏木素染色后虫体不易着色而呈浅灰色，易辨认。成熟包囊有4核，无拟染色体，偶见形状不一的糖原泡（图7-4）。该虫不致病，重度感染或特殊情况下偶有引起急性或慢性腹泻。该虫对甲硝咪唑类药物敏感。

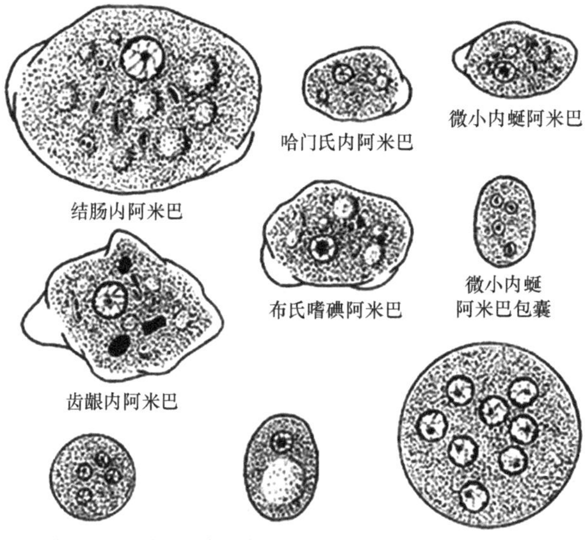

图7-4 肠道内非致病性阿米巴

五、布氏嗜碘阿米巴

布氏嗜碘阿米巴（*Iodamoeba butschlii* von Prowazek，1912）以包囊期具有特殊的糖原泡而得属名。虫体稍大于微小内蜒阿米巴，滋养体大小为6～25μm，伪足宽大，可见1～2个糖原泡。经铁苏木素染色后核明显，其特征为中央有粗大的核仁，外围为一层染色较浅的微粒所包绕。核染色质粒纤细，常在核膜与核仁之间形成圈围。包囊呈不规则的卵圆形，直径6～16μm，但多变异。突出的特点是含有圆形或卵圆形边缘清晰的糖原泡，常把核推向一边。成熟包囊仅有一个核，核内染色质粒常聚集于核仁一侧呈新月状。碘染标本中，糖原泡呈现棕色团块，而在未染色或铁苏木素染色标本则为空泡状。包囊特殊的糖原泡和核构造特征是鉴定本虫的主要依据（图7-4）。

六、齿龈内阿米巴

齿龈内阿米巴（*Entamoeba gingivalis* Gros，1849）为人及许多哺乳类如犬、猫等口腔齿龈部的共栖型阿米巴，在不注意口腔卫生的人群中感染率很高，常与齿龈部的化脓性感染并存，偶在支气管黏液中繁殖而出现于痰液中。滋养体直径为10～20μm，与溶组织内阿米巴相仿，内外质分明，活动频繁，在食物泡内常含有细菌、白细胞等，偶有红细胞，核仁居中（图7-4）。滋养体以二分裂方式繁殖，不形成包囊，主要借飞沫或接触传播。近年报道在子宫置避孕器的妇女阴道及宫颈涂片中查见齿龈内阿米巴。迄今尚未确定该虫与牙周病的确切关系。

第四节　致病性自生生活阿米巴

在自然界的水体和土壤中存在着许多种类的自生生活阿米巴。有些自生生活的阿米巴是潜在的致病原，可以侵入人体的中枢神经系统或其他器官，引起死亡或严重的损害。以双鞭毛阿米巴科中的耐格里属（*Naegleria* spp.）和棘阿米巴属（*Acanthamoeba* spp.）多见。人体宿主通过接触受污染的水体或在其中游泳而感染。耐格里属阿米巴的致病虫种主要是福氏耐格里阿米巴（*N. fowleri*），感染者多为儿童或未成年者，引起原发性阿米巴性脑膜脑炎（primary amoebic meningoencephalitis，PAME）。棘阿米巴属致病虫种主要是卡氏棘阿米巴（*A. castellanii*），感染者主要是抵抗力低下的人群，如虚弱、营养不良、长期大量应用免疫抑制剂的患者或艾滋病（AIDS）患者。已知病原体可经损伤的皮肤和眼角膜、呼吸道或生殖道侵入人体，引起肉芽肿性阿米巴性脑炎（granulomatous amebic encephalitis，GAE）、阿米巴性皮肤损害和阿米巴性角膜炎（amebic keratitis，AK）。

一、形态与生活史

（一）耐格里属阿米巴

滋养体呈长形，最大直径为 10 ～ 35μm，虫体一端有单一圆形或钝性的伪足，在其另一端形成指状的伪尾区，这一突起的形成，使滋养体形态可快速连续地变化。当在不适环境中或将滋养体放入蒸馏水中时，滋养体可长出一对或多根鞭毛，成为鞭毛型滋养体。鞭毛型滋养体直径为 10 ～ 15μm，长圆形或梨形，泳动快，该阶段是暂时的，往往在 24 小时后恢复成阿米巴型滋养体，鞭毛型滋养体不分裂，亦不直接形成包囊。扫描电镜下可见，滋养体表面不规则，有皱褶；具有吸盘状结构，似与其毒力、侵袭力和吞噬力有关。滋养体的核为泡状核，核仁大而居中，胞质内含食物泡。在组织切片中，虫体常较小，为 8 ～ 15μm，空泡状胞质。包囊呈圆形，直径为 7 ～ 10μm，囊壁光滑有孔，核则与滋养体的核相似（图 7-5）。

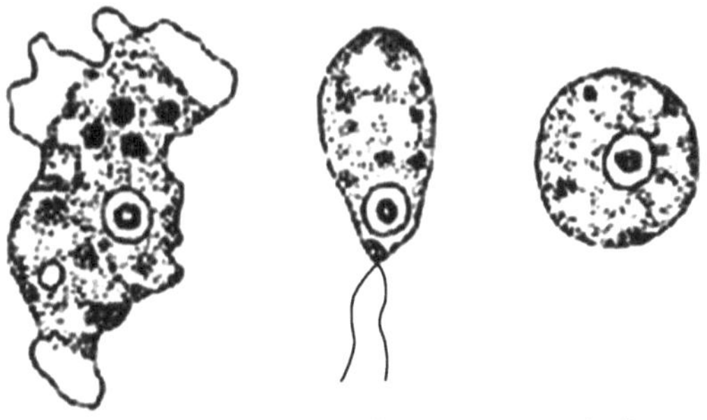

图 7-5　耐格里属阿米巴滋养体和包囊

（二）棘阿米巴

滋养体呈长圆形，为 15 ～ 45μm，体表面有细小棘状突起，称棘状伪足（acanthopodia），运动十分缓慢。胞核呈泡状，直径 6μm，含一大而致密的核仁，并含食物泡，无鞭毛型。包囊圆形，直径为 9 ～ 27μm，外壁呈皱缩状，具两层囊壁。不同种的棘阿米巴包囊的形态和大小各异，有圆球形、星形、六角形、多角形等（图 7-6）。棘阿米巴滋养体在外界不良条件下形成包囊，而在利于生长的条件下脱囊形成滋养体。

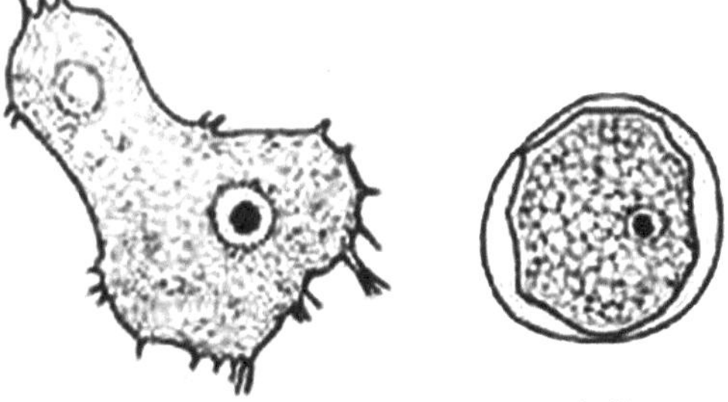

图 7-6　棘阿米巴滋养体和包囊

棘阿米滋养体除可生活在水中外，也可在淤泥和潮湿的土壤环境中生存。当人们在受其污染的水体中游泳、嬉戏时，滋养体可以侵入鼻腔黏膜并增殖，并沿嗅神经移行，通过筛状板而侵入脑部寄生致病。棘阿米巴滋养体也可经皮肤黏膜的溃疡或开放性伤口、穿透性外伤的角膜、损伤的眼结膜、呼吸道及生殖道黏膜侵入人体，寄生于脑、眼、皮肤等部位，并经血行播散至中枢神经系统。

总之，致病性自生生活阿米巴具有突破人体防御机能，侵入人体，进而在人体内繁殖而致病的特征。

二、致病与诊断

由耐格里属阿米巴引起的PAME，潜伏期为1～7天，发病时起病急，病情重。早期以上呼吸道感染症状为主，伴高热、呕吐等。经1～2天即出现脑水肿的征象，患者在数小时至数天内昏迷或死亡。PAME病症凶险，死亡率高。病理切片检测则见类似细菌性脑膜脑炎的特征，以中性粒细胞浸润为主，少数为嗜酸性粒细胞、单核细胞或淋巴细胞。宿主组织中仅可检测到滋养体而无包囊。

棘阿米巴属原虫引起的GAE呈亚急性或慢性过程，有时以占位性病变为主。潜伏期也较长，脑脊液中以淋巴细胞为主。病理表现以肉芽肿性改变多见，存在于中枢神经系统、肾上腺、肾、肺、肝等器官，受累器官有时出现坏死或出血，病灶中滋养体和包囊可同时存在。

诊断以询问病史结合病原学检查为主。通过脑脊液或病变组织涂片检测滋养体或包囊，或将其涂于琼脂培养平板上，在厌氧条件下37℃或42℃培养24小时以上，置于倒置显微镜直接观察有无滋养体或包囊。

血清学检查方法有间接血凝试验、间接荧光抗体试验，亦可提取病变组织的DNA，进行聚合酶链反应分析诊断。若需种株鉴别，除了应用免疫学方法外，还可以进行同工酶电泳分析和基因分析。

三、防　　治

为预防感染这类致病性自生生活阿米巴，在温泉或浸泡洗浴时应避免鼻腔接触水；不要在河水中嬉戏，应在正规的游泳池内游泳；启用长期未用的自来水时应让其首先流去积在水管内的积水。

对神经系统感染常用两性霉素B静脉给药0.75～1.5mg/（kg·d），可以缓解一些临床症状，但死亡率仍在95%以上。及时治疗皮肤、眼的棘阿米巴感染是防止GAE的有效方法。治疗阿米巴性角膜炎主要选用抗真菌和抗阿米巴的眼药，如氯己定（洗必泰）、新霉素、克霉唑、多黏菌素B等。另外，对那些免疫力低下的或艾滋病患者尤应防止发病或及时治疗。

（杨　静）

第八章 鞭 毛 虫

第一节 概 述

鞭毛虫隶属于肉足鞭毛门（Phylum Sarcomastigophora）动鞭毛纲，以鞭毛作为运动细胞器，有一根或多根鞭毛，个别种类为阿米巴型，可有或无鞭毛。鞭毛虫种类繁多，分布广泛，营寄生或自由生活，主要以纵二分裂法增殖，多数虫种仅有滋养体阶段，如利什曼原虫、锥虫和阴道毛滴虫等，某些种类还可形成包囊，如蓝氏贾第鞭毛虫。

常见的寄生于人体的鞭毛虫有十余种，可寄生于消化道、泌尿道、血液及组织内。其中，以利什曼原虫、锥虫、蓝氏贾第鞭毛虫及阴道毛滴虫对人体危害较大。

第二节 杜氏利什曼原虫

杜氏利什曼原虫 [*Leishmania donovani*（Laveran and Mesnil，1903）Ross，1903] 的生活史中有前鞭毛体（promastigote）和无鞭毛体（amastigote）两个时期，前者寄生于节肢动物白蛉（*Phlebotomus* spp.）的消化道内，后者寄生于哺乳动物或爬行动物的单核巨噬细胞内，在流行病学上，白蛉是脊椎动物利什曼病的传播媒介。

由利什曼原虫感染引起的疾病称为利什曼病，利什曼病广泛分布在亚、欧、非、拉美等洲的许多国家，是对人体危害严重的人兽共患寄生虫病。由于世界各地利什曼病的临床表现与流行病学并不完全相同，一些学者认为各地的利什曼病原并非同种，至少有几个种或亚种。根据临床损害组织不同，利什曼病可分为三种不同类型：①内脏利什曼病（visceral leishmaniasis，VL）：在印度，患者皮肤常有暗的色素沉着，并有发热，故称 Kala-azar，即黑热病，由杜氏利什曼原虫（*Leishmania donovani*）侵害内脏器官（如脾、肝、骨髓等）而致病，若未得到及时治疗，常可致死。②黏膜皮肤利什曼病（mucocutaneous leishmaniasis，MCL）：如巴西利什曼原虫（*Leishmania braziliensis* Vianna，1911）寄生于皮肤内引起皮肤病变，也可经淋巴或血液侵入鼻咽部黏膜内，可致黏膜病变。严重者鼻中隔，甚至喉和气管的软骨也有损伤。③皮肤利什曼病（cutaneous leishmaniasis，CL）：主要由热带利什曼原虫 [*Leishmania tropica*（Wright，1903）Luhe，1906] 和墨西哥利什曼原虫 [*Leishmania mexicana*（Biagi，1953） Garnham，1962] 所致。热带利什曼原虫又可分为两个独立的亚种，即硕大利什曼原虫（*Leishmania major*）与热带利什曼原虫，两个亚种在形态、临床表现及流行病学上各有特点。我国的黑热病由杜氏利什曼原虫引起；在新疆克拉玛依北部地区的青壮年中患有一种皮肤利什曼病，其病原体为婴儿利什曼原虫（*L. infantum*）或称杜氏利什曼原虫婴儿亚种（*L. donovani infantum*）。

一、形态与生活史

（一）形态

杜氏利什曼原虫在其生活史中有无鞭毛体和前鞭毛体两个阶段。

1. 无鞭毛体　通称利 - 杜体（Leishman-Donovan body，LD body），寄生于人和其他哺乳动物的单核巨噬细胞内，卵圆形，大小为（2.9 ～ 5.7）μm×（1.8 ～ 4.0）μm。瑞氏染液染色后，细胞质呈淡蓝或深蓝色。细胞核 1 个，圆形、红色或淡紫色。动基体（kinetoplast）1 个，着色较深，呈细小杆状（图 8-1）。在高倍显微镜下，可见虫体前端一红色丝状物，称为根丝体（rhizoplast），

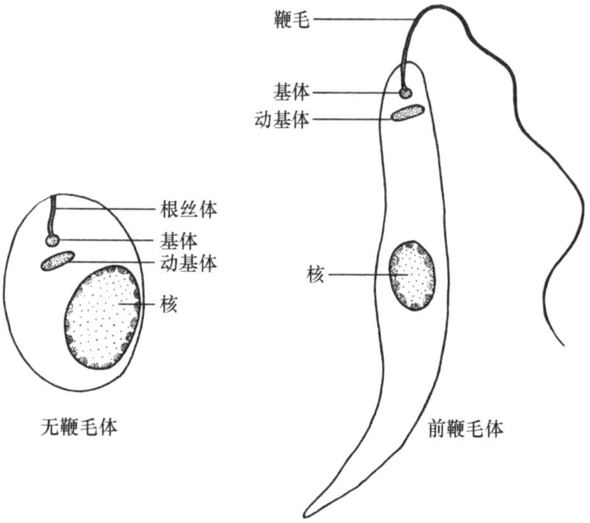

图 8-1　杜氏利什曼原虫

着生在颗粒状的基体（basal body）上。基体靠近动基体，在光镜下难以区分。

2. 前鞭毛体　寄生于白蛉消化道内，其形状与长度随发育情况而异。成熟的虫体呈梭形，前端有一根伸出体外的鞭毛，为虫体运动器官。虫体大小为（14.3 ～ 20）μm×（1.5 ～ 1.8）μm，核位于虫体中部，动基体在前部。基体在动基体之前，鞭毛即由此发出（图 8-1）。活的前鞭毛体运动活泼，鞭毛不停地摆动，有时可见虫体前端向中心聚集成团，呈菊花状排列。

（二）生活史

杜氏利什曼原虫生活史需要两个宿主即白蛉（昆虫宿主）和人或其他哺乳动物（脊椎动物宿主）。

1. 在白蛉体内发育　雌性白蛉刺吸患者或受感染的动物时，血液或组织液内含无鞭毛体的单核巨噬细胞被吸入白蛉胃内，经过约 24 小时，无鞭毛体发育为早期前鞭毛体。此时，虫体呈卵圆形，鞭毛也开始伸出体外。48 小时后发育为粗短的前鞭毛体或梭形前鞭毛体，虫体形状从卵圆形逐渐变为宽梭形或长梭形，此时鞭毛亦由短变长。吸血 3 ～ 4 天后白蛉胃内出现大量成熟前鞭毛体，长 11.3 ～ 15.9μm，有时可达 20μm，活动力明显加强，并以纵二分裂法繁殖。同时，虫体逐渐向白蛉前胃、食管和咽部移动。7 天后，具感染力的前鞭毛体大量聚集在口腔及喙。当白蛉再次叮刺人或动物时，前鞭毛体即随白蛉唾液进入人体或动物（图 8-2）。

2. 在人体内发育　当含有感染性前鞭毛体的雌性白蛉叮刺人体时，聚集在白蛉口腔和喙的前鞭毛体随其分泌的唾液进入皮下组织。一部分前鞭毛体可被多形核白细胞吞噬消灭，另一部分则被单核巨噬细胞吞噬。原虫进入单核巨噬细胞后，逐渐变圆，失去其鞭毛的体外部分，向无鞭毛体期转化。此时单核巨噬细胞内形成纳虫空泡，而细胞的溶酶体与之融合形成吞噬溶酶体（phagolysosome）。无鞭毛体在纳虫空泡内不但可以存活，而且能进行分裂繁殖。无鞭毛体以二分裂法增殖，一个细胞内可含数十到百余个无鞭毛体，随着虫数增多，最终导致单核巨噬细胞破裂。逸出的无鞭毛体又进入其他单核巨噬细胞，重复上述增殖过程（图 8-2）。

近年来对于前鞭毛体如何侵入巨噬细胞的研究表明，并非前鞭毛体主动入侵巨噬细胞，其进入巨噬细胞的过程经历了黏附与吞噬两个步骤。原虫首先黏附于巨噬细胞，黏附的途径大体可分为两种：一种为配体 - 受体途径，另一种为前鞭毛体吸附的抗体和补体与巨噬细胞表面的 Fc 或 C3b 受体结合途径。另外，原虫质膜中分子量为 63kDa 的糖蛋白（GP63）能与巨噬细胞表面结合，发挥吸附作用。黏附后原虫随巨噬细胞的吞噬活动而进入细胞。

利什曼原虫的前鞭毛体转化为无鞭毛体的机制目前尚未完全阐明，一般认为可能是微环境的改变所致，受 pH、温度及原虫所需营养物质和宿主对原虫的作用等因素的影响。

二、致　　病

含有杜氏利什曼原虫无鞭毛体的单核巨噬细胞随血流或淋巴到达人体全身各部位，特别是在脾、肝、骨髓和淋巴结的巨噬细胞中最容易增殖，虫体的增殖造成细胞破裂，散出的无鞭毛体再侵入其他单核巨噬细胞继续增殖，如此周而复始，引起单核巨噬细胞大量破坏，单核吞噬细胞系统极度增生，导致脾、肝、骨髓和淋巴结发生一系列病变。细胞增生是患者肝、脾、淋巴结肿大的主要原因，其中脾大最常见，脾肿率 95% 以上，后期常因网状纤维结缔组织增生而变硬。脾功能亢进导致贫血，红细胞、白细胞、血小板均减少。白细胞减少可致机体免疫力下降，易造成继发性感染；血小板减少致使机体凝血功能障碍而出血。肝功能受损引起白蛋白合成量减少，加之贫血使血浆总蛋白量下降，造成血管内胶体渗透压降低，使血管内液体外渗而产生下肢、脸部，甚至全身性水肿。寄生细胞内虫体增殖致使细胞破裂，释出的虫体抗原刺激机体，使肝、脾、骨髓和淋巴结内的浆细胞增生产生大量球蛋白，导致血清球蛋白增加，白蛋白和球蛋白比值倒置。

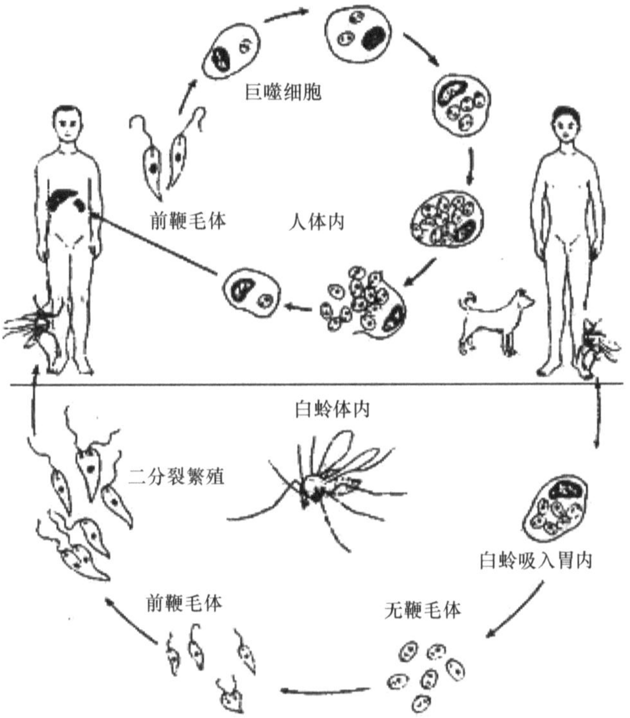

图 8-2 杜氏利什曼原虫生活史

部分杜氏利什曼原虫感染者呈隐性感染，骨髓内原虫的寄生引起粒细胞成熟障碍，患者细胞免疫功能受抑制，使巨噬细胞移动抑制因子的表达降低，影响机体抗感染的免疫效应。如果患者有营养不良、癌症、获得性免疫缺损，可使机体内 $CD4^+$ T 细胞明显下降，加重机体免疫受累程度，使机体内杜氏利什曼原虫的致病能力增强，一旦患者体内还有其他隐性感染的病原体，如弓形虫、隐孢子虫、肺孢子虫等寄生，这些机会致病的病原体将被激活，导致疾病的预后较差，甚至造成患者死亡。

1. 内脏利什曼病 因受感染者免疫水平、营养状况、感染虫体数量和增殖能力等因素的影响，内脏利什曼病的潜伏期长短不一，一般为 3 ～ 6 个月。感染的早期患者一般表现为不规则的发热或双峰热，脾脏有轻度肿大，并伴有咳嗽、腹泻，也常有恐惧、失眠等症状。婴幼儿患者有夜间烦躁等现象，而成年女性患者表现为月经过多或闭经。在发病 2 ～ 3 个月后，临床症状逐渐明显，其三大临床症状为：长期不规则发热、肝脾肿大和全血细胞减少性贫血。患者如不治疗则很少能够自愈，且常因并发症而死亡，病死率可达 90% 以上。

（1）潜伏期：人体感染杜氏利什曼原虫后，潜伏期一般为 3 ～ 6 个月，最短为 1 个月，最长为 10 ～ 11 个月。典型病例的临床表现是缓慢起病，在发生临床症状前，患者脸上出现一种原发性损害，初期为针尖大的丘疹，一至数个，逐渐增至扁豆般大小，呈淡红色或深红色，数月方始消退，留下色素较深的斑点。潜伏期后患者开始发热，病程可达数月，但全身中毒症状不明显。患者脾、肝、淋巴结随着病程的发展逐渐肿大。

（2）发热：是黑热病的最主要症状，多数患者表现夜间盗汗，出现不规则的热型，升降不定，时而连续发热，有时又表现为间歇热或弛张热。发热时间多为下午，发热时患者感觉倦怠；当发热达到 39℃以上时，患者可出现恶寒和头痛症状，但不发生神昏、谵语等。随着病程的发展，发热时间逐渐延长，有时可持续数月而不减轻。

（3）脾大：是黑热病的主要体征，也常是主诉。一般在初次发热半个月后可触及。病程至 2 ～ 3 个月时，肿大的脾脏下端已达脐部，有时半年后可以超过脐部，最甚者可达耻骨上方。疾病早期，肿大的脾脏触感为柔软，至晚期则因网状纤维结缔组织增生而变硬。肿大脾脏表面光滑，且无触痛。

（4）肝大：约 50% 的患者表现有中等程度的肝大，一般不会超过肋下 6cm。肝大出现时间常较脾大晚，3 个月后可在右肋缘下或剑突下 2 ～ 4cm 触及肝脏下缘。

（5）全血细胞减少性贫血：是黑热病的重要症状之一，黑热病患者大多呈中等程度的贫血。在发病初期不明显，但随着病程发展而逐渐加重。患者逐渐消瘦，脉率加快，常在 100 次 / 分以上，血压偏低，心悸气短。结膜、唇、舌和甲床苍白，心脏略有扩大。头发脱落无光泽，舌面光滑，面色污秽。颜面与四肢时有水肿，可有头晕、耳鸣、全身疲乏无力、精神迟钝。患者红细胞计数多在 4×10^{12}/L 以下或更低，血红蛋白明显下降，伴白细胞及血小板减少，血清丙种球蛋白明显增高，蛋白尿和血尿。患者可出现白 / 球蛋白比率倒置，白蛋白的减少可能与肝脏受损致使合成减少以及肾脏受损白蛋白由尿液排出有关，球蛋白增高与浆细胞的大量增生有关。患者常发生鼻出血和牙龈出血，有些晚期患者面部两颊可出现色素沉着。

由于黑热病患者免疫受到损害，易并发各种感染性疾病。常见的并发症有肺炎、走马疳，常可导致死亡。急性粒细胞缺乏症是黑热病的另一并发症，如不及时治疗，也易并发其他疾病而死亡。

合并 HIV 感染的黑热病，患者的临床表现与无合并感染的黑热病相似，即患者具有发热，脾、肝及淋巴结肿大，全血细胞减少等症状，但较单纯黑热病的症状更严重。有些患者因利什曼原虫的异位寄生而出现其他症状，利什曼原虫除寄生于内脏外，在患者皮肤和血液内的检出率也很高。HIV 患者被白蛉叮咬后极易获得感染，半数患者不能在血液内检查出抗利什曼原虫抗体，特别是晚期患者，只有一些患者的血液抗体水平较高。

2. 皮肤型黑热病 国际上统称“黑热病后皮肤利什曼病”（post-kala azar dermal leishmaniasis，PKDL），这种病例在印度、孟加拉国和苏丹较为常见，在我国并不多见，至今仅有 100 多病例报道。PKDL 多发生在患者经锑剂治疗内脏感染消失后，也有皮肤症状与内脏感染同时存在。皮肤型利什曼病的皮肤损害有两种：①褪色斑型：皮肤出现色素减退的斑疹，多见于脸部、颈部、前臂、大腿内侧，逐渐蔓延至全身。斑疹小到针尖，大到 1cm 左右，有时可联合成片状。②结节型：表现为皮肤上有肉芽瘤样结节，病损部位主要在颏、颊、鼻、唇、颈、腋窝等部位，其次在臂、耳、胸、背和四肢处。结节大小不一，一般如豌豆样大小，也可融合成大的结节。结节上的皮肤发红或显黄色，薄而光滑，无痛感、无溃烂、无知觉异常，需与瘤型麻风相鉴别。PKDL 病损发生在舌和唇部，合并细菌感染时易出现溃疡。

3. 淋巴结型黑热病 此型多发生在白蛉出现季节，患者常为由非流行区进入流行区的人，并以婴幼儿患者为主，也可见于在黑热病流行区居住或旅游的成人。患者表现为淋巴结肿大，多见于腹股沟和股部，其次是颌下、颈、腋下、上滑车处，少数在耳后、锁骨上等部位。肿大的淋巴结为花生米或蚕豆样大小，也可多个肿大淋巴结融合成胡桃样大小。局部无明显压痛，患者一般状况良好，少数患者有低热和乏力症状，肝、脾很少触及。本病多数患者可自愈。

4. 皮肤利什曼病 为婴儿利什曼原虫感染所致，以青壮年为多见，轻者表现为结节性皮肤瘙痒症，患处皮肤奇痒难忍，易因搔抓致皮肤破损而继发细菌感染。在我国新疆克拉玛依地区以轻者多见。重者表现为皮肤溃疡，溃疡中有脓液流出，尤其在肘、膝、手腕等大关节处，因肢体活动造成伤口不易愈合，溃疡严重时可使活动明显受限甚至丧失劳动力。另外，溃疡发生部位若继发细菌感染可并发淋巴管炎。若溃疡发生在脸部，愈合后易残留瘢痕而对患者产生精神压力。

三、免 疫

人体对杜氏利什曼原虫无先天免疫力，但黑热病愈后可产生稳定的获得性免疫。能够抵抗同种利什曼原虫的再感染。在抗利什曼原虫感染中普遍认为是机体的细胞介导免疫起主要作用，体液免疫是次要的。动物实验显示，原虫感染后如 Th1 细胞活化，则表现为高水平的 IFN-γ，低水平的 IL-4。IFN-γ 可激活巨噬细胞的胞内杀菌功能，将寄生于巨噬细胞内的原虫消灭。如 Th2 细胞活化，则表现为低水平的 IFN-γ 和高水平的 IL-4，胞内原虫不能被消灭，病变易向全身扩散。近年研究结果显示，抗体也参与宿主对利什曼原虫的免疫应答，但作用不大。

人体对不同种（亚种）利什曼原虫感染表现出不同的免疫现象：一类有自愈倾向，如热带利什曼原虫引起的东方疖；另一类无自愈倾向，如黑热病。无自愈倾向的黑热病患者可出现免疫缺陷，易并发各种感染性疾病。并发症是造成黑热病患者死亡的主要原因，患者治愈后这种易并发感染的现象可消失。可见杜氏利什曼原虫感染不但伴随有特异性细胞免疫反应的抑制，还可能导致机体对除了该原虫以外的其他抗原产生的细胞免疫和体液免疫反应能力的降低，即非特异性抑制。免疫力低下的原因，可能与原虫繁殖快速、产生的抗原过多和机体处于免疫无反应状态等因素有关。患者经特效药物治疗后，痊愈率较高，一般不会再次感染，可获得终身免疫，能够抵抗同种利什曼原虫的再感染。我国河南、山东以及新疆等地在有黑热病史的健康人皮肤内查到利什曼原虫，虽患者体内的原虫未被完全清除，仍保持低密度水平，但患者对再感染已经有很强的免疫力。这种具有带虫免疫现象的患者，需要较大剂量的锑剂或者芳香脒类治疗，才能完全消除体内原虫，否则可成为重要的传染源，这是利什曼防治工作中不可忽视的问题。

四、诊 断

1. 主要体征检查 患者有明显的脾大，并随病程进行性发展可大到超过脐部，但脾脏表面光滑，无触痛；肝大晚于脾大，肿大的肝脏在肋下 6cm 以内，质地软。颈部和腹股沟等部位可触及肿大的淋巴结。口腔黏膜和齿龈有出血点、溃疡或腐烂。

2. 血液检查 早期白细胞即可出现减少，并随病程而明显，总数大多降至约 5.0×10^9/L（5000/mm^3）。大单核细胞大致正常，嗜碱性粒细胞和嗜酸性粒细胞减少，中性粒细胞明显减少，而淋巴细胞相对增高。红细胞和血红蛋白均明显降低，红细胞一般降至（2.0 ～ 4.0）$\times10^{12}$/L（200 万 /mm^3 ～ 400 万 /mm^3），严重时可降至 1.0×10^{12}/L 以下；血红蛋白量大多在 60 ～ 100g/L（6 ～ 10g/dl）。血小板计数平均减至 100×10^9/L（10 万 / mm^3）。红细胞沉降率较快，这是由于患者贫血、白蛋白减少、丙种球蛋白和纤维蛋白增加的缘故。

3. 肝功能检查 患者肝功能可受损害，如病程较长特别是晚期患者，受损更为严重，肝功能各项试验均呈强阳性。肝功能受损致白蛋白合成量明显减少，肝、脾内浆细胞大量增生，继而球蛋白大量增加，从而导致白蛋白和球蛋白比率倒置，比例约为 1 ∶ 1.7。

4. 病原学检查

（1）穿刺法

1）涂片法：以骨髓穿刺涂片法较为常用。常用的髂骨和胸骨穿刺简便安全，原虫检出率为 80%。淋巴结穿刺多选腹股沟、肱骨上滑车、淋巴结等处肿大的淋巴结，检出率约在 46%。也可直接做淋巴结活检，染色镜检。脾脏穿刺检出率可达 90% ～ 99%，但操作不当可引起脾损伤，故一般少用或不用。取上述穿刺物涂片染色镜检，查见无鞭毛体即可确诊。

2）培养法：采用无菌方法将上述穿刺物接种于 NNN 培养基，置 22 ～ 25℃温箱内培养。约 2 周后，取培养基上清做涂片，染色镜检。如查见前鞭毛体，即可判为阳性结果。

3）动物接种法：把上述穿刺物接种于易感动物（如金地鼠、BALB/c 小鼠等）腹腔内，1 ～ 2 个月后处死动物，取肝、脾做印片，瑞氏染色镜检。

（2）皮肤刮皮检查：对疑有病变的皮肤结节，局部皮肤消毒后，固定皮肤结节，轻轻切开皮肤，刮取切开的两侧皮肤组织制成涂片，染色后镜检。如查见无鞭毛体即可确诊。

5. 免疫学检查 免疫诊断可检测血清中的抗体和循环抗原，近年来，人体寄生虫病免疫诊断的研究重点，已从检测抗体转移到检测循环抗原，在黑热病免疫诊断研究中也显示出检测循环抗原的优越性。

（1）检测循环抗原：单克隆抗体 - 抗原斑点试验（McAb-AST）可用于诊断黑热病，具有敏感性高、特异性强、重复性好，且简单易行、取材少（仅需微量血清）等优点，必要时还可做定量测定。该法还具有反映现行感染，确定是否治愈或复发的独特优点。

（2）检测血清抗体：可采用酶联免疫吸附试验（ELISA）、间接血凝试验（IHA）、对流免疫电泳（CIE）、间接荧光试验（IFA）、直接凝集试验（DA）等。斑点 -ELISA 的阳性率也较高，但查抗体的方法常与其他疾病出现交叉反应，在诊断利什曼病上有其局限性，且抗体短期内不易消失，不宜用于疗效考核。

（3）利什曼素皮内试验：该法简便易行，故较早和较广泛地应用于黑热病流行病学调查。但此法必须在患者痊愈后，才能呈现阳性反应，且维持时间很长，甚至终身保持阳性。此法不能作为现症患者诊断工具，但用于确定疫区与非疫区，判断流行程度及考核防治效果，具有一定的价值。

6. 分子生物学方法

（1）聚合酶链反应：检测黑热病效果好，敏感性、特异性均高。国内学者采用 PCR 法扩增 *L. dohovani* 种特异性 kDNA 片段用于诊断黑热病，阳性率为 95.5%（21/22），与骨髓涂片符合率为 90.9%（20/22），全部对照均为阴性。采用逆转录聚合酶链反应（RT-PCR）诊断黑热病，该法较 rDNA 为模板的 PCR 敏感性高出 100 倍。

（2）kDNA 探针杂交法：该法敏感、特异，取材方便。采用该法检测四川黑热病流行区 71 只犬耳缘皮肤组织标本，阳性率为 40.8%（29/71），显示该法可用于犬源性利什曼病的现场流行病学调查等。

（3）Dip-stick 法：该法将免疫印迹、薄层层析和分子克隆技术相结合，将利什曼原虫重组抗原 rk39 制备成 Dip-stick 试纸条，用于美洲内脏利什曼病的诊断，阳性率 100%。国内采用该法检测黑热病，显示该法简便易行、携带方便，操作易行，2 ～ 5 分钟即可得到结果，便于推广。

五、流行与防治

（一）分布与流行状况

1. 分布 黑热病分布很广，亚、欧、非、拉美等洲均有本病流行，主要流行于中国、印度及地中海沿岸国家。在我国，黑热病流行于长江以北的广大农村中，包括山东、河北、河南、江苏、安徽、陕西、甘肃、新疆、宁夏、青海、四川、山西、湖北、辽宁、内蒙古及北京 16 个省、自治区、直辖市。1951 年调查估计全国共有 53 万黑热病患者，随后我国开展了大规模黑热病防治工作，效果显著。近年来，黑热病主要发生在新疆、内蒙古、甘肃、四川、陕西、山西等 6 个省（自治区）。2001 ～ 2004 年，在我国山西、四川、贵州、甘肃、新疆和内蒙古 6 省（自治区）调查 16 295 人，查出黑热病患者 96 例，患病率 0.59%。据统计，2005 ～ 2010 年全国上报黑热病病例共 2450 例，年平均新发病人数为 408 例左右，以新疆、甘肃和四川最多。

2. 流行环节

（1）传染源：杜氏利什曼原虫病属人兽共患疾病。除在人与人之间传播外，也可在动物与人、动物与动物之间传播。该病的传染源为患者、病犬以及某些野生动物。

（2）传播途径：主要通过白蛉叮刺传播，偶可经口腔黏膜、破损皮肤、胎盘或输血传播。

（3）易感人群：人群普遍易感，但易感性随年龄增长而降低，病后免疫力持久。

3. 传染源的类型 根据黑热病传染来源不同，在流行病学上可大致分为三种不同的类型，即人源型、犬源型和自然疫源型；分别以印度、地中海盆地和中亚荒漠内的黑热病为典型代表。我国幅员辽阔，黑热病的流行范围又广，包括平原、山丘和荒漠三种不同类型的地区，因此这三种不同类型的黑热病在国内都能见到。它们在流行病学、寄生虫与宿主的关系及免疫等方面有着明显的差别。其在流行病学上的特点可归纳如下：

（1）人源型：又称为平原型，多见于平原地区，分布在黄淮地区的苏北、皖北、鲁南、豫东以及冀南、鄂北、陕西关中和新疆南部的喀什等。主要在人群中分布，患者以青少年为主，婴儿少，犬很少感染，患者为主要传染源。传播媒介为家栖型中华白蛉和新疆长管白蛉。这类地区黑热病已被控制，偶可发现皮肤型黑热病患者。

（2）犬源型：又称为山丘型，多见于山丘地区，分布于甘肃、青海、宁夏、川北、陕北、冀东北、辽宁和北京市郊等地，人的感染主要来自病犬。病例散在，绝大多数患者为儿童，婴儿的感染率较高，成人很少得病。犬的感染率可高达 20% ～ 30%。传播媒介为近野栖型中华白蛉。这类黑热病是目前我国黑热病防治的重点。

（3）自然疫源型：又称为荒漠型，多分布在新疆和内蒙古的某些荒漠地区。患者主要见于婴幼儿，2 岁以下患者占 90% 以上。进入这类地区的成人常患淋巴结型黑热病，病例散发。传播媒介为野栖蛉种，主要是吴氏白蛉，其次为亚历山大白蛉。动物宿主迄今尚未发现，因此防治难度较大。

（二）防治

由于我国在广大黑热病流行区采取查治患者、杀灭病犬和消灭传播媒介白蛉的综合措施，1958 年我国基本消灭了黑热病。但在 20 世纪 80 年代初又开始发现新发病例，其传染源主要为犬源性，现在每年新发病例数为 100 ～ 400 例。但黑热病发生大规模流行所需的自然因素和社会因素仍然存在，应积极开展黑热病的防治工作。

1. 治疗患者 我国解放初期治疗黑热病，采用五价锑剂葡萄糖酸锑钠，国产制剂为斯锑黑克（stibiihexonas），已有研究表明此药疗效高（治愈率 95% 以上），毒性轻微。对于少数经锑剂反复治疗无效的患者，可用戊脘脒（pentamidine）或二脒替（stilbamidine）等芳香双脒剂治疗，或与五价锑合并使用，效果更佳。

2. 杀灭病犬 在我国山丘疫区，犬为主要传染源，故对病犬应做到早发现、早治疗或早捕杀。定期查治或捕杀病犬是防治工作中重要的一环。

3. 传播媒介的防治 消灭传播媒介白蛉是防治黑热病的根本措施。必须根据白蛉的生态习性，因地制宜地采取适当的对策。用溴氰菊酯滞留喷洒，对家栖或近家栖的长管白蛉杀灭效果较好。同时，应加强个人防护，减少并避免白蛉的叮刺。

第三节 锥 虫

锥虫为血鞭毛原虫（hemoflagellate protozoa），已发现的有二十几种，可寄生于鱼类、两栖类、爬行类、鸟类和哺乳类动物包括人体内。寄生于人体的锥虫依其感染途径可分为两大类，即涎源性锥虫与粪源性锥虫。前者引起非洲锥虫病（African trypanosomiasis）又称睡眠病（African sleeping sickness）；后者引起美洲锥虫病（American trypanosomiasis）又称恰加斯病（Chagas' disease）。

一、布氏冈比亚锥虫与布氏罗得西亚锥虫

布氏冈比亚锥虫（*Trypanosoma brucei gambiense* Dutton，1902）与布氏罗得西亚锥虫（*T. b. rhodesiense* Stephens and Fanthan，1901）属人体涎源性锥虫，是非洲锥虫病（非洲睡眠病）的病原体，

媒介昆虫为舌蝇。冈比亚锥虫分布于西非和中非沿河流或沿森林地带，而罗得西亚锥虫则分布于东非热带草原及湖岸的灌木和植丛地带。两种锥虫在形态、生活史、致病及临床表现方面具有共同之处。

（一）形态与生活史

在人体内寄生的两种锥虫的锥鞭毛体（trypomastigote）具多形性，可分为细长型、中间型和粗短型。细长型大小为（20～40）μm×（1.5～3.5）μm，前端较尖细，有一长6μm的游离鞭毛，动基体位于虫体后部近末端；粗短型大小为（15～25）μm×3.5μm，游离鞭毛短于1μm，或不游离；中间型大小及形态介于前两者之间。锥鞭毛体有1个细胞核，位于虫体中央稍偏处；动基体呈腊肠型，位于虫体近后端，内含DNA，一端常生出细而长的线粒体。起自基体的鞭毛伸出虫体后，与虫体表膜相连。当鞭毛运动时，表膜伸展，即为波动膜。在吉姆萨染色或瑞氏染色的血涂片中，胞质呈淡蓝色，核居中，呈红色或紫红色。动基体为深红色、点状。波动膜为淡蓝色。细胞质内有深蓝色的异染质颗粒。当受感染舌蝇叮咬人血时，在舌蝇体内发育成熟的具有感染性的循环后期锥鞭毛体（metacyclic trypomastigote）随舌蝇唾液进入皮下组织，经淋巴系统移行进入血液。在病程早期锥鞭毛体存在于血液、淋巴液内，晚期可侵入脑脊液。高度原虫血症时，以细长型锥鞭毛体居多，因宿主免疫而致血中虫数减少时，则以粗短型为主。

（二）致病与诊断

1. 致病 两种锥虫侵入人体后的基本过程均包括锥虫在局部增殖所引起的局部初发反应期、在体内散播的血淋巴期、侵入中枢神经系统的脑膜炎期。

（1）初发反应期：患者被舌蝇叮咬后约1周，局部皮肤肿胀，中心出现一红点，即锥虫下疳（trypanosomal chancre）。“下疳”初为结节，后肿胀，形成硬节，有痛感，没有疖点化脓症状，该部位皮下组织可见淋巴细胞、组织细胞及少量嗜酸性粒细胞和巨噬细胞浸润，有时可见锥虫。局部皮肤病变具自限性，约持续3周后即可消退。常伴发热和局部淋巴结肿大。

（2）血淋巴期：锥虫进入血液和组织间淋巴液后，可长期存在于血液和淋巴系统，引起广泛淋巴结肿大，其中淋巴细胞、浆细胞和巨噬细胞增生。感染后5～12天，出现锥虫血症。由于虫体表面抗原间隔一段时间便发生变异，致使原产生的特异性抗体失去效应，从而导致血内锥虫数出现交替上升与下降现象，其间隔时间为2～10天。锥虫血症高峰可持续2～3天，伴有发热、头痛、关节痛、肢体痛等症状。发热持续数日，自行消退，隔几日后体温可再次升高。此期可出现全身淋巴结肿大，尤以颈后、颌下、腹股沟等处者明显。颈后三角部淋巴结肿大（Winterbottom征）为冈比亚锥虫病的特征。其他体征有深部感觉过敏（Kerandel征）和淋巴结肿大等。此外，心肌炎、心外膜炎及心包积液等也可发生。

（3）脑膜炎期：发病数月或数年后，锥虫可侵入中枢神经系统。常见病变为弥漫性软脑膜炎，脑皮质充血和水肿，神经元变性，胶质细胞增生。主要临床症状为个性改变，呈无欲状态。可出现异常反射，如深部感觉过敏、共济失调、震颤、痉挛、嗜睡、昏睡等。

两种锥虫所致病程不尽相同，冈比亚锥虫病呈慢性过程，病程可持续数月至数年，其间可有多次发热，但症状较轻。有时并无急性症状，但可出现中枢神经系统异常；罗得西亚锥虫病则呈急性过程，病程为3～9个月。患者多表现显著消瘦、高热和衰竭。有些患者在中枢神经系统未受侵犯以前，即已死亡。

2. 诊断 锥虫病诊断包括病原学检查、血清免疫学检查和分子生物学方法。

（1）病原学检查：早中期患者血液、体液中虫体少，检测困难。涂片染色法是经典、廉价、便捷的检查方法。当血中虫数多时，锥鞭毛体以细长型为主，血中虫数因宿主免疫作用而减少时，则以粗短型居多。也可取淋巴液、脑脊液、骨髓穿刺液、淋巴结穿刺物等做涂片检查。此外，锥虫的体外培养和动物接种主要应用于实验研究，迄今仍不作为常规诊断方法。

（2）免疫学检查：常用酶联免疫吸附试验（ELISA）、间接荧光抗体试验和间接血凝试验等方法。

（3）分子生物学方法：近年来将 PCR 及 DNA 探针技术应用于锥虫病诊断，特异性、敏感性均较高。可用于辅助诊断，亦可用于流行病学调查。

（三）流行和防治

冈比亚锥虫病的主要传染源为患者（妇女及儿童）及带虫者。牛、猪、山羊、犬等动物可能是储存宿主。主要传播媒介为须舌蝇（*Glossina palpalis*）、*G. tachinoides* 和 *G. fuscipes*。这类舌蝇在沿河岸或森林稠密植物地带孳生。

罗得西亚锥虫病的传染源为患者，非洲羚羊、牛、狮、鬣狗等动物为其储存宿主。主要传播媒介为刺舌蝇（*G. morsitans*）、淡足舌蝇（*G. pallidipes*）及 *G. swynnertoni*。这类舌蝇孳生在东非热带草原和湖岸的森林及植丛地带，嗜吸动物血，在动物中传播锥虫，人因进入此种地区而感染。

人类非洲锥虫病分布在非洲南撒哈拉地区 36 个国家约 200 个流行区，流行程度各地区间存在差异，过去十年，70% 以上病例报道发生在刚果。

锥虫病的主要防治措施包括发现、治疗患者和消灭舌蝇。改变媒介昆虫孳生环境，如清除灌木林、喷洒杀虫剂等措施。治疗药物苏拉明（suramin）对各种昏睡病早期疗效良好。其他药物有喷他脒、美拉胂醇（麦拉硫砷醇）等，疗效也较好。对已累及中枢神经系统的病例，须采用有机砷剂进行治疗。对个体而言，加强个人防护、防止舌蝇叮咬是关键，对流行区居民和外来旅游者，要加强健康教育。

二、克氏锥虫

克氏锥虫（*Trypanoma cruzi* Chagas，1909）属人体粪源性锥虫，是克氏锥虫病或称恰加斯病的病原体，传播媒介为锥蝽。本虫主要分布于南美和中美，故又称美洲锥虫病。在我国，虽无病例报道，但存在传播媒介锥蝽，存在输入性疫情的风险。

（一）形态与生活史

在克氏锥虫的生活史中，因寄生环境不同，虫体有三种不同形态，即无鞭毛体、上鞭毛体和锥鞭毛体。

无鞭毛体存在于细胞内，虫体呈球形或卵圆形，大小为 2.4 ～ 6.5μm，具核和动基体，无鞭毛或有很短鞭毛。上鞭毛体存在于锥蝽的消化道内，虫体呈纺锤形，长为 20 ～ 40μm，动基体在核的前方，游离鞭毛自核的前方发出。无鞭毛体和上鞭毛体均营二分裂增殖。锥鞭毛体（循环后期锥鞭毛体）存在于宿主血液或锥蝽的后肠内，大小为（11.7 ～ 30.4）μm×（0.7 ～ 5.9）μm，游离鞭毛自核的后方发出。在血液内，外形弯曲如新月状。锥鞭毛体不进行增殖。

传播媒介为锥蝽，可栖息于人房屋内，多夜间吸血。主要虫种为骚扰锥蝽（*Triatoma infestans*）、长红锥蝽（*Rhodnius prolixus*）、大锥蝽（*Panstrongylus megistus*）、泥色锥蝽（*T. sordida*）等。

雌性或雄性锥蝽的成虫、幼虫、若虫都能吸血。当锥蝽自人体或哺乳动物吸入含有锥鞭毛体的血液后，几小时内，锥鞭毛体在前肠内失去游离的鞭毛，在 14 ～ 20 小时后，转变为无鞭毛体，侵入宿主细胞内进行二分裂增殖，然后再转变为球鞭毛体（sphaeromastigote）进入中肠，发育为上鞭毛体。上鞭毛体以二分裂法增殖，发育为大型上鞭毛体。在吸血后第 3 ～ 4 天，上鞭毛体出现于直肠，并附着于上皮细胞上。第 5 天后，上鞭毛体变圆，发育为循环后期锥鞭毛体。当受染的锥蝽吸血时，锥鞭毛体随锥蝽粪便排出并经皮肤伤口或锥膜进入人体。

在人体或其他哺乳动物宿主血液中的锥鞭毛体侵入组织细胞内转变为无鞭毛体，增殖后形成假囊。感染后约 5 天，假囊内的无鞭毛体转变为小而活动的锥鞭毛体，锥鞭毛体破假囊而出进入血液，并随血流再侵入以肌细胞为主的新组织细胞。

此外，宿主还可通过输血、母乳、胎盘或食入被传染性锥蝽粪便污染的食物而感染。

（二）致病与诊断

经皮肤黏膜感染后，经 1 ～ 3 周的潜伏期，虫体已发育为无鞭毛体，可在细胞内繁殖，所产生的锥鞭毛体在细胞之间传播，并存在于血液中。虫体在人体组织内的寄生可引起相应病变。

1. 急性期 在锥虫侵入部位的皮下结缔组织出现炎症反应，感染初为一过性荨麻疹，1 ～ 2 周后，受叮咬局部出现结节，称为恰加斯肿（Chagoma）。如侵入部位在眼结膜则可出现单侧性眼眶周围组织水肿、结膜炎及耳前淋巴结炎（称 Romana 征），表现为急性恰加斯病的典型症状。但是，大多数患者并无此症状，而在感染后 2 ～ 3 周出现虫血症，并持续数月。锥虫血症期间或以后，锥虫侵入组织，引起心肌、脑、肝和脾等组织损伤。主要临床表现为头痛、倦怠和发热、广泛的淋巴结肿大和肝脾肿大。还可出现呕吐、腹泻，以及心动过缓、心肌炎和脑膜炎等症状。此期持续 4 ～ 5 周，大多数患者在急性期恢复后，病程就进入隐匿期，或称间期。有些患者则转为慢性期。

儿童患者在急性期出现心肌炎时，常可造成死亡；脑膜脑炎多见于婴幼儿患者，预后不佳。

2. 慢性期 多数在感染后 10 ～ 20 年后出现，约 1/3 的患者经历隐匿期后发展至慢性期。典型的慢性期临床表现为器官衰竭，以心脏受损最为常见，造成心脏增大、心肌变薄，表现为节律紊乱、充血性心力衰竭和血栓性栓塞症状。脑栓塞也是常见的症状，肺、肾栓塞次之。当食管和结肠肥大和扩张后，可发展为巨食管（megaesophagus）和巨结肠（megacolon），患者表现为吞咽和排便均感极度困难。在慢性期，患者的血液和组织内很难找到锥虫。

3. 病原学检查 锥虫病的病原学检查主要采用厚薄血膜涂片法，在急性期，血液中锥鞭毛体数量较多，血涂片经吉姆萨染色后直接镜检。也可采用血沉方法，取棕黄层与血浆界面血样滴片后，直接镜检活体原虫。

在隐匿期或慢性期，因患者血液中锥虫数量少，直接涂片不易检获虫体，可选用血液浓集法，也可用血液接种敏感动物或用 NNN 培养基培养。在有条件的实验室可试用接种诊断法，即对未受感染锥蝽幼虫采用人工喂饲受检者血液，4 周后检查锥蝽肠道内有无锥虫。免疫学诊断法也有一定的辅助诊断意义。

PCR 及 DNA 探针等技术，对于检测虫数极低的血液标本有很高的检出率，但因较高的价格和繁琐的操作，目前很少用于常规检查。

（三）流行与防治

恰加斯病广泛分布于中美洲和南美洲，主要在居住条件差的农村流行，80% 的患者为幼年感染。克氏锥虫有多种哺乳动物宿主，如狐、松鼠、食蚁兽、犰狳、犬、猫、家鼠等。除由锥蝽在野生动物之间传播外，若虫媒将锥虫从野生动物传播到家养动物，就容易经家养动物造成人群中流行。

目前，对恰加斯病尚无有效的治疗方法，硝呋莫司（nifurtimox）和苄硝唑（benznidazole）对急性期患者有一定效果，能降低血中虫数，减轻临床症状，减少死亡率。隐匿期和慢性期的抗锥虫效果不佳，仅部分患者可改善预后，但有 20% ～ 40% 的慢性患者仍会最终发展为器官衰竭。

预防措施包括：改善居住条件和房屋结构，以防锥蝽在室内孳生与栖息；滞留喷洒杀虫剂杀灭室内锥蝽；治疗或捕杀动物储存宿主；对孕妇、新生儿与献血者加强锥虫检查；严格食品的制备、运输、储存和消费规范，综合性切断传播途径。

第四节 蓝氏贾第鞭毛虫

蓝氏贾第鞭毛虫（*Giardia lamblia* Stile，1915）简称贾第虫。贾第虫是一种呈全球性分布的寄生性肠道原虫，主要寄生于人和某些哺乳动物的小肠，引起以腹泻为主要症状的蓝氏贾第鞭毛虫病（giardiasis，简称贾第虫病）。本病曾在国际旅游者中广泛流行，故一度有"旅游者腹泻"之称。如今，贾第虫病已被列为全世界危害人类健康的十种主要寄生虫病之一。

一、形态与生活史

（一）形态

1. 滋养体　外观呈纵切的半个梨形，长 9 ～ 21μm，宽 5 ～ 15μm，厚 2 ～ 4μm。虫体两侧对称，前端宽钝，后端尖细，腹面扁平，背部隆起。腹前部向内凹陷形成两个吸盘，一对细胞核位于虫体前端的吸盘部位，核内并无核仁结构。有前侧、后侧、腹侧和尾鞭毛共 4 对，均由位于两核间靠近前端的基体发出。1 对前鞭毛由此向前伸出体外，其余 3 对发出后在两核间沿轴柱分别向体两侧、腹侧和尾部伸出体外。鲜活虫体借助鞭毛摆动作活泼的翻滚运动。1 对平行的轴柱沿中线由前向后连接尾鞭毛，将虫体分为均等的两半。1 对呈爪锤状的中体（median body）与轴柱 1/2 处相交（图 8-3）。

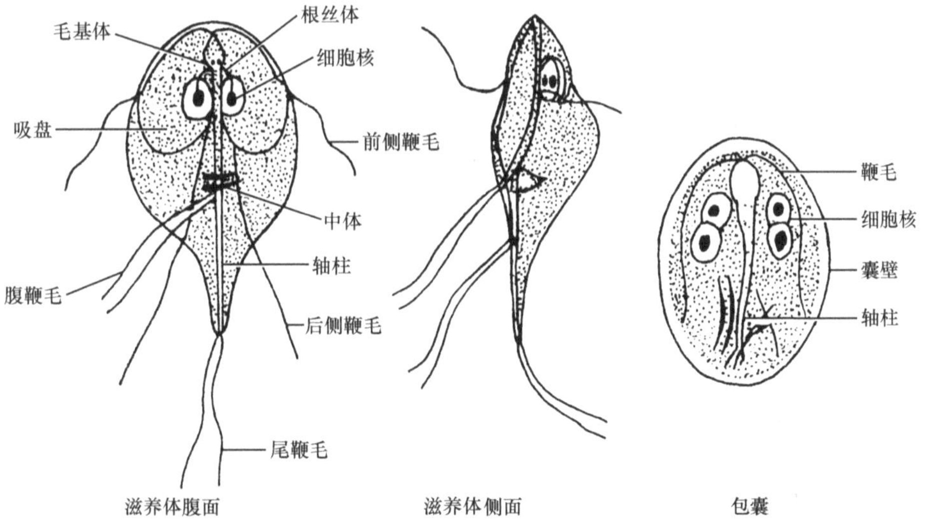

图 8-3　蓝氏贾第鞭毛虫

2. 包囊　呈椭圆形，囊壁较厚，大小为（8 ～ 14）μm×（7 ～ 10）μm。碘液染色的标本呈黄绿色，囊壁与虫体间有明显的间隙，未成熟包囊内含 2 个细胞核，成熟的包囊含 4 个核，多偏于一端。胞质内可见中体和鞭毛的早期结构。

（二）生活史

贾第虫生活史包括滋养体和包囊两个阶段。成熟的 4 核包囊为感染阶段。4 核包囊随被污染的饮水或食物进入人体。在十二指肠经消化液等肠内环境的刺激，4 核包囊脱囊形成两个滋养体并不断增殖。滋养体主要寄生于十二指肠、小肠上段，虫体借助腹前部向内凹陷形成的两个吸盘吸附于小肠绒毛表面，以表膜吸收肠腔内半消化物质作为营养，以二分裂方式进行繁殖。脱落于肠腔内的滋养体随肠内容物进入肠腔远端，由于肠内环境不利于滋养体活动和生存，在胆固醇、胆盐和 pH 等综合因素作用下，滋养体分泌成囊物质包裹虫体周边，逐渐形成包囊，包囊随粪便排出体外。一般在正常粪便中只有包囊，在腹泻粪便中可出现滋养体，但滋养体离体后会在较短时间内死亡，而包囊对外环境具有较强的抵抗力，能存活较长时间。患者每日粪便中可排 10 亿～ 100 亿个包囊，可持续排放数月，而食入低至 10 个具活性的成熟包囊即可导致人体感染。

二、致病与免疫

（一）致病

1. 致病机制 人体感染贾第虫后，有的仅为无症状带虫者，有的则出现临床症状，甚至出现严重的吸收不良综合征。小肠黏膜的病理组织学改变也不相同。两种截然不同的临床表现和病理变化的原因除与虫株毒力有关外，宿主的营养状况、全身及局部肠黏膜的免疫力也起一定作用。贾第虫的致病机制，目前尚不十分清晰，但可能与以下因素有关。

（1）虫株致病力：来源不同的虫株具有截然不同的致病力，如接受 GS 株（强毒株）的志愿者均获得感染，其中 50% 的感染者表现了临床症状；而接受 ISR 株（弱毒株）的志愿者则无一受染。研究也显示，用 GS 虫株的两个表达不同表面抗原（分子量分别为 72kDa 和 200kDa）的克隆株感染志愿者，所有接受表达 72kDa 表面抗原克隆株的志愿者均获得感染，而接受表达 200kDa 表面抗原克隆株的 13 名志愿者，仅 1 名受染。这一结果表明，不同虫株以及相同虫株表达不同表面抗原的克隆之间其致病力也是不同的。

（2）宿主免疫力：血内丙种球蛋白缺乏者不仅对贾第虫易感，且感染后可出现慢性腹泻和吸收不良等严重临床症状。一方面，IgA 缺乏是导致贾第虫病的重要因素，现已发现胃肠道分泌的 IgA 与宿主体内寄生原虫的清除有关，在一般人群中有 10% 的人缺乏 IgA，这些人群对贾第虫易感。另一方面，贾第虫滋养体能够分泌降解 IgA 的蛋白酶，以此酶降解宿主的 IgA，从而使虫体得以在小肠内寄生、繁殖。

（3）二糖酶缺乏：在贾第虫患者和模型动物的肠道内，均出现乳糖酶和木糖酶的缺乏，其原因不完全清楚。二糖酶缺乏可能是导致宿主腹泻的原因之一。动物实验已表明，在二糖酶水平降低时，滋养体可直接损伤小鼠的肠黏膜细胞，造成小肠微绒毛变短，甚至扁平。因此，二糖酶水平降低是小肠黏膜病变加重的直接原因，也是造成腹泻的重要因素。

此外，大量虫体覆盖肠壁与宿主竞争营养，吸盘对小肠黏膜表面的机械性损伤，原虫分泌物和代谢产物对肠黏膜微绒毛的化学性刺激等因素，均可影响肠黏膜的吸收功能，致使维生素 B_{12}、乳糖、脂肪和蛋白质吸收障碍，造成宿主的营养不良。

2. 小肠黏膜病理组织学改变 实验感染贾第虫的动物小肠黏膜显现典型卡他性炎症的病理组织学改变，表现为黏膜固有层急性炎性细胞和慢性炎性细胞浸润，肠上皮细胞有丝分裂象数目增加，肠绒毛变短变粗，其长度与腺腔比例明显变小，上皮细胞坏死脱落，黏膜下派伊尔小结（Peyer's patches）明显增生等。这些病理改变是可逆的，经治疗后这些改变即可消失。

3. 临床表现 感染贾第虫包囊后，部分感染者（成人约 13%，儿童约 17%）为无症状带囊者，另一部分则出现临床症状。平均潜伏期一般为 1～3 周，最长者 45 天。临床表现可分为如下各期：

（1）急性期：初起症状有恶心、厌食、上腹及全身不适，或伴低热或寒战，此后可出现突发性恶臭水泻、胃肠胀气、呃逆和上中腹部痉挛性疼痛。粪内偶见黏液，极少带血。部分患者急性期持续数天即可自行消退，转为无症状包囊携带者。幼儿患者病程可持续数月，出现吸收不良、脂肪泻、衰弱和体重减轻。急性期须与急性病毒性肠炎、细菌性痢疾、食物中毒、急性肠阿米巴病和毒性大肠杆菌引起的腹泻等进行鉴别。若不及时治疗，可转入亚急性或慢性期，症状持续或反复发作。

（2）亚急性或慢性期：亚急性期表现为间歇性排软便或粥样便、恶臭，并伴有腹胀、痉挛性腹痛，或有恶心、厌食、嗳气、胃灼热、头痛、便秘和体重减轻等症状。临床上慢性期患者多见，表现为周期性稀便、恶臭难忍，病程可反复达数年而不愈。

严重感染且得不到及时治疗的患儿，病程可持续很长时间，常导致贫血、营养吸收不良和身体发育障碍。HIV/AIDS 患者贾第虫感染率和发病率均高于正常人群，且临床症状更严重，可呈持续性腹泻，每日腹泻次数可达数十次。贾第虫偶可侵入胆道系统，引起胆管炎或胆囊炎。

（二）免疫

宿主的非特异性免疫对贾第虫感染具有防御作用，如人体乳汁内的甘油三酯经酯酶消化后可释放游离脂肪酸，对贾第虫的滋养体具有一定的杀伤作用，肠蠕动的加强及肠黏膜的屏障作用等因素均可增强机体对贾第虫感染的抵抗力。

贾第虫抗原分表面抗原和分泌性抗原两类。表面抗原分子（分子量 94 ～ 225kDa）中富含半胱氨酸蛋白（cysteine-rich protein，CRP），具有显著变异性。变异性表面蛋白（variant surface protein，VSP）是其逃避宿主免疫攻击的重要方式之一。不同虫株的表面蛋白能否在宿主体内发生变异，与其对宿主分泌的蛋白水解酶的敏感程度有关。表面抗原能拮抗蛋白水解酶作用的虫株，可逃避宿主的免疫攻击，而具有较强的毒力。

宿主的体液免疫和细胞免疫效应均有不同程度的保护作用。例如，特异性 IgG 和 IgM 抗体可通过补体依赖的细胞毒作用杀伤滋养体；肠道内特异性分泌型 IgA 抗体，对肠道内寄生的虫体有清除作用；受染鼠小肠的派伊尔小结内有 65% 的 B 细胞分泌 IgA 的量增加；受染母体的乳汁内特异性 IgG 和 IgA 抗体具有保护作用。

三、诊　断

1. 病原学检查　病原学检查的方法有粪便检查、小肠液或胆汁检查和小肠活体组织检查等。

（1）粪便检查：可根据临床表现不同而选用不同方法。急性期取新鲜粪便生理盐水涂片后，镜检滋养体。对无症状带虫者可采用包囊浓集法如醛 - 醚浓集后，再用碘液（2%）染色，可在亚急性期或慢性期患者成形粪便内检测包囊，在其稀软粪便中可检测滋养体。由于包囊排出具有间断性，可隔日查一次，连续查 3 次能明显提高检出率。

（2）小肠液检查：根据临床症状和流行病学史怀疑有贾第虫感染的患者，但多次粪检结果均为阴性时，可采用十二指肠液引流或肠内试验法（entero-test）采集标本。要求患者禁食后，吞下一个装有尼龙线的胶囊，3 ～ 4 小时后，缓慢拉出尼龙线，取线上的黏附物镜检，查获滋养体即可确诊。

（3）小肠活体组织检查：可用于前两种病原学诊断方法均阴性的可疑病例。用胃镜在小肠 Treitz 韧带附近取黏膜组织，标本可先做压片初检，或固定后用吉姆萨染色，虫体呈紫色，肠上皮细胞为粉红色。但此法在临床上可能不常用。

2. 免疫学检查　免疫学诊断方法有较高的敏感性和特异性。酶联免疫吸附试验（ELISA）阳性率可达 75% ～ 81%。间接荧光抗体试验（IFA）阳性率较 ELISA 高，可达 81% ～ 97%。对流免疫电泳（CIE）法的阳性率可达 90% 左右。

3. 分子生物学方法　用生物素标记的滋养体全基因组 DNA，或用放射性物质标记的 DNA 片段制成的 DNA 探针检测贾第虫感染均具有较高的敏感性和特异性。DNA 探针和 PCR 方法如广泛用于临床，可明显提高临床检出率。

四、流行与防治

（一）分布与流行状况

1. 分布　贾第虫病呈全球性分布，据 WHO 估计其全世界感染率为 1% ～ 20%。即使在美国、加拿大、澳大利亚等发达国家亦均有流行，但以发展中国家多见，非洲和东南亚更为常见。近年来，贾第虫合并 HIV 感染，及其在同性恋者中流行的报道不断增多。一些家畜和野生动物也可作为贾第虫的宿主，因此，贾第虫病也是一种人兽共患寄生虫病。贾第虫病的流行常与饮水污染有密切关系，可称为是一种水源性疾病（water born disease）。贾第虫在我国分布广泛，农村人群的感染率高于城市。

2. 流行环节

（1）传染源：粪便中排出包囊的人和动物为传染源。贾第虫几乎可以感染所有的脊椎动物，动物储存宿主包括牛、羊、猪、猫、犬等和一些野生动物如河狸、海狸等。感染者一次经粪便排出的包囊数可达 4 亿，一昼夜可排出 9 亿。包囊对外界抵抗力强，常用消毒剂的标准浓度均不能杀死包囊，包囊在 4℃水中可存活数天至 2 个月以上。

（2）传播途径：水源传播是贾第虫病传播的重要途径。而且，氯气不能杀死自来水中的包囊。水源污染主要来自人、动物的粪便。在贫穷、人口过度拥挤、用水不足以及卫生状况不良的地区，容易造成“粪 - 口”方式传播；“人 - 人”之间的传播类型多见于小学、托儿所和家庭成员之间。同性恋者的肛交行为，也是导致贾第虫病传播的一种方式。另外，苍蝇和蟑螂等昆虫也可通过机械性的方式进行传播。

（3）易感人群：贾第虫可感染所有年龄的人群，旅游者、男性同性恋者、胃切除及胃酸缺乏者、年老体弱者和免疫功能缺陷者更易感，其中儿童感染最多。在舟车劳顿的旅游人群中曾发生暴发性流行事件，因而贾第虫病曾被称为“旅游者腹泻”。

（二）防治

在贾第虫病防治上，应积极治疗患者和无症状的包囊携带者。加强人和动物宿主粪便管理，防止水源污染。搞好饮食卫生和个人卫生。共用的儿童玩具应定期消毒。艾滋病和其他免疫功能缺陷者，均应采取适当的防治贾第虫感染的措施。常用治疗药物有甲硝唑（灭滴灵）、呋喃唑酮（痢特灵）、替硝唑。巴龙霉素（paromomycin）也常用于有临床症状的贾第虫病患者，尤其是感染本虫的孕妇。

第五节　阴道毛滴虫

阴道毛滴虫（*Trichomonas vaginalis* Donne，1837）主要寄生于女性阴道和泌尿道，引起滴虫性阴道炎和尿道炎，也可感染男性泌尿生殖系统，引起相应部位的炎症。故滴虫病（trichomoniasis）是一种以性传播为主的感染性疾病，呈全球分布，人群感染率在 5% ～ 20%。

一、形态与生活史

阴道毛滴虫的生活史中只有滋养体期。活的滋养体呈无色透明状，有折光性，体态多变，活动力强。固定染色后为椭圆形或梨形，虫体大小范围为 5 ～ 15μm，长度可达 30μm。虫体前端有一椭圆形的泡状核位于前端 1/3 处，核上缘有 5 颗排列成环状的毛基体，由此发出 4 根前鞭毛和 1 根后鞭毛。体外侧前 1/2 处有一波动膜，其外缘与向后延伸的后鞭毛相连。虫体借助鞭毛的摆动和波动膜的波动作旋转式运动。1 根纤细透明的轴柱由前向后纵贯虫体并于后端伸出体外。胞质内有沿轴柱排列较多的深染颗粒，为该虫特有的氢化酶系（hydrogenosome）（图 8-4）。

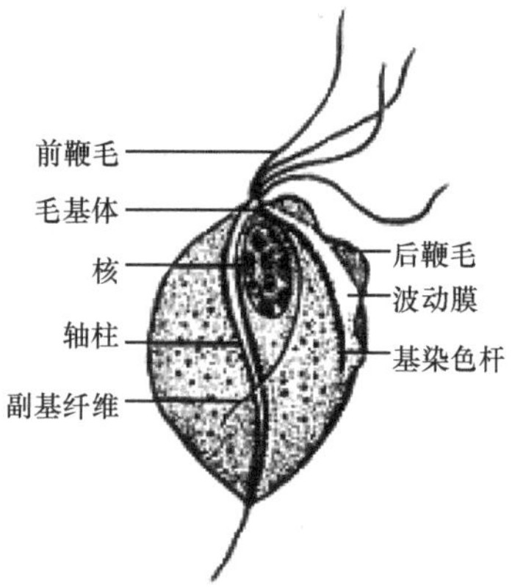

图 8-4　阴道毛滴虫滋养体

阴道毛滴虫生活史简单。虫体主要寄生在女性阴道，特别在阴道后穹隆多见，偶尔也可侵入尿道；男性感染部位多见于尿道或前列腺，有时也可侵入睾丸、附睾或包皮下组织。虫体以二分裂法增殖。滋养体既是阴道毛滴虫的繁殖阶段，又是感染和致病阶段。阴道毛滴虫通过直接或间接接触方式在人群中传播。

二、致病与诊断

（一）致病

1. 致病机制 阴道毛滴虫的致病力与虫体的毒力和宿主的生理状态有关。健康女性阴道内的乳酸杆菌可利用上皮细胞分泌的糖原，产生乳酸使阴道内环境保持酸性（pH 3.8 ～ 4.4），借此可抑制虫体和（或）细菌生长繁殖，称为阴道的自净作用。当有滴虫寄生时，虫体竞争性地消耗阴道内的糖原，妨碍乳酸杆菌的酵解作用，降低了乳酸浓度，使得阴道内 pH 由原来的酸性转为中性或碱性，从而破坏了“阴道自净作用”，使得滴虫得以大量繁殖并促进继发性细菌感染，造成阴道黏膜发生炎性病变。

在体外条件下，将虫体与哺乳动物细胞一起培养时，阴道毛滴虫表现出一种接触依赖性细胞病变效应（contact-dependent cytopathic effect），虫体通过直接接触方式杀伤靶细胞。现已证明，至少有 4 种毛滴虫表面蛋白参与这种杀伤方式的细胞黏附过程。此外，虫体的鞭毛可分泌细胞离散因子（cell-detaching factor），能够促使体外培养的哺乳动物细胞离散，这种现象与临床观察到的阴道黏膜上皮细胞病变脱落相仿。细胞离散因子的生成量与临床感染的严重程度一致。因此，这种离散因子可能是阴道毛滴虫的毒力标志。另外，滴虫性阴道炎的临床症状还受到阴道内雌激素浓度的影响，表现为雌激素浓度越高，临床症状越轻，反之亦然。这可能是 β- 雌二醇降低了细胞离散因子活性的缘故。基于这一理论，临床上可采用在阴道内置入雌激素丸剂，以提高局部雌激素浓度，从而达到治疗的目的。

该病的主要病理组织学改变为阴道壁黏膜充血、水肿，上皮细胞变性脱落，白细胞浸润等。轻度感染阴道黏膜无异常。

2. 临床症状 大多数女性感染者并无临床表现或症状不明显；有临床症状者，最常见的主诉为阴道白带增多、外阴瘙痒或烧灼感。阴道内镜检查可见分泌物增多，呈灰黄色、泡状，有异味，或呈乳白色的液状分泌物。合并细菌感染时，白带呈脓液状或为粉红色黏液状。阴道壁可见弥散性黏膜充血和鲜红色的点状损伤，或仅见片状充血或正常黏膜。多数阴道毛滴虫感染者累及尿道，患者出现尿频、尿急、尿痛等症状。少数病例可见膀胱炎。有学者认为宫颈肿瘤的发生与本虫感染有一定相关性。感染阴道毛滴虫的产妇，在阴道式分娩过程中，可将滴虫传染给婴儿。婴儿的感染主要见于呼吸道和眼结膜，表现为呼吸道和结膜的炎症病变。

男性感染者多为无临床症状的带虫者，有些感染者在晨起时，可在尿道口周边发现有淡黄色或白色的沉淀物存在，这种无症状的带虫状态易被忽视治疗，常常是导致配偶连续重复感染的重要原因。在男性的尿道分泌物或精液内有时可查得虫体。当感染累及前列腺、储精囊，或高位输尿管时症状往往较严重。可出现尿频、尿急、尿痛，前列腺肿大及触痛和附睾炎等症。阴道毛滴虫也可吞噬精子，或因感染分泌物增多影响精子活力，从而导致男性不育症。

（二）诊断

阴道毛滴虫病原学检查时，可取阴道后穹隆分泌物、尿液沉淀物、男性患者的前列腺液或精液直接滴于载玻片镜检，可见旋转式活动的虫体；也可取上述样本用生理盐水涂片法或直接涂片染色法（瑞氏染色或吉姆萨染色）镜检，检获滋养体即可确诊。也可采用培养法，将上述标本置于肝浸液培养基或 Diamond 培养基，在 37℃条件下培养 48 小时后镜检。

也可用市售的检测阴道毛滴虫抗原的免疫学诊断试剂盒诊断，如酶免疫法（EIA）、直接荧光抗体试验（DFA）和乳胶凝集试验（LA）。此外，DNA 探针也可用于阴道毛滴虫感染的诊断。

三、流行与防治

（一）分布与流行状况

阴道毛滴虫呈全球性分布，在我国的感染率为 10% ～ 25%，主要集中在 16 ～ 35 岁年龄组女性。

在美国，每年有 200 万～ 300 万妇女感染该虫，特别是在有不洁性行为的人群或性工作者中感染率非常高。阴道毛滴虫在我国的流行也很广泛，各地区感染率不等，但阴道毛滴虫的检查已被我国卫生管理部门列为婚前检查的项目之一。

此病的传染源为滴虫性阴道炎患者和无症状带虫者，或为男性带虫者。传播途径包括直接和间接接触传播两种方式，直接接触是以性行为作为主要的传播方式，在性传播疾病中，阴道毛滴虫已被认为是最具有传染性的非病毒性感染的病原体；间接传播主要通过使用公共浴池、浴具、公用泳衣裤、便具等。滋养体在外界环境中可保持较长时间的活力。在不同环境中保持活力的时间如下：半干燥环境中为 14 ～ 20 小时，-10℃可存活 7 小时以上，潮湿的毛巾和衣裤中为 23 小时，40℃（相当浴池水温）的水中为 102 小时，2 ～ 3℃水中 65 小时，普通肥皂水中 45 ～ 150 分钟。由此可见，人体之间的传播也可通过间接接触的方式。

（二）防治

及时治疗无症状的带虫者和患者可以减少和控制传染源。对已婚夫妇或性伴侣，双方同时进行治疗是一种有效的根治措施。临床上常用的首选口服药物为甲硝唑。局部治疗可用滴维净或 1 ∶ 5000 高锰酸钾溶液冲洗阴道。注意个人卫生与经期卫生，不使用公用泳衣裤和浴具，在公共浴室提倡使用淋浴，慎用公共马桶等，都能有效防治阴道毛滴虫的感染。

第六节　其他毛滴虫

其他毛滴虫的种类主要是寄生于人体盲肠和结肠的人毛滴虫（*Trichomonas hominis* Davaine，1860）和寄生于人体口腔的口腔毛滴虫 [*Trichomonas tenax*（Müller，1773）Dobell，1939]，两种毛滴虫生活史中均只有滋养体阶段，无包囊。滋养体呈梨形，似阴道毛滴虫。两种毛滴虫的主要特征见表 8-1。

表 8-1　两种毛滴虫的主要特征

虫种	主要形态特征	感染方式	致病	诊断	防治
人毛滴虫（*Trichomonas hominis*）	3 ～ 5 根前鞭毛和 1 根后鞭毛，后鞭毛与波动膜外缘相连游离于尾端，波动膜内侧有一肋	滋养体污染的食物和饮水，经口感染	一般认为无致病作用，可能会引起腹泻	粪便直接涂片或人工培养法	注意个人卫生和饮食卫生，治疗药物：灭滴灵、中药雷丸
口腔毛滴虫（*Trichomonas tenax*）	4 根前鞭毛和 1 根无游离端的后鞭毛，其波动膜长于阴道毛滴虫	滋养体经接吻或经飞沫、食物、餐具而感染	感染后难以消除，可能与牙周炎、牙龈炎、龋齿等有关	齿龈刮取物直接涂片	保持口腔卫生，如有口腔疾患可用灭滴灵

（刘登宇）

第九章 孢 子 虫

第一节 概 述

在分类学上孢子虫隶属顶复门（Phylum Apicomplexa）、孢子虫纲（Class Sporozoa）。几乎所有的孢子虫均为细胞内寄生原虫，生活史较复杂，具有无性的裂体增殖、孢子生殖和有性的配子生殖两类生殖方式，并可以在同一个宿主或分别在两个不同宿主体内完成生活史。寄生人体的常见的孢子虫有血孢子目（Haemosporidia）如疟原虫，真球虫目（Eucoccidia）如弓形虫（*Toxoplasma*）和隐孢子虫（*Cryptosporidium*），其他有肉孢子虫（*Sarcocystis*）、等孢球虫（*Isospora*）及巴贝虫（*Babesia*）等。

第二节 疟 原 虫

疟原虫（*Plasmodium*）是导致疟疾的病原体，具严格的宿主特异性，除寄生于人类的疟原虫外，还有寄生于两栖类、爬行类、鸟类、哺乳类等动物的疟原虫。疟原虫有严格的宿主特异性，在自然界中，寄生于动物的疟原虫一般不寄生于人体。寄生于人体的疟原虫主要有间日疟原虫（*Plasmodium vivax* Grassi and Filetti，1889）、恶性疟原虫（*P. falciparum* Welch，1898）、三日疟原虫（*P. malariae* Laveran，1881）和卵形疟原虫（*P. ovale* Stephens，1922），分别引起间日疟、恶性疟、三日疟和卵形疟。近期有报道寄生于灵长类的疟原虫诺氏疟原虫（*P. knowlesi* Sinton et Mulligen，1932）为第五种人体疟原虫。在我国分布最广、最常见的是间日疟原虫，其次为恶性疟原虫，主要分布在长江以南诸省；三日疟原虫散在性分布，较少见。卵形疟原虫仅在云南、广东、河南等地发现，已极少有感染病例。疟疾是经按蚊传播的一种常见、重要的寄生虫病，分布在世界上 102 个国家和地区，95% 的病例发生在非洲、亚洲和拉丁美洲（撒哈拉以南沙漠地区尤为严重）。每年可造成百万人以上死亡，其中大部分为儿童。自 20 世纪 70 年代以来，全球性疟疾出现大幅回升，每年感染人数超过 2000 万，死于疟疾者约达 200 万左右。全球气候变暖、输入性疟疾增加以及疟原虫抗药性增强等问题使疟疾的防治工作遇到极大的挑战。世界卫生组织把疟疾与艾滋病、结核一起列为全球三大公共卫生问题，并将疟疾列为“热带病特别规划”中重点防治的 10 类热带病之首。目前，全球有 34 亿人受疟疾威胁，每年约有 2000 万病例，近 60 万人死亡，其中 80% 以上的病例发生在非洲。

疟疾典型的临床症状包括周期性的寒战、发热和出汗，严重者可引起死亡。古今中外都认为疟疾与恶浊的气体有关，我国称之为“瘴气”，俗称“打摆子”。公元前 1200 多年前的殷墟甲骨中，就有“疟”的象形文字的记载；古医典《内经·素问》有疟论之专篇记述。意大利称之为“mal（污浊的）aria（空气）”。1880 年法国学者 Laveran 在恶性疟疾患者血液中发现了引起疟疾的病原体——疟原虫，1897 年英国军医 Ross 发现了疟疾的传播媒介，即疟原虫在按蚊体内的生活周期及通过叮咬进行传播，由此他们获得了诺贝尔奖。此后，意大利科学家 Raffaele（1934 年）证实鸟疟原虫存在红细胞外期的发育过程；14 年后，英国学者 Shortt 和 Garnham 在猴及人体内证实在肝脏内存在发育繁殖的疟原虫，从而解释了疟疾潜伏期的存在。1977 年，Lysenko 等发现间日疟原虫子孢子进入肝细胞后发育速度不同，提出子孢子休眠学说；Krotoski 等（1980 年，1982 年，1986 年）的研究也证实了在受累猴疟原虫和间日疟原虫的灵长类动物肝细胞内存在休眠子。经历了近一个世纪的研究，疟原虫的生活史发育周期基本被阐明。

一、形 态

疟原虫的形态主要以红细胞内期原虫为代表，其构造有核、胞质、空泡和细胞器等。经瑞氏或吉姆萨染色的血涂片在光学显微镜下可见疟原虫的细胞核染成紫红色，细胞质呈蓝色，常因血涂片厚薄不同而显深浅。环状体以后各期尚有消化分解血红蛋白后的终产物——疟色素（malarial pigment），疟色素为疟原虫所特有，散布或集中于细胞质内，呈棕黄色、棕褐色或黑褐色。滋养体长大时，即可见含有少量疟色素，以后形体渐大，色素渐多。细胞质中有的包含一个或数个空白处，即空泡。疟原虫的形状及大小依据原虫的发育程度而异。

4 种主要人体疟原虫的基本构造相同，又有各自的特征。被疟原虫寄生的红细胞在形态上也可发生变化，如间日疟原虫和卵形疟原虫寄生的红细胞可以变大，变形，颜色变浅，常有明显的红色薛氏点（Schuffner's dots）；恶性疟原虫寄生的红细胞有粗大的紫褐色茂氏点（Maurer's dots）；三日疟原虫寄生的红细胞可有西门氏点（Ziemann's dots）。

1. 滋养体（trophozoite） 为疟原虫的生长发育期，可分为小滋养体和大滋养体。裂殖子侵入红细胞后，虫体开始增大时细胞质并不明显增多，虫体中间为一大的空泡，细胞质被挤成环状，细胞核位于虫体的一侧，形似镶有红宝石的戒指，此时即为小（早期）滋养体，也称为环状体（ring form）。随着虫体的生长发育，间日疟原虫和卵形疟原虫经 8 ～ 10 小时，恶性疟原虫约经 10 小时，三日疟原虫经 24 小时，虫体明显增大，胞质伸出伪足，同时胞质中出现少量疟色素。随着疟原虫继续发育，胞质增多，虫体变大，形状不规则，可伸出伪足，伪足活动增加而形态出现多种变化；胞质中有 1 至数个空泡，并出现黄褐色细小杆状疟色素颗粒；胞核增大，呈不规则的团块状，但尚未分裂，此时即大滋养体（large trophozoite），也称为晚期滋养体。如为间日疟原虫感染，染色后可见被寄生的红细胞也明显胀大，颜色变浅，并可出现被染成淡红色的薛氏小点。电镜下观察该小点乃是在红细胞表面由一个凹窝及围绕凹窝的蜂窝状小泡组成的复合结构。恶性疟原虫环状体在外周血液中发育后，逐渐进入各种器官组织的毛细血管、血窦或其他血流缓慢处。因被恶性疟原虫寄生的红细胞膜表面发生明显的棘突，可与血管内皮细胞或正常红细胞发生黏附，并继续发育为大滋养体和裂殖体，故在外周血液中常检测不到恶性疟原虫的大滋养体和裂殖体。4 种疟原虫的滋养体和被寄生的红细胞变化有所不同（表 9-1、图 9-1）。

表 9-1 4 种疟原虫的形态区别

虫体阶段	间日疟原虫	恶性疟原虫	三日疟原虫	卵形疟原虫
环状体	环较粗壮，约等于红细胞直径的 1/3；核 1 个；红细胞内多为 1 个原虫寄生	环纤细，约等于红细胞直径的 1/5；核 2 个常见；可有多个原虫寄生，常见紧贴红细胞边缘	大小同间日疟原虫；核 1 个；多为单个原虫寄生	基本与三日疟原虫相似
大滋养体	虫体渐大，活动显著，有伪足伸出，空泡明显，虫体形态不规则；疟色素黄棕色、烟丝状	虫体小、结实，不活动；疟色素集中一团，呈黑色，外周血中一般不能查见	体小圆形或呈带状，有一个大空泡，不活动；疟色素棕黑色，颗粒状，常分布于虫体的边缘	虫体圆形，似三日疟原虫，但较大；疟色素似间日疟原虫较细小
未成熟裂殖体	核开始分裂成多个，虫体渐呈圆形，空泡消失；疟色素开始集中	虫体仍似大滋养体，但核分裂成多个，外周血中一般不能查见	虫体圆形或宽带状，核分裂成多个；疟色素集中较迟	虫体圆形或卵圆形，核分裂成多个；疟色素数量较少
成熟裂殖体	裂殖子 12 ～ 24 个，排列不规则；疟色素集中成堆，虫体占满胀大的红细胞	裂殖子 8 ～ 36 个，排列不规则；疟色素集中成一团，虫体占红细胞体积的 2/3，外周血中一般不能查见	裂殖子 6 ～ 12 个，排成一环；疟色素多集中在中央，虫体占满整个不胀大的红细胞	裂殖子 6 ～ 12 个，排成一环；疟色素集中在中央或一侧
雄配子体	圆形，略大于正常红细胞，胞质蓝而略带红，核疏松，淡红色，位于中央；疟色素分散	腊肠形，两端钝圆，胞质色蓝略带红，核疏松，淡红色，位于中央；疟色素黄棕色，小杆状	圆形，略小于正常红细胞，胞质淡蓝色，核疏松，淡红色，位于中央；疟色素分散	似三日疟原虫，但稍大；疟色素似间日疟原虫

续表

虫体阶段	间日疟原虫	恶性疟原虫	三日疟原虫	卵形疟原虫
雌配子体	圆形，占满胀大的红细胞，胞质蓝色；核结实，较小，深红色，偏于一侧；疟色素分散	新月形，两端较尖，胞质蓝色，核结实，较小，深红色，位于中央；疟色素深褐色	圆形，如正常红细胞大，细胞质深蓝色，核结实，偏于一侧；疟色素多而分散	似三日疟原虫，但稍大；疟色素似间日疟原虫
被寄生红细胞变化	胀大，常呈长圆形或多边形；滋养体期开始出现鲜红色的薛氏点	大小正常或略缩小；常见有几颗粗大紫褐色的茂氏点	大小正常，有时缩小，颜色无改变，偶可见西门氏点	略胀大，有的变长形，边缘呈锯齿状；薛氏点较间日疟原虫的粗大，环状体期即出现薛氏点

2. 裂殖体（schizont） 由疟原虫晚期滋养体继续发育而成。虫体胞质增多，疟色素颗粒亦增多，核开始分裂，称为未成熟裂殖体（immature schizont）；当核分裂至一定数目，胞质亦随之分裂，每一个核被一团细胞质包裹，称为裂殖子（merozoite），至此裂殖体发育成熟称为成熟裂殖体（mature schizont）。被寄生的红细胞内由成熟裂殖体所充满，如间日疟原虫的成熟裂殖体含有 12 ～ 24 个裂殖子，常为 16 个，排列不规则，疟色素集中成堆。4 种疟原虫成熟裂殖体所含裂殖子数目及排列形式不同（图 9-2）。

3. 配子体（gametocyte） 部分裂殖子侵入红细胞后可以发育为雌配子体（female gametocyte）和雄配子体（male gametocyte），配子体的细胞质增多，虫体变大。例如，间日疟原虫配子体呈圆形或卵圆形，雌配子体较雄配子体大，又称大配子体，虫体占满胀大的红细胞，染色后虫体胞质为深蓝色，胞质内有均匀散在的疟色素，红色的核较小而染色质致密，常位于虫体的一侧；雄配子体又称小配子体，细胞质呈浅蓝色，疟色素均匀分布，核较大，染色质疏松，常位于虫体的中央。不同种疟原虫配子体的形状、核的位置、疟色素颗粒的大小及分布情况各有其特征。

疟原虫对寄生的红细胞有一定的选择性。间日疟原虫和卵形疟原虫主要寄生于网织红细胞，三日疟原虫选择寄生于衰老的红细胞，恶性疟原虫却可寄生于红细胞各期。配子体在人体外周血液中出现的时间也有所不同，间日疟原虫一般在经历 2 次红内期裂体增殖后，在外周血液中可查到配子体；而恶性疟原虫要在虫体经历 4 ～ 6 次红内期裂体增殖后，才能查到配子体。从红细胞膜的超微结构变化可见，被疟原虫感染的红细胞膜上出现的结节、配子体凹陷 - 小泡复合体（caveola-vesicle complex）或胞质裂隙（cytoplasmic clefts），可能为光镜下所见的间日疟原虫的薛氏点或恶性疟原虫的茂氏点。

4. 超微结构

（1）裂殖子：疟原虫裂殖子通常呈圆形或梨形。大小随虫种略有不同，平均长 1.5μm，平均直径 1μm。虫体前端突出，形似截圆锥体称为顶突（apical prominence），虫体外被表膜复合膜，体内具一个胞核及一些细胞器。

1）表膜复合膜（pellicular complex）：由表膜（pellicle）（外膜）、内膜和微管（microtubule）组成。表膜由一层质膜和两层紧贴的内膜组成。质膜厚约 7.5nm，内膜厚约 15nm，并有膜孔。内膜较厚呈网状结构，虫体除顶突和细胞口外，均为内膜所覆盖。内膜的内面紧贴着一层微管，系发自顶突基部的极环，放射状向虫体后方延伸，有些微管止于虫体中部，有些则达虫体后端。内膜和微管的功能，可能是支持虫体，维持虫体形状；微管可能与虫体运动有关。内膜和表膜下微管可能起细胞骨架的作用。游离的裂殖子的外膜有表被（surface coat）覆盖。此表被是电子致密、坚实的纤丝，在性质上似是蛋白质，可能与疟原虫对宿主免疫反应的应答有关。

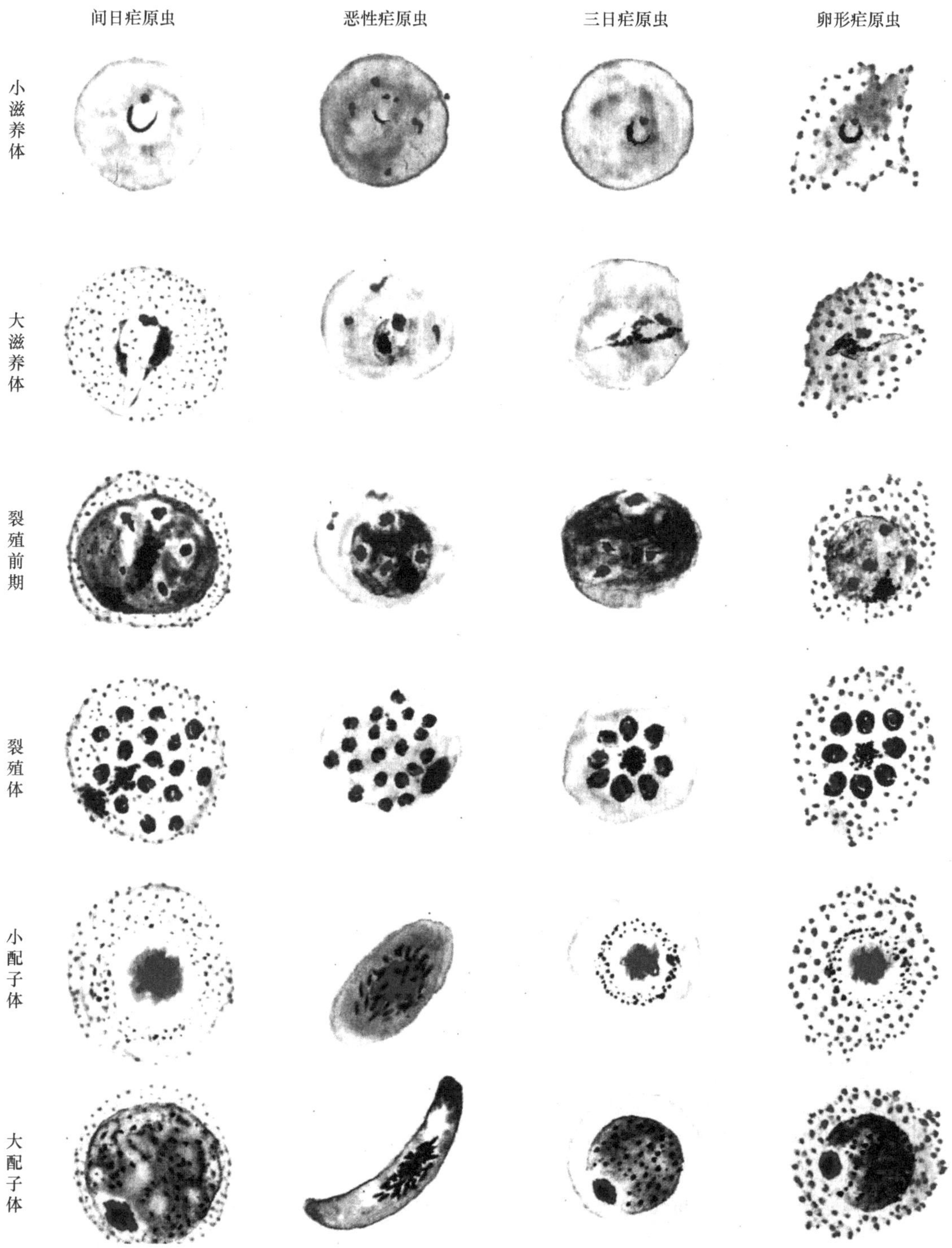

图 9-1　四种疟原虫滋养体的主要形态区别和被寄生红细胞的变化

2）细胞器：包括顶突及极环（polar ring）、顶凹（apical pit）、棒状体（rhoptry）、微线体（microneme）、线粒体（mitochondrion）、微球体（microsphere）、球形体（spherical body）、核糖体（ribosome）、内质网（endoplasmic reticulum）、高尔基体（Golgi body）和多膜体（multilamellate body）及胞口（cytostome）等。极环为外膜皱褶增厚而成，有 2 ～ 3 个环，可能有助于保持顶突

的形状。顶凹由顶突的顶端中央内褶形成，可能在裂殖子入侵时起吸附红细胞的作用。棒状体一对，其前端尖细，似有小孔与顶凹相通，微线体有小管通向前端，当裂殖子侵入红细胞后两者消失，因此认为它们在裂殖子入侵红细胞中起重要作用。在有些疟原虫，如恶性疟原虫的棒状体和微线体中发现了大量富含组氨酸的蛋白质，这种物质能使红细胞凝集并增加红细胞渗透性，使红细胞膜内陷，有利于裂殖子进入红细胞。微球体在裂殖子入侵的后期，对纳虫泡（parasitophorous vacuole）起扩展作用。球形体与线粒体的关系密切，可能是能量储藏器。胞口在裂殖子并无作用，但在滋养体期则为虫体的摄食器官。

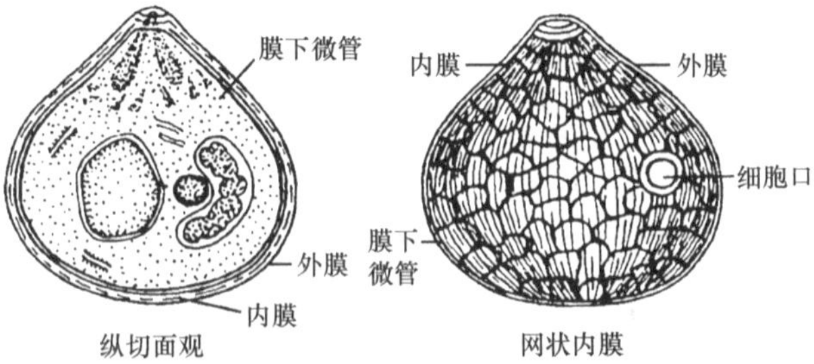

图 9-2 鸡疟原虫裂殖子

3）胞核：核大而圆，位于虫体后半部，沿核膜可见核孔，未见有核仁。

（2）红细胞膜的变化：在被疟原虫感染的红细胞膜上可出现结节（knob）、疣突（knob protrusion）或凹窝（图 9-3）。

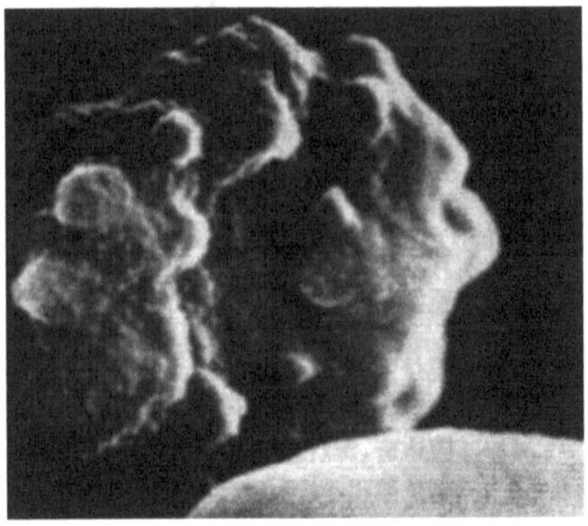
图 9-3 感染疟原虫后红细胞膜的变形

二、生 活 史

寄生人体的 4 种疟原虫生活史基本相同，需要人和雌性按蚊两个宿主。在人体内发育阶段首先寄生于肝细胞内，进行裂体增殖（schizogony），继而寄生于红细胞内，除进行裂体增殖外，尚可形成配子体，为有性生殖的初期发育期。在蚊体内，完成配子生殖（gametogony）和孢子生殖（sporogony）。以下以间日疟原虫为例叙述人体疟原虫的生活史。

（一）在人体内的发育

疟原虫在人体内先后在肝细胞和红细胞内发育。在肝细胞内为裂体增殖，称为红细胞外期；在红细胞内的发育包括在红细胞内的裂体增殖和配子体的形成两部分，称为红细胞内期。

1. 红细胞外期（exo-erythrocytic stage，简称红外期） 当唾液腺中带有成熟子孢子（sporozoite）的雌性按蚊刺吸人血时，子孢子随唾液侵入人体，约 30 分钟内，虫体随血流侵入肝细胞。疟原虫在肝细胞内摄取营养进行发育并裂体增殖，形成红外期裂殖体（exo-erythrocytic schizont）。成熟的红外期裂殖体内含数以万计的裂殖子。当裂殖体发育成熟后，被寄生的肝细胞胀破，裂殖子释出，进入血窦，一部分裂殖子被巨噬细胞等吞噬，剩余部分的裂殖子经血流侵入红细胞，开始红细胞内期的发育。子孢子入侵肝细胞机制与子孢子表面的环子孢子蛋白（circumsporozoite protein，CSP）有关，后者能与肝细胞表面的疟原虫受体相结合，通过受体-配体间相互作用，子孢子释放出棒状体内储存的分泌物，作用于接触的肝细胞膜，主动侵入肝细胞。红外期只有一代，并不反复循环。间日疟原虫完成红外期的时间约为 8 天，恶性疟原虫约为 6 天，三日疟原虫为 11 ～ 12 天，卵形疟原虫为 9 天。子孢子入侵肝细胞后不留任何抗原物质，因此，在红外期发育期间无免疫应答的产生，宿主也不表现有临床症状。

入侵肝细胞内的间日疟原虫和卵形疟原虫的子孢子有遗传学上不同的两种类型，即速发型子孢子（tachysporozoite，TS）和迟发型子孢子（bradysporozoite，BS）。进入肝细胞内的速发型子孢子继续发育完成红外期的裂体增殖，而迟发型子孢子在肝细胞内经历数月至年余的休眠期后，才发育为成熟裂殖体，裂殖子释出进入红细胞，引起疟疾的再次发作。休眠期的子孢子被称为休眠子（hypnozoite），恶性疟原虫和三日疟原虫均无休眠子。

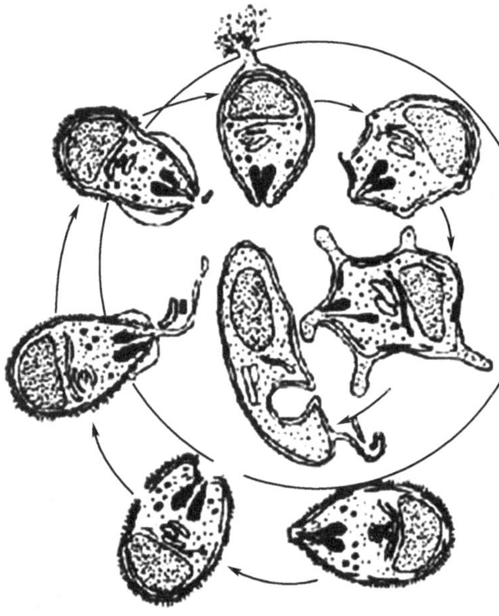
图 9-4　疟原虫裂殖子入侵红细胞
（诺氏疟原虫裂殖子侵入红细胞的过程）

2. 红细胞内期（erythrocytic stage，简称红内期）从肝细胞释放出来的裂殖子，进入血流后很快侵入红细胞。裂殖子侵入红细胞的过程包括：①裂殖子通过特异部位识别并附着于红细胞膜表面受体；②红细胞膜在环绕裂殖子处凹入形成纳虫泡；③裂殖子入侵完成后纳虫泡封闭（图 9-4）。整个过程为 10 ～ 15 分钟。在入侵过程中裂殖子的细胞表被脱落于红细胞中。

侵入的裂殖子先形成环状体，经大滋养体、未成熟裂殖体，最后形成含有一定数量裂殖子的成熟裂殖体。红细胞破裂后，裂殖子释放，一部分裂殖子被单核细胞、中性粒细胞等吞噬细胞消灭，其余部分裂殖子再侵入其他正常红细胞，重复其红内期的裂体增殖过程。完成一代红内期裂体增殖所需时间：间日疟原虫约需 48 小时，恶性疟原虫需 36 ～ 48 小时，三日疟原虫约需 72 小时，卵形疟原虫约需 48 小时。

3. 配子体形成期　疟原虫经几代红内期裂体增殖后，部分裂殖子侵入红细胞后不再进行裂体增殖而发育成雌、雄配子体。恶性疟原虫的配子体主要在肝、脾、骨髓等器官的血窦或微血管里发育，成熟后始出现于外周血液中，通常在无性体出现后 7 ～ 10 天才见于外周血液中。配子体的进一步发育需在蚊胃中进行，否则在人体内经 30 ～ 60 天即衰老变性而被消灭。

（二）在按蚊体内的发育

疟原虫在蚊体内的发育主要经历有性的配子生殖和无性的孢子生殖两个阶段（图 9-5）。

1. 配子生殖　当雌性按蚊刺吸患者或带虫者血液时，在红细胞内发育的各期原虫均随血液进入蚊胃。在蚊胃内，只有雌、雄配子体继续发育成雌、雄配子，其余各期原虫均被消化。雄配子（male gamete）和雌配子（female gamete）结合后形成合子（zygote）。合子变长，能动，成为动合子（ookinete）。动合子穿过胃壁，在胃弹性纤维膜下形成球形样卵囊（oocyst），随着卵囊的长大逐渐向蚊胃壁外突出（图 9-6）。

2. 孢子生殖　在卵囊形成 2 ～ 3 天后，囊内的核和胞质反复分裂进行孢子增殖，产生成千上万的子孢子。成熟卵囊内可含有 1000 ～ 10 000 个子孢子，子孢子随卵囊破裂释放或由囊壁上的微孔逸出（图 9-7）。子孢子随血淋巴集中于按蚊的唾液腺，当受染蚊再次叮刺吸人血时，子孢子即随唾液进入人体，又开始在人体内的发育。在适宜的条件下，疟原虫在人体内发育成熟所需时间：间日疟原虫为 9 ～ 10 天，恶性疟原虫为 10 ～ 12 天，三日疟原虫为 25 ～ 28 天，卵形疟原虫约为 16 天。

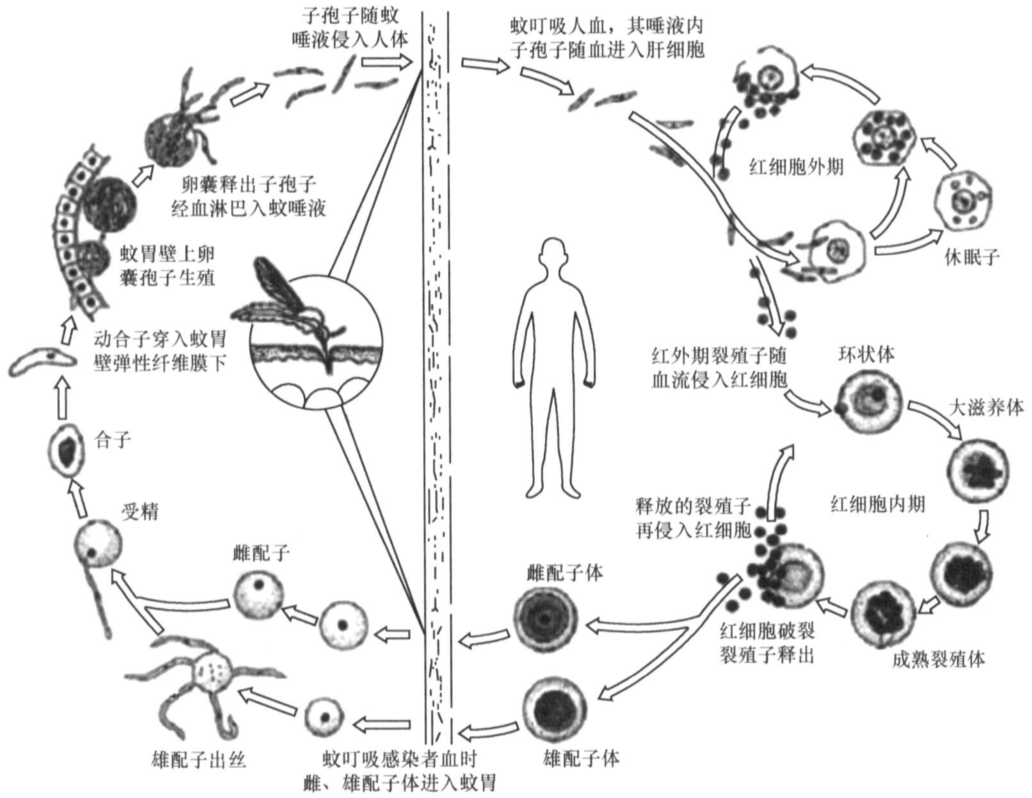

图 9-5 间日疟原虫的生活史

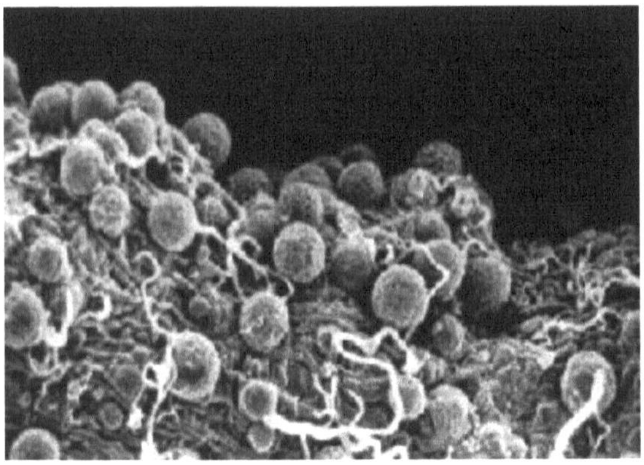

图 9-6 在蚊胃壁上的卵囊（自 F. Curtis，1995）

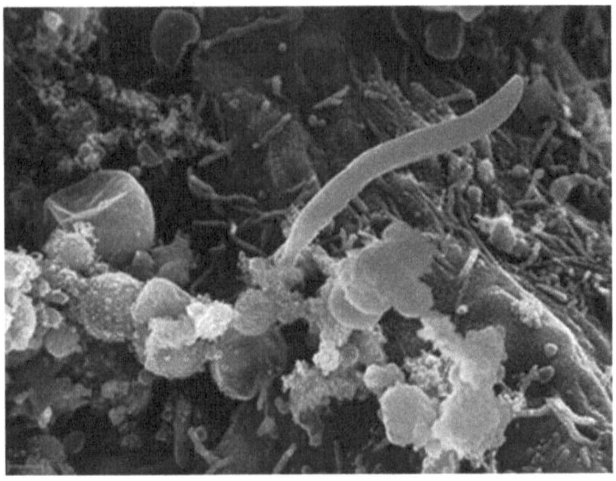

图 9-7 子孢子（自 Volker Brinkmann 等，2010）

四种疟原虫发育过程的比较见表 9-2。

表 9-2 四种疟原虫发育过程的比较

	间日疟原虫	恶性疟原虫	三日疟原虫	卵形疟原虫
肝细胞内成熟时间（天）	6～8/ 迟发型数月至 1 年以上	5～7	11～12	9
红细胞内成熟时间（小时）	48	36～48	72	48
休眠子	有	无	无	有
寄生的红细胞种类	多见于网织红细胞	各期红细胞	较老红细胞	多见于网织红细胞

续表

	间日疟原虫	恶性疟原虫	三日疟原虫	卵形疟原虫
红内期发育场所	外周血	仅环状体和配子体在外周血，其他在深部组织及内脏血管	外周血	外周血
无性体与配子体出现外周血的间隔时间（天）	2～5	7～11	10～14	5～6

三、营养代谢

疟原虫可通过表膜的渗透、胞饮或吞噬方式摄取宿主细胞内的营养。研究疟原虫的营养代谢对于疟疾的化学治疗有十分重要意义。

1. 葡萄糖代谢 葡萄糖是红内期疟原虫主要的能量来源，摄入的葡萄糖通过酵解产生 ATP 供给疟原虫能量，葡萄糖酵解途径主要见于疟原虫的滋养体时期。其他代谢途径有二氧化碳固定和戊糖磷酸途径。葡萄糖 -6- 磷酸脱氢酶（glucose-6-phosphate dehydrogenase，G6PD）是戊糖磷酸途径所需要的酶。一旦 G6PD 缺乏，可影响疟原虫分解葡萄糖，导致疟原虫发育障碍。

2. 蛋白质代谢 疟原虫获得的游离氨基酸主要是来自宿主红细胞内的血红蛋白水解产物。血红蛋白经虫体胞口被摄入，而后被食物泡内的酸性肽链内切酶和氨基肽酶的协同作用消化分解为珠蛋白和血红素。珠蛋白在酶的作用下再分解为几种氨基酸以供虫体合成自身的蛋白质。血红素最后形成疟色素，疟色素不被溶解和吸收而留在食物泡的壁上。在红细胞内裂体增殖过程中，疟色素逐渐融合成团，随着裂体增殖完成后被排入血流。由于肝细胞内不产生血红蛋白，故肝细胞内寄生的疟原虫不产生疟色素。

3. 核酸代谢 疟原虫合成嘌呤的途径存在缺陷，仅依靠一个补救合成途径或利用现成的嘌呤碱基和核苷。参与嘌呤补救合成途径的酶有腺苷酸脱氢酶、嘌呤 - 核苷磷酸化酶等。疟原虫利用对氨基苯甲酸（PABA）和三磷酸鸟苷（GTP）经某些酶的作用可合成二氢叶酸（DHF）；DHF 在二氢叶酸还原酶的作用下，还原成具有活性的辅酶——四氢叶酸（THF），THF 在疟原虫的多种生物合成途径中是很重要的辅助因子。一旦宿主的食物中缺乏 PABA 而影响 THF 的生成，其体内寄生的疟原虫的生长繁殖也就发生障碍。

4. 脂类代谢 疟原虫无脂类储存，也不能合成脂肪酸与胆固醇，完全依赖于宿主提供，如从宿主血浆中获得游离脂肪酸。血浆中的胆固醇对维持疟原虫及受染细胞的膜的完整性都具有重要作用。红细胞内疟原虫所需的脂类可由摄入的葡萄糖代谢的产物组成，其中主要为磷脂。被寄生的红细胞，磷脂含量大大增高，因为晚期疟原虫比早期疟原虫含磷脂多，磷脂增多与疟原虫膜的合成有关。

四、致　病

疟原虫的致病阶段主要与红内期原虫增殖有关，其致病力强弱与侵入的虫体数量及人体免疫状况有关，也与虫种、株的差异有一定关联。子孢子侵入人体后到临床发作前，都要经过一段潜伏期。红细胞内的裂体增殖可引起周期性寒热发作，称为疟疾发作。若干次发作后，可出现贫血及脾大；有时严重者还可引起凶险型疟疾。若未彻底治疗可出现再燃。间日疟可出现疟疾复发。红细胞外期的疟原虫对肝细胞虽有损害，但常无明显临床症状。

1. 潜伏期（incubation period） 由子孢子侵入人体到疟疾初次发作前这段时间称为潜伏期。它包括子孢子侵入肝细胞、红外期发育成熟所需时间和几代红内期裂体增殖达到一定数量所需时间的总和。潜伏期的长短取决于疟原虫的种、株、感染数量和方式、机体的免疫力及患者是否服用过抗疟药等因素。在我国疟疾流行区均有间日疟长潜伏期和短潜伏期两种类型，在南方地区表现短潜伏期者居多，而在北方地区表现长潜伏期者有增多的现象。长潜伏期为 6 ～ 12 个月，甚至可达 2 年。在短潜伏期中：间日疟的潜伏期为 11 ～ 25 天，恶性疟为 7 ～ 27 天；三日疟为 18 ～ 40 天；卵形疟为 11 ～ 16 天。当侵入人体疟原虫数量多，或经输血输入大量无性体诱发的疟疾，或机体免疫力降低时，潜伏期一般较短；免疫力强或服抗疟药者潜伏期可能延长。

2. 疟疾发作（malarial paroxysm） 当血中疟原虫不断增殖，红内期虫体密度达到发热阈值时，才开始发作。能引起疟疾发作的每微升血液中最低疟原虫数称为发热阈值（threshold）。间日疟发热阈值为 10 ～ 500 个 /μl 血；恶性疟为 500 ～ 1300 个 /μl 血；三日疟为 140 个 /μl 血。发热阈值常因疟原虫种、株和宿主免疫状态不同而有差异。一次典型疟疾发作表现为寒战、高热、出汗退热三个连续阶段。发作的原因主要是红细胞内期疟原虫成熟裂殖体胀破红细胞，裂殖子、疟原虫的代谢产物、残余和变性的血红蛋白及红细胞碎片等一并进入血流，其中相当一部分可被多形核白细胞及单核细胞吞噬，刺激这些细胞产生 TNF-α、IL-1 及内源性热原质，与疟原虫代谢产物共同作用于下丘脑的体温调节中枢，导致体温调节紊乱而引起典型发作。疟疾发作初期，患者表现为畏寒、寒战、口唇青紫、面色苍白，此时体温逐渐升高，可达 40℃左右。同时表现为外周血管扩张，颜面潮红，皮肤灼热。经数小时，血中致病性物质已被吞噬或降解，内源性热原质不再产生，体温调节中枢逐渐恢复正常，机体大量散热，出汗、退热。整个发作时间约为 10 小时，疟疾发作时间与红内期裂体增殖周期的时间相一致，使疟疾发作呈现一定的周期性。间日疟和卵形疟是隔日（48 小时）发作一次，三日疟隔 2 天（72 小时）发作一次，恶性疟每 1 ～ 2 天（36 ～ 48 小时）发作一次。疟疾发作不是连续不断的，发作次数多少主要取决于是否经适当治疗及人体的免疫状态。由于感染初期疟原虫在肝细胞内发育并不同步，裂殖子以不同时间不同数量侵入红细胞，间日疟早期也可每天发作，三日疟每天或隔日发作。但经过几次发作后，侵入红细胞数量多的虫体逐渐占优势，从而出现有规律的周期性发作。如有两种以上疟原虫感染，或儿童和进入疟区的初发者，发作也多不典型。随着机体对疟原虫产生的免疫力逐渐增强，虫体的增殖受到限制或大部分原虫被消灭，发作也可自行停止。

典型疟疾发作时，患者首先表现全身颤抖，面色苍白，口唇和指甲发紫，感觉寒冷，即使是盛夏盖多床被，仍感觉不暖。经 1 ～ 2 小时后，体温逐渐上升，高达 39 ～ 40℃或更高，皮肤灼热，脸面绯红，可伴有剧烈头痛、全身酸痛。儿童或病重的成人患者有时可发生惊厥、谵妄或昏迷。经 4 ～ 6 小时甚至 10 小时后，患者开始出汗，常表现为大汗淋漓，继之体温急剧下降，随后感觉乏力。

3. 再燃（recrudescence）**与复发**（relapse） 疟疾患者经多次发作后，由于机体产生免疫力或药物治疗不彻底，大部分红内期虫体被消灭，不再出现临床的发作症状。经过一段时间后，因残存于红细胞内少量虫体的抗原变异，虫体逃避了宿主的免疫杀伤作用，又重新开始繁殖。经数周或数月后在无再感染情况下，虫体数量达到发热阈值，又出现疟疾发作，称为再燃。

疟疾初发后红内期疟原虫经药物彻底治疗或机体免疫力作用而被彻底清除，疟疾临床发作停止。未再经蚊媒传播感染，由于肝细胞内红外期休眠体在某些因素的作用下复苏，开始裂体增殖，裂殖体发育成熟后破裂，虫体进入红细胞。经过数个周期的红内期裂体增殖后，达到发热阈值再次引起疟疾发作，称为复发。间日疟在 1 ～ 2 年内可引起复发。不论再燃或复发，均与原虫的种、株以及遗传特性有关。恶性疟原虫和三日疟原虫只有再燃，无复发；间日疟原虫和卵形疟原虫既有再燃又有复发。一般来说，近期如几周时间内的再次发作以再燃多见，而间日疟和卵形疟间隔数月或数年的再次发作多为复发。

4. 贫血（anemia） 疟疾患者可以出现贫血现象，疟疾发作次数越多，病程越长，贫血越严重。红细胞内期疟原虫直接破坏红细胞，是疟疾患者发生贫血的原因之一。但疟疾患者的贫血程度往往超过原虫血症所造成的后果，其原因有：

（1）脾功能亢进：疟原虫感染可造成脾脏巨噬细胞数量增多，吞噬能力增强，其吞噬能力可达正常的 200 倍。巨噬细胞不仅吞噬有疟原虫寄生的红细胞，还大量吞噬正常的红细胞。这种吞噬作用使血红蛋白中的铁不能重复利用而加重贫血程度。

（2）骨髓中红细胞生成障碍：疟原虫代谢产物可以抑制骨髓造血功能及造血干细胞向红细胞转化，特别是在疟原虫抗原刺激下，引发宿主的细胞免疫所致 TNF-α 的高量表达，对骨髓造血功能的抑制更为明显。

（3）免疫溶血：通常发生于疟疾感染的急性期。当宿主产生特异性抗体后，抗原抗体复合物附着于正常红细胞上，并与补体相结合，引起红细胞溶解或被巨噬细胞吞噬；此外，由于疟原虫寄生红细胞，可使隐蔽的红细胞抗原暴露，刺激机体产生自身抗体（IgM），导致红细胞溶解。

5. 脾大（splenomegaly） 导致脾大的主要原因是脾充血与单核巨噬细胞增生。初发患者多在发作 3 ～ 4 天后由于充血，脾脏开始肿大，质地柔软，可增大 2 ～ 6 倍，脾缘可达脐以下。这类脾大是可逆的。如服用抗疟药，巨脾可逐渐缩小，直到恢复正常。感染的晚期，或在反复发作时，脾内则有明显的淋巴样巨噬细胞增生。同时，由于这些细胞吞噬了大量感染的红细胞和疟色素，脾脏切面颜色较深，包膜增厚，纤维组织增生，质地坚硬。此时即使疟疾治愈，脾脏也不能缩小到正常体积。

在非洲或亚洲某些热带疟疾流行区出现的“热带巨脾综合征”，可能是由疟疾的免疫反应所引起。患者多伴有肝大、门脉高压、脾功能亢进、巨脾症、贫血等症状；血中 IgM 水平增高。

6. 重症疟疾（severe malaria） 是指血液中查见疟原虫，又排除了其他疾病的可能性而出现严重疟疾临床症状者，常需住院治疗。绝大多数由恶性疟原虫感染所致，尤其易出现在对恶性疟原虫缺乏免疫力的人群中，间日疟原虫偶见；重症疟疾的特点是发病急骤，病情险恶，病死率高。常表现为昏迷、高热（≥ 40℃）、抽搐（24 小时内发生 2 次以上）、严重贫血（血红蛋白≤ 50g/L）、肾功能衰竭等症状，如不及时诊治，死亡率极高。

临床上有脑型疟（cerebral malaria，CM）、超高热型疟（septicaemic malaria）、厥冷型疟（algid malaria）及胃肠型疟等，其中以脑型疟最多见。脑型疟大多数发生于恶性疟患者，但国内已报道由间日疟引起的脑型疟，是儿童和无免疫力成人患者的主要死亡原因，临床上中枢神经系统症状明显。临床表现为剧烈头痛、高热、谵妄、昏睡或昏迷、惊厥、痉挛；随着病情发展可出现脑水肿、多器官功能衰竭等并发症，死亡率甚高。脑型疟可在病程中转为超高热型疟而导致死亡。超高热型疟起病急，体温常迅速升高至 41℃以上，并持续不退。临床表现为皮肤灼热、气促、烦躁、谵妄，常发展为深昏迷而在数小时内死亡。胃肠型疟除有畏寒、发热外，还常有明显呕吐、腹痛、腹泻和里急后重，多数预后较好。如出现严重呕吐、腹泻、脱水，可因休克和肾功能衰竭而死亡。

在不同疟疾流行区，凶险型疟疾的高发人群和临床表现呈现较大差异。在稳定的高度疟疾流行区，出生几个月的婴儿和 5 岁以下的幼童是凶险型疟疾的高发人群，主要的临床表现为恶性贫血。在中度疟疾流行区，脑型疟和代谢性酸中毒是儿童常见的凶险型疟疾。在低度疟疾流行区，急性肾衰竭、黄疸和肺水肿是成人常见的临床表现；贫血、低血糖症和惊厥在儿童中比较多见。脑型疟和代谢性酸中毒在所有的年龄组都可有。

目前，对重症疟疾的发病机制主要有微血管阻塞学说、炎症学说、弥散性血管内凝血学说等。绝大多数学者倾向于微血管阻塞学说，认为脑型疟是由脑部微血管被疟原虫感染的红细胞阻塞造成的。被疟原虫感染的红细胞表膜上有很多疣突，其中含有疟原虫抗原，主要成分为恶性疟原虫红细胞膜表面蛋白 1（*Plasmodium falciparum* erythrocyte membrane protein 1，PfEMP1），后者能与人体红细胞以及多种细胞结合。被疟原虫感染的红细胞与血管内皮细胞特异性粘连，导致重要脏器组织缺氧、局部细胞变性、坏死及全身性的功能紊乱。最近人们发现 CD36、细胞间黏附分子 -1、凝血酶敏感蛋白、血小板内皮细胞黏附蛋白、E- 选择素（E-selectin）、硫化肝素等可作为黏附受体参与脑型疟致病过程。

炎症学说认为疟原虫可产生某种可溶性细胞毒物质，释入血流，使宿主细胞内线粒体的呼吸作用和磷酸化作用发生障碍，内脏交感神经高度兴奋，造成新陈代谢和内分泌紊乱，导致肝、肾、肾上腺及肠壁等内脏小血管收缩和脑部小血管的通透性增加，蛋白质及水分大量渗出，组织发生水肿，而血管内血液浓缩、血流缓慢，造成局部淤血缺氧。

弥散性血管内凝血学说认为疟原虫的寄生或其他原因引起红细胞大量破坏，红细胞凝血激酶、二磷酸腺苷释入血流，以上成分均可促进凝血反应，导致广泛的弥散性血管内凝血（DIC）。

随着近年来对恶性疟原虫分子生物学方面研究的深入，认为脑型疟是涉及多因素参与的免疫病理性疾病。研究表明，细胞因子、黏附因子和一氧化碳是引起 CM 发病的重要因素，如过量的 TNF-α、IFN-γ 等细胞因子激活内皮细胞表达黏附受体，增强内皮细胞的黏附性，使受染红细胞黏附于脑的微血管内，导致血管阻塞，制成脑局部缺氧和营养耗竭而引起脑并发症。

7. 疟性肾病（nephritic syndrome with malaria） 多见三日疟患者长期未愈者，以非洲儿童患者居多，是由Ⅲ型变态反应所致的免疫病理性结果。临床症状主要表现为全身水肿、腹水、蛋白尿和高血压，最后可导致肾功能衰竭。若成为慢性，抗疟药治疗也无效。

8. 其他类型疟疾 如先天性疟疾、婴幼儿疟疾、输血性疟疾等。先天性疟疾是因胎盘受损或在分娩过程中母体血污染胎儿伤口所致。胎儿出生后即见贫血、脾大，血中发现疟原虫。婴幼儿疟疾，临床表现为精神萎靡或烦躁不安、厌食、呕吐、腹痛或腹泻、热型不规则；仅畏寒而无寒战；热退后有半数不出汗；高热时可有惊厥或抽搐；贫血发展快。由于缺乏免疫力，易发展为脑型疟，导致心、肺、肾功能衰竭而危及生命，病死率远较成人高。

输血性疟疾，由输血或血制品污染所致，其潜伏期的长短与输入的虫数、注射途径和受血者易感性有关。一般以静脉注射的潜伏期最短，皮下、肌内注射的潜伏期较长。此外，潜伏期的长短亦与血型有关，接种同型血的间日疟潜伏期平均为 12.1 天，异型血为 20.5 天。输入血库保存 6 天以内的血最危险，7 ～ 12 天较安全。当前输血较为普遍，血源复杂，对输血性疟疾应予以重视。

五、免 疫

在疟疾流行区，不足6个月的婴儿不发病，即使发病，症状也较轻。1岁以上发病逐渐增多，2～3岁儿童发病率及病死率较高。随着年龄的增长，儿童抵抗力增强而发病率逐渐下降。在流行区，有的患者虽然发病，伴有高度的虫血症，但病情却不重，说明疟疾免疫发挥着特定的作用。然而，疟原虫具有非常复杂的遗传系统，在宿主的免疫反应压力下，疟原虫可以通过基因重组的方式迅速改变它们自身及所寄生细胞的表面抗原，从而使寄生虫在血液内不容易被根除。许多患者在病理特征减轻后进入寄生虫血症（parasitemia）阶段，此时免疫系统很难完全消灭疟原虫，病情进入慢性期。人体对疟原虫感染的免疫包括先天免疫和获得性免疫。

1. 先天免疫 指机体对初次感染的疟原虫所产生的免疫反应，即在特异性抗体和细胞因子产生前，体内的吞噬细胞、天然杀伤细胞、γδT 细胞、干扰素，以及 NO 等因子参与清除和杀灭疟原虫的过程。先天免疫与种族的遗传有关，在进化过程中，人和一些脊椎动物形成了对某些种疟原虫易感，而对另一些疟原虫不易感。间日疟在红细胞膜上的受体是 Duffy 血型抗原，而西非黑种人和美国黑种人 Duffy 血型阴性者对间日疟原虫感染存在天然抗性。此外，由于遗传基因所造成的镰状红细胞贫血患者或红细胞缺乏葡萄糖 -6- 磷酸脱氢酶（G6PD）患者，对恶性疟原虫具有抵抗力。

机体对疟原虫生活史的整个过程都存在先天抵抗力，当前研究主要集中在红内期阶段。

（1）受体：不同种类疟原虫入侵红细胞必需识别宿主红细胞受体（表面决定簇）。

1）间日疟原虫裂殖子受体：实验研究表明，Duffy 血型物质是诺氏疟原虫与间日疟原虫的受体。西非为恶性疟的高度流行区，但从未有过间日疟流行，当地居民绝大多数为 Duffy 血型阴性，这种表现型的黑种人能抵抗间日疟原虫对红细胞的感染；东非大多数人为 Duffy 血型阳性，间日疟就流行严重。迄今为止，尚未发现有 Duffy 阴性者受间日疟原虫感染的病例。

2）恶性疟原虫裂殖子受体：血型糖蛋白是红细胞受体，研究发现缺乏血型糖蛋白A的红细胞，能降低恶性疟原虫侵入的敏感性，血型糖蛋白B在恶性疟原虫对红细胞的侵入方面亦起一定阻碍作用。

（2）血红蛋白性质：异常血红蛋白如镰状细胞血红蛋白（HbS）对恶性疟原虫有抵抗作用。非洲患镰状红细胞症的儿童其恶性疟感染率略低于正常儿童，且前者的重症疟疾及患疟疾死亡的比例远少于后者。其原因可能是在缺氧条件下红细胞内钾离子浓度下降，可造成疟原虫死亡；由于镰状细胞血红蛋白较难溶于水，所以疟原虫的吞噬和胞饮作用发生障碍；在氧分压较低时血红蛋白可形成微结晶并刺入疟原虫的表膜，从而影响其生存。

葡萄糖-6-磷酸脱氢酶（G6PD）缺乏者对疟原虫也具有先天抵抗力，临床研究表明G6PD缺乏的儿童可以免遭重症恶性疟疾。缺乏者的红细胞对氧化剂特别敏感，而疟原虫的发育需利用宿主细胞内的还原型辅酶Ⅱ，因此，受感染的红细胞在疟原虫成熟前就有自然溶解的倾向。

2. 获得性免疫 接触疟原虫后，可刺激机体免疫系统产生一系列免疫应答，出现主动和被动免疫过程。

（1）疟原虫抗原：疟原虫抗原来源于虫体表面或内部，包括疟原虫残留胞质、含色素的膜结合颗粒、死亡或变形的裂殖子、疟原虫空泡内容物及其膜、裂殖子分泌物及疟原虫侵入红细胞时被修饰或脱落的表被物质。一些抗原对种内甚至种间各期原虫既是共同的，也存在种、期特异性。这些具有种、期特异性的抗原在产生保护性抗体方面可能有重要作用。参与免疫反应的抗原也可为来自宿主细胞的抗原，如来源于疟原虫破坏的肝细胞和红细胞，或是来源于局部缺血或辅助免疫机制激活（如补体系统）所破坏的其他组织细胞。

人体对疟原虫的获得性免疫存在种、株的特异性及同株不同发育期的特异性。疟原虫的保护性抗原主要在虫体表面，统称表面抗原。子孢子、红外期裂殖子、红内期裂殖子及感染的红细胞表面均有抗原成分。在疟原虫生活史的发育各期，既有共同抗原，又有其特异性抗原。现已证明，成熟子孢子体外包裹的环子孢子蛋白（circumsporozoite protein，CSP）具有明显的抗原性。红内期疟原虫的不同发育阶段，抗原成分和含量变化较大，随着虫体的发育均逐渐增加。同时亦将一些抗原成分转移至红细胞表面。环状体期的特异性蛋白较少，滋养体和裂殖体则有较多的特异性蛋白。疟原虫的抗体主要作用于裂殖子，使裂殖子凝集，阻止裂殖子钻入新的红细胞。近年来还发现恶性疟原虫和间日疟原虫的配子体表面也存在保护性抗原。

（2）体液免疫：在疟疾免疫过程中，体液免疫是主要保护性免疫。当疟原虫血症出现后，血清中IgG、IgM和IgA抗体水平明显升高，具有特异性作用的抗体仅有5%左右，主要是IgM。感染疟原虫后3～6天即可出现抗体，8～16天后达高峰期，抗体滴度与虫荷可以成正比。抗体效应机制主要是通过红细胞膜直接影响红细胞内虫体的生长；亦可先与红细胞膜上的抗原结合，再作用到红细胞内虫体。抗体亦能作用于游离血液中未钻入红细胞的裂殖子，即与虫体或红细胞膜上的虫体抗原结合后，虫体表面形成一层复合物，其结果表现为：①能改变虫体的黏附作用、阻断与宿主细胞的结合、干扰虫体钻入宿主红细胞的能力；②影响虫体膜的运输和营养，导致膜损伤，介导ADCC效应以及吸引巨噬细胞吞噬。机体可以产生作用于子孢子的体液免疫，在疟疾流行区的人群其抗子孢子抗体阳性，该抗体能有效地抑制子孢子入侵肝细胞。

（3）细胞免疫：疟疾感染过程中，细胞介导免疫具有重要的作用，主要的效应细胞为巨噬细胞、中性粒细胞。疟原虫抗原可刺激T细胞，产生淋巴因子激活巨噬细胞和中性粒细胞，使巨噬细胞产生游离氧（OH^-，H_2O_2，O_2^-）、肿瘤坏死因子（TNF）、IFN-γ和白细胞介素等，也可通过破坏红细胞，使其中的疟原虫变性死亡。实验证明，巨噬细胞对受染红细胞及血中裂殖子的吞噬能力明显增强；嗜细胞抗体（IgG_1亚类）、巨噬细胞等产生ADCC效应；调理素抗体是IgG_2亚类，具有协助吞噬作用。肝细胞存在主要组织相容性复合体（MHC）分子，因此有可能诱导机体产生免疫应答。目前研究证明，对感染虫体的肝细胞免疫应答包括激活$CD4^+$ T细胞释放的细胞因子效应以及CD8 CTL特异性杀伤感染肝细胞。

（4）带虫免疫（premunition）和免疫逃避：大多数疟疾患者经过连续急性发作后而停止，虽然血液或组织中仍存有少量原虫，此时宿主的免疫力与原虫之间处于相对平衡状态，表现为有一定的保护性免疫力，同时，血液内维持低水平的原虫血症，宿主的免疫力也可随着体内虫体的清除而消失，这种免疫状态称为带虫免疫。该现象说明疟原虫抗原具有有效的免疫原性，其刺激机体产生的特异性抗体有抑制疟原虫红内期发育的效应。同时，部分疟原虫可与宿主的保护性抗体共存而逃避宿主的免疫效应，也称免疫逃避（immune evasion）。其主要机制是：①寄生部位隔离：寄生人体的疟原虫红细胞外期和红细胞内期虫体，均在宿主细胞内生活，细胞内的虫体可逃避抗体的作用。②抗原变异（antigenic variation）和抗原多态性（antigenic polymorphism）：研究证明，在同一疟原虫虫种内存在着许多抗原性有差异的虫株，寄生宿主体内的疟原虫，通过表面抗原的变异，产生与前身抗原决定簇不一致的变异体，逃避机体已产生抗体的特异性杀伤作用。例如，恶性疟原虫红细胞膜表面蛋白 1（PfEMP1）在免疫逃避中扮演重要的角色，该蛋白受 *var* 基因家族编码。*var* 基因是个大家族，且存在多样性，分布在除第 14 号染色体外其他所有染色体亚端粒或中间位置上。研究证明，约 60 种 *var* 基因可参与 PfEMP1 编码，因而 PfEMP1 分子及氨基酸序列存在高度的可变性，极易导致抗原变异。③免疫抑制作用的产生：改变宿主的免疫应答，表现为免疫抑制、多克隆淋巴细胞活化及可溶性循环抗原等。此外，疟原虫蛋白质序列多态性很常见，特别是具有广泛重复区的蛋白，如环子孢子蛋白（CSP），该抗原能下调抗体成熟和高亲和力抗体产生；恶性疟裂殖子表面蛋白 -1（MSP-1），可以诱导 MSP-1 的“阻断抗体”，这种抗体可以阻止任何有抑制能力的抗体的连接。

六、诊　断

对来自疟疾流行地区、临床表现有高热、寒战、发热和脾大者，应考虑有疟原虫感染的可能性，进行病原学检查或免疫诊断，必要时可使用分子生物学检测。

1. 病原学检查　采集患者周围血液，其中检出疟原虫是疟疾确诊的依据。通常在一张玻片上同时制作厚、薄血膜，经吉姆萨或瑞氏染剂染色后镜检查找疟原虫。薄血膜中疟原虫形态完整，被感染红细胞未被破坏，容易识别和鉴别虫种，但原虫密度低时容易漏检。厚血膜由于用血量大原虫易检获，其检出率是簿血膜的 15 ～ 25 倍，但制片过程中红细胞溶解，原虫形态有所改变，虫种鉴别较困难。因此，最好一张玻片上同时制作厚、薄两种血膜。因恶性疟原虫在外周血液中仅能找到环状体和配子体，故应选择适宜的采血时间。在发作开始时或发作后几小时内容易找到原虫，尤其对恶性疟的初发者在疟疾发作时采血镜检可明显提高检出率。其余三种疟原虫血检时间可不受限制，但在发作后几小时至十余小时采血，虫体数量较多，形态特征明显，易于检出。

另外，可采用血沉棕黄层定量分析法（quantitative buffy coat，QBC）（也称吖啶橙定量层析法）检测疟原虫。感染疟原虫的红细胞比正常红细胞轻，而比白细胞略重，所以离心分层后，集中分布于正常红细胞层的上部，在加入橙试剂后，用荧光显微镜观察结果。其敏感性比普通镜检法高 7 倍，简便，快速。但费用较高，对实验器材有特殊要求。

2. 免疫学检查

（1）循环抗体检测：通常在疟原虫感染后 2 ～ 3 周出现抗疟抗体，4 ～ 8 周达高峰，随后下降。重复感染或复发者的抗体上升较快，且抗体水平比初次感染高，持续时间长。患者治愈后抗体仍能持续相当长的时间，如治愈后 15 个月，因此，抗体检测方法不能确诊现症患者，仅作辅助诊断。抗体检测主要用于对疟疾流行病学调查、防治效果的评估及输血对象的筛选。目前，常用的方法有间接荧光抗体试验（IFA）、间接血凝试验（IHA）和酶联免疫吸附试验（ELISA）等。

（2）循环抗原检测：利用血清学方法检测疟原虫循环抗原，能更好地说明受检对象是否有活动感染。常用的方法有双抗体夹心 ELISA、放射免疫试验等。近年来，TDR 推出一种由单抗等制备的免疫浸条（dipstick），用于检测疟原虫感染患者血浆中的特异抗原，简便易行。

在临床上，免疫学诊断主要作为辅助诊断，适用于疟疾的流行病学调查、防治效果的评估及输血对象的筛选等。

3. 分子生物学方法 近年来，核酸探针和 PCR 已应用于疟疾的诊断，并有推广之势。核酸探针用于疟原虫的检测，敏感性可达 0.0001% 的原虫血症。采用套式 PCR 技术扩增间日疟原虫 SSU rRNA 基因 120bp 的特定片段，其敏感性达 0.1 个原虫 /μl 血。PCR 的敏感性更高，且操作较简便、灵敏度高和特异性强，优于镜检方法。

七、流　　行

（一）分布与流行状况

间日疟主要分布在温带地区，但也散在分布于寒带和热带地区。恶性疟主要分布在热带和亚热带地区，特别是热带非洲和南美洲。三日疟主要分布在热带非洲撒哈拉沙漠以南地区，为局部流行。卵形疟分布范围最小，主要在热带非洲西海岸地区。疟疾呈世界性分布，遍及 102 个国家和地区，以非洲流行最严重，其次是亚洲和中南美洲。目前仅在欧洲、北美等 37 个国家和地区基本消灭了疟疾。据 WHO 统计，当前全球有 34 亿人受疟疾威胁，每年约有 2000 万病例，近 60 万人死亡。疟疾也是我国重要传染病之一，对人民健康造成了严重威胁。

目前，我国疟疾疫情呈逐年显著下降趋势。建国初期发病人数每年为 3000 万，1996 ～ 1998 年全国疟疾发病降至 3 万余例，但 2000 年疫情出现回升，发病人数为 26.6 万，尤其在我国中部地区的苏、豫、皖、鄂等省曾出现过局部暴发流行。随着抗疟工作进展，到 2007 年确诊患者为 50 148 例，疑似患者 83 551 例，两者合计为 133 699 例。2010 年的疟疾发病为 7433 例，其中，间日疟 4943 例，恶性疟 1287 例，死亡 15 例；流行区范围大幅度缩小，1995 年后除海南、云南两省仍有恶性疟流行外，其余各省、自治区、直辖市已无恶性疟传播。但是，近年来，由于外出务工、经商、旅游等人口流动频繁，输入性疟疾病例呈上升趋势，恶性疟死亡病例明显增多。根据全国传染病网络直报数据，2011 年 1 ～ 3 月，因患恶性疟死亡 11 例，均为 20 ～ 50 岁青壮年劳动力。我国于 2010 年制订并启动了国家消除疟疾行动，计划到 2020 年全国实现消除目标。

我国地处温带和亚热带，4 种疟疾流行均有报道。在国内，以间日疟分布最广，遍及全国各地，但主要分布在黄淮地区；其次是恶性疟，主要分布在海南、云南等省的大部分地区。三日疟呈散在分布，卵形疟迄今仅发现几例。海南和云南两省是全国疟疾流行最严重的疟区和传播恶性疟的主要疫源区，也是疫情波动最频繁的地区；湖北的洪涝山区、河南南部等局部地区，疟疾流行也较严重，措施稍有放松即出现疫情回升，时有点状暴发流行，是我国另一个重要疟区。我国疟疾的分布有四个地区：①北纬 25° 以南地区：为我国疟疾流行最严重的地区，有云南、贵州、广东、广西、海南、福建及台湾等地，主要为间日疟和恶性疟流行，三日疟和卵形疟罕见，传播时间为 9 ～ 12 个月。②北纬 25° ～ 33° 地区：为非稳定性中疟区和低疟区，主要以间日疟流行为主，偶有恶性疟报道，传播时间为 6 ～ 8 个月。③北纬 33° 以北地区：属非稳定性低度疟区，该区仅以间日疟流行，恶性疟为输入病例，传播时间为 3 ～ 6 个月。④西北地区：范围包括西藏墨脱和黑龙江佳木斯以西地区，其中青藏高原、西北和内蒙古的荒漠为天然无疟区，现仅新疆伊犁河流域以及南疆少部分地区有少数间日疟流行，传播时间为 3 ～ 6 个月。

（二）流行环节

1. 传染源 外周血有配子体的现症疟疾患者和带虫者为疟疾的传染源。间日疟患者在原虫血症 2 ～ 3 天后可出现配子体，恶性疟患者在原虫血症后 7 ～ 11 天才出现配子体。因此，间日疟患者在发病早期即可感染蚊媒，而恶性疟原虫配子体具有传染性的时间可持续 60 ～ 80 天。

2. 传播媒介 按蚊是疟疾的传播媒介。在我国 61 种按蚊中，能传播疟疾的仅有 8 种，主要有中华按蚊、嗜人按蚊、微小按蚊和大劣按蚊。中华按蚊是平原地区的主要传播媒介；嗜人按蚊分布于长江以南地区，是山区的主要传播媒介；微小按蚊存在于我国南方山区、丘陵及某些盆地；

大劣按蚊分布于海南省及西双版纳山林和山麓地区。

输血传播疟疾多见于高疟区，由于输入的为红内期虫体，即使是输入间日疟原虫也无远期复发。我国输血管理中已将疟原虫的检测列为常规检测项目，从而明显降低了输血疟疾的发病率。孕妇患有疟疾时，疟原虫可以通过胎盘传给胎儿，引起先天性疟疾。某些静脉药瘾者也可通过共用注射器的方式感染疟原虫。

3. 易感人群 指对疟原虫无免疫力的人群，如流行区儿童和非疟区无免疫力人群，流行区成人反复感染，可呈带虫状态。一般而言，除了少数有特殊遗传背景的人群如 Duffy 血型阴性人群对间日疟不易感，或镰状细胞贫血者对恶性疟不易感外，不同种族、性别和年龄人群对人疟原虫均易感。儿童比成人更易感。

4. 影响流行的因素

（1）自然因素：温度、湿度、雨量及地形等因素对疟疾传播都具有一定影响。温度低于 15 ～ 16℃，疟原虫不能在蚊体内发育。30℃以上则发育迟缓，在低于 15℃，高于 30℃时，疟疾不能传播，称为休止期。因此，疟疾具有明显的季节性，一般每年有两个高峰，主要出现在春季和秋季。在海南岛和西双版纳（全年温度均为 15℃以上）等地无休止期。雨量影响蚊虫孳生环境，并直接影响蚊媒的种群数量和疟原虫的传播。

（2）社会因素：社会经济水平、人群文化素质、生活习惯、卫生条件及医疗防疫机构等因素均可影响疟疾的传播和流行。

八、防　　治

人类实施抗疟计划一个多世纪以来，取得的成效和挫折历经反复，但效果并不十分突出，也多次修改抗疟策略。1998 年 WHO 提出的“击退疟疾”（Roll Back Malaria）计划，原预计在 2010 年可使疟疾死亡人数降低 1/2，可近 6 年疟疾死亡人数反而上升了 3 倍。在 2007 年第六十届世界卫生大会决定，从 2008 年起的每年 4 月 25 日作为“世界疟疾日”，2008 年“世界疟疾日”的主题为“疟疾——一种没有国界的疾病”，由此可见全世界疟疾防治工作的艰巨性。我国在疟疾防治上主要采取的是加强和落实灭蚊、疟疾防治的综合性措施。从 2004 年起，WHO 把每年防疟经费从 5000 万美元上升至 10 亿美元，该措施覆盖新型抗疟药、疫苗的研制、环境和综合整治、培训计划、援助计划等多项措施。当前，我国疟疾的防治工作成绩斐然，疟疾防治正从控制阶段走向消除阶段；防治策略由过去“针对高发区，降低发病率”调整为“针对每个疫点，阻断疟疾传播”，加强和落实防蚊灭蚊、控制传染源的综合性措施，解决新抗疟药的研制和生产供应，严格执行流动人口疟疾管理制度。执行因地制宜，分类指导的原则，在以中华按蚊为媒介的地区，采取治疗传染源为主、减少蚊幼虫孳生地为辅的综合措施；在微小按蚊、嗜人按蚊和大劣按蚊为主要媒介地区，采取防治媒介结合治疗传染源的综合措施。根据 2006 ～ 2008 年疟疾疫情报告，全国以县为单位共分为 4 个类别。一类县为 3 年均有本地感染病例，且发病率不高于万分之一的县；二类县为 3 年有本地感染病例，且至少 1 年发病率低于万分之一的县；三类县为 3 年无本地感染病例报告的流行县；四类县为非疟疾流行区。其所对应实施的疟疾防治策略和措施是，一类县加强传染源控制与媒介防治措施，降低疟疾发病；二类县清除疟疾传染源，阻断疟疾在当地传播；三类县加强监测和输入病例处置，防止继发传播；四类县做好输入病例处置。根据防治进程和流行情况改变，各地疟疾防治策略还将适时调整。全国实现消除疟疾的阶段的目标是，所有三类县到 2015 年实现消除疟疾的目标。所有二类县以及除云南部分边境地区外的一类县，到 2015 年无本地感染疟疾病例；到 2018 年实现消除疟疾的目标。云南边境地区的一类县，到 2015 年疟疾发病率下降到万分之一以下；到 2017 年无本地感染疟疾病例；到 2020 年实现消除疟疾的目标。自 2010 年到 2016 年我国本地病例大幅下降，传播范围明显缩小。本地感染病例由 2010 年 4262 例下降到 2016 年 3 例，2017 年全国首次无本土感染病例报告，2018 年无本土原发感染病例。

1. 预防 指个体易感者预防和群体预防。个体预防针对疟区居民或短期进入疟区的个人，为了防蚊叮咬、防止发病或减轻临床症状而采取的防护措施。群体预防是对高疟区、暴发流行区或大批进入疟区较长期居住的人群，除包括个体预防目的外，还要防止传播。并根据传播途径的薄弱环节，选择经济、有效、群众易接受的防护措施。针对疟疾流行的环节等方面采取相应的措施：①治疗原虫血症的患者；②消灭传疟媒介；③加强个人防护。进入疟区旅游或工作须服预防药，服药应从进入疟区前一周开始，持续到离开疟区后 6 ～ 8 周。为防止产生耐药性，所用药物可每 3 个月另换一种。

具体的预防措施有：

（1）药物预防：常用为氯喹，乙胺嘧啶 + 磺胺多辛或乙胺嘧啶 + 甲氟喹。不论个体还是群体进行预防服药时，每种药物疗法不宜超过半年。

（2）疫苗预防：由于抗氯喹的恶性疟原虫株的出现，加上传病媒介按蚊对 DDT 等杀虫药也产生了抗药性，研制疟疾疫苗防治疟疾已引起国内外学者的极大关注。疟原虫是一种生活史复杂的真核生物，现已知疟原虫有约 6000 种蛋白质，并鉴定出了许多重要期的特异蛋白。研究者经长期研究和实践获得了以下三方面的实验数据，证明研制疟疾疫苗是可行的：①志愿者经射线灭活的子孢子反复接种可获得完全保护性免疫，免疫力能持续相当长的时间；②长期生活在疟疾流行区的人群能产生抵抗疟疾感染的免疫力，在高疟区，10 岁以上的人群很少发生重症疟疾，而因疟疾死亡的主要是 5 岁以下儿童，这种免疫力可减少疟疾的发病率和病死率；③疟区成人的免疫球蛋白（IgG）进行被动免疫能有效治疗重症疟疾，表明自然获得的疟疾抗体能对疟原虫产生有效的杀灭作用。

根据疟原虫抗原来源不同，将疟疾疫苗分为三类：①子孢子疫苗（即抗红前期原虫疫苗）：疫苗的靶点包括子孢子和感染的肝细胞，针对子孢子的疫苗，需要达到 100% 的保护效力，否则难以预防感染。从蚊唾腺中分离出的子孢子具有抗原性，目前已有恶性疟原虫、间日疟原虫多个种株的环子孢子表面蛋白的基因被鉴定，一些以恶性疟原虫子孢子活疫苗进行的志愿者试验获得了成功。其中，以子孢子表面的环子孢子蛋白（CSP）和血凝素相关匿名蛋白（TRAP）是公认的 2 个重要的疫苗候选抗原。②红内期虫体疫苗：在红内期疟原虫中，裂殖子存在于细胞外，与宿主免疫系统直接接触，因此，这一时期原虫已成为红内期疫苗的主要靶点。裂殖子入侵宿主细胞是个相当复杂的过程，并由受体和配体介导。推测有多种疟原虫蛋白参与了该入侵过程，这些蛋白包括位于裂殖子表面的蛋白、培养上清中的可溶性蛋白以及位于棒状体或微线体中的蛋白，其中公认的裂殖子表面蛋白 1（MSP1）和顶端膜抗原 1（AMA-1）为疫苗候选分子，其他还包括裂殖子表面抗原、环状体感染红细胞表面抗原、棒状体抗原和其他红内期疟原虫结构抗原等，部分疫苗已进入人体试验阶段，取得了较为理想的效果。由于疟原虫感染后唯有红内期原虫是致病阶段，人们期望抗红内期疫苗能产生比天然感染更强的免疫保护力，能使原虫血症控制在很低的水平，以期获得免疫的个体不至于发生重症疟疾，使无免疫力的个体（如疟区儿童和非疟区人群）产生具有疟区成人的疟疾免疫力。③传播阻断疫苗（即配子体疫苗）：这种疫苗通过阻断疟原虫在蚊体内的有性生殖及孢子生殖达到阻断疟疾传播的目的。阻断传播并不能预防免疫个体感染疟疾，亦不能缓解症状，但能阻断按蚊将疟原虫从一个宿主传播至另一个宿主。当与疟疾保护性疫苗或抗疟药联合应用时，传播阻断疫苗可阻断那些逃避疫苗保护或对药物产生抗性而幸存下来的原虫的传播。传播阻断疫苗的另一个用途为对旅游者进行免疫预防接种，以防止他们将疟原虫带回原地，造成疟疾在本地区流行。目前，已批量生产 Pfs25 和 Pfs28 两种候选疫苗，动物实验已表明可诱导传播阻断免疫应答。其他几种疫苗（Pfs230，Pfs48/45 和蚊肠胰蛋白酶）正处于疫苗开发的起始阶段。

（3）蚊媒预防：做好个人防护，使用蚊帐、驱蚊剂，避免蚊叮咬等。

2. 治疗 对现症患者要及时发现、及时根治。药物治疗在控制症状、阻断传播、缓解患者痛苦方面有重要的功能。

抗疟药种类很多，按其对疟原虫生活史各期作用的不同，主要有以下几类：

（1）杀灭红细胞外期裂殖体及休眠子：如伯氨喹（primaquine，伯喹），具有抗复发作用，也称根治药。乙胺嘧啶（pyrimethamine）对恶性疟原虫红外期有一定作用。

（2）杀灭红细胞内期疟原虫：如氯喹（chloroquine）、奎宁（quinine）、咯萘啶、哌喹、甲氟喹、青蒿素（artemisinin）、蒿甲醚（artemether）及复方蒿甲醚等，用以控制临床症状。

青蒿素是我国发现的第一个被国际公认的天然药物，它是从中药青蒿中提取的有过氧基团的倍半萜内酯抗疟新药，对红内期疟原虫均有良好的作用。其作用机制与抑制原虫蛋白合成、干扰其表膜—线粒体的功能以及作用于其食物泡膜，从而阻断营养摄取的最早阶段，使疟原虫较快出现氨基酸饥饿最后导致死亡有关。对间日疟、恶性疟，特别是对脑型疟抢救治疗效果优良，可用于控制临床症状、氯喹抗药性疟原虫的治疗。但妊娠早期的患者慎用。青蒿素类药物因其毒性低、抗疟性强，被 WHO 批准为世界范围内治疗脑型疟疾和恶性疟疾的首选药物。目前，人们在其基础上合成了多种衍生物，如双氢青蒿素、蒿甲醚、青蒿琥酯等。青蒿素及其衍生物青蒿琥酯、蒿甲醚对恶性疟疾有着强大的治疗效果。为防止滥用青蒿素导致疟原虫产生抗药性，WHO 在对全世界抗疟工作进行总结和分析后，认为单方青蒿素的使用容易使疟原虫产生耐药性，提出了停止使用单方青蒿素，改用复方青蒿素的建议，即青蒿素只能用于与其他药物联合使用的复方疗法，不应单独使用。同时，WHO 及“遏制疟疾伙伴关系”组织（Roll Back Malaria Partnership）2011年启动了全球防止耐青蒿素疟原虫传播项目（Global Plan for Artemisinin Resistance Containment，GPARC），联合发布“遏制青蒿素抗药性全球计划”。目前，在柬埔寨和泰国边境地区已出现对青蒿素具有抗药性的疟原虫。尽管以青蒿素为基础的复方疗法的有效性仍高达 90%，但如不迅速采取行动，一旦复方疗法失效，许多国家在抗疟方面将束手无策。“遏制青蒿素抗药性全球计划”呼吁：在已有迹象表明疟原虫出现抗药性的地区应提供额外资金遏制抗药性疟原虫的传播，各国应加强对抗药性疟原虫的监测。在疟疾临床诊断和治疗中，严防滥用以青蒿素为基础的复方疗法；各国应增加资金投入，开发更加快速的抗药性疟原虫检测技术，并加紧开发新型抗疟药物。

（3）杀灭配子体：如伯氨喹，可用于阻断传播。

（4）杀灭增殖期孢子：如乙胺嘧啶，可抑制蚊体内的孢子增殖发育。

药物治疗时应注意对间日疟现症患者采用氯喹和伯喹治疗；恶性疟可单服氯喹。对间日疟患者，抗复发治疗采用伯喹。在恶性疟对氯喹产生抗性的地区（如海南省、云南省），宜采用几种抗疟药合并治疗方案，如青蒿素、蒿甲醚与磺胺多辛和乙胺嘧啶合用，甲氟喹、咯萘啶等药物对恶性疟原虫抗氯喹株也有效。

3. 疟情监测和人口管理 加强对疟情和蚊媒的监测，包括流行区中的死亡率、发病率、个案调查、媒介情况、疫情报告、人口及环境调查等。在此基础上建立防治效果考核体系，完善防治策略，巩固防治成果。由于近年来流动人口增加，大量传染源输入非流行区，引起了局部地区疟疾暴发流行。国际贸易往来频繁，不少疟原虫的带虫者因而进入我国，成为重要的传染源，加强流动人口疟疾管理工作刻不容缓。人口管理工作可参照卫生部等颁发的《流动人口疟疾管理暂行办法》（1985）的精神，根据当地情况制定相应的实施办法或条例。对严重流行区，应把外来流动人口管理列入本地区的疟疾防治计划之中。

第三节 刚地弓形虫

刚地弓形虫（*Toxoplasma gondii*）由法国学者 Nicolle 和 Manceaux 于 1908 年首次自北非刚地梳趾鼠肝、脾细胞内发现，因其外形宛如弓形而命名弓形虫。弓形虫是一种专性细胞内寄生原虫，可感染几乎所有温血动物，引起人兽共患的弓形虫病。首例病例报道于 1920 年，随后 Wolf（1937）分离出虫体并提出了垂直感染的可能；Hutchison 和 Frenkel（1970）阐明了其生长繁殖的过程。我国第 1 个病例发现于 1957 年，由于以前病例少见，症状轻微，弓形虫及弓形虫病一直未引起人们的足够重视。近年来，因弓形虫病局部暴发流行，以及免疫功能低下人群弓形虫感染可导致严重的后果，人们逐渐认识到弓形虫是一种非常重要的机会致病性原虫，弓形虫病也逐渐为临床医学界和预防医学界所高度重视。在健康人体中，弓形虫感染一般表现为隐性感染。当人体因患艾滋病，长期使用激素类药物、抗肿瘤药物、细胞毒剂、免疫抑制剂等造成免疫力下降时，弓形虫感染病情加重，可致死。孕妇感染弓形虫后可能会影响胎儿的发育，严重时可使胎儿致畸甚至死亡。故弓形虫与围产医学、优生优育、提高人口素质关系密切。

一、形　　态

弓形虫生活史中有5种不同的形态阶段，即滋养体、包囊、裂殖体、配子体和卵囊。

1. 滋养体（trophozoite）　通常指在中间宿主细胞内寄生、分裂、繁殖的阶段。虫体呈新月形或香蕉形，一端较尖，一端钝圆，一边扁平，一边较弯曲。长4～7μm，最宽处2～4μm。经吉姆萨或瑞氏染液染色后，核呈红色，位于虫体中央稍偏后，在核与尖端之间有浅红色、颗粒状的副核体；细胞质呈蓝色。滋养体常在有核细胞内寄生，虫体快速增殖形成由宿主细胞膜包绕的虫体聚集体称为假包囊（pseudocyst），内含的滋养体称为速殖子（tachyzoite）（图9-8）。游离的运动方式多样，可行滑动、翻转或旋转等。

2. 包囊（cyst）　圆形或椭圆形，具有一层由虫体分泌的富有弹性、坚韧的囊壁。囊内虫体称为缓殖子（bradyzoite），缓殖子比速殖子略小，在形态上不易与速殖子区别，仅核位置稍偏后，胞质含有少许希氏高碘酸染色（periodicacid-Schiff，PAS）阳性肝糖颗粒。包囊内缓殖子可以反复增殖，内含缓殖子数个至数以千计，包囊体积逐渐增大，直径从5μm至100μm（图9-8）。

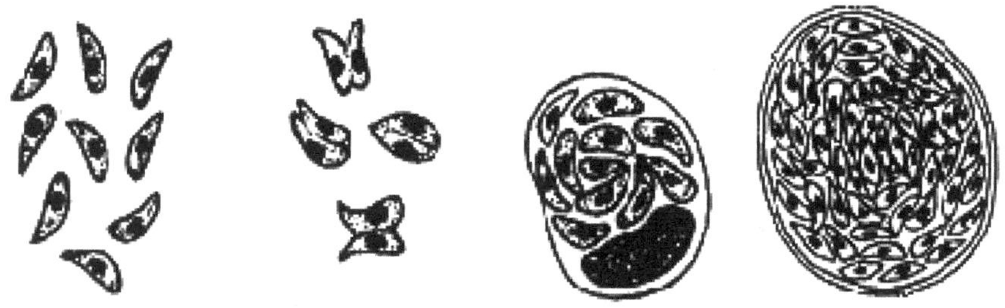

图9-8　弓形虫速殖子、假包囊和包囊

3. 裂殖体（schizont）　在猫科动物小肠组织上皮细胞内。吉姆萨染色虫体形态各异。成熟裂殖体的胞质着色较淡，内含4～40个或多至30～40个裂殖子，呈扇状排列。裂殖子呈新月状，前端较尖，后端较钝，大小为（3.5～4.5）μm×1μm。

4. 配子体（gametocyte）　在猫科动物小肠组织上皮细胞内。雌配子体呈圆形，大小为10～20μm。核呈深红色，较大，常位于虫体的一侧。雄配子体卵圆形或椭圆形，直径约10μm。成熟雄配子体含12～32个雄配子，残留体1～2个。

5. 卵囊（oocyst）　又称囊合子，刚从猫粪排出的是未孢子化卵囊，呈圆形或椭圆形，大小约为10μm×12μm，具两层光滑透明囊壁。卵囊发育数小时后开始孢子化（sporolate），两端囊壁形成半月状空隙，内含2个孢子囊（sporocyst）。每个孢子囊内含4个互相交错、呈新月状的子孢子（图9-9）。

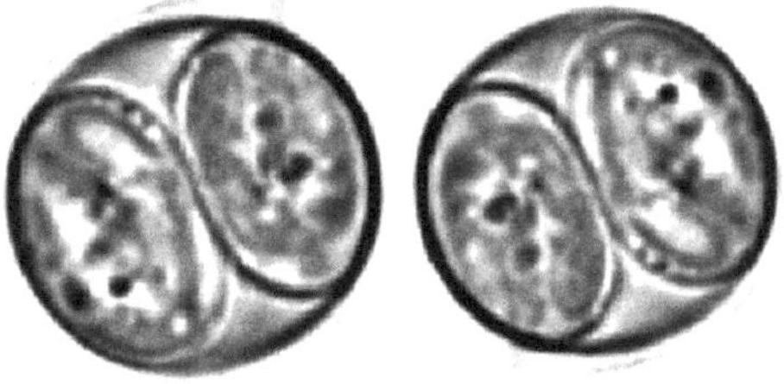

图9-9　弓形虫卵囊

二、生　活　史

弓形虫生活史复杂，对中间宿主的选择极不严格，对组织的选择也不严格，除红细胞外，任何有核细胞都可侵犯；无论哺乳类、鸟类和人都可作为中间宿主。整个发育过程需要两个宿主，在中间宿主弓形虫于肠外的组织器官内进行无性生殖；在终末宿主猫科动物如家猫肠上皮细胞内进行无性生殖和有性生殖。有性生殖只限于猫小肠绒毛上皮细胞内，而无性生殖既可在小肠上皮细胞，又可在小肠外其他器官组织内进行，猫既可做终末宿主又可做中间宿主（图 9-10）。

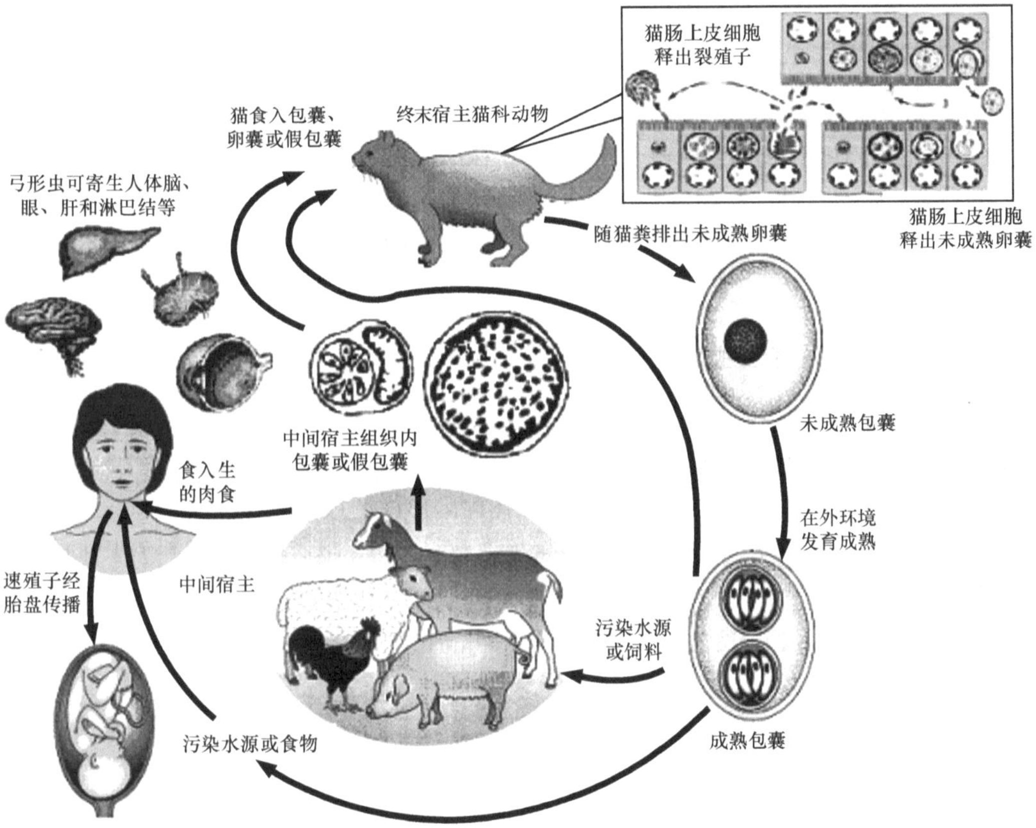

图 9-10 弓形虫生活史

1. 在中间宿主内的发育 当猫粪便中的卵囊，或动物肉类中的包囊或假包囊被中间宿主人类、哺乳类动物或鸟类动物吞食后，在肠内逸出的子孢子、缓殖子和速殖子可入侵肠壁淋巴管和血管扩散至肠外的各组织器官，如脑、眼、淋巴结、肝、心、肺、肌肉等有核细胞以及网状内皮系统的细胞。不论子孢子、缓殖子或速殖子，都必须进入宿主有核细胞内才能进行发育和繁殖，以二分裂或内二芽殖方式繁殖，当速殖子增殖到一定数量，宿主细胞破裂，速殖子又侵入新的宿主细胞，如此不断地循环。如果机体抵抗力较差、免疫缺陷或使用了各种免疫抑制剂，以及虫株毒力较强时，则速殖子在细胞内形成假包囊，形成急性感染。假包囊内的速殖子增殖非常迅速，细胞很快被胀破释放出速殖子再侵入其他正常细胞，这样便迅速造成全身广泛感染。如果机体免疫力正常，如宿主获得免疫力后，一些速殖子侵入宿主细胞后，特别是在脑、眼及骨骼肌等组织的细胞内增殖减慢，虫体分泌物质形成囊壁，速殖子转换为缓殖子，形成慢性感染或隐性感染状态。包囊内的缓殖子增殖十分缓慢，包囊在宿主体内可存活数月、数年或更长甚至终身。在慢性或隐性感染期，宿主免疫力低下或长期使用免疫抑制剂，组织内的包囊可破裂，包囊破裂释放出的缓殖子再侵入周边其他正常的有核细胞继续缓慢增殖，重复上述过程。弓形虫的毒力与机体免疫力密切相关，免疫力的高低是导致急性期和慢性期互相转变的重要诱因。

2. 在终宿主猫体内的发育 当猫或猫科动物吞食卵囊或含有包囊、假包囊的其他动物组织后，子孢子、缓殖子或速殖子在小肠逸出，可侵入小肠上皮细胞内发育，形成裂殖体；裂殖体成熟以后胀破上皮细胞释出裂殖子，后者重复再侵入新的肠上皮细胞的过程。部分子孢子、缓殖子或速殖子也可经肠壁淋巴和血流侵入全身其他组织，猫和猫科动物既是终宿主也是中间宿主。

经过数代裂体增殖以后，部分裂殖子侵入肠上皮细胞，发育成为雌、雄配子体，雄配子体经过发育，核和胞质分裂，形成多个雄配子。雌配子体发育形成1个雌配子。雌、雄配子结合形成合子，合子再发育为卵囊。卵囊随终宿主粪便排出体外，在适宜的温度和湿度条件下经1～4天可发育成为成熟卵囊。

弓形虫侵入宿主细胞的过程可分为六个阶段：①起始附着（initial attachment）：附着过程涉及弓形虫表面抗原（surface antigen，SAG）与宿主细胞表面受体的识别，SAG使弓形虫与宿主细胞表面以低亲和力在侧面相互作用，若虫体在机体内遇到不适合的细胞，或是入侵的条件不理想时，可脱离依附的细胞。②锥体附着（apical attachment）：弓形虫微线体密集地分布在虫体的顶端，在虫体内钙离子水平升高时释放出微线体蛋白（microneme protein，MIC）到虫体外，与宿主细胞受体相互作用，微线体蛋白上有多种黏附结构域，使弓形虫能黏附在任何细胞上。③移动连接体（moving junction，MJ）的形成：MJ为一环状结构，由弓形虫微线体蛋白AMA1和棒状体颈部蛋白（rhoptry neck protein，RON）结合而成，可在弓形虫顶端与宿主细胞之间形成一小于6nm的亲密结合界面。④棒状体蛋白（rhoptry protein，ROP）注入宿主细胞：在MJ环形成的同时，虫体释放ROP注入宿主细胞，其中有ROP连接在纳虫泡上。⑤虫体穿入宿主细胞：虫体在其原生质膜下的肌动-肌球蛋白所产生自身滑动力作用下，迅速挤过连接区域，进入宿主细胞内，随着虫体的进入，MJ环也从前方移至后方，虫体内陷形成纳虫泡。⑥纳虫泡胞膜封闭：当虫体完全进入细胞后，MJ环在虫体后方融合，完成泡胞膜关闭，最后纳虫泡膜和宿主细胞膜分开（图9-11）。

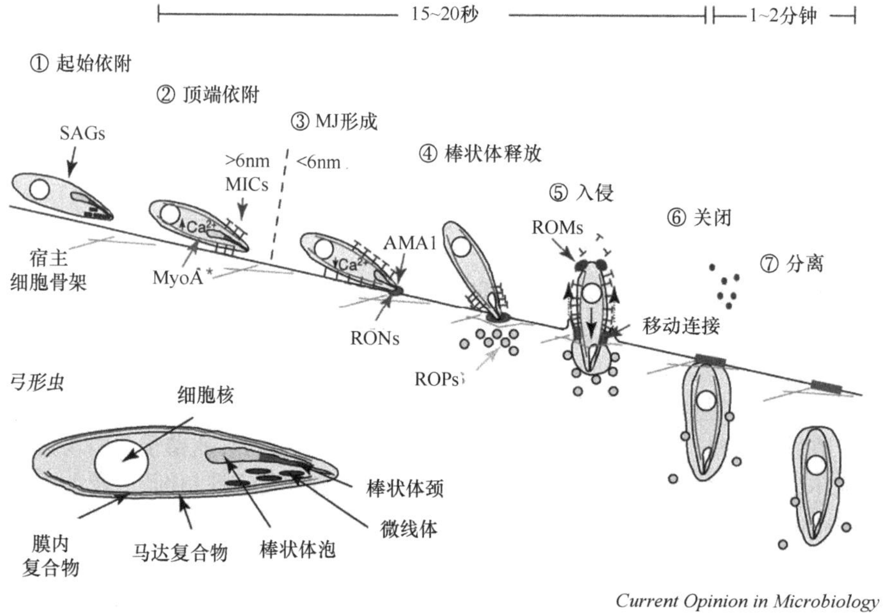

图9-11 弓形虫入侵宿主细胞的过程

MyoA：myosin A，肌球蛋白A；ROM：rhomboid，菱形体蛋白

三、致 病

1.致病机制 弓形虫的致病与虫株毒力及宿主的免疫状态有关。根据虫株的侵袭力、繁殖速度、包囊形成与否及对宿主的致死率等，弓形虫可分为强毒株和弱毒株。目前，国际上公认的标

准的强毒株代表为 RH 株。弓形虫强毒株繁殖快（RH 株在小鼠体内增殖一代经 3 ～ 5 小时），可迅速致宿主死亡。弱毒株以 Beverley 为代表，该株虫体增殖缓慢，受机体免疫力的影响形成包囊，但经动物体连续传代后可提高其毒力。强毒株弓形虫对宿主的毒性因子主要有：①弓形虫毒素（toxotoxin），存在于被感染小鼠的腹腔液中，是导致鼠死亡的主要因子；②弓形虫素（toxoplasmin），来源于虫体，可能与胚胎发育异常、致畸有关；③弓形虫因子（toxofactor），弓形虫培养上清中的一种毒性物质，可使小鼠肝脾肿大、胸腺缩小、流产、发育停滞、中枢神经系统受损等。

速殖子期是弓形虫的主要致病期，虫体侵入有核细胞后迅速发育繁殖，导致细胞破裂，循环往复，刺激淋巴细胞、巨噬细胞的浸润，导致组织的急性炎症和坏死。包囊内缓殖子是慢性感染的主要形式，包囊可因缓殖子的增殖而体积增大，压迫器官，引起功能障碍。当包囊增大到一定程度或因其他因素破裂后，游离的虫体诱发迟发型变态反应，形成肉芽肿、纤维钙化等，这些病变多见于脑、眼等部位。

2. 临床表现 绝大多数弓形虫感染者并不表现临床症状，处于隐性感染状态，临床上弓形虫病患者相对较少，其临床表现分为先天性弓形虫病和获得性弓形虫病两类。

（1）先天性弓形虫病（congenital toxoplasmosis）：母亲在孕期感染弓形虫时，虫体经胎盘血流引起胎儿的先天性感染。研究表明，孕妇的弓形虫初次感染概率为 0.1% ～ 9%。不同怀孕期间感染弓形虫后所表现的临床症状不同，此与母体感染时间和胎儿情况密切相关：①孕前已有感染：母体在孕前已感染了弓形虫，一般不传染给胎儿。②在孕期的前三个月内感染：对胎儿影响很大，症状较严重，可致流产、早产、死产或脑积水、小脑畸形、小眼畸形等胎儿畸形，还会增加妊娠的并发症。受到感染而能存活的儿童常因脑部先天性损害而致智力发育不全或癫痫，有的成年后出现视网膜脉络膜炎。③在孕期的中三个月感染：受染胎儿或婴儿多数表现为隐性感染，有的出生后数月或数年甚至成年时才出现症状。④妊娠后期的感染：一般在受孕 36 周后，对胎儿病损多数较轻。

先天性弓形虫病的典型表现有脑积水、大脑钙化灶、视网膜脉络膜炎和精神、运动障碍。此外，还可伴有发热、皮疹、呕吐、腹泻、黄疸、肝脾肿大、贫血、心肌炎、癫痫等。

按病情轻重及所累及的器官可将先天性弓形虫病分为五种临床类型：

1）隐匿型：为先天性弓形病的主要类型，患儿出生时外表健康而不表现症状。甚至在今后的幼儿期、青少年期至成年期均无明显症状出现，但这些患者的中枢神经系统或视网膜可有弓形虫包囊寄生，当各种原因造成患者免疫功能低下时，包囊可破裂，患者可出现弓形虫病的相应症状。

2）流产型：妊娠早期急性弓形虫感染可导致死胎、流产。产后随身体状况逐渐恢复，体内弓形虫感染状态常呈慢性期，由于母体体内已有抗弓形虫抗体存在，当再次受孕后，一般不会使下一胎胎儿受先天性弓形虫感染。因此，慢性弓形虫感染所致的第二次流产不多见。

3）全身感染型：本型多见于新生儿，因弓形虫在体内各脏器迅速繁殖，直接破坏寄生的细胞，从而表现中毒症状、全身性水肿，亦有发热、肺炎、皮疹、血小板减少、紫癜、肝炎、黄疸、脾大、腹泻、呕吐等症状，预后较差，常可迅速死亡。

4）眼弓形虫病：随着婴儿长大，弓形虫感染眼部的症状逐渐显现，单眼或双眼出现脉络膜炎、视网膜炎、脉络膜视网膜炎，可见黄斑周边区炎性病变。眼弓形虫病还可出现视神经炎、视神经萎缩、虹膜睫状体炎、白内障和眼肌麻痹等症状。

5）脑弓形虫病：小头畸形、脑积水及脑组织钙化病灶是先天性脑弓形虫病的主要表现，若再出现视网膜炎，则有先天性弓形虫病“四联症”之称。出生后的婴儿因脑部受损可出现不同程度的智力发育障碍、智商低下或神经性躁动。在存活婴儿中，大部分表现有惊厥、痉挛和瘫痪，部分婴儿有脑膜炎、脑炎或脑膜脑炎而表现出嗜睡、兴奋、啼哭、抽搐及意识障碍等。

（2）获得性弓形虫病（acquired toxoplasmosis）：为出生后感染弓形虫所致的病变，该类型与宿主免疫力密切关联。获得性弓形虫病占弓形虫病的绝大多数，患者常无特异性症状和体征。淋巴结肿大也是获得性弓形虫病最常见的临床表现之一，多见于颌下和颈后淋巴结，伴有长时间的低热、疲倦、肌肉不适、肝脾肿大或全身中毒症状。弓形虫感染也可引起多脏器损害，常累及脑和眼部，引起脑炎、脑膜脑炎、癫痫和精神异常。弓形虫眼病以视网膜脉络膜炎多见，成人表现为视力突然下降，婴幼儿可表现出对外界事物反应迟钝，也有出现斜视、虹膜睫状体炎、葡萄膜炎（色素膜炎）等，多为双侧性病变，视力障碍的同时常伴全身反应或多器官病损。

根据临床表现获得性弓形虫病可分为：

1）隐匿型：多数感染者属于此型，也称为隐性感染，临床上无明显症状，但特异性血清学检查阳性。感染者中枢神经系统或横纹肌内可以长期或终身有弓形虫包囊寄生，包囊的长期寄生也是以后免疫功能低下时造成弓形病复发的原因。

2）急性弓形虫病：常表现为淋巴结肿大，好发部位为头部和颈部，尤其在耳后侧颈根部位，可见肿大的淋巴结并有压痛。临床表现为有低热、头痛、咽炎和全身不适等类似感冒的症状。个别患者可表现有肝炎、心肌炎、心包炎、肺炎、胸膜炎、肌炎、腹膜炎等症状。

3）继发性弓形虫病：弓形虫隐性感染者因各种原因造成机体免疫功能受损，抵抗力下降，使隐性感染时寄生在组织包囊内的缓殖子被激活，继而转化为速殖子扩散组织中，导致组织损伤。根据不同的临床表现，一般可分为四种类型：①中枢神经病变型：出现中枢神经系统弓形虫病症状，多见于免疫功能低下者，如器官移植、服用肾上腺皮质激素等免疫抑制剂、肿瘤及艾滋病（AIDS）患者。临床上表现为脑炎、脑膜炎、脑膜脑炎、癫痫和精神异常等症状，有些患者表现为不明原因的偏头痛。在死亡患者的脑病理组织中可见多发性灶性坏死、神经细胞消失，病变组织周围为淋巴细胞、巨噬细胞浸润及血管充血。在脑组织中可见包囊和游离的速殖子。在有些患者的脑脊液中可查见速殖子。②心肌炎和心包炎型：患者可出现发热、腹痛、扁桃体炎、眼睑水肿等。通常无明显心脏异常症状，也可表现有心悸、颈静脉怒张、胸痛、呼吸困难，偶尔可闻及心包摩擦音等。重者可出现胸前或胸骨后钝痛、尖锐痛，向颈部和肩部放射等症状。严重时可出现心脏传导障碍，很快引致心力衰竭，如不及时治疗常可致死。③肝炎型：原发性弓形虫肝炎，患者呈急性发病过程，常以腹痛、腹泻等肠炎症状开始，随后出现食欲缺乏、倦怠、肝大和轻度黄疸等。继发性弓形虫肝炎呈慢性发病过程，多发生于淋巴结炎后，表现肝脾肿大、肝痛、皮肤黄疸等症状，病程长、易复发，并逐渐发展为肝硬化、腹水等。④重症型：潜伏期为 10 ～ 15 天，病程持续增 10 至数月不等。症状有高热、淋巴结炎、大关节疼痛、肌肉痉挛或疼痛、皮肤斑疹、头痛等。由于多脏器受累，可出现多种临床症状。神经系统症状表现为淡漠、谵妄、嗜睡、阵发性抽搐、脑膜刺激症状；其他症状有心肌炎、间质性肺炎、肝脾肿大、严重贫血和蛋白尿等。有时在横纹肌和血液中可分离出弓形虫。若及时给予特异性治疗，病情有转危为安的可能；若不及时诊断和治疗可导致死亡。对于艾滋病、白血病、丙种球蛋白缺乏症、恶性肿瘤、器官移植、接受免疫抑制剂或长期使用肾上腺皮质激素治疗的患者，其感染弓形虫时，较容易发展为全身多个脏器受累的重症弓形虫病。

此外，这些患者可使隐性感染状态转为急性或亚急性，弓形虫急性播散导致严重的全身性弓形虫病，引起脑膜脑炎、肝炎、肺炎、心肌炎、心包炎、广泛性肌炎、关节炎、肾炎和腹膜炎等；其中 AIDS 患者如并发弓形虫脑炎，多在 2 ～ 8 个月内死亡。

四、免　疫

机体对弓形虫感染后的保护性免疫力以细胞免疫为主，其中 T 细胞、巨噬细胞和 NK 细胞起主导作用。致敏 T 细胞释放的多种淋巴因子如 IFN-γ、IL-4、IL-6、IL-10 及 IL-12 等，除了可调节和活化巨噬细胞及其他免疫细胞外，也可直接参与杀灭虫体和抑制虫体活性。在感染早期，对弓形虫的非特异性免疫反应主要是巨噬细胞和 NK 细胞的协同作用，其他细胞如 γδT 细胞、中性粒细胞、嗜酸性粒细胞、肥大细胞都有可能通过分泌多种淋巴因子参与非特异性免疫反应。小鼠刚地弓形虫感染模型的研究表明，在脂多糖（LPS）或 TNF-α 存在的情况下，IFN-γ 可活化巨噬细胞并激发其对弓形虫的细胞毒作用，效应机制主要与活化巨噬细胞产生一氧化氮直接抑制弓形虫以及 IFN-γ 诱导产生的吲哚胺 -2，3- 二氧化酶降解弓形虫生长所必需的色氨酸有关。$CD4^+$ T 细胞是宿主感染弓形虫或疫苗接种后形成免疫力的重要细胞，抗弓形虫获得性免疫与活化巨噬细胞和 NK 细胞分泌的 IL-12 和 IFN-γ 触发 Th1 型反应途径有关。$CD8^+$ T 细胞经弓形虫表面蛋白抗原和 $CD4^+$ T 细胞分泌的 IL-2 活化后，在感染活动期可针对速殖子或弓形虫感染细胞发挥细胞毒作用，这种保护性免疫力可以被动转移。在抗弓形虫感染免疫中，IFN-γ、IL-12、TNF-α、IL-2、IL-5、IL-6、IL-15、IL-18 等为保护性细胞因子，主要由 Th1 型细胞和巨噬细胞等多种细胞分泌，它们在非特异和特异抵抗弓形虫感染过程中可促进效应细胞对虫体的杀伤作用。IL-4、IL-10、TGF-β 等为调节性细胞因子，主要由 Th2 型细胞分泌，它们通过抑制 Th1 型细胞免疫反应来下调宿主对弓形虫感染的抵抗作用。此外，弓形虫也可产生一些下调宿主免疫反应的因子，如弓形虫分泌因子可阻断巨噬细胞内 NF-κB 信号通路，导致 IL-12 和 TNF-α 生成减少；弓形虫分泌物还能抑制 STAT1 活性，使巨噬细胞表面 IFN-γ 刺激主要组织相容性复合体Ⅱ类分子表达下调。重症联合免疫缺陷（SCID）抵抗弓形虫的感染主要依赖 NK 细胞。NK 细胞的活性决定于活化巨噬细胞分泌的 IL-12 、TNF-α 以及信号转导与转录活化蛋白 4（STAT4）信号途径的刺激。

特异性抗体在保护性免疫上效果不明显，弓形虫感染后首先产生 IgM 抗体，目前作为血清学诊断重要的标志物之一。IgG 抗体是感染后第二个出现的抗体类型，主要包括 IgG_1、IgG_2 和 IgG_3，它们均可以介导抗体依赖细胞介导的细胞毒效应（ADCC）或者调理吞噬作用，作用目标主要针对破细胞后游离的速殖子。

在感染早期，IgM 和 IgA 升高，并在 4 个月内逐渐消失。感染后 1 个月，IgG 升高，该抗体维持时间长，可通过胎盘传至胎儿，新生儿血清检查常可出现阳性结果，IgM 不能通过胎盘。IgA 抗体在消化道黏膜分泌物和血清中均可检测到，IgA 抗体出现时间较短，一般维系 1 年左右。在免疫缺陷个体中，IgA 可作为弓形虫早期感染的标志。

五、诊　　断

主要包括病原学、免疫学和分子生物学检测。

1. 病原学检查

（1）涂片染色法：以急性期患者的腹水、胸腔积液、羊水、脑脊液或血液等经离心后，取沉淀物做涂片，也可采用活组织穿刺如骨髓穿刺物涂片，经吉姆萨染色镜检。涂片染色法简便易行，但检出率不高，阴性者不能排除。涂片经免疫酶或荧光染色法观察特异性反应，可提高虫体的检出率。

（2）动物接种分离法和细胞培养法：动物接种和细胞培养也是目前比较常用的病原学检查法。将样本接种于敏感实验动物如小白鼠腹腔内，一周后剖杀，取腹腔液镜检滋养体，阴性者需盲目传代至少 3 次；样本亦可接种于离体培养的单层有核细胞。

2. 免疫学检查　弓形虫病原学检查比较困难且阳性率不高，所以免疫学试验仍是目前广泛应用的重要诊断参考依据。常用方法有：

（1）染色试验（dye test，DT）：为经典的特异血清学方法，具有良好的特异性、敏感性和重复性。原理为采用活滋养体在有致活因子的参与下与样本中的特异性抗体作用，使虫体表膜破坏而不为亚甲蓝（美蓝）所染。镜检时 60% 的虫体不着色为阳性；如测定滴度，则以 50% 的虫体不着色者为血清最高滴度。虫体多数染成蓝色为阴性。该试验需要活的虫体为其局限性所在。

（2）间接血凝试验：此法有较好的特异性和敏感性，操作简易，适用于广泛现场调查和流行病学调查。

（3）间接免疫荧光抗体试验：此法可测同型及亚型抗体，其中检测 IgM 具有早期诊断价值。因需荧光显微镜，故在基层推广有困难。

（4）酶联免疫吸附试验：用于检测宿主的特异循环抗体或抗原，已有多种改良法广泛用于早期急性感染和先天性弓形虫病的诊断。目前，已有市售的诊断试剂盒，临床上多采用同时检测 IgM、IgG 诊断现症感染。

（5）免疫酶染色试验：效果与 IFA 相似，用一般光学显微镜观察，便于基层推广应用。

其他免疫学检测方法还有对循环抗原（CAg）的检测。弓形虫感染时，循环抗原出现的时间早于抗体，一般认为用双夹心法检测弓形虫循环抗原，有助于诊断人急性弓形虫感染，特别是对免疫受损患者更适用。

免疫学检查时的注意事项：①选用的诊断试剂质量要可靠，并注明生产厂家；②结合临床，严格区分弓形虫感染与弓形虫病；③免疫学检查曾阳性，服药后转阴者，不能轻率地以“抗弓形虫治疗有效”作为回顾性诊断。

目前，对准妈妈的孕期体检中有一项叫作 TORCH 的检查。TORCH 一词由几种病原体英文名称的第一个字母组合而成，其中字母 T 就代表弓形虫。TORCH 检查的时间一般在孕早期，通常需要抽血来检查两种弓形虫抗体 IgG 和 IgM，结果判定见表 9-3。

表 9-3　弓形虫 TORCH 检查的结果判定及应对

IgG	IgM	结果	应对策略
阳性	阳性	近期感染了弓形虫	采取其他检测方法确诊
阴性	阳性	急性弓形虫感染	若确诊，孕早期孕妇应终止妊娠；孕中、晚期应酌情采取流产或给予药物治疗，分娩时监测新生儿脐血清弓形虫 IgM，确定有无宫内感染
阳性	阴性	有弓形虫感染史，机体产生了免疫力	一般不需进一步处理
阴性	阴性	未感染过弓形虫	

3. 分子生物学方法　近年来将 PCR、DNA 探针技术、各种杂交技术及基因芯片技术应用于检测弓形虫感染，具有更灵敏、特异、早期诊断的意义并开始试用于临床。

此外，为了确定胎儿子宫内受感染与否以及受损情况，可采用 B 超检查、羊水和胎血检查，以便采取相应措施，预防和减少不良后果的发生。

六、流行与防治

（一）分布与流行状况

1. 分布　弓形虫病为人兽共患寄生虫病，人群感染相当普遍，呈世界性分布。1980 年后人体弓形虫病例报道逐渐增多。据我国人体弓形虫流行病学调查结果，病例报道遍及 14 个省、自治区、直辖市，感染率在 0.33% ～ 11.76%，其中多属隐性感染。目前已证实许多哺乳类（超过 140 种）、鸟类及爬行类动物均有自然感染，特别是一些与人关系密切的家畜如牛、羊、猪、犬、兔等，感染率相当高（53% ～ 85%），其中猫等猫科动物感染率非常高，猪为家畜中感染率最高者；其他如家禽、禽蛋、鲜奶等，这些均可作为人体弓形虫感染的重要传染源。近年来，随着城市人口的增加，宠物饲养（尤其是养猫）队伍不断扩大，加上忽略饮食卫生等原因，弓形虫感染的潜在危险极度加大。据调查，有些地区农村猫的感染率可高达 44.89%，城市猫的感染率为 19.64%；农村犬的感染率为 29.54%，城市犬的感染率为 11.54%；猫和犬饲养者的弓形虫感染率为 31.41%。

造成弓形虫感染广泛流行的主要原因有：①生活史各阶段均有感染性；②中间宿主广泛，弓形虫可在终宿主间、中间宿主间，终宿主与中间宿主间互相感染；③滋养体、包囊具有较强的抵抗力；④包囊可在中间宿主组织内长期存活；⑤卵囊排放量大，且对外界环境抵抗力强。

2. 流行环节

（1）传染源：感染的动物为本病的传染源，感染弓形虫的猫等猫科动物，其粪便中有卵囊排出，是人体弓形虫病流行的主要传染源之一。感染弓形虫的其他动物的种类有 140 种以上。孕妇可通过胎盘感染胎儿，也具有传染源的意义。

（2）传播途径：包括先天性传播，即胎儿在母体经胎盘而感染，或经食入未煮熟的含有弓形虫的肉制品、蛋、乳类制品而感染；也可经皮肤、黏膜损伤处或经输血、器官移植而感染；接触被卵囊污染的土壤、水源亦为重要的传播途径。节肢动物（蝇、蟑螂）携带卵囊也有一定的传播意义。经口食入卵囊污染的食物、饮用水，或含有活的速殖子、包囊的动物肉食，是人体感染弓形虫的主要方式。弓形虫感染方式主要有：

1）先天性感染：指妇女妊娠期间初次感染弓形虫，速殖子可经胎盘感染胎儿，也可由羊水经胃肠道造成感染。在妊娠 13 周以内，经胎盘传播给胎儿的概率较低，但一旦感染发生临床症状的危险率较高。妊娠 13 周后，随着妊娠时间的延长，经胎盘弓形虫传给胎儿的概率增加。

2）后天性感染：其主要传播途径有：①猫粪中排出的卵囊污染食物、水源，经口感染人体；②动物组织中的速殖子、包囊可经口感染人体，也可通过接触经皮肤伤口感染；③人体血液中的速殖子也可经输血、骨髓移植或通过接触经皮肤伤口感染。

3）实验室感染：主要是操作不当，因不慎接触速殖子，虫体可经口、鼻、眼黏膜，或实验器械划破的皮肤伤口侵入。

（3）易感人群：人类对弓形虫均易感，无性别差异。弓形虫的感染率与职业、生活方式、饮食习惯密切相关。胎儿、婴幼儿、免疫缺陷者如肿瘤和艾滋病患者更易感，也容易使隐性感染转变为急性复发。

（二）防治

1. 预防措施

（1）宣传教育：开展卫生宣传教育，增强对弓形虫预防知识的了解，大力提倡个人卫生、环境卫生的良好习惯及相关设施建设。蔬菜和水果在食用前要彻底清洗，接触过肉制品的手，切肉后的砧板、菜刀，以及洗肉的水槽等用肥皂和水彻底清洁。

（2）加强食品卫生：加强肉类检疫，注意饮食卫生，不吃生或半生的肉、奶制品；加强对家畜、家禽和可疑动物的监测和隔离。肉制品冷藏和高温处理预防弓形虫感染，寒冷和高温均可杀死动物肉中的弓形虫，食用的动物肉类应在 −20℃低温保存后或加温至 70℃以上再食用，并在烹饪过程中不要尝试肉味；特别是在调制肉馅过程中，严禁用嘴尝味及吞咽生肉馅。

（3）加强妊娠期卫生：为防止先天性弓形虫病的发生，孕妇应定期做血清学监测；特别要注意避免接触猫、生肉和土壤；妊娠期间不食烤肉类食品、生的或半生的蛋制品和奶类，最好不要食用火锅类食物。

（4）科学养猫、加强家养动物管理：加强养猫的管理，尽量避免猫钻入被窝、沙发等居所，采用烧煮过的食物喂饲猫，并定期清扫猫窝。加强对家畜、家禽和可疑动物的监测和隔离。

（5）疫苗预防：由于目前缺乏有效的治疗和预防的药物，研制行之有效、廉价的抗弓形虫疫苗，对及早预防弓形虫病有非常突出的意义。以亚单位疫苗弓形虫 p30 和 p35 抗原与其他抗原或细胞因子联合制成的复合疫苗可使机体产生保护性免疫力，但目前仍处于实验阶段。

2. 治疗 对急性期患者应及时药物治疗，但迄今尚无理想的特效药物。目前常用的药物中磺胺嘧啶与乙胺嘧啶、米诺环素（二甲胺四环素）与磺胺嘧啶联合用药效果较好；克林霉素（氯林可霉素）、乙胺嘧啶加上甲氧苄啶（TMP）联合用药，氯林可霉素与螺旋霉素联合用药具有一定疗效。其他药物还有多西环素（强力霉素）、罗红霉素等。螺旋霉素为孕妇首选，其毒性小，组织内分布浓度高。疗程中适当配用免疫增强剂，可提高疗效。许多中药或其提取物如甘草、厚朴、青蒿素、蒿甲醚、松萝酸等均有一定的疗效。

第四节 隐孢子虫

隐孢子虫（*Cryptosoridium* Tyzzer，1907）属顶复门（Phylum Apicomplexa）中的孢子虫纲（Sporozoa），球虫目（Coccidia），隐孢子虫科（Cryptosporidae）。隐孢子虫体积微小，可寄生于多种哺乳动物、鸟类、爬行类和鱼类。可以感染人体和某些哺乳动物导致隐孢子虫病（cryptosporidiasis）的病原体有微小隐孢子虫（*Cryptosporidium parvum*）和人隐孢子虫（*Cryptosporidium hominis*），它们是重要的引起人和动物腹泻的机会性致病原虫。微小隐孢子虫既可感染人也可感染家畜，人隐孢子虫仅感染人体。人的隐孢子虫病于1976年由Nime和Meisel首次报道。隐孢子虫病已被世界卫生组织列为最常见的6种腹泻病之一，并于1986年被列为艾滋病的怀疑指标之一。由于隐孢子虫感染广泛存在，是人类和幼畜腹泻的重要病原，此虫引起了兽医学、临床医学、流行病学、药物学、公共卫生等领域极大的重视。

一、形态与生活史

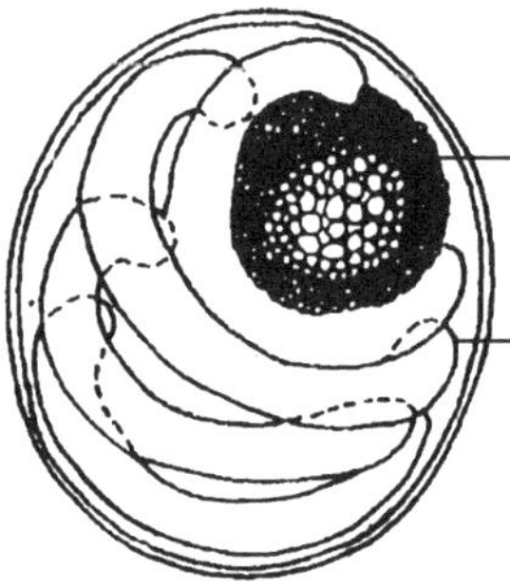

图9-12 隐孢子虫卵囊

卵囊呈圆形或椭圆形，直径4～6μm。在粪便中的卵囊为厚壁卵囊，具双层囊壁。成熟的卵囊内含有4个裸露的子孢子和由颗粒物组成的残留体（residual body），子孢子呈月牙形（图9-12）。未经染色的卵囊很难识别。经改良抗酸法染色后，背景染成蓝绿色，虫体染成玫瑰色。由于卵囊在标本中所处的位置不同，在用显微镜观察时，囊内子孢子呈不规则排列。残留体为呈暗黑色或棕色的颗粒状。

隐孢子虫生活史中包括子孢子、滋养体、裂殖体、裂殖子、配子体、配子、合子和卵囊等发育阶段，卵囊为感染阶段，随宿主粪便排出体外的卵囊即具感染性。隐孢子虫生活史简单，整个发育过程无须宿主转换。繁殖方式包括无性生殖（裂体增殖和孢子生殖）及有性生殖（配子生殖）两种方式，均在同一宿主体内完成。发育各期于宿主小肠黏膜上皮细胞膜与胞质间形成的纳虫空泡内进行，整个生活史需5～11天。

当卵囊被人和易感动物吞食后，经消化液作用囊内4个子孢子逸出，附着和侵入于肠上皮细胞并在纳虫空泡内行裂体增殖，发育为滋养体；经3次核分裂发育为Ⅰ型裂殖体（成熟的Ⅰ型裂殖体含8个裂殖子）。成熟的裂殖子被释放后，侵入其他上皮细胞，发育为第2代滋养体，后者经2次核分裂发育为Ⅱ型裂殖体（成熟的Ⅱ型裂殖体内含4个裂殖子），成熟后释出裂殖子并侵入肠上皮细胞发育为雌、雄配子体，进一步发育为雌雄配子，二者结合后形成合子，开始孢子生殖阶段。合子发育成卵囊，成熟的卵囊含4个裸露的子孢子。卵囊有薄壁（约占20%）和厚壁（约占80%）两种类型。薄壁卵囊只有一层单位膜，其内子孢子逸出后直接侵入肠上皮细胞，依然行裂体繁殖而致宿主自身体内重复感染。厚壁卵囊在肠上皮细胞内形成子孢子，当囊内发育成4个子孢子后，它们随宿主粪便排出体外即可感染新的宿主（图9-13）。

二、致病与诊断

（一）致病

隐孢子虫寄居于小肠黏膜上皮细胞内尤其在细胞刷状缘形成的纳虫空泡内，破坏肠绒毛的正常生理功能，影响消化和吸收。轻度感染者，肠黏膜病理变化并不明显；严重感染者，小肠绒毛表面可出现凹陷、萎缩，变短变粗，或融合、移位和脱落。肠黏膜的上述病理变化破坏了小肠正常生理功能，因而导致消化吸收障碍和腹泻。空肠近端为虫体数量最多的部位之一。感染隐孢子虫后约有 80% 的人发病并出现临床症状，潜伏期为 1 周左右，患者临床症状的严重程度与机体免疫状态有关；余者则为隐性感染，患者可自粪便内排出卵囊。

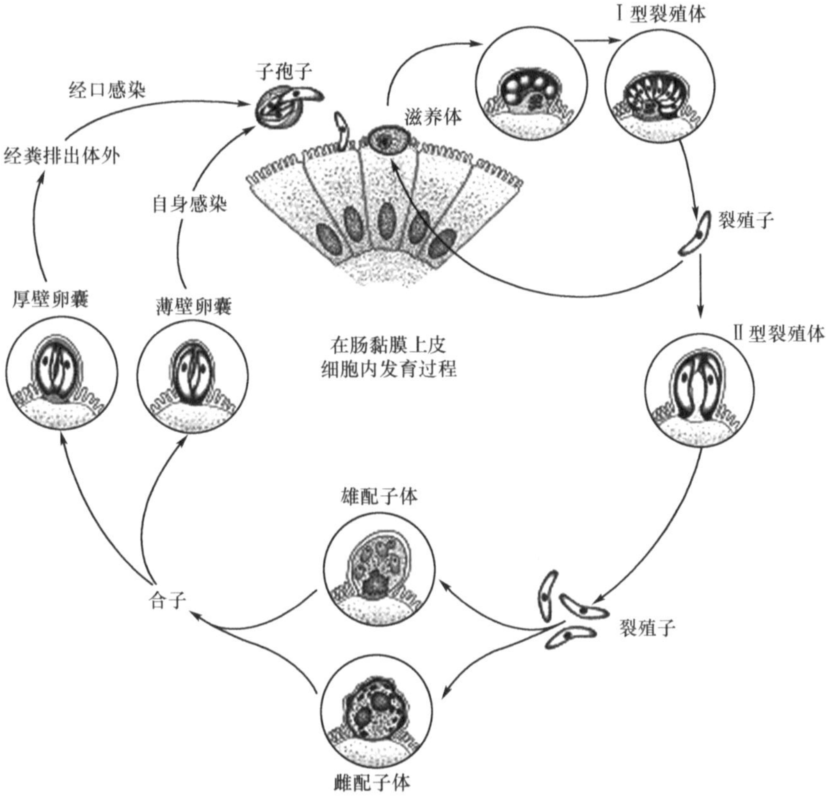

图 9-13 隐孢子虫生活史

机体免疫力正常者感染本虫后，常表现为自限性腹泻，每日排便数次，粪便呈水样或泡沫样，量大；可伴有腹部痉挛性疼痛、恶心、厌食、发热和全身不适等症状，病程一般为 1 ～ 2 周，随后症状便逐渐减轻或消退。此时，患者粪便内可排出卵囊，持续数周。免疫功能异常的患者病情重且顽固，不能自愈，发病多为渐进性，腹泻的程度更加严重，粪便量每日可达 5 ～ 10L。如果患者的免疫缺陷状况得不到纠正，腹泻可长期甚或终身持续，营养吸收障碍，甚至广泛播散至肠外组织器官，如肺脏、胆道、胰腺，以及呼吸系统等。AIDS 患者感染隐孢子虫，常表现为顽固性、霍乱样水泻，每日达数十次，水泻量最高可达 17L，由此导致患者严重脱水、电解质紊乱和营养不良，最终因全身衰竭而死亡，病死率达 50%。在欧洲和非洲，有近 50% 的 AIDS 患者并发本虫感染并引起腹泻，国外已经把检测隐孢子虫列为 AIDS 患者的常规检查项目之一。

（二）诊断

1. 病原学检查 在腹泻患者粪便内查到卵囊即可确诊。取材：可取腹泻患者的粪便；播散性隐孢子虫病则用十二指肠引流法或肠检胶囊取胆汁、十二指肠液。粪便或组织液可以硫酸锌低速离心浮聚法或醛醚沉淀法浓缩卵囊。由于未染色的卵囊无色透明，且易与标本中的非特异性颗粒相混淆，故需采用染色方法进行确诊，具体方法有：

（1）金胺 - 酚染色法：染色后卵囊呈圆形，乳白色，略带绿色的荧光。

（2）改良抗酸染色法：该染色法应用最广，是确诊隐孢子虫感染的可靠方法。染色的卵囊为玫瑰红色，背景呈蓝绿色，可见内部的孢子囊等结构。

（3）金胺 - 酚改良抗酸染色法：以金胺 - 酚染色后，再用改良抗酸染色法复染。卵囊同为玫瑰红色，非特异性颗粒被染成蓝黑色。

2. 免疫学检查 免疫学诊断方法有荧光标记单克隆抗体法、ELISA 以及 Western blot 方法，其特异性和敏感性均较高。血清抗体阳性仅表示患者曾经感染，对隐孢子虫病确诊意义不大，故适用于流行病学调查。

3. 分子生物学方法 PCR 是一种有效的诊断方法，可用于检测隐孢子虫基因，具有较高的敏感性和特异性，检测的目的基因有 18S rDNA、乙酰辅酶 A 合成酶等。PCR 法检测粪便标本中的卵囊也有较高的特异性和敏感性；该法也可用于检查临床标本和环境水样本中的隐孢子虫，能区分虫体基因型。

三、流行与防治

（一）分布与流行状况

隐孢子虫呈世界性分布，各洲均有隐孢子虫病流行的报道，隐孢子虫已被列为世界最常见的致泻原之一。发展中国家的感染率高于发达国家，发达国家人群感染率为 0.6% ～ 20%，发展中国家为 4% ～ 25%；欧洲和北美人群感染率为 1% ～ 3%，亚洲为 5%，非洲为 10%，我国为 1.36% ～ 13.3%，腹泻儿童的平均感染率为 2.14%。水源污染是人体隐孢子虫感染的重要途径，暴发流行常见于与患者或病牛接触后的人群，或发生于幼儿园和托儿所等儿童集聚的地方，儿童较成人易感。近年来，在英美等国均有隐孢子虫腹泻暴发流行的报道，如美国曾发生过几起水源性隐孢子虫病暴发流行，在 Milwaukee 的发病人数达 40 万人之多。在同性恋 AIDS 患者中感染率非常高，达 50%。

1. 传染源 患者和无临床症状的卵囊携带者是主要的传染源。动物传染源主要为新生小牛、小山羊，其他有羊、猫、犬和兔等，它们排出的卵囊对人也有感染力。目前已经鉴定引起人兽共患病的隐孢子虫有 8 个种和 3 个基因型，分别为微小隐孢子虫、人隐孢子虫、犬隐孢子虫、猫隐孢子虫、鼠隐孢子虫、猪隐孢子虫、安氏隐孢子虫、贝氏隐孢子虫，以微小隐孢子虫和人隐孢子虫最为常见。

2. 传播途径 主要经“粪 - 口”方式传播。水源污染是造成隐孢子虫病在人群中暴发流行的主要原因，人主要通过被卵囊污染的饮用水和食物而感染。同性恋者之间的肛交可导致本虫的间接传播，是值得重视的一种性传播方式。此外，卵囊的抵抗力强，在一般消毒剂作用下不易被杀死。

隐孢子虫的感染与发病有一定的季节性，高峰季节通常是春季、夏末和秋季。研究表明隐孢子虫的暴发流行与天气（如超常降雨量）有关。雨季流水冲刷使粪池中粪便溢出，动物粪便被冲入河流，污染水源，感染从动物传到人类。

3. 易感人群 人对隐孢子虫普遍易感。极度易感者包括婴幼儿、接受免疫抑制剂治疗或大量应用多种抗生素的患者、免疫功能低下者、非母乳喂养的婴儿等。

（二）防治

1. 预防措施 患者和病畜粪便中的卵囊污染水源和食物是引起隐孢子虫病流行的主要原因，因此加强人、畜粪便的管理，注意个人和饮食卫生是防止本病流行的基本措施。加强对免疫功能低下的人群，尤其是对艾滋病患者的保护。增强免疫功能，避免接触患者和病畜。提倡喝开水（65℃，30 分钟即可杀死卵囊），饮用乳制品也应经消毒处理。

2. 治疗 当前对于本病的治疗尚无理想的药物。巴龙霉素、螺旋霉素及阿奇霉素等可以改善临床症状和缩短病程，同时能抑制卵囊排放数量，但长期疗效仍不确定。国内试用大蒜素治疗，证实有一定疗效。免疫支持疗法如特异性人血清免疫球蛋白、白介素等免疫制剂可以缓解临床症状。

第五节　巴　贝　虫

巴贝虫（*Babesia*）属孢子虫纲（Class Sporozoa）、梨形虫目（Piroplasmorida）、巴贝虫科（Babesiidae）。感染人的巴贝虫主要包括田鼠巴贝虫（*Babesia microti*）、分歧巴贝虫（*Babesia divergens*）、维氏巴贝虫（*Babesia venatorum*）、邓氏巴贝虫（*Babesia duncani*）等。巴贝虫寄生在脊椎动物红细胞内，主要通过硬蜱在人与动物间传播或输血传播，引起巴贝虫病（babesiosis），也是一种人兽共患病。巴贝虫呈世界性分布，其种类超过 100 多种。巴贝虫宿主特异性强，在特定条件下，不同种系宿主可交叉感染。1957 年 Skrabalo 和 Deanovic 在南斯拉夫首次报道人巴贝虫病，我国于 1982 年首次在云南发现 2 例巴贝虫病例。

一、形态与生活史

红细胞内寄生的巴贝虫形态具有多样性。常见虫体形态有环形、圆形、杆形、点状、梨形、阿米巴形等（图 9-14）。典型形态为梨形，往往在一个红细胞内有多个虫体寄生，且可为不同发育时期的虫体；以 1 ～ 4 个虫体居多，形如篮筐样。经瑞氏或吉姆萨染色后，胞质呈蓝色，核呈红色。根据虫体大小分为：大型虫，体长 2.5 ～ 5μm，包括牛巴贝虫、吉氏巴贝虫；小型虫，体长 1.0 ～ 2.5μm，包括邓氏巴贝虫、卵形巴贝虫、鼠巴贝虫。

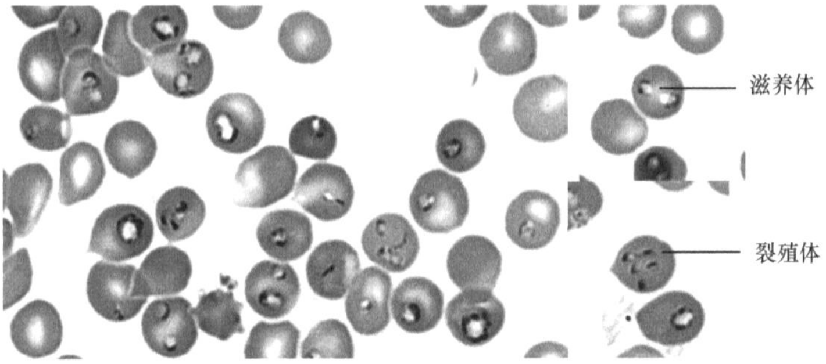

图 9-14　巴贝虫寄生于人体红细胞的形态（薄血片）

巴贝虫的生活史主要包括蜱体内发育和人 / 脊椎动物红细胞内发育两个发育阶段，经历三个繁殖期，即配子生殖（在蜱肠中配子形成和融合）、孢子生殖（在蜱唾液腺中的无性生殖）和裂体增殖（在脊椎动物和人等宿主红细胞内无性生殖）。巴贝虫的子孢子通过蜱叮咬随唾液进入人或脊椎动物体内，侵入红细胞后，通过出芽生殖方式或二分裂增殖发育成裂殖子。随着红细胞破裂，裂殖子释放后，再侵入新的红细胞，重复上述增殖方式。部分滋养体停止增殖，可直接发育为雌、雄配子。配子通过蜱吸食宿主血液进入蜱体内，在肠道中配子结合成合子，然后进行多分裂方式增殖，再通过血淋巴移行至蜱体内各个组织。移行到蜱唾液腺的合子，进一步发育为子孢子，随着叮咬宿主进入血液完成下一个生活周期。除了直接叮咬外，蜱还可通过其他方式传播巴贝虫病。①经卵传递：雌蜱吸血后，巴贝虫在蜱体内繁殖发育，进入蜱卵巢，并经卵传递给下一代，幼蜱发育成熟后可吸血传播巴贝虫病。②期间传播：吸食含有巴贝虫血液的幼蜱成熟后，可将病原体传给下一个发育阶段。

二、致病与诊断

巴贝虫致病与虫种、虫体破坏红细胞相关，还与宿主的免疫状态有关。脾切除、免疫缺陷患者及老龄者感染后症状严重。患者常有硬蜱叮咬史、输血史或脾摘除史等病史。

巴贝虫病潜伏期为蜱叮咬后的 1 ～ 4 周或是输血后的 1 ～ 9 周。患者临床表现多样，症状有低热、疲惫和不适感、轻微头痛、虚弱、乏力及食欲缺乏等，伴有恶心、呕吐。重症患者起病急，表现为持续不定期高热、寒战、大汗不止、头痛剧烈、肌痛，甚至周身关节疼痛。患者可出现不同程度的贫血、黄疸及蛋白血尿，肝、脾有轻度至中度肿大。危重患者多为脾切除患者，起病急骤，有溶血性贫血，伴发黄疸、蛋白尿、血尿，呼吸系统、心脏、肾脏和肝脏衰竭等。这类患者往往并发细菌感染和成人呼吸窘迫综合征，死亡率高。

巴贝虫病的病原学诊断，常以采集患者外周血制备薄血涂片，经吉姆萨染色后油镜观察。该法适用于巴贝虫病急性期的病原体检测，但亚临床感染或是慢性感染时检出率较低，易出现漏诊。由于巴贝虫虫体与环状体期恶性疟原虫很相似，易出现误诊。免疫学诊断方法包括酶联免疫吸附试验（ELISA）、间接免疫荧光试验（IFA）、免疫斑点法（dot-ELISA）等可用于辅助诊断、流行病学调查和血液筛查。其他诊断方法常采用聚合酶链反应（PCR）、实时定量 PCR（real-time PCR）、环介导恒温扩增技术（LAMP）等分子核酸检测技术扩增巴贝虫的 18S RNA、热休克蛋白（Hsp）、微管蛋白（tubulin）等保守基因片段。

三、流行与防治

巴贝虫呈世界性分布，其种类超过 100 多种。美国主要流行田鼠巴贝虫，欧洲分歧巴贝虫多见。近年来，在埃及、南非、澳大利亚、巴西、日本、韩国等地相继报道了人巴贝虫病例；我国也有田鼠巴贝虫、分歧巴贝虫及维氏巴贝虫感染人体的报道。巴贝虫宿主广泛，常见有啮齿类动物、牛、鹿、犬、浣熊、鸟类等动物。虫种具有严格的宿主选择性，可以感染人体的种类不多。巴贝虫病主要通过蜱叮咬传播，其次为输血传播及经胎盘传播。硬蜱是巴贝虫重要的传播媒介，常见蜱种有草原革蜱、森林革蜱、中华革蜱、镰形扇头蜱、长角血蜱等。

人对巴贝虫普遍易感，脾切除、免疫缺陷者及老龄者更易感染。

预防措施主要包括：穿防护衣避免皮肤暴露或使用驱虫剂防止蜱叮咬，加强公共卫生设施管理，消灭蜱孳生环境，灭蜱、灭鼠以及接种疫苗。

巴贝虫病的治疗通常采用克林霉素（clindamycin）与奎宁、阿奇霉素（azithromycin）与奎宁等的联合用药；阿托伐醌（atovaquone）、氯胍与阿奇霉素联合用药也比较常见。病情轻者可用阿奇霉素与阿托伐醌联合用药，严重者可用克林霉素与奎宁联合用药。原虫血症较高、伴溶血患者则需输血。

第六节　其他孢子虫

一、肉孢子虫

肉孢子虫（*Sarcocystis*）属孢子虫纲，寄生宿主广泛，主要寄生于食草动物，偶尔寄生于人。1843 年由 Miesher 首次发现，1865 年 Kühn 在猪肉内发现，随后 Lankester（1882）定其属名为 *Sarcocystis*。直到 20 世纪初才被确认为一种常见于食草动物（牛 、羊、猪、马等）的寄生虫，亦可感染人，引起人兽共患性疾病。目前已知可寄生于人体的肉孢子虫有三种：林氏肉孢子虫（*S. lindermanni* Rivolta，1878），又名人肌肉肉孢子虫；牛 - 人肉孢子虫（*S. bovihominis* Railleita & Lucet，1891），又名人肉孢子虫（*S. hominis*）；猪人肉孢子虫（*S. suihominis* Taelros & Laarman，1976），又名人猪肉孢子虫（*S. suihominis*）。因人肉孢子虫和猪人肉孢子虫均寄生于人体小肠组织，故有人将其统称为人肠肉孢子虫。

（一）形态与生活史

成熟卵囊为椭圆形，囊壁较薄，内含 2 个孢子囊。孢子囊呈卵圆形或椭圆形，囊壁双层、透明，内含 4 个子孢子，大小为 13.6μm×（8.3 ～ 10.6）μm。人肉孢子虫的孢子囊比猪人肉孢子虫的孢子囊稍大（19μm×13μm）。在中间宿主肌肉中的肉孢子虫囊呈圆柱形或纺锤形，大小为（1 ～ 5）mm×

（1 ～ 2）mm，囊内有许多间隔把囊内虫体分割成簇（图 9-15）。

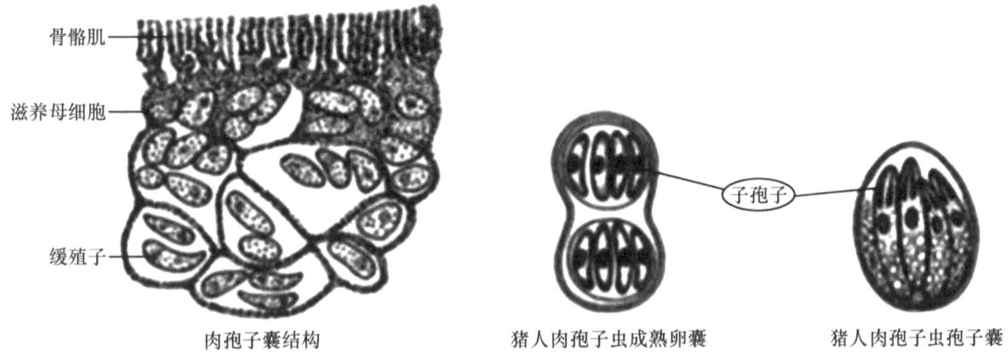

图 9-15 肉孢子虫形态

肉孢子虫生活史包括卵囊（oocyst）、孢子囊（sporocyst）和肉孢子囊（sarcocyst）阶段，人、猕猴、黑猩猩等食肉类动物为人肠肉孢子虫的终宿主，牛、猪分别为人肉孢子虫和猪人肉孢子虫的中间宿主。当中间宿主（食草类）食入终宿主粪便中的孢子囊或卵囊后，在其小肠内子孢子逸出，穿过肠壁进入血液，在多数器官的血管内皮细胞中发育为裂殖体，经几代裂体增殖后，释放大量的裂殖子，后者再侵入肌肉组织而发育为肉孢子囊，其中含有许多缓殖子。肉孢子囊多见于横纹肌和心肌。当终宿主吞食中间宿主肌肉中的肉孢子囊后，缓殖子释出并侵入小肠固有层，无须裂体增殖就直接形成配子，雌、雄配子交配后发育为卵囊，并在小肠固有层发育成熟（图 9-16）。

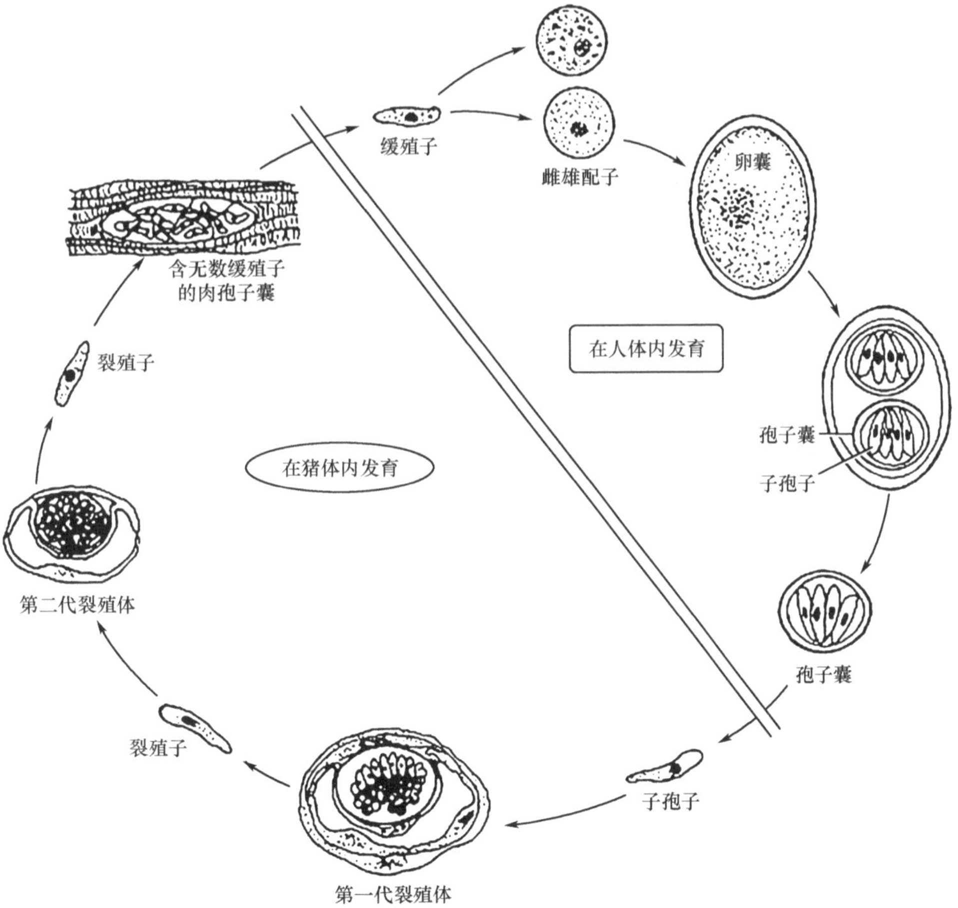

图 9-16 肉孢子虫生活史

人肌肉肉孢子虫的中间宿主为人，其终宿主可能为食肉类哺乳动物、猛禽或爬行类。

（二）致病与诊断

肉孢子虫的致病作用一般不很明显，绝大多数患者无明显的症状。严重者可出现食欲减退、恶心、间歇性腹痛、腹泻等症状，或伴有贫血、外周嗜酸性粒细胞增多。动物（牛、羊等）感染肉孢子虫后，在严重感染的急性期，可出现消瘦、流产、瘫痪，甚至死亡。肌肉中的肉孢子囊可破坏所侵犯的肌细胞，长大后可造成邻近细胞的压迫性萎缩，一旦肉孢子囊破裂，可释放出一种很强的毒素——肉孢子毒素（sarcocystin），作用于神经系统、心、肾上腺、肝和小肠等，大量毒素可导致患者死亡。

诊断本病主要通过粪便检查如硫酸锌漂浮法查卵囊或孢子囊，以及组织活检肉孢子囊。

（三）流行和防治

人肉孢子虫分布广泛，对畜牧业危害严重。欧洲的感染报道较其他地区多。法国肉孢子虫的感染率为 2%，德国为 1.6%，波兰为 10.4%。国内 1983 年首次报道 2 例。猪人肉孢子虫主要分布于欧洲、印度、我国的云南地区，1987 年在云南耿马县调查中发现其感染率为 4%，喜好吃生牛肉者感染率为 23.4%，不吃生牛肉者均为阴性。人群感染皆因生吃含肉孢子囊的牛肉所引起。

目前对肉孢子虫尚无特效药物治疗。对患者可试用磺胺类药、复方新诺明、吡喹酮等治疗，有一定疗效。预防人肠肉孢子虫病应加强猪、牛、羊等动物的饲养管理，加强肉类卫生检疫，不食未熟肉类，切生熟肉的砧板要分开。此外，需加强对终宿主的调查，防止其粪便污染食物和水源。

二、等孢球虫

等孢球虫（*Isospora*）属真球虫目，广泛存在于哺乳类、鸟类和爬行类动物的肠道内。一般认为只寄生于人体的等孢球虫有贝氏等孢球虫（*Isospora belii* Wenyon，1923）和纳塔尔等孢球虫（*Isospora natalensis* Elson-Dew，1953）。贝氏等孢球虫成熟卵囊通过污染食物或饮水侵入人体，主要寄居于小肠黏膜上皮细胞内，引发患者腹泻。免疫功能低下者或旅行者感染较为常见，我国迄今已报道临床病例近百例。

（一）形态与生活史

贝氏等孢球虫的卵囊呈长椭圆形，大小为（20 ～ 33）μm×（10 ～ 19）μm，未成熟卵囊内含有一个大而圆的细胞，成熟卵囊内含有 2 个椭圆形孢子囊，每个孢子囊大小为（9 ～ 11）μm×（7 ～ 12）μm，含有 4 个半月形的子孢子和一个残留体。纳塔尔等孢球虫的卵囊大小为（25 ～ 30）μm×（21 ～ 24）μm，其形态类同于贝氏等孢球虫卵囊（图 9-17）。

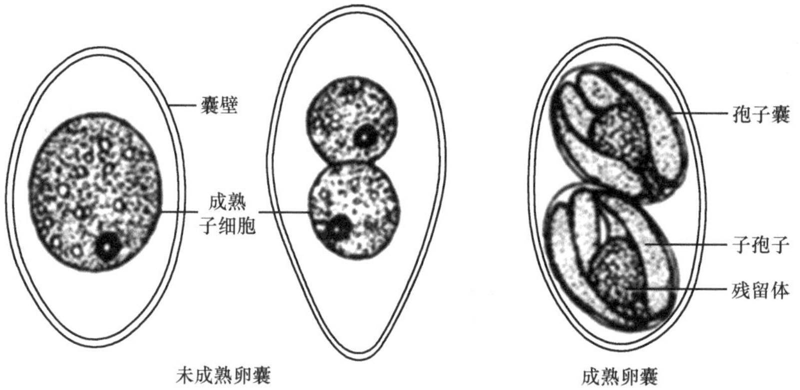

图 9-17　贝氏等孢球虫卵囊

贝氏等孢球虫生活史不需中间宿主，虫体于肠上皮细胞内发育，经口感染。当宿主食入成熟卵囊污染的食物和饮水后，卵囊进入消化道，子孢子在小肠逸出并侵入肠上皮细胞发育为滋养体，经裂体增殖发育为裂殖体，产生的裂殖子再侵入附近的上皮细胞继续进行裂体增殖，部分裂殖子形成雌、雄配子体，两性配子结合形成合子，发育成卵囊，卵囊落入肠腔随粪便排出（图 9-18）。

纳塔尔等孢球虫病仅在南非发现 2 例，其卵囊呈球形，内含 2 个孢子囊，无囊塞。生活史尚不清楚。

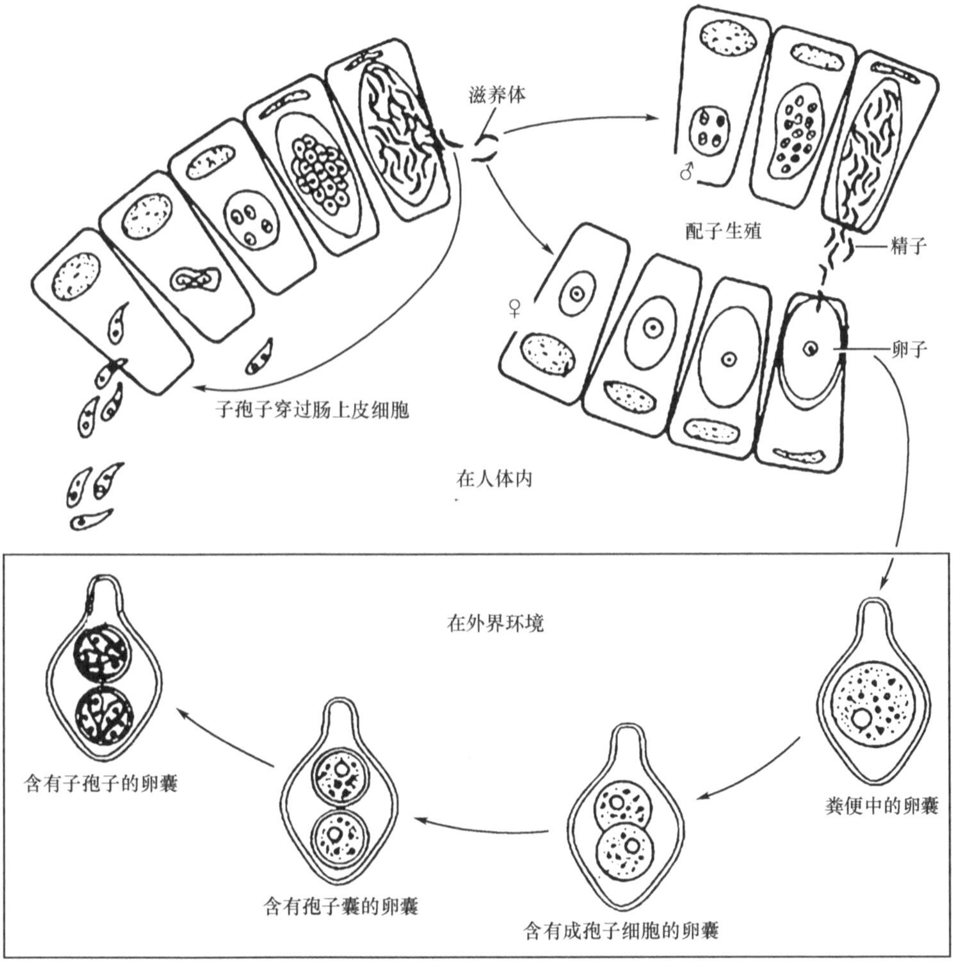

图 9-18 贝氏等孢球虫生活史

（二）致病与诊断

贝氏等孢球虫感染者常无症状，偶尔出现慢性腹泻、腹痛、厌食等。严重者起病急，有发热、持续性或脂肪性腹泻、体重减轻的症状，甚至可引起死亡。恢复期患者粪便中可持续排出卵囊达 4 个月。

粪便查找卵囊即可确诊，但卵囊微小，常规粪检不易发现。必要时做十二指肠活组织检查以提高检出率。由于卵囊微小，颜色浅淡，且虫体在体外容易裂解，很容易漏检。采用 2.5% 重铬酸钾保存的粪便标本，可杀灭全部细菌，有利于检出卵囊，并可以长久保存标本。

（三）流行与防治

贝氏等孢球虫呈世界性分布，主要流行于热带和亚热带地区，以南美洲、非洲、中东和东南亚等国家多见。人体感染贝氏等孢球虫的报道日趋增多。本病发病率在全球呈上升趋势，人群发病率为 0.1% ～ 1.8%；在艾滋病患者中，贝氏等孢球虫的感染率为 3% ～ 20%，与其他球虫如隐孢子虫相似，已成为艾滋病患者晚期出现腹泻等症状最常见的病因。纳塔尔等孢球虫由 Elson-Dew 于 1953 年从南非 2 例人粪便中最早发现并定名，但至今对该虫的生物学特征了解甚少。贝氏等孢球虫尚未发现动物保虫宿主，患者是本病唯一的传染源。传播途径为经口传播。有报道同性恋者经口 - 肛或口 - 阴性生活方式感染该虫。卵囊抵抗力很强，在外界阴暗、潮湿的环境条件下，通常可存活数月。预防本病应以注意饮食卫生为主。乙胺嘧啶和磺胺嘧啶治疗本病有一定疗效，复方新诺明对治疗免疫抑制患者的慢性感染有效。

三、微孢子虫

微孢子虫（microsporidia）属微孢子虫纲、微孢子虫目，为专性胞内寄生虫。广泛寄生于脊椎动物、鱼类、鸟类及哺乳类动物中。目前已被确认的微孢子虫约 100 属，共计 1000 多种。在发现艾滋病以前，微孢子虫使人类致病的报道极其罕见。自 1985 年以后，确认了 4 个新种的微孢子虫可以感染 AIDS 患者并引发临床症状，这种机会致病的病原体才逐渐引起人们的重视。可感染人体并致病的虫种主要有毕氏肠微孢子虫（*Enterocytozoon bieneusi*）、脑微孢子虫（*Encephalitozoon intestinalis*）、何氏微孢子虫（*Encephalitozoon hellem*）、兔脑炎微孢子虫（*Encephalitozoon cuniculi*）、科诺小孢子虫（*Nosema conorii*）和角膜小孢子虫（*Nosema corneum*）。

（一）形态与生活史

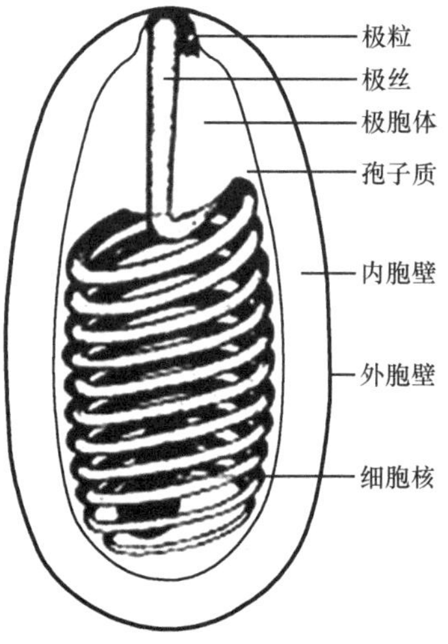

图 9-19　微孢子虫孢子结构图

微孢子虫的孢子是寄生于宿主细胞之外唯一的时期和感染阶段。孢子卵圆形，大小为 1.0 ～ 3.0μm，孢子壁光滑，核一个，位于虫体中后部。孢子在光镜下有折光，呈绿色。革兰氏染色呈阳性，吉姆萨染色或 HE 染色着色均较淡。孢子壁由内外两层构成，内壁里面有一极薄的胞膜，细胞核位于中后部，围绕细胞核有一螺旋形极管，亦称极丝。极管呈螺旋状从孢子前端的固定盘连至虫体末端，并缠绕胞核，后端有一空泡。极管的螺旋数依不同属的微孢子虫而异（图 9-19）。

微孢子虫主要为粪 - 口途径传播，也可经吸入感染。当成熟的孢子被宿主食入后，感染性孢子质（sporoplasm）通过极管插入宿主细胞进入胞质，再以二分裂、多分裂及孢子生殖等方式大量增殖，其中二分裂和孢子生殖可以发生同一细胞体或同一时间段。在孢子生殖期间，厚厚的孢子壁可以诱导宿主产生抗孢子保护性免疫反应。发育成熟的孢子聚集于细胞内，最后导致受染细胞破裂。通常微孢子虫寄生于小肠，特别是肠绒毛顶部，也可向周围细胞扩散以及经血循环播散至肝、脑、肾、肌肉等其他脏器。孢子经粪便排至外界，在外界环境中呈现极强的抵抗力（图 9-20）。

（二）致病与诊断

1. 致病　微孢子虫为人体肠道的致泻原，它可以造成肠道黏膜的损伤、变性，感染对象多为免疫缺陷患者如 AIDS 患者，引起慢性腹泻，也可以无任何临床症状。微孢子虫可导致小肠微绒毛萎缩，部分假性增生；损伤的肠壁组织对 D- 木糖吸收障碍。动物实验还证明微孢子虫可以造成肝胆管损伤，近 30% 的动物呈现肝脏病变。哺乳动物在感染微孢子虫后主要表现为三种形式：①年幼的宿主易发展成为急性期，常常死亡；②获得免疫力的成年宿主发展为慢性期，亚临床感染；③免疫缺陷宿主往往表现为严重而明显的临床症状，甚至死亡。微孢子虫感染后的致病和临床症状与患者的免疫状况有关，尤其是与患者血液中的 $CD4^+$ 细胞的数量有关。

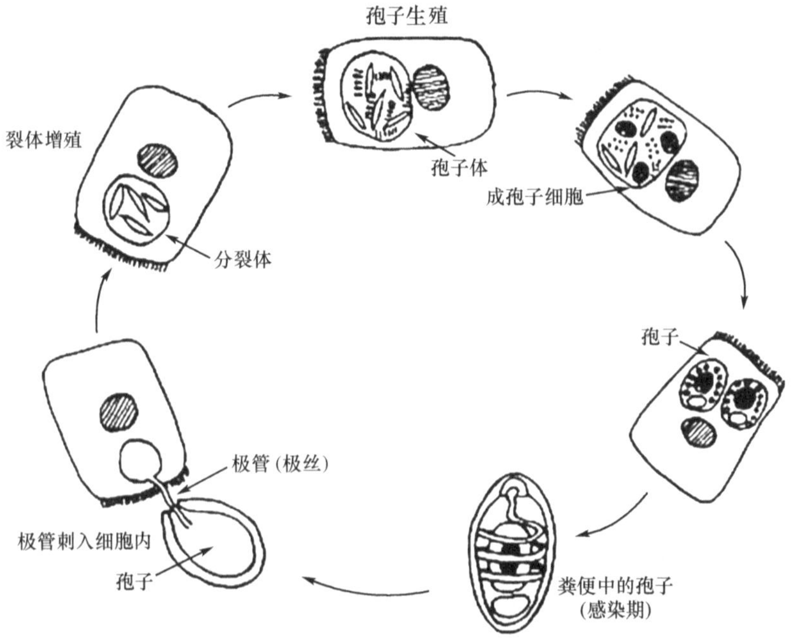

图 9-20 微孢子虫的生活史

微孢子虫感染引起的临床症状和体征均无特异性，如感染脑炎微孢子虫属的虫种后，患者出现头痛、喷射性呕吐，发病者以 AIDS 患者多见。微孢子虫寄生在内脏组织，主要累及肝脏胆道系统、肾脏、眼，甚至呼吸道等，可表现为肝炎、肾炎、尿道炎、角膜炎。毕氏肠微孢子虫感染可累及小肠，主要症状是慢性腹泻、水样便，一般每天 3 次左右，有的多达 10 次以上，持续一个月甚至更长。粪便中有未消化的食物而无黏液脓血。此外，还可有恶心、腹绞痛、食欲下降及低热等症状。有些种类微孢子虫可感染呼吸系统，包括鼻、鼻窦、气管支气管，下呼吸道感染，可有或无症状；微孢子虫在泌尿系统的感染也较常见，尽管临床上多数患者无明显的症状，但可在尿液中查到微孢子虫。

绝大多数微孢子虫病好发于 AIDS 患者以及免疫缺陷者。主要临床表现有腹泻、食欲不振、腹痛等；其他病症有角膜炎、肝炎、胆囊炎、肾炎、尿道炎、肌炎等。

2. 诊断 病原学检查常用方法：粪便涂片染色法，常用吉姆萨染色；体液涂片染色法，采用吉姆萨染色；组织学检测，组织切片经 PAS（高碘酸希夫试剂）、铁苏木素、吉姆萨和免疫荧光等染色后进行镜检；组织培养，可以采用猴肾细胞和人肺成纤维细胞作为培养基；电镜检查，可直接检测组织和体液等标本中的病原体。

免疫学检查可采用 IFA、ELISA 等方法。PCR 技术用于微孢子虫的诊断及其优越性已达共识，它不仅适用于大规模的流行病学调查，还适用于对动物储存宿主的研究、虫种的鉴定以及鉴别人类病原体和相关生物。

（三）流行与防治

微孢子虫呈世界性分布，微孢子虫病是一种人兽共患病。好发人群包括免疫缺陷者如 AIDS 患者、器官移植者，其他还有儿童、旅游者，也可见于隐形眼镜使用者和老年人。在 HIV/AIDS 高危人群以及其他有精神症状、患疟疾等病患的血清抗微孢子虫抗体中，抗兔脑炎微孢子虫抗体阳性率高达 16%，静脉内注射毒品者阳性率为 11%，性工作者为 10%；抗何氏脑炎微孢子虫抗体的阳性率，精神病人为 14%，疟疾患者为 11%，酗酒者为 7%。值得注意的是，该病感染与旅游关系密切，尤其是在热带地区发展中国家的旅游。有报道近 30% 的隐孢子虫感染者合并感染微孢子虫。目前已知的传播方式包括人 - 人间传播，动物 - 人间传播；虽然某些种类昆虫的微孢子虫也能感染人体，但需进一步证实。饮用污染的水源是造成人体感染最常见的方式，性接触存在传播的可能。

微孢子虫主要为粪 - 口途径传播，也可经吸入感染；流行病学调查表明经水传播为重要的传播途径之一，口 - 肛性途径为另一传播途径。由于微孢子虫保虫宿主和感染途径较多，孢子在外界抵抗力很强，所以，注意饮水、饮食卫生，提高患者自身的免疫功能在疾病的预防控制中有重要的作用。

治疗微孢子虫病的药物主要包括阿苯哒唑、复方新诺明（SMZ-TMP）、甲硝唑、伯氨喹、夫马菌素以及伊曲康唑（itraconazole）等。值得一提的是，阿苯哒唑可以治疗所有种类微孢子虫导致的肠炎和眼炎，在众多的药物之中被证明疗效最好。夫马菌素适用于微孢子虫导致的角膜炎。伊曲康唑适用于微孢子虫造成的眼炎、鼻炎、副鼻窦炎，尤其是在阿苯哒唑治疗无效后的选择药物。

四、人芽囊原虫

人芽囊原虫（*Blastocystis hominis*）广泛分布于世界各地，国内对该虫的研究起步较晚，但在 1988 ～ 1992 年全国肠道寄生虫病的流行病学调查中，发现我国同样存在该虫的感染。后来在广州、福州和南京地区对腹泻患者人芽囊原虫感染的调查中，其检出率为 5.99% ～ 15.9%，正常人群的检出率为 4.5%。但长期以来，人芽囊原虫被认为是一种对人体无害的肠道酵母菌，现已认识到该虫是寄生于高等灵长类动物和人体肠道的具有致病性的原虫，也可能是一种机会致病性原虫，所以越来越受到重视。

（一）形态与生活史

该虫形态结构复杂，大小差异也较大，直径为 4 ～ 63μm，多为 6 ～ 15μm。体外培养的人芽囊原虫有空泡型、颗粒型、阿米巴型和复分裂型 4 种类型，在粪便中常见为空泡型。碘液染色后镜下所见的空泡型虫体呈圆形，直径 4 ～ 15μm，中央见一透亮的大空泡，有时可见空泡较小或呈网状结构，外围一环形胞质（图 9-21）。核为 1 ～ 4 个不等，呈月牙状或块状。颗粒型虫体内充满颗粒状物质，主要为代谢颗粒、脂肪颗粒和生殖颗粒。阿米巴型虫体形似溶组织内阿米巴滋养体，形状多变，有时在伪足伸缩过程中可见虫体极缓慢的移动，体内有许多明显的小颗粒状物质。复分裂型虫体具增殖现象，一个虫体可分裂成 3 个、4 个或更多。人芽囊原虫为专性厌氧性原虫。

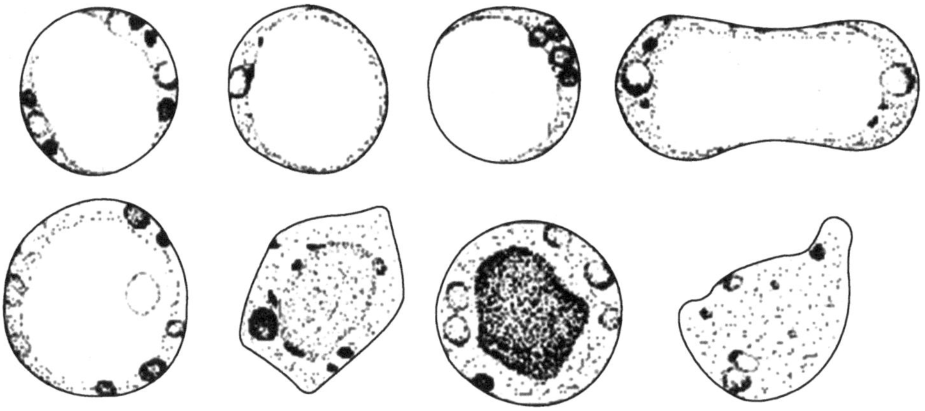

图 9-21　人粪便中各种形态的人芽囊原虫

人芽囊原虫为专性厌氧性原虫，对其生活史尚不完全清楚，有些研究认为其生活史为空泡型 - 阿米巴型 - 空泡型。空泡型也可转变为颗粒型和复分裂型，阿米巴型为致病型虫体。在体外培养中观察到虫体的生殖方式包括空泡型虫体中心出现颗粒而转变为颗粒型虫体，虫体中的生殖颗粒发育成子细胞，二分裂、内二芽增殖和裂体增殖。

人芽囊原虫主要寄生于人和其他灵长类动物的回盲部，也广泛寄生于猪、犬、猫、小鼠、大鼠、家兔、豚鼠、蛙、蛇、蚯蚓和家禽等多种动物消化道内。

（二）致病与诊断

人芽囊原虫的致病机制尚不清楚，一般认为其致病力较弱，对实验动物的感染多数未见明显的病理变化，少数动物显示有虫体侵入肠黏膜上皮。研究已表明，人体感染后可呈现无症状型的带虫状态和有症状型，带虫者可高达44.12%，免疫功能正常的有症状型患者多数具自限性，其病程多在1～3日。临床表现的轻重程度与感染的虫荷有一定关系，感染重时80%以上出现消化道及全身症状，如腹泻、腹痛、腹胀、厌食、嗳气、恶心、呕吐，甚至出现发热、寒战等，有时症状可持续或反复出现，持续时间可数日、数月，甚至几年，间歇时间为数日或数月。慢性迁延性病程多于急性病程。人芽囊原虫的致病性与人体的免疫功能降低有关，已发现56%的感染者伴有免疫低下，如艾滋病患者容易感染人芽囊原虫，而且症状严重，治疗困难。对该虫基因组的研究发现，其脉冲场凝胶电泳分子核型有7种以上，但其分子核型与症状之间的关系并不明确。

病原学检查主要是从粪便中检获虫体，常用方法有粪便直接涂片法、浓集法、碘液染色法、固定染色法（吉姆萨或瑞氏染色法）或培养法。碘染后可见虫体具较大的中央空泡和环状胞质，表膜较薄。要注意与溶组织内阿米巴、哈门氏内阿米巴、微小内蜒阿米巴的包囊和隐孢子虫卵囊，以及真菌相鉴别。血清学方法对人芽囊原虫感染的诊断无意义。

（三）流行与防治

人芽囊原虫呈世界性分布，为人体消化道内常见的原虫。近年来，人体感染的报道逐渐增多，特别是在发展中国家感染率较高。一些发达国家人芽囊原虫的感染率也较高，如在加拿大感染率为13%、瑞典为4.7%。在德国，腹泻的旅行者中检出率为14.7%，HIV患者粪便检出率为38%。美国男性同性恋者的检出率在50%以上。我国人群的感染率一般在10%以下，1988～1992年全国人体寄生虫分布调查表明：我国广东、福建、江苏、河南、河北、湖北、吉林、黑龙江、山西、四川、云南、贵州、西藏、青海、新疆、甘肃、宁夏等22个省（自治区、直辖市）平均感染率在1.284%，其中有8个省（自治区）的感染率在1%以上，估计全国的感染人数为1666万；四川省的感染率最高，为8.010%，其次是福建省，感染率为4.845%。

人芽囊原虫病的传染源为粪便中排出人芽囊原虫的患者、带虫者或保虫宿主。其传播与粪便管理不当，虫体污染水源、食物及用具有关；人与猪、禽类密切接触也可能是感染人芽囊原虫的主要原因之一；蟑螂和苍蝇有可能是重要的传播媒介。人群普遍对人芽囊原虫易感，并与性别、年龄和种族无关。

加强卫生宣传教育，注意个人卫生和饮食卫生，做好粪便无害化处理，保护水源，消灭蟑螂和苍蝇，对从事饮食行业的人员定期检查并及时治疗等，都是预防人芽囊原虫感染的有效措施。免疫功能正常和轻微症状者无须治疗，当虫体寄生量较多或出现严重症状者，可用甲硝唑、甲氟喹或双碘喹啉（iodoquinol）等治疗，对甲硝唑有抗性的虫株也可用复方新诺明等。

（毛佐华）

第十章 纤 毛 虫

纤毛虫（ciliates）属纤毛门（Phylum Ciliophora）中动基裂纲。绝大部分纤毛虫生活史各阶段虫体尤其是滋养体的外表覆盖有纤毛。体内有大核和小核各一，有胞口、胞肛和胞咽等器官。多数纤毛虫营自由生活，少数为寄生生活。主要寄生在牛、羊、马、豚鼠等动物的消化道内，与医学有关的仅结肠小袋纤毛虫。

结肠小袋纤毛虫

结肠小袋纤毛虫（*Balantidium coli* Malmsten，1857）属小袋科、动基裂纲。该虫寄生于人体大肠内，也可寄生于回肠，可侵入肠黏膜及黏膜下组织，形成溃疡而导致结肠小袋纤毛虫性痢疾，为人体最大的寄生原虫。猪为其重要的保虫宿主和传染源。

一、形态与生活史

1. 滋养体 为人体寄生原虫中最大者。滋养体椭圆形，（50 ～ 200）μm×（20 ～ 80）μm，无色透明或呈淡绿灰色，外被表膜覆盖斜纵行的纤毛，包绕整个虫体。滋养体借助纤毛行规则的摆动或旋转运动，极易变形。在滋养体前端有一凹陷的胞口（cytostome），下接胞咽，借助胞口纤毛的摆动，将颗粒状食物（淀粉粒、细胞、细菌、油滴状物）送入胞咽。进入胞内的颗粒形成食物泡，消化后残留物经胞肛（cytopyge）排出胞外。胞质内有两个伸缩泡（contractile vacuole），分别位于虫体中部和后部，其大小可变化以调节渗透压。苏木素染色后可见肾形的大核一个，大核凹侧缘附 1 个圆形小核（图 10-1）。

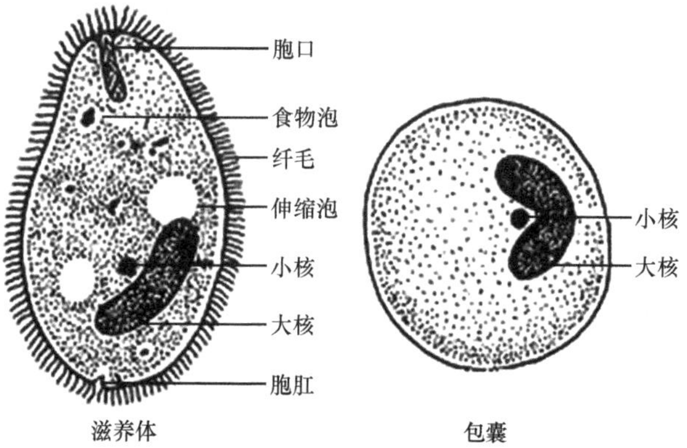

图 10-1 结肠小袋纤毛虫

2. 包囊 圆形或卵圆形，直径 40 ～ 60μm，活体时呈淡黄绿色。囊壁厚、双层、透明。新鲜的包囊内可见有明显纤毛、活动的滋养体，经染色的包囊可见一个肾形细胞核（图 10-1）。

结肠小袋纤毛虫生活史中有滋养体和包囊两个阶段，包囊随宿主粪便排出污染环境，被人或猪等食入在小肠内受消化液作用后滋养体脱囊而出。滋养体随肠内容物进入大肠寄生，以淀粉、肠壁细胞、细菌等为食；以横二分裂法或接合生殖法繁殖。在接合生殖时两个虫体互相靠近，在胞口附近连接，交换部分核物质后分开，然后各自以二分裂法繁殖。滋养体随着肠内容物向肠管下端移动，由于肠内渗透压环境的变化，部分滋养体就分泌囊壁物质形成包囊，包囊随粪便排出体外（图 10-2）。滋养体也可侵入肠黏膜及黏膜下组织。一般在人体内寄生的滋养体很少形成包囊，而在猪体内则可大量形成。

二、致病与诊断

结肠小袋纤毛虫滋养体可借助于机械性运动、分泌透明质酸酶等物质，侵入肠黏膜及黏膜下组织，造成损伤并形成溃疡。如果宿主肠壁损伤，或某些细菌如金黄色葡萄球菌、肺炎杆菌、肠杆菌等存在；宿主食物中含糖类物质丰富时以及宿主抵抗力下降时，虫体的致病性均会增强。病变部位以盲肠和直肠多见，也可侵犯整个大肠，偶可侵犯回肠末端及阑尾。肠壁损伤的病理变化与阿米巴性痢疾导致的口小底大溃疡非常相似，周围有嗜酸性粒细胞、淋巴细胞浸润，肠黏膜表面充血、水肿，有点状出血；溃疡口流出的液体及溃疡内四周壁附近有大量滋养体。也有肠外其他器官组织寄生的报道。

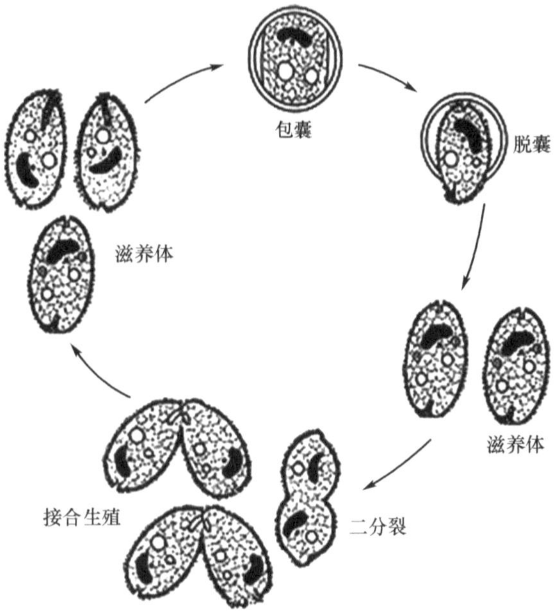

图 10-2　结肠小袋纤毛虫生活史

人体感染后临床表现可分为三型：无症状型、急性型和慢性型。多数感染者为无症状型，无症状带虫者是该病重要的传染源，在流行病学上有重要意义。急性型也称痢疾型，发病突然，腹痛、腹泻，每日十多次，里急后重明显；严重者有脱水、营养不良及显著消瘦。慢性型表现为长期周期性腹泻，大便呈黏液稀便，亦可便秘与腹泻交替出现。滋养体偶尔可经淋巴道播散至肝、肺、泌尿生殖器官等。

粪便涂片法检测滋养体和包囊即可确诊。由于虫体较大，粪检一般不易漏检。检查时应注意：患者排虫呈间歇性，故需反复检查；滋养体在外界可存活 6 小时，取材后应立即送检。其他检查方法包括组织活检如乙状结肠镜取黏膜组织活检，以及用阿米巴培养基对结肠小袋纤毛虫进行培养。

三、流行与防治

结肠小袋纤毛虫为世界性分布，以热带、亚热带较常见，已知 30 多种动物能感染此虫，其中猪的感染较普遍，是最重要的传染源，感染率可达 60% ～ 70%。一般认为人体并非该虫的适宜宿主，因而感染较少，呈散在发生。我国云南、广西、广东、福建、四川、湖北、河南、河北、山东、山西、陕西、吉林、辽宁、台湾等省（自治区）均有病例报道。不少病例有与猪接触史，有的地区发病率与猪的感染率一致，故认为猪是人体结肠小袋纤毛虫病的主要传染源。

人体感染的方式是吞食被包囊污染的食物或饮水。作为重要的传播阶段，包囊抵抗力较强，室温下可存活 2 周至 2 个月，在潮湿环境里能生活 2 个月，干燥而阴暗的环境里能存活 1 ～ 2 周，10% 福尔马林中能活 4 小时。滋养体对外界环境有一定的抵抗力，如在厌氧环境和室温条件下能生活 10 天，但在胃酸中很快被杀死，故滋养体阶段不是主要的传播时期。

结肠小袋纤毛虫病发病率不高，预防为其重点，防治原则与溶组织内阿米巴相同：注意个人卫生与饮食卫生，避免污染食物与水源，人粪、猪粪进行无害化处理。治疗药物可选用灭滴灵、四环素和小檗碱（黄连素）等。

（毛佐华）

第十一章 医学节肢动物概述

节肢动物（arthropoda）是世界上种类和数量最多、分布最广的一类动物，约占动物种类的2/3，与人类关系非常密切。通过刺螫、寄生、吸血、传病等方式危害人类健康的节肢动物，具有医学重要性，称为医学节肢动物。研究医学节肢动物的形态、分类、生态、与人类疾病的关系及其防治的科学称为医学节肢动物学（medical arthropodology）。与医学有关的节肢动物分别属于蛛形纲、昆虫纲、甲壳纲、倍足纲和唇足纲（图 11-1）。由于与医学有关的节肢动物绝大多数属于昆虫纲，所以医学节肢动物学通常又称为医学昆虫学（medical entomology）。医学节肢动物学是集昆虫学、寄生虫学、微生物学、生物学乃至公共卫生学、流行病学于一体的综合科学。

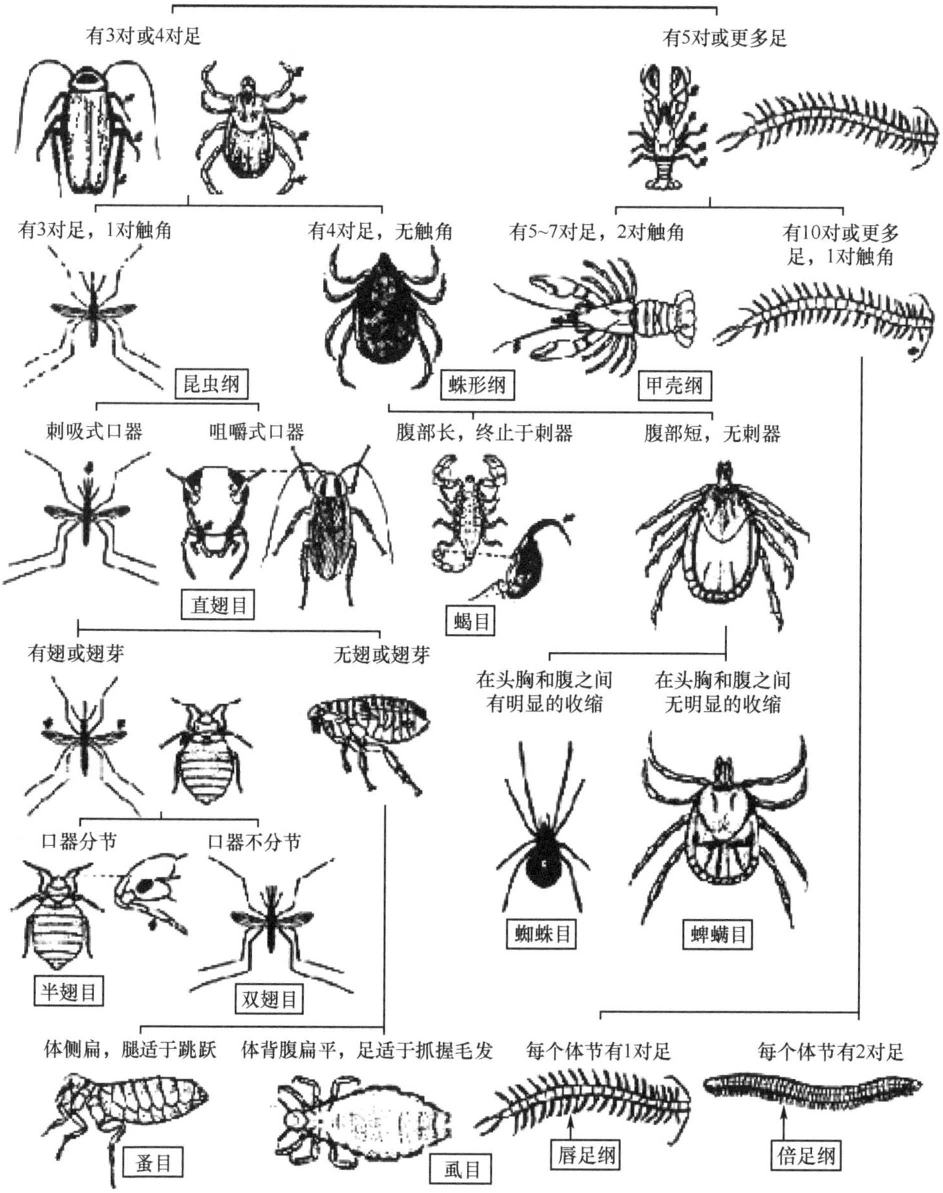

图 11-1 医学节肢动物主要代表性纲、目类群检索图

一、节肢动物的特征

节肢动物属于无脊椎动物，节肢动物门（Phylum Arthropoda）。它们的共同特征是：①体躯分节、左右对称，具有分节的附肢（如足、触角、触须等）。②体表有几丁质的外壳，称为外骨骼。③循环系统呈开放式，故其整个体腔称为血腔（haemocoele），所有内部器官都浸浴在血液中。昆虫的血液兼有脊椎动物的血液及其淋巴液的特点，因此又称血淋巴（hemolymph）。④节肢动物的发育过程中有蜕皮（ecdysis）和变态（metamorphosis）现象。

二、医学节肢动物的主要种类

与医学有关的节肢动物主要分布在5个纲中（图11-1），其所属的分类阶元、主要特征、代表种类及医学重要性见表11-1。

1. 昆虫纲（Insecta） 虫体分头、胸、腹3部分。头部有触角1对，胸部有足3对。能传播疾病或引起疾病的有蚊、蝇、白蛉、蠓、蚋、虻、蚤、虱、臭虫、蟑螂、锥蝽、桑毛虫、松毛虫、毒隐翅虫等。

2. 蛛形纲（Arachnida） 虫体分头胸部和腹部两部分或头胸腹愈合成躯体，成虫足4对，无触角。能引起疾病或传播疾病的有蜱和螨，能毒害人和动物的有蜘蛛和蝎子等。

3. 甲壳纲（Crustacea） 虫体分头胸部和腹部，有触角2对，步足5对。甲壳纲的医学重要性在于有些种类是蠕虫的中间宿主，如淡水蟹、蝲蛄、剑水蚤（*Cyclops*）、镖水蚤（*Diaptomus*）。舌形虫（tongue worm）是一类专性体内寄生的人兽共患寄生虫，也归属于甲壳纲中。虫体长型，有许多假体节，分为头胸部和腹部，口器简单。成虫无附肢，幼虫有足2对。

4. 唇足纲（Chilopoda） 虫体多节，由头及若干形状相似的体节组成。头部有触角1对，每一体节各有足1对。第一体节有1对毒爪，螫人时，毒腺排出有毒物质伤害人体，如蜈蚣。

5. 倍足纲（Diplopoda） 虫体多节，由头及若干形状相似的体节组成。头部有触角1对，除第一体节外，每节有足2对，所分泌的物质常引起皮肤过敏，如马陆。

表11-1 医学节肢动物的主要类群及医学重要性简表

分类阶元			形态特征	重要种类	医学意义
纲	亚纲	目			
甲壳纲 Crustacea			足5对，触角2对	淡水蟹、虾、蝲蛄、剑水蚤	作为蠕虫的中间宿主
	舌形虫纲 Pentastomida	头走舌虫目 Cephalobaenida 孔头舌虫目 Porocephalida	成虫舌形，无附肢。分为头胸部和腹部。虫体具轮状腹环，具口及口钩	锯齿舌形虫、腕带蛇舌状虫、尖吻蝮蛇舌状虫、串珠蛇舌状虫、响尾蛇孔头舌虫和台湾孔头舌虫等	成虫寄生在食肉类和爬行类动物的呼吸道。幼虫和若虫可见于脊椎动物（包括人）的内脏，引起舌形虫病或幼虫移行症
蛛形纲 Arachnida	蜱螨亚纲 Acari	寄螨目 Parasitiformes	成虫足4对，无触角，无翅	蜱，革螨	可侵害人类或传播疾病
		真螨目 Acariformes		恙螨，疥螨，蠕形螨，尘螨	
	蜘蛛亚纲 Aranea			蜘蛛	可侵害人类
昆虫纲 Insecta		双翅目 Diptera	成虫足3对，触角1对	蚊，蝇，白蛉，蠓，蚋，虻	可侵害人类或传播疾病
		蚤目 Siphonaptera		跳蚤	

续表

分类阶元			形态特征	重要种类	医学意义
纲	亚纲	目			
昆虫纲 Insecta		虱目 Anoplura		虱	
		蜚蠊目 Blattaria		蜚蠊	
		半翅目 Hemiptera		臭虫	
		鳞翅目 Lepidoptera		松毛虫	
		鞘翅目 Coleoptera		隐翅虫	
唇足纲 Chilopoda			触角 1 对，每节足 1 对	蜈蚣	可侵害人类
倍足纲 Diplopoda			触角 1 对，每节足 2 对	马陆	有些种类可作为蠕虫中间宿主或侵害人类

第一节　医学节肢动物对人类的危害及传病的主要方式

一、医学节肢动物对人类的危害

医学节肢动物对人类的危害主要通过直接危害和间接危害两种方式。

1. 直接危害

（1）骚扰及毒害：某些节肢动物可通过刺叮吸血，毒毛、毒刺蜇人，分泌毒性物质伤人，引起过敏反应等，对人畜造成危害。

（2）寄生：不同发育阶段的节肢动物直接寄生在人体体表或体内，如疥螨寄生皮肤引起疥疮，蝇蛆侵入皮肤、眼、消化道等引起蝇蛆病（myiasis）等。

2. 间接危害　主要指节肢动物传播疾病，也是节肢动物对人类危害的最主要方面。节肢动物能传播多种病原体（寄生虫、螺旋体、细菌、立克次体、病毒等），某些节肢动物还可在其体内长期保存病原体，具有储存宿主的作用。某些可将病原体经卵传递至后代。

医学节肢动物传播病原体的方式可分为机械性传播和生物性传播两大类。

（1）机械性传播：节肢动物在传播病原体的过程中，仅起机械携带和输送作用。病原体存在于节肢动物体表、口器或消化道内，通过媒介活动得以传播。如蠕虫卵、原虫包囊或其他病原微生物可黏附于蝇、蟑螂的体表、口器或被吞入其消化道内，在蝇、蟑螂舔食人的食物时，造成病原体污染食物，机械地传给新宿主。

（2）生物性传播：病原体在传播过程中，必须在一定种类的节肢动物体内发育或繁殖后才具感染力，节肢动物是疾病传播的必要条件。生物性传播方式是节肢动物与病原体之间在长期进化过程中形成的特异生物关系。这种由节肢动物生物性传播的疾病也称虫媒病（vector-borne disease）。生物性传播疾病的方式有：①发育式：病原体在节肢动物体内完成生活史的发育阶段，但数量没有增加（不繁殖），如丝虫在媒介蚊虫体内发育至感染阶段，再次吸血时将感染期蚴传给另一宿主。②繁殖式：病原体在节肢动物体内不发育，但经过繁殖后数量明显增多，如各种虫媒病毒、鼠疫杆菌、回归热螺旋体等分别在各自媒介体内的繁殖。③发育繁殖式：病原体在节肢动物体内必须经过发育和繁殖两个过程，如疟原虫必须在某些种类按蚊体内发育并繁殖形成子孢子才能传播。④经卵传递式：有些病原体不仅在节肢动物体内繁殖，甚至还可侵入其卵巢经卵传至下一代或数代进行传播，如某些蜱、螨传播虫媒病毒和立克次体等（表 11-2）。

表 11-2　病原体与节肢动物的生物学关系

类型	形态改变	数量增加	经卵遗传	举例
发育式	√			丝虫在蚊虫体内发育
繁殖式		√		虫媒病毒、立克次体、螺旋体、鼠疫杆菌在各自媒介体内繁殖
发育繁殖式	√	√		疟原虫在媒介按蚊体内发育并繁殖，形成大量子孢子
经卵传递式		√	√	恙虫病立克次体必须在恙螨体内繁殖，并经卵传递至下一代恙螨幼虫

我国常见医学节肢动物的生物学要点及其传播的主要疾病见表 11-3。

表 11-3　我国常见医学节肢动物及其传播的主要疾病

媒介	病名		病原体类别							传播方式				感染途径				
														经皮肤传入				经口传播
			病毒	立克次体	细菌	螺旋体	原虫	蠕虫	其他（巴尔通体，无形体等）	发育	繁殖	经卵传递	机械携带	叮咬或舐吸	粪便污染伤口	体液污染伤口	足基节腺污染伤口	
蚊	蚊媒病（mosquito-borne diseases）	疟疾（malaria）					√			√	√			√				
		丝虫病（filariasis）						√		√				√				
		登革热（Dengue fever）	√								√	√		√				
		流行性乙型脑炎（Japanese B encephalitis）	√								√	√		√				
		西尼罗热（West Nile fever）	√								√	√		√				
		黄热病（yellow fever）	√											√				
		寨卡病毒（Zika virus）感染	√											√				
蝇	痢疾（细菌性、阿米巴性）				√		√						√					√
	脊髓灰质炎		√										√					√
	结膜吸吮线虫病							√		√				√				
	锥虫病						√				√			√				
白蛉	黑热病						√				√			√				
	白蛉热		√								√	√		√				
蚋	盘尾丝虫病（河盲症）							√		√				√				
虻	罗阿丝虫病							√		√				√				
蠓	链尾丝虫病							√		√				√				
	常现丝虫病																	
	欧氏丝虫病																	
蚤	鼠疫				√						√			√				
	地方性斑疹伤寒			√							√				√			
虱	流行性斑疹伤寒			√							√				√			
	虱媒回归热			√							√					√		
蜚蠊	携带多种病原体机械致病；引起变态反应		√	√	√		√	√					√					√

续表

媒介	病名		病原体类别							传播方式				感染途径				
														经皮肤传入				经口传播
			病毒	立克次体	细菌	螺旋体	原虫	蠕虫	其他（巴尔通体，无形体等）	发育	繁殖	经卵传递	机械携带	叮咬或舐吸	粪便污染伤口	体液污染伤口	足基节腺污染伤口	
硬蜱	蜱媒病（tick-borne diseases）	森林脑炎	√								√	√		√				
		莱姆病				√					√			√				
		野兔热			√						√			√				
		蜱媒出血热（新疆出血热）	√								√	√		√	√			
		巴贝虫病									√	√		√				
		巴尔通体病									√	√		√				
		无形体病					√				√	√		√				
		艾瑞克体病（ehrlichiosis）							√		√	√		√				
硬蜱/软蜱		Q 热		√					√		√	√		√	√			
		蜱媒斑疹热（北亚蜱媒立克次体病）		√					√		√	√ √		√	√			
软蜱	蜱媒回归热					√					√	√		√		√	√	
恙螨	恙虫病			√							√	√		√				
* 革螨	流行性出血热		√								√	√		√*	√*			√*

* 革螨传播流行性出血热病毒，除可通过革螨的叮咬传播外，还可通过其宿主（鼠类）的排泄物污染而传播。受污染食物和水源可经消化道传播，受污染尘埃可经呼吸道传播，也可由排泄物接触皮肤伤口或黏膜而传播。

二、医学节肢动物与生物武器

节肢动物由于能携带多种病原体，且本身又有生长繁殖和活动扩散的能力，可被利用作为生物武器的载体。节肢动物作为生物武器，所携带的病原体不仅限于其自然传播的种类，而且病原体除了危害人体健康外，也可能对家畜、经济作物等造成危害。所以，相关人员必须有这方面的知识储备。对敌投医学节肢动物的侦察一般应包括：敌投昆虫的种类、数量及其生态，敌投昆虫地区的疫情，敌投昆虫的病原学检验等。

三、判定传病媒介的科学依据

不同地区的虫媒病可能由不同的媒介种类传播。在虫媒病的流行病学调查和防治工作中，判定虫媒病的传播媒介是一项十分重要的工作，必须熟悉当地情况，充分收集相关资料，进行综合分析，做出正确判断。判定媒介的依据包括：①生态学依据：节肢动物的活动、食性等必须与人类关系密切（如能污染人的食物、饮用水，嗜吸人血或兼吸人血），节肢动物的寿命应超过病原体在其体内发育繁殖到具有传播能力所需的时间。②流行病学依据：作为传病媒介的节肢动物应当是当地的优势种，或有一定的数量，而且其分布的地区和季节消长与虫媒病的流行相关。③病原学依据：当地自然界捕获的节肢动物体内有该病病原体的感染期，或感染实验证明病原体在节肢动物体内能生存、发育或繁殖，并且能达到感染期，能传染给易感的实验动物。

第二节　医学节肢动物生活史及生活习性

一、生活史基本过程

节肢动物由卵到成虫的发育过程中，不仅是生长，在形态和生活习性方面也都有改变。节肢动物从幼虫到成虫整个发育过程中，所经历的外部形态、内部结构、生理功能、生态习性和行为方式上的一系列变化，统称为“变态”。生活史中包括卵、幼虫、蛹、成虫四个阶段，各期形态和习性均不相同，称为完全变态，如蚊、蝇等。生活史中主要包括卵、若虫、成虫三个基本阶段，其中若虫和成虫在形态与习性上有诸多相似处，称为不完全变态（或半变态），如虱、蟑螂等。蜱、螨生活史中包括卵、幼虫、若虫、成虫四个基本阶段，称其为渐变态，也称蜱螨变态。

二、医学节肢动物的生活习性

医学节肢动物传播疾病与它们的生活习性关系十分密切，其中最重要的为食性和活动范围。

1. 食性　杂食性的节肢动物（如蝇）主要是机械性传播疾病；血食性的节肢动物，尤其是嗜吸人血（如某些按蚊）或嗜动物血兼吸人血（如某些蚤种）的节肢动物，在生物性传播疾病中特别重要，它们可在人与人之间、兽与人之间及兽与兽之间传播多种疾病。

2. 活动范围　节肢动物活动范围的大小影响传病范围的大小，活动范围大，传病的范围也广，这对于虫媒病流行时，划定隔离区、进行检疫消毒、采取灭虫措施等都是重要的参考依据。

3. 孳生地和栖息地　分别指幼期孳生场所和成虫的栖息场所。了解各种节肢动物的孳生地及栖息活动场所，对有针对性地采取灭虫和防虫措施具有重要意义。

4. 季节消长　节肢动物都有其最适宜的生长发育条件，故在自然界中的数量随季节变化而增减。节肢动物数量增加，传病的机会就增大，因此，节肢动物的季节消长现象往往与虫媒病发病率的高低相一致。这是虫媒病防治中适时采取预防措施的重要依据。

5. 越冬　节肢动物在寒冷季节生命活动处于一种相对停滞状态，称为越冬（冬眠）。对于不同节肢动物的不同种，其越冬的虫龄以及越冬场所不同，是采取防治措施的重要依据。

第三节　医学节肢动物的防治原则及研究进展

医学节肢动物的防治是虫媒病防治工作中的重要环节。总的原则应当是加强领导，制定法规，健全组织，发动群众并加以指导；开展防治研究，因地制宜地采取综合措施。

一、医学节肢动物的防治措施

1. 环境治理　环境防治是其他方法所不能取代的，主要根据医学节肢动物的生物学特点和生态习性，通过搞好环境卫生、进行环境改造，控制和消灭节肢动物的孳生地。

2. 物理防治　通过机械、光、电、热等手段达到消灭医学节肢动物的目的，如拍打、网捞、胶粘、水淹、水烫、诱捕等方法，都可达到灭虫效果。

3. 化学防治　利用各种化学药剂（如杀虫剂、驱虫剂、诱虫剂等）毒杀或驱除各种节肢动物。化学杀虫剂具有见效快、使用方便，以及适于大规模应用等优点，特别是在媒介昆虫密度高、虫媒病流行的季节，是病媒防治的主要手段。但由于存在环境污染和病媒害虫的抗药性问题，应当尽量避免使用。在使用化学药剂杀虫或驱虫的同时，应采取合理的技术措施如适当的器械、剂型、剂量等，并结合节肢动物的生态习性，根据药剂的作用和性能，有针对性地使用，以期尽可能地减少环境污染并发挥药剂的最大效能。

常用有机合成的杀虫剂有以下几类：

（1）有机氯杀虫剂：如二二三（DDT）、六六六等，曾经是主要的杀虫剂，具有广谱、高效、长效、价廉等特点。由于长期大量使用，已经造成环境（土壤、水域）污染和动植物体内的积蓄，对人畜有害，且病媒节肢动物产生了抗药性，已逐渐为其他类杀虫剂所代替。

（2）有机磷杀虫剂：控制卫生害虫中常用的有机磷类杀虫剂，包括敌百虫（trichlorphon）、辛硫磷（phoxim）、马拉硫磷（malathion）、杀螟松（sumithion）和甲嘧硫磷（pirimiphos methyl，虫螨磷）等。双硫磷（abate）和倍硫磷（baytex）被用于杀蚊幼虫。敌敌畏（dichlovos，DDVP）使用最普遍，具有强烈的熏杀作用，一般用于室内熏杀成蚊。有机磷类杀虫剂在自然界易降解，对环境的污染较小，在动植物体内无积蓄的危险，价廉，因而使用广泛。但是节肢动物也不同程度地产生了抗药性。

（3）氨基甲酸酯类杀虫剂：常用种类如残杀威（propoxur），具胃毒和熏杀作用，特点是击倒快、残效长。一般来说，对人、畜的毒性较有机磷杀虫剂低，无体内积蓄。

（4）合成拟菊酯类杀虫剂：常用的有二氯苯醚菊酯（permethrin）、丙烯菊酯（allethrin）、胺菊酯（tetramethrin）、溴氰菊酯（decamethrin）、氯氰菊酯（cypermethrin）等。具有广谱、高效、击倒快、降解快、对人畜毒性低等优点。

（5）昆虫激素：由昆虫的内分泌腺分泌。可经体液运至全身各处，对昆虫的生理机能、代谢、生长发育、变态、滞育、生殖等起调节控制作用。从化学性质上可将昆虫激素分为三大类型：①蛋白质类，包括肽类，如脑激素、滞育激素、激脂激素等；②甾醇类，如蜕皮激素；③萜烯类，如保幼激素。人们掌握了昆虫激素与变态发育的关系，已经能够通过合成昆虫激素人工调节昆虫的发育，缩短害虫生活史中对动植物的危害阶段，或抑制其性成熟控制害虫的繁殖，最终达到控制害虫种群的目的。昆虫激素只作用于一定种类的昆虫，故对人、畜安全，并对害虫天敌也无害，不污染环境。目前可选用的有保幼激素类似物，其商品名为烯虫酯（methoprene），以及发育抑制剂，商品名为敌灭灵或称灭幼脲Ⅰ号（TH6040）及苏脲Ⅰ号等。

（6）驱避剂：使用驱避剂是根据害虫对某些化学物质的趋性或负趋性，诱杀或驱避害虫。目前市场上出售的驱蚊剂的主要成分是DEET（即*N*，*N*-二乙基间甲苯甲酰胺，避蚊胺），可用于个人防护吸血节肢动物，野外作业人员可涂抹驱虫剂或使用含有驱避剂或杀虫剂的驱虫网防虫侵袭。其他可选的化合物：驱蚊油（dimethyl phthalate），主要成分为邻苯二甲酸二甲酯；对-盖烯二醇（驱蚊剂42号）。近年来，随着对蚊虫吸血的化学感受器研究的不断深入，人们发现了一些对蚊虫具有正向趋性的化合物（又称为引诱剂），其中CO_2是主要成分，宿主体表的其他挥发性物质，如乳酸、丙酮和辛烯醇（1-octen-3-ol）是CO_2的增强剂。人汗迹中夹杂着4-甲酚（4-methylphenol）可激发雌蚊嗅觉接收器；顺-9-碳烯的混合物、三甲基胺等，以及茴香醛、亚油酸、亚麻酸等，对苍蝇和（或）蟑螂具有引诱剂的作用。但是，引诱剂其本身无杀虫作用，须与杀虫剂配合使用。

4. 生物防治 利用自然界中害虫的“天敌”消灭害虫。害虫的天敌包括病毒、细菌（苏云金杆菌、球形芽孢杆菌、大链壶菌、白僵菌等）、原虫、线虫（罗索线虫）、捕食性或寄生性的生物等，利用它们对害虫生长、繁殖的抑制作用，达到防治目的。例如，养殖寄生蜂和鱼类可分别消灭蟑螂和蚊等，这种生物防治方法已被不少国家和地区所采用。我国科学家利用分子克隆方法获得杀虫蛋白的基因，将其转入蓝藻中表达，用于防治水体内的害虫幼虫。

5. 遗传防治 通过放射线照射、化学药物处理、品系或近缘种杂交等方法，改变或移换害虫的遗传物质，培育出雄虫不育、细胞质不亲和性、染色体易位等生理上有缺陷的害虫种系，释放到自然中去，使之与自然种群竞争交配，从而降低自然种群的繁殖势能，以期达到控制与消灭自然界医学节肢动物种群的目的。

6. 法规防治 国家制定法规或公布条例，防止卫生害虫随交通工具从国外进入国境，以及按照法规对害虫进行监测和强迫性防治，以立法的形式规范除“四害”工作等。

7. 综合防治 害虫综合防治（integrated pest management，IPM）就是从医学节肢动物特点及其环境和社会经济条件出发，合理运用各种标本兼治、以治本为主的防治手段，组合成一套系统的防治措施，经济、简便、安全、有效地把医学节肢动物种群控制在不足以为害的水平，并争取予以消除，以达到除害灭病和减少骚扰的目的。

二、防治医学节肢动物新的策略及研究概况

新的媒介控制策略是利用现代分子生物学方法对害虫施行遗传操纵，试图改变害虫的习性或生理性状，或用基因敲除方法使害虫的代谢关键酶失活或缺失。利用转基因方法控制虫媒病传播的途径包括：①改变蚊虫固有基因，使引起虫媒病的病原体在媒介体内难以存活；②引入外源抗虫或抗病毒基因，破坏进入媒介体内的病原体；③改变害虫的行为，如使蚊叮其他动物不叮人；④培育雄性不育的害虫以大规模减少害虫种群数量，这是目前媒介防治研究的热点。

要实现这一控制媒介的策略，尚需要大量的基础研究来支撑，如筛选抗病原体的基因（内源性和外源性的抗虫、抗病毒候选基因），外源基因如何引入并在昆虫群体中扩散（如应用转座子），以及实验室培育的抗性和不育品系在自然界的适应性等问题。从 2002 年起，美、德、英等国科学家已经成功培育出转基因蚊，为预防和控制疟疾、登革热的流行带来了新的希望。

（朱淮民　吴健桦）

第十二章　蛛　形　纲

第一节　概　　述

一、蛛形纲分类及特征

蛛形纲（Arachnida）是节肢动物门、螯肢动物亚门下的一纲，全世界已知近 7 万多种，绝大多数陆生。蛛形纲的主要特征是：①虫体分头胸部及腹部或头胸腹愈合为一体；②无翅及触角；③无复眼，有的可有单眼；④成虫有足 4 对；⑤以书肺或气管呼吸。

蛛形纲中可分为 11 个亚纲，其中以蜱螨亚纲（Acari）与医学的关系最为密切；其次为蝎亚纲（Scorpiones）、蜘蛛亚纲（Aranea）等。蜱螨亚纲许多种类可以传播多种疾病，是医学节肢动物中重要的类群。

1. 蜱螨亚纲　外形多呈圆形或卵圆形。螨较小，虫体长 0.1 ～ 0.4mm。蜱较大，多大于 2mm，饱食后可达 1cm 以上。虫体由躯体（idiosoma）和其前方的颚体（gnathosoma）组成。颚体又称假头（capitulum），包括口器和颚基（假头基）两部分。口器由 1 对须肢、1 对螯肢及其下方的口下板组成。须肢是感觉器官，螯肢和口下板为取食器官。须肢基节愈合成颚基。躯体的表皮有的较柔软，有的形成不同骨化程度的板。此外，在表皮上还有各种条纹、刚毛等。躯体腹面正中线上有生殖孔和肛门，前者位于躯体前半部，后者位于躯体亚末端。躯体腹面有足 4 对，通常分为 6 节，包括基节、转节、股节、膝节、胫节和跗节，跗节末端有爪和爪间突。气门有或无，其位置和数目各类群不同。生活史可分为卵、幼虫、若虫和成虫等期。若虫期数因类群而异。幼虫有足 3 对，若虫与成虫有足 4 对。若虫与成虫形态相似，但生殖器官尚未成熟。蜱螨卵生，或卵胎生（即直接产幼虫或第一若虫）。生殖方式主要是两性生殖，但经常进行孤雌生殖（parthenogenesis）。蜱和螨可从体型、体表和口下板特征等方面予以区别（表 12-1），其形态及基本结构见图 12-1。蜱螨亚纲中的许多种类能传播和储存多种病原体，某些种类可刺螫、毒害、寄生或致敏引起蜱螨源性疾病。其中，有重要医学意义的种类有蜱、革螨、恙螨、蠕形螨、疥螨和尘螨等。

表 12-1　蜱和螨的特征比较

特征			蜱	螨
共性	形态		整个虫体分为颚体（又称假头）与躯体两部分	
	生活史		属于不完全变态，分为卵、幼虫、若虫和成虫四个时期。幼虫有足 3 对，若虫、成虫均有足 4 对	
个性	形态	体型	较大，肉眼可见，圆形或椭圆形	很小，多数肉眼不可见，体型多变
		体表	革质，无或有短毛	膜质，躯体有长毛
		口下板	显露，有齿	无或隐入，无齿
		螯肢	几丁化明显	不发达，片状
		气门	体两侧有一对板状气门	一对气门不呈板状
	生活史		均营寄生生活，幼虫、若虫和成虫均吸血	多营自生生活，仅少数为寄生性，除了永久性寄生的种类外，往往有多种食性

2. 蜘蛛亚纲　体分头胸部和腹部，两部分以一细柄相连。头前方有单眼，多数有 4 对。螯

肢 1 对，毒腺管开口于其前端。须肢足状。腹部球形，多不分节，其末端通常有 3 对纺器。如毒蜘蛛，蛛毒含有神经毒素、溶血毒素和细胞毒因子毒液，毒素类型因虫种而异。某些毒蛛可侵害人体。

3. 蝎亚纲 体分头胸部和腹部。头端有 1 对螯肢，较小。须肢 1 对，较粗大，呈长钳状。头胸部背面有 1 对中眼和 3 ～ 5 对侧眼。腹部前 7 节粗大，后 6 节窄长，末端具 1 尖刺，内有毒腺。如蝎子，蝎毒含有神经毒素或溶血毒素等。人遭毒蝎螯刺后，可表现为局部疼痛、水肿或皮肤坏死，严重者可出现全身神经麻痹，或出血、溶血。

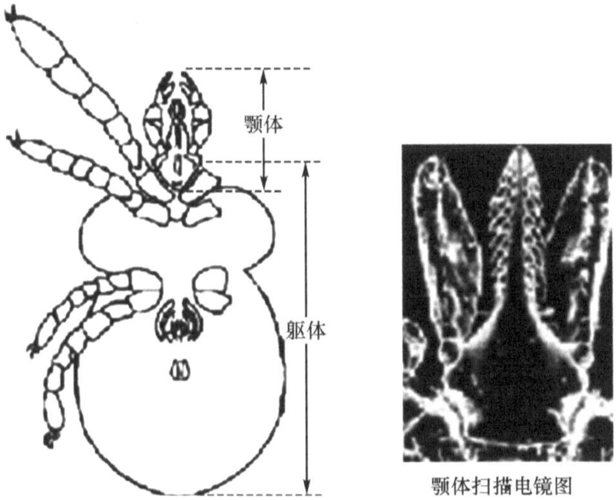

图 12-1 蜱螨亚纲虫体形态及基本结构

二、对人体的危害

蜘蛛亚纲和蝎亚纲种类对人体的主要危害以刺螯和毒素作用为主，蜱螨亚纲种类对人体的危害有以下几方面：

1. 寄生 疥螨寄生于人体皮内引起疥疮；蠕形螨寄生于毛囊、皮脂腺引起蠕形螨病。

2. 叮刺或毒螯 革螨、恙螨叮刺人时可致皮炎；蜱叮咬严重者可致蜱瘫痪。

3. 吸血 蜱吸血量大，饱血后虫体可胀大几十倍甚至 100 多倍。

4. 过敏性疾病 尘螨能致过敏性哮喘、过敏性鼻类、过敏性皮肤。

5. 传播疾病

（1）病毒性疾病：硬蜱传播森林脑炎、新疆出血热；革螨及恙螨可传播流行性出血热。

（2）细菌病：硬蜱、软蜱和革螨传播兔热病。

（3）立克次体病：恙螨传播恙虫病，硬蜱传播北亚蜱媒斑疹伤寒，硬蜱和软蜱传播 Q 热，革螨传播立克次体病。

（4）螺旋体病：硬蜱传播莱姆病，软蜱传播蜱媒回归热。

蜱螨传播疾病的特点：①传播疾病多为人兽共患疾病；②病原体如某些病毒或立克次体等可经卵传播；③既是传播媒介，也可作为病原体的储存宿主；④所传疾病通常呈散发性流行。

第二节 蜱

蜱（ticks）属于蜱螨亚纲的寄螨目（Parasitiformes）、蜱总科（Ixodoidea）。全世界已发现 1000 余种。蜱类根据躯体背面是否有盾板分为硬蜱（hard ticks）和软蜱（soft ticks）。成虫在躯体背面有壳质化较强的盾板，通称为硬蜱，属硬蜱科（Ixodidae）；背面无盾板者，通称为软蜱，属软蜱科（Argasidae）。我国已记录的硬蜱科约 120 种，软蜱科 10 种。比较重要的种类有全沟硬蜱（*Ixodes persulcatus*）、草原革蜱（*Dermacentor nuttalli*）、亚东璃眼蜱（*Hyalomma asiaticum kozlovi*）和乳突钝缘蜱（*Ornithodoros papillipes*）等。

一、形态特征

蜱的成虫呈椭圆形，分为颚体和躯体两部分。未吸血时腹背扁平，背面稍隆起，成虫体长 2 ～ 10mm；饱血后胀大如赤豆或蓖麻子大小，有时可长达 30mm。表皮革质。

（一）硬蜱

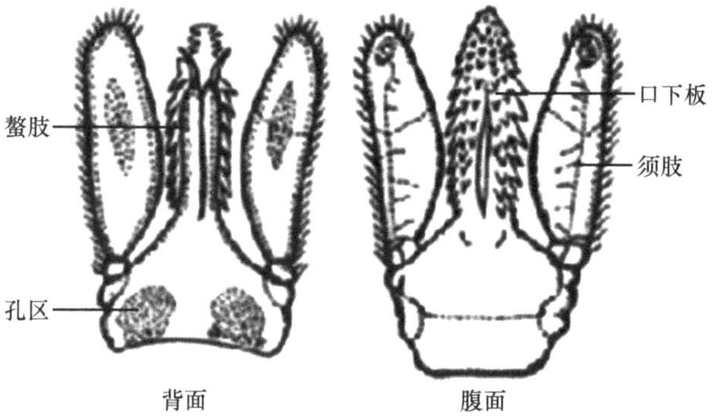

图 12-2　硬蜱的颚体图

1. 颚体　由颚基、螯肢、口下板（hypostome）和须肢组成。颚基与躯体相连，整个颚体从背面可以看到。从颚基背面中央向前伸出一对螯肢，上有锯齿，为刺割器官。螯肢腹面有一口下板，其腹面有许多倒齿，为吸血时穿刺与附着器官。螯肢两侧为一对须肢，吸血时起固定和支柱作用（图 12-2）。

2. 躯体　躯体呈袋状，大多褐色，两侧对称。表皮为革质，弹性大，吸血后虫体可显著增大。躯体背面有盾板。雌蜱盾板较小，仅占躯体前半部。雄蜱盾板较大，几乎盖满躯体背面（图 12-3）。雌蜱的盾板仅占体背前部的一部分，有的蜱在盾板后缘形成不同花饰称为缘垛（festoon）。因盾板坚硬不能伸缩，故吸血后雌、雄蜱体大小相差悬殊。躯体腹面有足 4 对，每足 6 节，即基节、转节、股节、胫节、膝节和跗节。基节上通常有距。跗节末端有爪 1 对及垫状爪间突 1 个。第Ⅰ对足跗节背缘近端部具哈氏器（Haller’s organ），有嗅觉功能。生殖孔位于腹面的前半，常在第Ⅱ、Ⅲ对足基节之间的水平线上。肛门位于躯体的后部，常有肛沟。气门 1 对，位于第Ⅳ对足基节的后外侧，气门板宽阔。雄蜱腹面有骨板，其数目因蜱的属种而不同（图 12-4）。

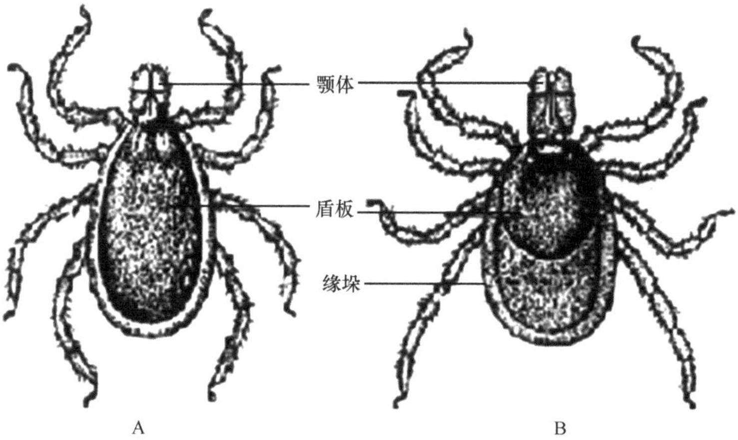

图 12-3　硬蜱成虫

A. 雄虫；B. 雌虫

（二）软蜱

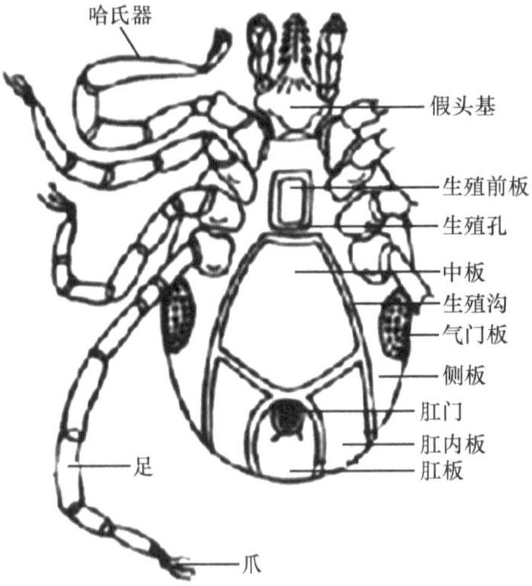

图 12-4 全沟硬蜱雄虫的腹面

软蜱属于寄螨目、软蜱科，因其背面无盾板而得名。软蜱形态基本与硬蜱相似，但其躯体背面无盾板，雌雄蜱从外形上不易区分。颚体位于躯体腹面，从背面看不见。颚基背面无孔区。躯体背面无盾板，体表多呈颗粒状小疣，或具皱纹、盘状凹陷。气门板小，位于第Ⅳ对足基节的前上方。生殖孔位于腹面的前部，两性特征不显著。肛门位于体中部或稍后，有些软蜱尚有肛前沟和肛后中沟及肛后横沟，分别位于肛门的前后方。各基节均无距刺，跗节有爪，无爪垫。成虫及若虫第Ⅰ～Ⅱ对足之间有基节腺的开口。其分泌的基节腺液有调节虫体及血淋巴水分和电解质的作用。钝缘蜱属的一些种类在吸血时，病原体可随基节腺液的分泌污染宿主伤口而造成感染（图 12-5）。

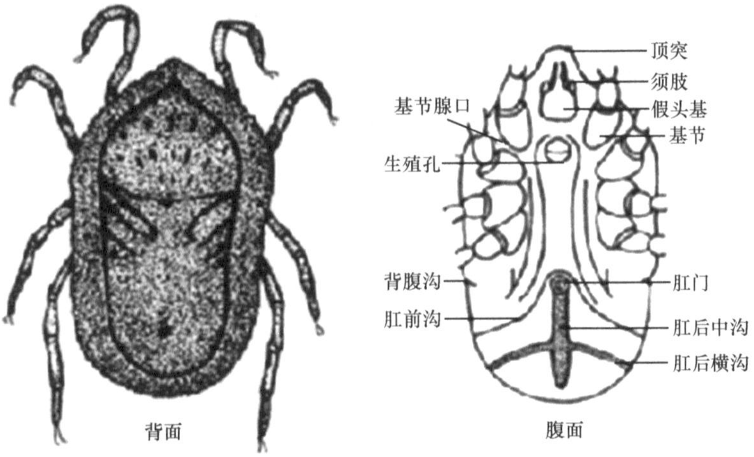

图 12-5 软蜱（乳突钝缘蜱）成虫

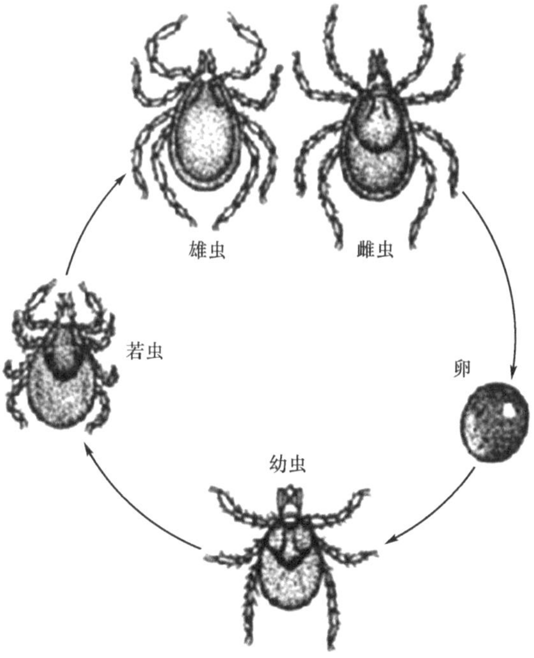

图 12-6 硬蜱的生活史

二、生活史

蜱的生活史包括卵、幼虫、若虫和成虫四期（图 12-6）。

成虫吸血后交配落地，爬行在草根、树根、畜舍等处，在表层缝隙中产卵。硬蜱一生产卵一次，饱血后在 4 ～ 40 天内全部产出，可产卵数百至数千个，因种而异。软蜱一生可产卵多次，一次产卵 50 ～ 200 个，总数可达千个。产卵后雌蜱即干瘪死亡，雄蜱一生可交配数次。卵呈球形或椭圆形，大小为 0.5 ～ 1mm，色淡黄至褐色，常堆集成团。在适宜条件下卵可在 2 ～ 4 周内孵出幼虫。幼虫形似若虫，但体小，足 3 对，幼虫经 1 ～ 4 周蜕皮为若虫。硬蜱若虫只一期，软蜱若虫经过 1 ～ 6 期不等。若虫足 4 对，无生殖孔，再到宿主身上吸血，落地后经 1 ～ 4 周蜕皮而为成虫。硬蜱完成一代生活史所需时间由 2 个月至

3 年不等；多数软蜱需半年至两年。硬蜱寿命 1 个月到数十个月不等；软蜱的成虫由于多次吸血和多次产卵，一般可活五六年到数十年。

蜱在生活史中有更换宿主的现象，根据其更换宿主的次数可分为四种类型：①单宿主蜱：发育各期都在一个宿主体上，雌虫饱血后落地产卵，如微小牛蜱（*Boophilus microplus*）。②二宿主蜱：幼虫与若虫同一宿主，而成虫寄生另一宿主，如残缘璃眼蜱（*Hyalomma detritum*）。③三宿主蜱：幼虫、若虫、成虫分别在 3 个宿主体上寄生，如全沟硬蜱、草原革蜱。90% 以上的硬蜱为三宿主蜱，蜱媒疾病的重要媒介大多也是三宿主蜱。④多宿主蜱：幼虫、各龄若虫和成虫以及雌蜱每次产卵前都需寻找宿主寄生吸血，每次饱血后离去。软蜱多为多宿主蜱。

三、生　　态

1. 产卵地和孳生地　硬蜱多生活在森林、灌木丛、开阔的牧场、草原、山地的泥土中等。软蜱多栖息于家畜的圈舍、野生动物的洞穴、鸟巢及人房的缝隙中。

2. 吸血习性　蜱的幼虫、若虫、雌雄成虫都吸血。宿主包括陆生哺乳类、鸟类、爬行类和两栖类，有些种类侵袭人体。多数蜱种的宿主很广泛，例如，全沟硬蜱的宿主包括哺乳类 200 种、鸟类 120 种和少数爬行类，并可侵袭人体，这在流行病学上有重要意义。硬蜱多在白天侵袭宿主，吸血时间较长，一般需要数天。软蜱多在夜间侵袭宿主，吸血时间较短，一般数分钟到 1 小时。蜱的吸血量很大，各发育期饱血后可胀大几倍至几十倍，雌性硬蜱甚至可达 100 多倍。

3. 寻觅宿主　蜱的嗅觉敏锐，对动物的汗臭和 CO_2 很敏感，当与宿主相距 15m 时即已感知，由被动等待到活动等待，一旦接触宿主即攀登而上。例如，栖息在森林地带的全沟硬蜱，成虫寻觅宿主时，多聚集在小路两旁的草尖及灌木枝叶的顶端等候，当宿主经过并与之接触时即爬附宿主；栖息在荒漠地带的亚东璃眼蜱，多在地面活动，主动寻觅宿主；栖息在牲畜圈舍的蜱种，多在地面或爬上墙壁、木桩寻觅宿主。蜱的活动范围不大，一般为数十米。宿主的活动，特别是候鸟的季节迁移，对蜱类的播散起着重要作用。

蜱对宿主的寄生部位常有一定的选择性，多在皮肤较薄、不易被搔动的部位。例如，全沟硬蜱寄生在动物或人的颈部、耳后、腋窝、大腿内侧、阴部和腹股沟等处。微小牛蜱多寄生于牛的颈部肉垂和乳房，次为肩胛部。波斯锐缘蜱多寄生在家禽翅下和腿腋部。

4. 分布与活动　硬蜱多分布在开阔的自然界，如森林、灌木丛、草原、半荒漠地带。而不同蜱种的分布又与气候、土壤、植被和宿主有关，如全沟硬蜱多见于高纬度针阔混交林带，而草原革蜱则生活在半荒漠草原，微小牛蜱分布于农耕地区。在同一地带的不同蜱种，其适应的环境有所不同，如黑龙江林区的蜱类，全沟硬蜱多于针阔混交林带。软蜱栖息隐蔽的场所，包括兽穴、鸟巢及人畜住处的缝隙里。

5. 季节消长与越冬　气温、湿度、土壤、光周期、植被、宿主等都可影响蜱类的季节消长及活动。在温暖地区多数蜱种在春、夏、秋季活动，如全沟硬蜱成虫活动期在 4 月至 8 月，高峰在 5 月至 6 月初，幼虫和若虫的活动季节较长，从早春 4 月持续至 9、10 月，一般有两个高峰，高峰常在 6 月至 7 月，次峰在 8 月至 9 月。在炎热地区有些种类在秋冬和春季活动，如残缘璃眼蜱。软蜱因多在宿主洞巢内，终年都可活动。

蜱大多在栖息场所越冬，硬蜱可在动物的洞穴、土块、枯枝落叶层中或宿主体表越冬。软蜱主要在宿主住处附近地越冬。越冬虫期因种类而异。有的种类各虫期均可越冬，如硬蜱属中的多数种类；有的以成虫越冬，如革蜱属中的所有种类；有的以若虫和成虫越冬，如血蜱属和软蜱中的一些种；有的以若虫越冬，如残缘璃眼蜱；有的以幼虫越冬，如微小牛蜱。

硬蜱与软蜱特征的比较可见表 12-2。

表 12-2 硬蜱与软蜱比较（自朱淮民，2007）

<table>
<tr><th colspan="2">特征</th><th>硬 蜱</th><th>软 蜱</th></tr>
<tr><td rowspan="5">形态</td><td>体型</td><td colspan="2">虫体椭圆形，体长 2 ～ 10mm；饱血后长大如蓖麻子。表皮革质。虫体分为颚体和躯体两部分</td></tr>
<tr><td>盾板</td><td>有，易区分雌雄</td><td>无，不易区分雌雄</td></tr>
<tr><td>颚体位置</td><td>躯体前端</td><td>躯体腹面，背部不能看到</td></tr>
<tr><td>颚基背面</td><td>有 1 对孔区</td><td>无孔区</td></tr>
<tr><td>基节腺</td><td>退化或不发达</td><td>发达。足基节Ⅰ、Ⅱ之间通常有 1 对基节腺开口</td></tr>
<tr><td colspan="2" rowspan="2">生活史</td><td colspan="2">不完全变态。发育过程分卵、幼虫、若虫和成虫四个时期。成虫吸血后交配落地产卵。产卵后雌蜱即干死，雄蜱一生可交配数次</td></tr>
<tr><td>硬蜱若虫只一期，完成一代生活史所需时间由 2 个月至 3 年不等；寿命自 1 个月到数十个月不等。90% 以上的硬蜱为三宿主蜱，蜱媒疾病的重要媒介大多是三宿主蜱</td><td>软蜱若虫经过 1 ～ 6 期不等。多数软蜱完成生活史需半年至 2 年。成虫由于多次吸血和多次产卵，一般可活五六年至数十年。通常软蜱都属多宿主蜱</td></tr>
<tr><td rowspan="7">生态</td><td>孳生地</td><td>硬蜱多生活在森林、灌木丛、开阔的牧场、草原、山地的泥土中等</td><td>软蜱多栖息于家畜的圈舍、野生动物的洞穴、鸟巢及人房的缝隙中</td></tr>
<tr><td rowspan="2">吸血习性与宿主关系</td><td colspan="2">各期蜱都吸血。宿主包括陆生哺乳类、鸟类、爬行类和两栖类，有些种类侵袭人体。蜱的吸血量很大，各发育期饱血后可胀大几倍至几十倍，甚至可达 100 多倍。寄生部位一般在皮肤较薄，不易被搔动的部位</td></tr>
<tr><td>硬蜱多在白天侵袭宿主，吸血时间较长，一般需要数天</td><td>软蜱多在夜间侵袭宿主，吸血时间较短，一般数分钟到 1 小时</td></tr>
<tr><td rowspan="2">分布与活动</td><td colspan="2">蜱的活动范围不大，一般为数十米。宿主的活动，特别是候鸟的季节迁移，对蜱类的散播起着重要作用
蜱类寻觅宿主的方式：蜱的嗅觉敏锐，对动物的汗臭和 CO_2 很敏感，由被动等待到活动等待，一旦接触宿主即攀登而上</td></tr>
<tr><td>硬蜱多分布在开阔的自然界，如森林、灌木丛、草原、半荒漠地带</td><td>软蜱栖息隐蔽的场所，包括兽穴、鸟巢及人畜住处的缝隙里</td></tr>
<tr><td>季节消长和越冬</td><td>温暖地区多数种类的蜱在春、夏、秋季活动，或春季与秋季两个活动高峰。硬蜱可在动物的洞穴、土块、枯枝落叶层中或宿主体上越冬</td><td>软蜱多在宿主洞巢内，故终年都可活动，或在宿主住处附近越冬</td></tr>
<tr><td colspan="2">重要蜱种</td><td>全沟硬蜱、草原革蜱、亚东璃眼蜱、草原血蜱</td><td>乳突钝缘蜱</td></tr>
</table>

四、与疾病的关系

蜱由于吸血和频繁更换宿主，可以传播多种疾病。对人体的危害包括直接危害和传播疾病。

（一）直接危害

蜱在叮刺吸血时多无痛感，但由于螯肢、口下板同时刺入宿主皮肤，可造成局部充血、水肿、急性炎症反应，还可引起继发性感染。有些硬蜱在叮刺吸血过程中唾液分泌的神经毒素可导致宿主运动性纤维的传导障碍，引起上行性肌肉麻痹现象，可导致呼吸衰竭而死亡，称为蜱瘫痪（tick paralysis）。多见于儿童，如能及时发现，将蜱除去，症状即可消除。

（二）传播疾病

蜱传播的病原体包括病毒、立克次体等，病原体可经卵传递给子代。由于软蜱的耐饥力很强，寿命长，病原体可长期保存，故软蜱在某些病原体的传播上尚有储存宿主的作用。传播的疾病种类有：

1. 森林脑炎（tick-borne encephalitis） 是一种由森林脑炎病毒引起的神经系统急性传染病，为森林区的自然疫源性疾病。我国主要的病媒蜱种为全沟硬蜱，病毒在蜱体内可长期保存，可经各变态期及经卵传至下一代或第三、四代，并可在蜱体内越冬。本病多发生在 5 ～ 8 月，在我国主要分布于黑龙江和吉林两省林区，患者主要是伐木工人。此外，四川、河北、新疆、云南等省和自治区也有病例发生。

2. 新疆出血热（Crimean-Gongo haemorrhagic fever） 又称克里木 - 刚果出血热，是一种蜱媒急性传染病，是荒漠牧场的自然疫源性疾病。病原为一种蜱媒 RNA 病毒。疫区牧场的绵羊及塔里木兔为主要传染源，急性期患者也可传染。传播媒介主要为亚东璃眼蜱，病原体可在蜱体内保存数月，可经卵传递。本病除经蜱传播外，羊血经皮肤伤口及医务人员接触急性期患者新鲜血液后，也可感染发病。本病在我国流行于新疆，患者主要是牧民，发病高峰期为 4 ～ 5 月份。

3. 蜱媒回归热（tick-borne relapsing fever） 又称地方性回归热，是由钝缘蜱传播的自然疫源性螺旋体病，不规则间歇发热为其主要临床特征。我国新疆有该病流行，其病原体，南疆村镇型的为伊朗包柔螺旋体（*Borrelia persica*），乳突钝缘蜱为传播媒介；北疆荒野型的为拉氏包柔螺旋体（*B. latyshevyi*），特突钝缘蜱为传播媒介。病原体可经卵传递。乳突钝缘蜱可经卵传递 8 代，并能贮存 14 年。动物传染源主要是鼠类，患者也可作为本病的传染源。

4. 莱姆病（Lyme disease） 我国于 1985 年夏在黑龙江海林县（现改设海林市）林区首次发现。病原体是伯氏包柔螺旋体（*B. burgdorferi*），它是一种由硬蜱传播的自然疫源性疾病，好发于春、夏季。在我国主要传播媒介是全沟硬蜱，某些野生小型啮齿动物为储存宿主。本病分布广泛，在五大洲 20 多个国家都有病例报道。我国已证实有 20 个省、自治区、直辖市有本病流行。

5. Q 热（Q fever） 病原体为 Q 热立克次体（*Richettsia burneti*）。常在野生动物（啮齿类）与家畜之间传播流行，牛、羊为人体 Q 热的主要传染源。感染方式主要由呼吸道吸入传播，也可通过消化道及蜱的叮咬、粪便污染伤口而感染。病原体能在蜱体内长期存在，并经卵传递，如乳突钝缘蜱可贮存病原体 2 ～ 10 年。本病分布遍及世界各地，在我国已有十几个省、自治区、直辖市证实有 Q 热存在。在流行区已发现微小牛蜱、亚东璃眼蜱的自然感染。

6. 北亚蜱媒斑疹伤寒（North-Asian tick-borne typhus） 又称西伯利亚蜱传斑疹伤寒。病原体为西伯利亚立克次体（*Rickettsia sibirica*）。小啮齿动物为主要传染源，草原革蜱为其主要传播媒介，边缘革蜱（*Dermacentor marginatus*）也能传播。病原体可经卵传递，在蜱体内可存活 2 年。病原体可通过蜱的叮刺或蜱粪污染而感染。我国新疆、内蒙古、黑龙江有本病存在。

7. 人巴贝虫病（human babesiasis） 病原体为巴贝虫（*Babesia*），主要寄生在牛、马、羊等家畜的红细胞内。通过硬蜱叮咬在哺乳动物和人之间传播。人偶尔感染。

8. 细菌性疾病 蜱能传播一些细菌性疾病，如鼠疫、布氏杆菌病、野兔热。蜱能长时间保存一些病原菌，并经卵传递。例如，鼠疫杆菌在草原革蜱成虫体内可保存 509 天；兔热杆菌在拉合尔钝缘蜱（*Ornithodoros lahorensis*）体内可存活 200 ～ 700 天，故蜱在保存这些疾病的自然疫源中起到一定的作用。

五、防　　治

1. 个人防护 为最重要的防治措施。可扎紧外衣领袖口、裤脚管，穿长靴，非必要不在地上坐卧，自行并互相检查体表和行李物箱。一旦发现蜱，应立即清除。

2. 消除孳生栖息场所 包括清除住地杂草，搞好环境卫生，清理畜舍，捕杀鼠类，在住地周围喷洒杀虫剂，经常检查家畜或涂擦对其无害的杀虫剂灭蜱等措施。

3. 环境防治 草原地带采用牧场轮换和牧场隔离办法灭蜱。结合垦荒，清除灌木杂草，清理禽畜圈舍，堵洞嵌缝以防蜱类孳生；捕杀啮齿动物。

4. 化学防治 蜱类栖息及越冬场所可喷洒敌敌畏、马拉硫磷、杀螟硫磷等。林区用六六六烟雾剂收效良好，牲畜可定期药浴杀蜱。

5. 个人防护 进入有蜱地区要穿“五紧服”，长袜长靴，戴防护帽。外露部位要涂布驱避剂，离开时应相互检查，勿将蜱带出疫区。

第三节 革　　螨

革螨（gamasid mite）亦称“血坪”、腐食螨，属寄螨目、革螨总科。革螨种类很多，分布广泛，全世界已知 800 余种。我国已知 600 多种，常见种类有柏氏禽刺螨（*Ornithonyssus bacoti*）、鸡皮刺螨（*Dermanyssus gallinae*）、格氏血厉螨（*Haemolaelaps glasgowi*）和毒厉螨（*Laelaps echidninus*）等。

一、形　　态

革螨在螨类中是体型较大的一类，革螨成虫呈卵圆形，黄色或褐色，表皮膜质，具骨化的骨板。长 0.2 ～ 0.5mm，个别种类可达 1.5 ～ 3.0mm。虫体分颚体和躯体两部分（图 12-7）。颚体位于躯体前方，由颚基、螯肢及须肢组成。颚基紧连躯体，形状不一，有分类意义。螯肢由螯杆和螯钳组成。须肢呈长棒状，因基部与颚基愈合，故仅见 5 节。躯体背面具背板，大多 1 块，少数种类 2 块。背板上的刚毛数目和排列的毛序，因种而异。躯体腹面靠近颚体后缘的正中有一个叉形的胸叉。雌螨腹面有几块骨板，由前而后分别为胸板、生殖板、腹板及肛板，有些虫种的生殖板和腹板可愈合为殖腹板。雄螨腹面的骨板常愈合为一块全腹板。雌虫生殖孔位于胸板之后，被生殖板遮盖；雄虫生殖孔位于胸板前缘。气门 1 对，位于第Ⅲ、Ⅳ对足基节间的外侧，向前延伸形成管状的气门沟。足 4 对，分 6 节，第Ⅰ对足跗节背面亚末端有一个跗感器。

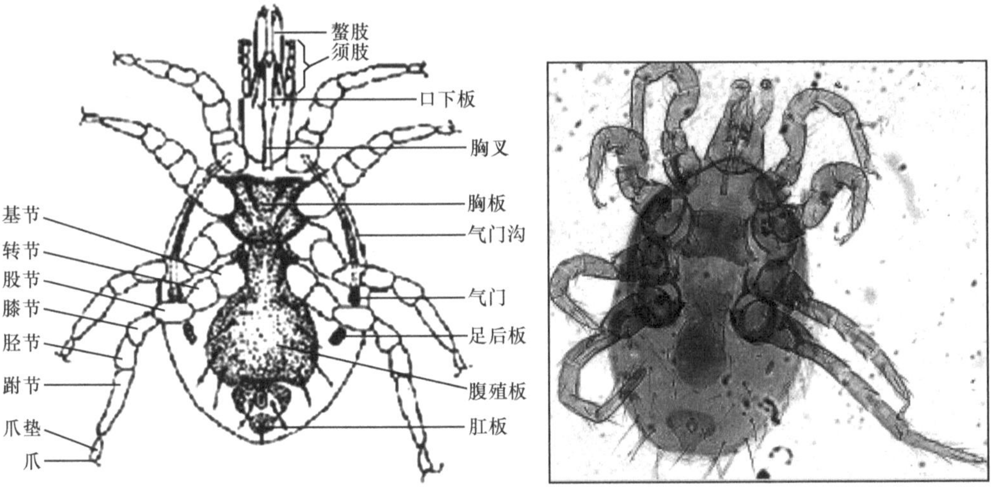

图 12-7　革螨

二、生活史及生活习性

1. 生活史 革螨的生活史属于半变态，分为卵、幼虫、若虫和成虫四个时期。卵经 1 ～ 2 天孵出幼虫，约经 24 小时即可蜕皮变为若虫。若虫可分为两期，经几天发育后蜕皮为成虫。在适宜条件下 1 ～ 2 周完成生活史。革螨卵生（oviparity）或卵胎生（ovoviviparity），个别种类行孤雌生殖。一般情况下 1 ～ 2 周内完成生活史。

2. 生活习性 革螨的宿主非常广泛，生活习性可分为自由生活和寄生生活两大类。革螨大多数营自生生活，少数营寄生生活。营自生生活的革螨孳生于枯枝烂叶下、草丛和土壤里、禽畜粪堆和仓库贮品中。寄生生活的革螨，多数寄生于宿主的体表；少数寄生于体内，如鼻腔、呼吸道、外耳道、肺部等。体外寄生的革螨根据其寄生时间的长短又分为两个类型：①巢栖型：整个发育和繁殖过程都在宿主巢穴中进行，仅在吸血时才与宿主接触，对宿主无严格的选择性，如血革螨属、禽刺螨属、皮刺螨属等。②毛栖型：长期寄生在宿主体表，较少离开宿主，对宿主的巢穴有较明显的选择性，如赫刺螨属、厉螨属等。

营自生生活的革螨主要捕食小型节肢动物，也可以腐败的有机物质为食。寄生性革螨以刺吸宿主的血液和组织液为食。巢栖型革螨的吸血量较大，耐饥力较强；毛栖型革螨一般吸血量较小，耐饥力差。有的革螨种类兼性吸血，既可刺吸血液，也可吸食游离血、捕食小节肢动物或者取食动物性废物和有机质，如格氏血厉螨、茅舍血厉螨等；有的种类专性吸血，仅以宿主血液为食，如柏氏禽刺螨、鸡皮刺螨等，此类革螨吸血量大，一次吸血可超其原体重 10 多倍。

大多数革螨整年活动，但有明显的繁殖高峰。其季节消长取决于宿主活动的季节变化、宿主巢穴内的微小气候条件及宿主居留在巢穴的久暂等。一般其密度在 9 月以后逐渐增高，10 ～ 11 月可出现高峰，入冬后渐降，春夏季最少。例如，格氏血厉螨、耶氏厉螨和上海犹厉螨主要在秋冬季繁殖；柏氏禽刺螨和鸡皮刺螨在夏秋季大量繁殖。

三、与疾病的关系

革螨叮咬后可引起皮炎、奇痒，重者可出现荨麻疹。此外，尚可传播流行性出血热（病原体为病毒，可经卵传递至后代）、Q 热和地方性斑疹伤寒、野兔热和蜱媒回归热等疾病。故应引起重视。

四、防治原则

1. 灭鼠，清理鸽巢和禽舍 结合爱国卫生运动，大力开展灭鼠活动；对家养鸽巢和禽舍要定期进行清扫，以消灭螨虫的孳生地。

2. 药物灭螨 用敌百虫、敌敌畏或马拉硫磷等喷洒。用敌敌畏熏蒸灭螨效果良好。

3. 个人防护 涂擦驱避剂如邻苯二甲酸二甲酯于裸露部位，有 1 ～ 6 小时的驱避效果；亦可将布带浸泡驱避剂系于手腕、踝关节，防止革螨侵袭。

第四节 恙 螨

恙螨（chiggers，chigger mite）又称沙螨、沙虱、恙虫，属于真螨目（Acariforms）、恙螨科（Trombiculidae）。恙螨的成虫和若虫营自生生活，幼虫寄生在家畜和其他动物体表，吸取宿主组织液，引起恙螨皮炎，传播恙虫病。全世界已知恙蟥超过 3000 多种及亚种，其中有 50 种左右侵袭人体。我国已记录有 500 多种及亚种，重要种类有地里纤恙螨（*Leptotrombidium deliense*）和小盾纤恙螨（*Leptotrombidium scutellare*）等。

一、幼虫形态

恙螨幼虫体形微小，长 0.2 ～ 0.5mm，多为椭圆形，红、橙、淡黄或乳白色。初孵出时体长约 0.2mm，经饱食后体长达 0.5 ～ 1.0mm 以上。虫体分颚体和躯体两部分。颚体位于躯体前端，由螯肢、须肢各 1 对及颚基组成。螯肢的基节呈三角形，端节的定趾退化，动趾变为螯肢爪。须肢圆锥形，分 5 节，第一节较小，第四节末端有爪，第五节着生在第四节腹面内侧缘如拇指状。颚基在腹面向前延伸，其外侧形成一对螯盔（galea）。躯体背面的前端有盾板，呈长方形、矩形、五角形、半圆形或舌形，是重要的分类依据。盾板上通常有毛 5 根，中部有两个圆形的感器基（sensillary base），由此生出呈丝状、羽状或球杆状的感器（sensillum）。多数种类在盾板的左右两侧有眼 1 ～ 2 对，位于眼片上。盾板后方的躯体上有横列的背毛，其排列的行数、数目和形状等因种类而异。气门如存在，则位于颚基与第一对足基节之间。足分为 6 或 7 节，如为 7 节则股节又分为基股节和端股节。足的末端有爪 1 对和爪间突 1 个（图 12-8）。

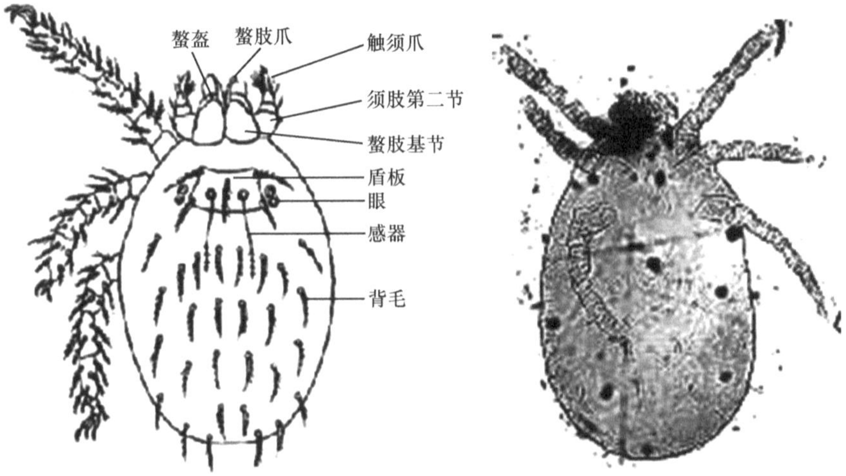

图 12-8　地里纤恙螨幼虫

二、生活史与生活习性

（一）生活史

恙螨的若虫和成虫均营自生生活，但其幼虫则需寄生。

以地里纤恙螨为例，恙螨的生活史可分为卵、前幼虫、幼虫、若蛹、若虫、成蛹和成虫七个时期（图 12-9）。雌虫于泥土中产卵，经 5 ～ 7 天卵内幼虫形成，逸出包有薄膜的前幼虫，经 10 天左右发育，幼虫破膜而出，寻找宿主寄生，经 2 ～ 3 天饱食后，落地化为若蛹。若蛹内的若虫成熟后，约经 3 周变为成蛹，再经 1 ～ 2 周孵出成虫，整个生活史的完成需 2 ～ 3 个月。雄虫性成熟后，产精胞以细丝粘于地表，雌螨通过生殖吸盘摄取精胞并在体内受精，经 2 ～ 3 周开始产卵于泥土表层缝隙中。雌螨一生产卵 100 ～ 200 个，平均寿命 288 天。

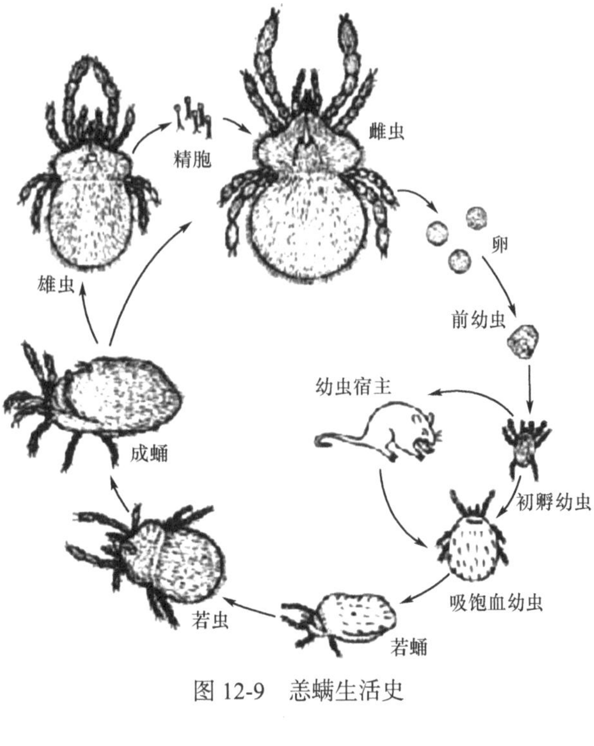

图 12-9　恙螨生活史

（二）生活习性

1. 分布 恙螨分布在温暖潮湿地区，以热带雨林为最。东南亚地区的恙螨种类繁多，是世界上恙螨最集中的地区。我国以东南沿海至西南边境省区为恙螨主要分布区域。青藏高原虽然干寒，但也有局部微小气候适宜螨种存在。

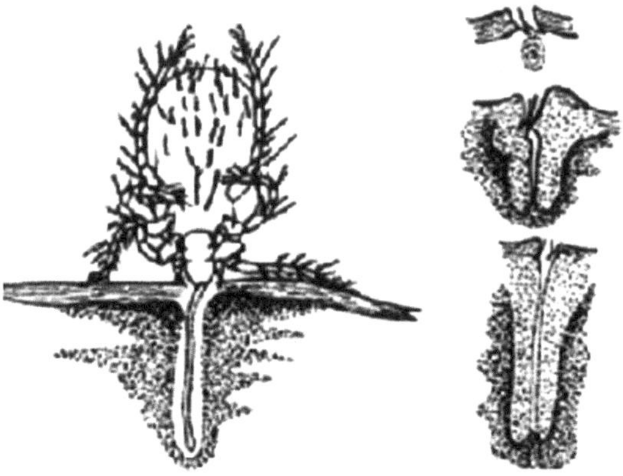

图 12-10 恙螨幼虫吸吮体液及茎口形成

2. 食性 成虫和若虫主要以土壤中的小节肢动物和昆虫卵为食，幼虫则以宿主被分解的组织和淋巴液为食。幼虫在宿主皮肤叮刺吸吮时，先以螯肢爪刺入皮肤，然后注入唾液，宿主组织受溶组织酶的作用，上皮细胞、胶原纤维及蛋白发生变性，出现凝固性坏死，在唾液周围形成一个环圈，继而往纵深发展形成一条小吸管通到幼虫口中，称为茎口（stylostome）（图 12-10），被分解的组织和淋巴液，通过茎口进入幼虫消化道。幼虫在刺吸过程中，一般不更换部位或转换宿主。

3. 宿主选择 宿主是指幼虫的宿主。恙螨幼虫的宿主范围很广泛，包括哺乳类、鸟类、爬行类、两栖类以及无脊椎动物，哺乳动物宿主主要是鼠类，有些种类也可侵袭人体。多数种类的恙螨对宿主选择性不强，但也有某些种类对宿主有较强的选择性。大多数恙螨幼虫寄生在宿主体表，多在皮薄而湿润处，如鼠类的耳廓、会阴部，鸟类的腹股沟、翼腋下，爬行类的鳞片下等。在人则常寄生在腰部、腋窝、腹股沟、阴部等处。

4. 孳生地与活动 除幼虫必须寄生外，恙螨生活史的其他时期都在地面浅表层生活。恙螨孳生地要求土壤较潮湿，宿主（主要是鼠类）常经过和停留，若虫和成虫食物（如小昆虫及其卵）丰富。在野外多孳生于小溪、河沟两旁，沼泽、水塘、树林及耕地的边缘地带和草地；在居民点多在地势低洼、潮湿荫蔽、环境卫生不好、常有鼠类活动的场所，如墙脚、洞穴等。恙螨的孳生地常孤立而分散，呈点状分布，称为螨岛（mite island）。

恙螨的活动范围很小，未进食的幼虫通常只在半径 3m，垂直距离 10 ～ 20cm 的范围内活动，这与恙螨的群集特点有关。恙螨喜攀登地草树叶、石头或地面物体尖端或深入泥洞微小环境。恙螨在水中能生活很久，因此洪水、暴雨或河水泛滥可导致恙螨扩散。在宿主体表吸食的幼虫可随宿主动物扩散。

5. 季节消长 恙螨的季节消长除受制于其本身的生物学特点外，还受温度、湿度和雨量的影响。各地区的各种恙螨幼虫发现于宿主体表均有季节消长规律，大致可分为三型：①夏季型：每年夏季出现一次高峰。②春秋型：有春秋两个季节高峰，多数恙螨属此型。③秋冬型：出现在 10 月以后至次年 2 月，以冬季为高峰。夏秋型和春秋型的恙螨多以若虫和成虫越冬，秋冬型无越冬现象。

恙螨幼虫在自然界中的密度变化有明显的季节性，与恙虫病的流行密切相关。一般来说，雨量丰富、温度在 22 ～ 28℃，是恙螨孳生繁殖最有利的季节。东南亚地区是世界上恙螨最集中的地区。我国以东南沿海至西南边境省区为最多，尤其是云南至广东边境各省区。我国各种恙螨的高峰季节也不同，有的在夏季有一个高峰，有些则在春秋两季或秋冬两季各有两个高峰。在春夏秋季出现高峰的恙螨，常以若虫和成虫在土壤中越冬；秋冬季出现高峰的恙螨，则无越冬现象。控制恙螨幼虫季节高峰的形成，是防止恙虫病流行的有效措施。

三、与疾病的关系

恙螨幼虫叮刺人体可引起恙螨皮炎（trombidosis），在叮刺局部还可留下痕迹（“焦痂”），引起淋巴结肿大。恙螨幼虫的最大危害是传播恙虫病。恙虫病的病原体是立克次体，当幼虫叮咬患病宿主时受染。立克次体在幼虫体内可随其发育保存，并可经卵传递至下一代幼虫（可传 2 ～ 3 代），当此幼虫再叮刺别的宿主时，便可传播恙虫病。恙虫病主要在鼠类等动物中流行，人也可感染。此外，还可传播流行性出血热、Q 热、弓形虫病等，但其媒介作用尚待进一步证实。

四、防　　治

清除杂草、搞好环境卫生、消灭鼠类，以及在不能除草的场所喷洒杀虫剂等，都是消灭孳生栖息场所的有效措施。在野外作业时应尽量减少暴露部位，不在草地坐卧，外露的皮肤部位应酌情涂擦防护剂，以防幼虫叮刺传播恙虫病。

1. 消除孳生场所　搞好环境卫生，清除杂草，堵塞鼠洞，灭鼠。

2. 药物杀螨　在人经常活动的地方、鼠洞鼠道附近及孳生地，可喷洒六六六、敌百虫等。

3. 个人防护　野外工作时衣裤口要扎紧，外露皮肤可涂驱避剂（如邻苯二甲酸二甲酯）或将衣服用驱避剂浸泡。

第五节　疥　　螨

疥螨（itch mite，scab mites）又称疥虫。疥螨属于真疥螨目、疥螨科（Sarcoptidae）、疥螨属（*Sarcoptes*），寄生于人体的疥螨为人疥螨（*Sarcoptes scabiei*）。人疥螨是一种专性寄生于人和哺乳动物表皮的体外寄生虫，属永久性寄生螨类，可引起一种有剧烈瘙痒的顽固性皮肤病，称为疥疮（scabies）。

一、形　　态

疥螨成虫体近圆形或椭圆形，乳白或浅黄色，足 4 对，背面隆起，如龟形。雌螨体形较长，为（0.3 ～ 0.5）mm×（0.25 ～ 0.4）mm。雄螨较小，（0.2 ～ 0.3）mm×（0.15 ～ 0.2）mm，颚体短小，位于前端。螯肢钳状，尖端有小齿，适于啮食宿主皮肤的角质层组织。须肢分 3 节。无眼，无气门。躯体背面有横形的波状横纹和成列的鳞片状皮棘，躯体后半部有几对杆状刚毛和长鬃。腹面光滑，仅有少数刚毛。足 4 对，短粗，分 5 节。前 2 对足与后 2 对足之间的距离较大。足的基部有角质内突。雌雄螨前 2 对足的末端均有具长柄的爪垫，称吸垫（ambulacra），为感觉灵敏部分；后 2 对足的末端雌雄不同，雌虫均为长刚毛，而雄虫的第 4 对足末端具吸垫。雌螨的生殖孔位于后 2 对足之间的中央。雄螨的外生殖器位于第 4 对足之间略后处。肛门位于躯体后缘正中（图 12-11）。

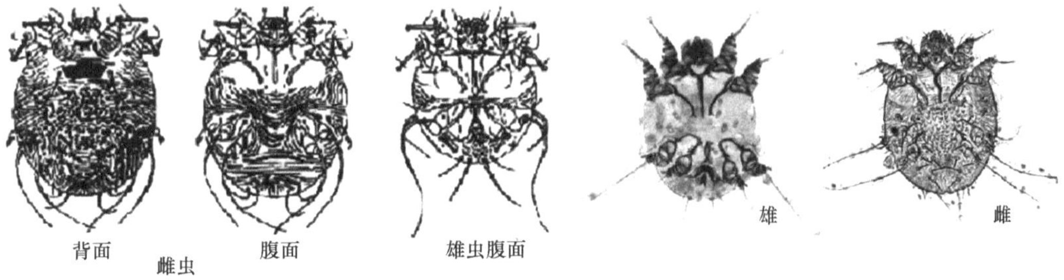

图 12-11　人疥螨成虫

二、生活史与生活习性

（一）生活史

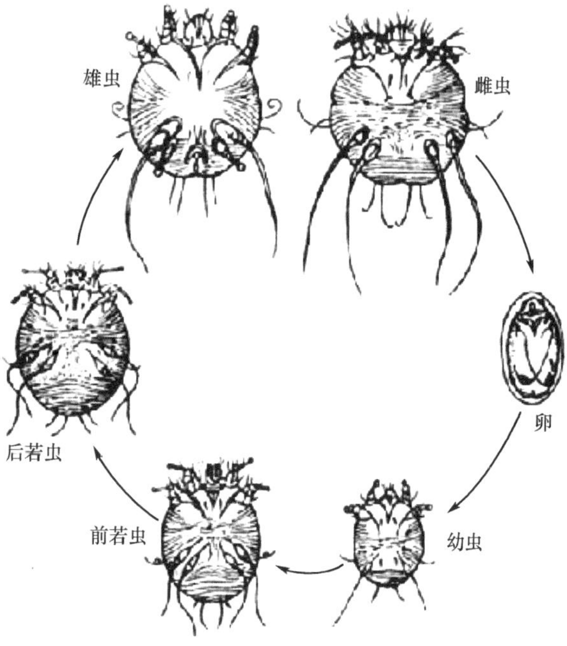

图 12-12 人疥螨生活史

疥螨的生活史分为卵、幼虫、若虫和成虫四期（图 12-12）。成虫在皮肤隧道内交配后，雄虫不久即死亡，雌虫则钻入皮肤开掘隧道或另找新宿主，并在隧道内产卵（图 12-13）。卵呈圆形或椭圆形，淡黄色，壳薄，大小约为 80μm×180μm，卵产出后经 3～5 天即可孵出幼虫。幼虫外形与成虫相似，但体型更小，仅有足 3 对，生活在原隧道中，经 3～4 天蜕皮为前若虫。前若虫形似成虫，足 4 对，但生殖器尚未显现，约经 2 天后蜕皮成为后若虫。雌性后若虫产卵孔尚未发育完全，但阴道孔已形成，可行交配。后若虫再经 3～4 天蜕皮而为成虫。疥螨交配发生在雄性成虫和雌性后若虫之间，多在人体皮肤表面进行。交配受精后的雌螨最为活跃，每分钟可爬行 2.5cm，此时也是最易感染新宿主的时期。雄虫大多在交配后不久即死亡；雌后若虫在交配后 20～30 分钟内钻入宿主皮内，蜕皮为雌虫，2～3 天后即在隧道内产卵。雌螨一生可产卵 40～50 个，雌虫产完卵后即死亡，寿命为 5～6 周。

（二）生活习性

1. 寄生部位 疥螨常寄生于人体皮肤较柔软嫩薄之处，常见于指间、腕屈侧、肘窝、腋窝前后、腹股沟、外生殖器、乳房下等处；儿童皮肤嫩薄，全身均可被侵犯。

2. 活动 疥螨寄生在宿主表皮角质层的深处，以角质组织和淋巴液为食，并以螯肢和前跗爪挖掘，逐渐形成一条与皮肤平行的蜿蜒隧道。隧道最长可达 10～15mm。雌螨所挖掘隧道的能力最强，每天能挖 0.5～5mm，隧道每隔一段距离有小纵向通道通至表皮。雄螨与后若虫亦可单独挖掘，但能力较弱。前若虫与幼虫不能挖掘隧道，生活在雌螨所挖的隧道中（图 12-13）。

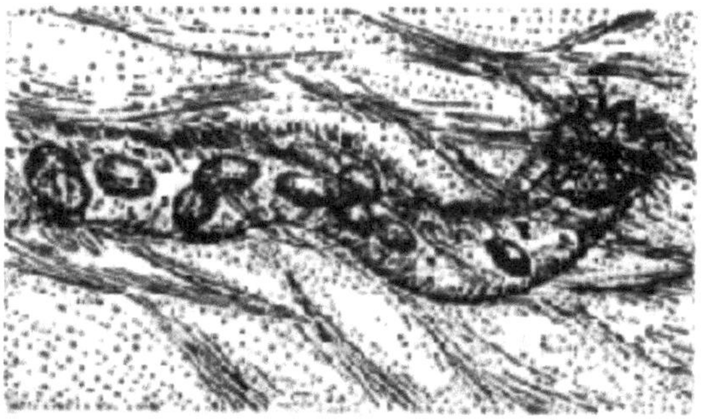

图 12-13 疥螨在皮肤内挖掘的隧道

疥螨的扩散与环境的温湿度有关。雌性成虫离开宿主后的活动、寿命及感染人的能力明显受环境温度及相对湿度影响。当温度较低、湿度较高时，其寿命较长；高温、低湿环境则对其生存不利。雌螨的适宜扩散温度为 15～31℃，有效扩散时限为 1～6.95 天，在此时限内活动正常并具有感染能力。

三、致病与诊断

（一）致病

疥螨在人体寄生的部位，以手指缝、手腕、手臂内侧、肘窝、腰部、阴部、乳房下等皮肤嫩薄处多见，通过直接接触传播。雌虫在表皮钻掘隧道较深，雄虫、若虫开掘的则较浅。

在寄生过程中，因机械刺激和其分泌物、排泄物等的毒性作用，致局部发生炎症，奇痒难忍，夜间尤甚。开始时病变仅限于隧道口，出现针尖大小的丘疹和水疱，因瘙痒可引起继发感染致局部化脓溃烂，称为疥疮。

疥螨寄生部位的皮损为小丘疹、小疱及隧道，多为对称分布。疥疮丘疹为淡红色，针尖大小，可稀疏分布，其间皮肤正常；亦可密集成群，但不融合。隧道的盲端常有虫体隐藏，呈针尖大小的灰白小点。剧烈瘙痒是疥疮最突出的症状，引起发痒的原因是雌螨挖掘隧道时的机械性刺激及生活中产生的排泄物、分泌物以及死亡虫体的崩解物引起的过敏反应。白天瘙痒较轻，夜晚加剧，睡后更甚，可能是因疥螨夜间在温暖的被褥内活动增强所致，患者睡眠常受影响。由于剧痒、搔抓，可引起继发性感染，发生脓疮、毛囊炎或疖肿。

（二）诊断

根据接触史及临床症状可做出初步诊断。检出疥螨，则可确诊。

疥疮的诊断可采用以下方法：

1. 用消毒针头在患处挑破，刺向隧道，挑出白色斑点状物，置 10% KOH 中消化蛋白，将试管中的沉淀置载玻片上镜检，如果发现疥螨即可确诊。

2. 用一滴消毒的矿物油滴在患处，再用刀片轻刮皮肤，将刮取物置玻片上镜检。

3. 将患处直接放在解剖镜低倍视野下，用手术刀尖挑破患处找出疥螨，阳性率可达 97.5%。

四、流　行

疥疮流行广泛，遍及世界各地。疥疮较多发生于学龄前儿童及青年集体中，但亦可发生在其他年龄组。其感染方式主要是通过直接接触，如与患者握手、同床睡眠等。特别是在夜间睡眠时，疥螨活动十分活跃，常在宿主皮肤表面爬行和交配，增加了传播机会。患者的被服、手套、鞋袜等可起间接传播作用，公共浴室的休息更衣间是重要的社会传播场所。

许多寄生哺乳动物的疥螨，偶然也可感染人体，但症状较轻。

五、预防和治疗

本病已经被世界卫生组织列入性传播性疾病，应加强宣传教育，注意个人卫生，避免与患者接触及使用患者的衣被。发现患者应隔离治疗，必要时对密切接触者同时治疗。患者用过的衣被、手套、毛巾等均应用沸煮或药物消毒处理，避免与患者直接接触可预防传播。

治疗疥疮的常用药物：10% 硫黄软膏、10% 苯甲酸苄酯搽剂、1% DDT 霜剂、1% 丙体 666 霜剂、复方敌百虫霜剂、10% 优力肤霜及伊维菌素等。患者用药前应先清洗患部，在患部及周边施涂药物，每晚一次。用药后 1 周无新皮损出现为痊愈。局部止痒可用 12% 苯佐卡因盐酸盐。

第六节　蠕　形　螨

蠕形螨（follicle mite）又称毛囊螨、毛囊虫，是一类专性寄生于人和哺乳动物的毛囊、皮脂腺或内脏中的寄生虫，对宿主的特异性很强。蠕形螨属于真螨目、蠕形螨科（Demodicidae）、蠕形螨属（*Demodex*）。已知蠕形螨有 140 余种和亚种，寄生人体的蠕形螨有毛囊蠕形螨（*Demoder folliculorum*）和皮脂蠕形螨（*D. brevis*），主要寄生于人和哺乳动物的毛囊、皮脂腺以及与毛囊相关的皮肤附器内，也可寄生于腔道和组织内，与多种皮肤疾患有关，如玫瑰痤疮（酒渣鼻）、黑头粉刺以及其他皮肤刺激症状等。

一、形　　态

人体的两种蠕形螨形态基本相似（图 12-14），螨体细长呈蠕虫状，乳白色，半透明。成虫体长 0.1 ～ 0.4mm，雌虫略大于雄虫。颚体宽短呈梯形，位于虫体前端，螯肢 1 对，针状，须肢分 3 节。躯体分足体和末体两部分，足体腹面有足 4 对，粗短呈芽突状。雄螨的阳茎位于足体背面的第 2 对足之间，雌螨的生殖孔在腹面第 4 对足之间。毛囊蠕形螨的躯体细长呈蛹虫状，末体约占躯体长度的 2/3 ～ 3/4，末端较钝圆；皮脂蠕形螨略短，末体约占躯体长度的 1/2，末端略尖，呈锥状。

二、生 活 史

寄生于人体的两种蠕形螨生活史基本相似（图 12-15）。生活史中共分卵、幼虫、前若虫、若虫和成虫 5 个时期，不需更换宿主。毛囊蠕形螨成虫寄生于毛囊内，亦可进入皮脂腺，雌虫产卵于毛囊内，卵无色半透明，呈蘑菇状或蝌蚪状。幼虫体细长，有足 3 对，以皮脂为食，经蜕皮变为前若虫。前若虫有足 3 对，再次蜕皮变为若虫。若虫足 4 对，形似成虫，唯生殖器官尚未发育成熟，不食不动，经 2 ～ 3 天发育为成虫。雌雄成虫可间隔取食，5 天左右发育成熟，于毛囊口处交配后，雌螨即进入毛囊或皮脂腺内产卵，雄螨在交配后即死亡。完成一代生活史约需半个月，雌螨寿命在 4 个月以上。

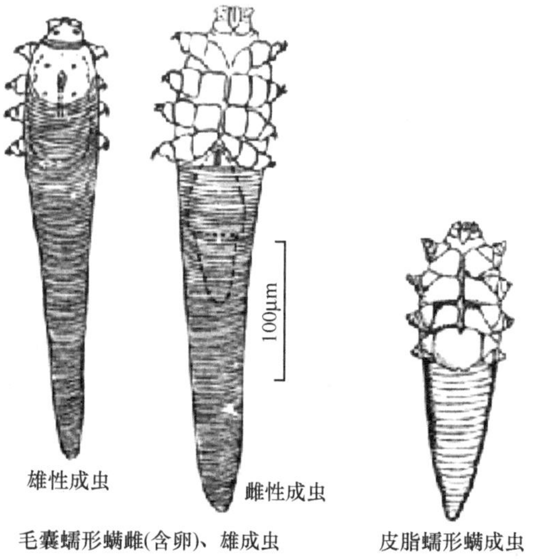

图 12-14　人体蠕形螨

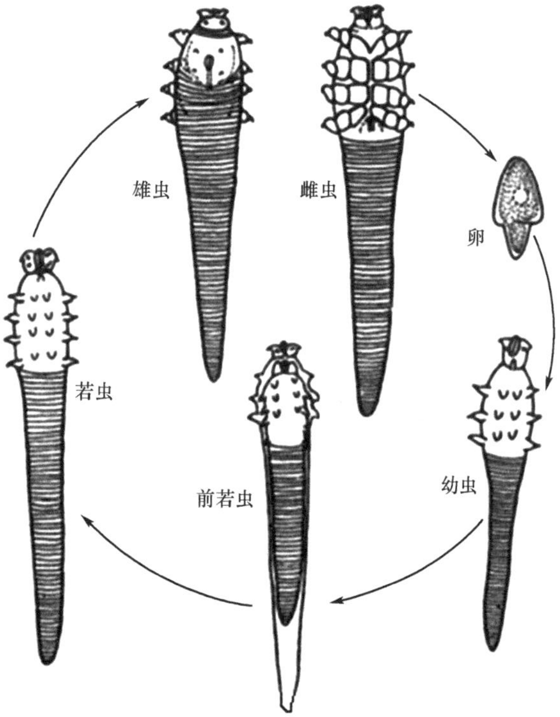

图 12-15　毛囊蠕形螨生活史

毛囊蠕形螨寄生于毛囊，常多个群居；皮脂蠕形螨主要寄生于皮脂腺，常单个寄居。蠕形螨主要寄生于颜面部，额、鼻、鼻沟、头皮、颏部、颧部和外耳道，还可寄生于颈部、肩背、胸部、乳头、大阴唇、阴茎和肛门等处。

蠕形螨对温度较敏感，发育最适宜的温度为 37℃。当宿主体温升高或降低时，蠕形螨爬出，在体表爬行。蠕形螨昼夜均可爬出皮肤表面，且以雌螨为主。毛囊蠕形螨爬出的高峰时间为 10：00 ～ 18：00，皮脂蠕形螨为 20：00 ～ 2：00。蠕形螨生活史各期均不需光，其活动力可随温度上升而增强，45℃以上活动减弱，54℃为致死温度。皮脂蠕形螨的运动能力明显比毛囊蠕形螨强。

蠕形螨对温湿度、pH 和某些药物均有一定的抵抗力。5℃时可存活 1 周左右，而在干燥空气中可存活 1 ～ 2 天，对酸性环境的耐受力强于碱性环境，尤以皮脂蠕形螨为明显。75% 乙醇和 3% 来苏液 15 分钟可杀死蠕形螨，日常用的肥皂不能杀死蠕形螨。

三、致病与诊断

蠕形螨寄生后多数人无症状，少数人可表现为局部炎症。蠕形螨有“颜面螨虫”之称，因为常常与多种皮肤疾患有关，如玫瑰痤疮（酒渣鼻）、黑头粉刺以及其他皮肤刺激症状。近年的研究表明，蠕形螨的致病属条件性致病，即蠕形螨的机械刺激和各种代谢、分泌产物刺激引起局部炎症，再加上机体抵抗力下降及细菌感染等因素而致病。有临床表现的患者，其蠕形螨感染率和感染程度均显著高于一般皮肤病患者和健康人。

虫体寄生在毛囊和皮脂腺中，以头皮、颊部、鼻、眉毛以及睫毛根部常见。一个雌虫在一个毛囊内可产 25 个卵，当幼虫孵化并长大后，拥挤在毛囊内。雌性成虫发育成熟后，离开毛囊，再次交配并转移到其他毛囊产卵。在毛囊和皮脂腺中还集聚了其他代谢产物，毛囊周围的表皮增生，加重了毛囊堵塞。但是，皮肤损害主要是因为细菌继发感染。

常用的蠕形螨检查方法有 3 种：①挤压涂片法：通常采用痤疮压迫器、弯头眼科镊刮取，或用手挤压，或用沾水笔尖后端等器材刮取受检部位皮肤，将刮出物置于载玻片上，加 1 滴 50% 甘油，铺开，加盖玻片镜检。②透明胶纸粘贴法：用透明胶纸于晚上临睡前，粘贴于面部的鼻尖、鼻翼、鼻沟、额、颧部及颏部等处，至次晨取下贴于载玻片上镜检，检出率与胶纸的黏性、粘贴的部位、面积和时间有关。该法优于挤压法，尤其适用于人群普查，可推广使用。③挤粘结合法：在检查部位粘贴透明胶纸后，再用拇指挤压胶纸粘贴部位，取下胶带镜检。此法检出率较高。

四、预防和治疗

人体蠕形螨呈世界性分布，蠕形螨感染较普遍。国外人群感染率为 27% ～ 100%，国内人群感染率一般在 20% 以上，最高达 97.86%。男性感染率高于女性。感染的年龄从 4.5 个月至 90 岁。感染以毛囊蠕形螨多见，皮脂蠕形螨次之，部分患者存在双重感染。随着年龄的增长人体感染毛囊蠕形螨机会增加，多见于 40 ～ 60 岁人群。人体蠕形螨可通过直接或间接接触而传播。

预防感染，尽量避免与患者接触，不用公共盥洗器具，毛巾、枕巾、被褥等物要勤洗勤晒。常用的治疗药物，口服甲硝唑、伊维菌素、维生素 B_6 及复合维生素 B，兼外用甲硝唑霜、苯甲酸苄酯乳剂、二氯苯醚菊酯霜剂、硫黄软膏、桉叶油，以及百部、丁香和花椒煎剂等均有疗效。用药前洗温水澡可使毛囊口张大有利于药物渗入。

第七节 尘 螨

尘螨（dust mite）呈世界性分布，普遍存在于人类居住和工作场所，是一种强烈的变应原，可引起螨性哮喘、过敏性鼻炎、特应性皮炎以及慢性荨麻疹等，危害人体健康。尘螨过敏性哮喘也是临床上最为常见的哮喘之一。在分类学上，尘螨隶属蛛形纲、真螨目、粉螨亚目、粉螨总科（Acaroidea）、蚍螨科（Pyroglyphidae）。可诱发过敏性哮喘的主要是表皮螨属（*Pyrogitphidae*），该螨属通常占室内螨总数的 90% 以上，现已证实表皮螨共有 47 个种类，其中有 10 余种已在室内尘土中发现，与过敏性哮喘关系最为密切的螨种主要有以下几种：屋尘螨（*Dermatophagoides pteronyssinus*）、粉尘螨（*Dermatophagoides farinae*）、埋内宇尘螨（*Euroglyphus maynei*）、害鳞嗜螨（*Lepidoglyphus destructor*）以及多毛螨（*Hirstia*）。屋尘螨是导致人体尘螨过敏性哮喘最重要的变应原。

一、形　　态

尘螨成虫呈椭圆形，乳黄色，大小为（0.2～0.5）mm×（0.1～0.4）mm。颚体有螯肢1对，须肢1对。躯体表面有细密或粗皱的皮纹和少量刚毛。躯体背面前端有狭长的前盾板。雄螨体背后部还有1块后盾板，其两侧有1对臀盾。躯体背面前侧有1对长鬃，尾端有2对长鬃。外生殖器位于腹面中央，雌螨为产卵孔，雄螨为阳茎，其两侧有2对生殖乳突，雌螨具交合囊，位于躯体后端。肛门靠近后端，呈纵行裂孔，雄螨菱形肛区两侧有1对肛吸盘。腹部前、后部各有足2对，基节形成基节内突，跗节末端具爪和钟罩形爪垫。

我国最常见的室内致敏尘螨主要有户尘螨和粉尘螨。

1. 屋尘螨　也称户尘螨，雄虫大小为（240～280）μm×（155～220）μm，后盾板长大于宽。足Ⅰ与Ⅱ等粗，基节内不突出，无胸骨。雌虫大小为（290～380）μm×（220～260）μm，形体较扁，后背中央皮纹纵行，足Ⅳ短小，足Ⅲ粗长（图12-16）。

2. 粉尘螨　雄虫大小为（285～360）μm×（200～245）μm，后盾板宽短，足Ⅰ特别粗短，基节Ⅰ内突相接，有胸骨。雌虫大小为（370～440）μm×（235～220）μm，体形饱满，后背中央皮纹横形，末端拱形。足Ⅲ、足Ⅳ等粗，均细长（图12-17）。

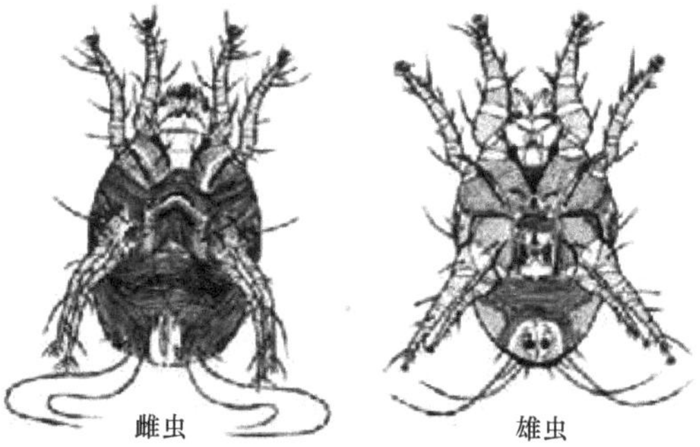

图12-16　屋尘螨

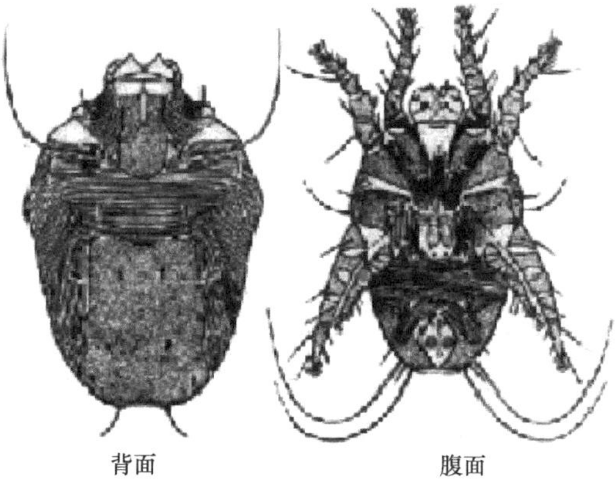

图12-17　雌粉尘螨

二、生　活　史

尘螨生活史分卵、幼虫、第一期若虫、第二期若虫和成虫五个时期。幼虫有足3对。第一若虫足4对，具生殖乳突1对，绝大多数螨虫处于第一若虫的相对静止期。第二期若虫足4对，具生殖乳突2对，生殖器官尚未发育成熟，其他特征基本与成虫相同。成虫1～3天内进行交配。雌虫一生产卵20～40个，产卵期为一个月左右。温度和湿度等条件适宜时从虫卵发展为成虫约需3周。雄性尘螨存活期为2～3个月，雌性尘螨的存活期为3～5个月。尘螨普遍存在于人类居所。屋尘螨主要孳生于卧室内的枕头、褥被、沙发、软垫、衣柜和家具中。粉尘螨在面粉厂、棉纺厂、食品仓库、中药库以及动物饲料仓库等地大量孳生。尘螨营自生生活，以粉末性物质为食，如面粉、粮食、人和动物的皮屑、花粉和霉菌等。温度和湿度是影响尘螨生存的两大主要因素，温度在0℃以下尘螨多数不能存活；0～7℃时虽能生存但无繁殖能力；17～30℃为尘螨生存繁殖的最适温度；超过35℃尘螨容易死亡。湿度对尘螨的生存影响表现在：相对湿度75%～80%为尘螨生长繁殖最佳湿度；如果相对湿度大于85%尘螨不能繁殖，低于70%时，从虫卵发育至成虫的时间延长至 5 周左右，成螨因缺水而导致脱水。相对湿度降至 50% 以下可导致成螨死亡。研究证明，成螨体内的水分约占其体重的 80%，体内水分比例降至 50% 以下时极易导致死亡。尘螨虽然属于背光性的，但光线对其生长发育无影响。人的活动是尘螨散布主要的途径，通过人体衣着、家具、玩具及被褥等携带而播散。

三、致病与诊断

（一）致病

尘螨是诱发支气管哮喘的重要变应原。尘螨的排泄物、分泌物和死亡虫体的分解产物等均可作为过敏原，粪粒的致敏性最强。上述物质被分解为微小颗粒，铺床叠被、打扫房屋等活动使尘埃飞扬，过敏体质者吸入后产生超敏反应。尘螨性过敏属于外源性变态反应，患者往往有家族过敏史或个人过敏史。尘螨过敏常见临床表现主要为哮喘和过敏性鼻炎。

1. 哮喘 属吸入型哮喘。初发往往在幼年时期，有婴儿湿疹史，或兼有慢性细支气管炎病史。突然、反复发作为本症候的特征表现。

2. 过敏性鼻炎 一旦接触过敏原可突然发作，持续时间与接触时间和量的多少有关，症状消失也快。表现为鼻塞、鼻内奇痒、连续喷嚏和大量清水鼻涕。

3. 过敏性皮炎 多见于婴儿，表现为面部湿疹。成人多见于肘窝、腋窝、腘窝等皮肤细嫩处，表现为湿疹和苔藓样变。

（二）诊断

可通过详细询问病史、典型临床表现结合实验诊断（特异性免疫学方法）进行诊断。询问病史包括患者的过敏史、发病季节、典型症状及是否生活在潮湿多尘的环境等。特异性免疫诊断试验不但对尘螨过敏性哮喘的诊断具有重要参考价值，而且可以指导尘螨过敏性哮喘的预防、免疫治疗和进行疗效评定。常用的特异性免疫诊断方法有皮肤试验、黏膜激发试验及血清学试验等。

1. 皮肤试验 通过皮肤点刺试验或皮内注射试验注入尘螨变应原浸液制剂可辅助对尘螨过敏性哮喘的诊断和流行病学调查，该方法快速简便、经济适用、安全可靠，但阳性标准尚未完全统一。以皮肤点刺试验较为常用，该法采用尘螨浸液制剂作为检测抗原，风团直径大于等于 5mm 时可判定为阳性反应，大于 5mm 者，可根据直径大小判定强度为 +、++、+++ 和 ++++。

2. 尘螨吸入支气管激发试验 吸入尘螨变应原可以模拟诱发尘螨过敏性哮喘的发作，是诊断本病的较为可靠的检测手段。除支气管激发试验、鼻腔黏膜激发试验外，环境激发试验也较为常用。环境激发试验是采用自然接触尘螨的激发方法，与用尘螨变应原浸液制剂的试验方法比较，更符合自然状态，提高了试验的可信性。

3. 免疫学检查

（1）血清尘螨特异性 IgE 测定：目前多采用放射免疫吸附试验（RAST）、酶联免疫吸附试验（ELISA）进行检测，具有敏感性高、重复性强、自动操作等优点，是诊断尘螨过敏性哮喘的常用方法，测定所用尘螨抗原应采用经标准化尘螨变应原浸液制剂。

（2）血清尘螨特异性 IgG、IgA 测定：测定尘螨特异性 IgG、IgA 对尘螨过敏性哮喘的诊断也有参考价值，但阳性率通常低于尘螨特异性 IgE，故多数学者认为不宜将其作为常规诊断指标，目前多用于科学研究。

（3）其他检测：近年来，国际上发展了快速半定量显色测定法、dot-ELISA 等技术，前者以特异性抗体与硝酸纤维素膜上的抗原起反应；后者能在 3 ～ 4 小时检测多种屋尘变应原；浸棒条检测更具方便、简捷的特征，10 分钟即可获得检测结果；此外，还有胶体金试验、免疫印迹技术、Phadiatop 检测多项过敏原技术等。这些技术的发展均有利于环境的检测工作，而检测工作又促使设计出更好的避免接触变应原的装置。

四、防　　治

（一）预防措施

1. 开展卫生宣传教育、普及防螨知识　通过书面资料、幻灯片以及社区宣传、咨询等形式，借助计算机、因特网、远程会诊等科技手段进行预防尘螨知识的普及。

2. 控制居室内尘螨生长

（1）改良居室内卫生及环境：保持居室卫生和改良室内环境可以减低螨的密度和螨性变应原的浓度。具体措施包括：①卧室要保持整洁卫生无尘，采光良好，经常开窗保持空气新鲜，避免潮湿；②移去卧室中所有易积尘的物品，卧室避免杂乱，应易于清扫，不用地毯，不养宠物，减少尘螨孳生的条件；③定期清扫卧室和每天通风，家具表面和地板的积尘应该湿布擦拭，至少每周一次，被褥、枕头、衣服、窗帘勤洗勤晒，床铺卧具应每周经常暴晒和拍打；④室内地毯、沙发最好做到每天吸尘，并经常更换、清理吸尘器里的纳垢袋；⑤枕巾、被褥等 100℃消毒，热水可以杀死活螨；⑥如果经济条件许可，被褥等卧具应在使用 2 ～ 5 年全部更换 1 次，也可采用热水床垫、泡沫床垫来替代普通床垫，或使用 Venflex、Zippered 等合成材料、透气材料制作的密度约为 20μm 的纤维织物包装床垫和枕头。这样的纤维织物包装材料不仅透气，还能阻止所有螨通过，减少被褥尘中的尘螨含量。

（2）控制室内湿度：室内相对湿度是螨孳生的重要因素之一。降低室内相对湿度，将相对湿度（RH）控制在 50% 以下，是控制螨及其过敏原最常用的方法。

（3）使用杀螨剂：杀螨剂可以显著减少室内尘土、地毯或床垫中的尘螨数量。常用的杀螨剂有 7% 尼帕净、1% 林丹、那他霉素等。不论采用何种制剂和方法，均应间隔 1 ～ 2 个月重复使用 1 次。

（二）治疗

1. 非特异性治疗

（1）抗组胺治疗：许多抗组胺药物对尘螨过敏性哮喘有较好的临床疗效，尤其是近年来发现的第二代抗组胺药如氮䓬斯汀；其他药物有西替利嗪、特非那定（特非那丁）、氯雷他定等，可以有效地改善症状，是目前治疗轻度尘螨过敏性哮喘的主要药物。

（2）糖皮质激素吸入疗法：对于中、重度尘螨过敏性哮喘患者，糖皮质激素吸入疗法可以取得良好疗效，吸入的药物种类包括倍氯米松（二丙酸倍氯米松）、布地奈德（丁地去炎松）、丙酸氟替卡松、去炎松缩丙酮、戊酸倍他米松等。糖皮质激素吸入疗法是目前治疗中、重度尘螨过敏性哮喘的最主要措施，被认为是治疗的首选药物，临床常用剂量为 0.6 ～ 1g/d，分 3 ～ 4 次吸入。

（3）对症治疗：哮喘急性发作时可以吸入或口服支气管解痉剂，病情发作较重时可考虑全身糖皮质激素治疗。

2. 特异性治疗　主要是指采用尘螨变应原浸液而进行的脱敏治疗，亦称尘螨变应原免疫治疗。这种疗法是变态反应临床上使用最为广泛的治疗方法，既具有病因治疗意义，又兼有预防性质。

3. 预防用药　预防尘螨过敏性哮喘的方法主要包括肥大细胞膜稳定剂和免疫治疗两大类，前者包括色甘酸钠、尼多考米钠和曲尼斯特等。后者主要采用尘螨变应原浸液进行脱敏治疗，一般需应用 3 个月甚至半年后才逐渐显现预防效果。此外，酮替芬等抗过敏药物也可用于尘螨过敏性哮喘的预防，疗效较为理想，与色甘酸钠等药物或免疫治疗合用有协同作用。

第八节　其他螨类

一、粉　　螨

粉螨（Acarus mite）属于真螨目、疥螨亚目（Sarcoptiformes）、粉螨总科（Acaroidea）、粉

螨科（Acaridae）。我国已知 30 多种，分布广泛。成虫分为前半体和后半体，具刚毛（毛发状或稀栉齿状，图 12-18）。粉螨个体较小、种类繁多、生境广泛，可在储藏物中大量孳生，主要以植物或动物的有机残屑为食，但以储藏物中的储粮、干果、毛皮等为主。粉螨完成 1 代需 2 ～ 4 周，分卵、幼螨、第一若螨、第三若螨和成螨 5 期，孳生于各种谷物、谷粉、干果、奶酪、火腿、食糖、宠物饲料等食物中，是贮藏食品螨类中为害最重的一种。这些螨类以皮屑、面粉等食物、霉菌等为食，营自生生活。

人与之接触可被叮咬引起皮炎及荨麻疹等，或因误食带粉螨食物而引起恶心、腹痛、腹泻等症状。粉螨还可以引起螨性过敏性疾病，甚至导致肺螨病、肠螨病、尿螨病等。

防治粉螨应做好食品的存储管理，保持环境干燥，注意食物卫生和个人防护。

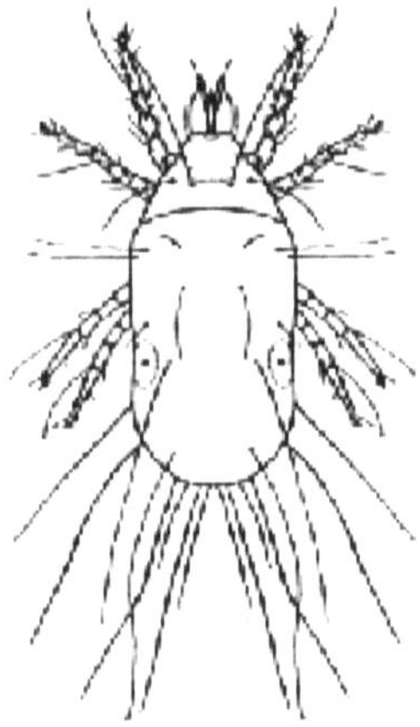

图 12-18 粉螨

二、蒲 螨

蒲螨（*Pyemotes* spp.）属于真螨目、绒螨亚目（Trombidiformes）、跗线螨总科（Tarsonemoidea）、蒲螨科（Pyemotidae）。蒲螨不是人体寄生性螨，是一类粮仓害虫（蝶蛾类）的寄生螨，但它们也可刺叮人体，引起皮疹（又称为谷痒疹）。

蒲螨非常小，约 0.2mm。体壁柔软，有分节，足很细，口器刺吸式，雌虫纺锤形。受孕雌虫后端呈囊状膨大，直径可达 2mm（图 12-19）。雌虫寄生于蝶蛾类昆虫的幼虫体上，受孕雌虫的卵在母体内生长发育，化为成螨后才爬出母体。在有蝶蛾昆虫的稻草、谷物、棉籽或麻袋上，可有许多蒲螨聚集。蒲螨在春秋繁盛，如其寄主死亡，则离开。人与之接触时，螨爬上人体刺叮，引起皮疹。通常仓库搬运工易遭受侵袭。

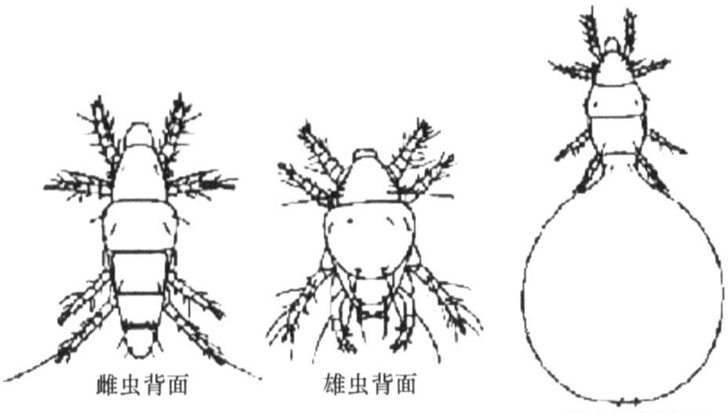

图 12-19 球腹蒲螨

蒲螨是农业益虫，一般不予杀灭。人体发生蒲螨皮炎时，可洗澡更衣，患处搽止痒剂。离开蒲螨环境，即可逐渐缓解。防治措施主要是加强粮仓管理，防止蝶蛾类孳生，这样也就防止了蒲螨的孳生。此外，应采取灭螨措施和注意个人防护。

（毛佐华）

第十三章　昆　虫　纲

第一节　概　　述

昆虫纲是世界上种类和群体数量最多的一类动物，已知有 100 多万种，约占节肢动物门中种类总数的 90%，与人类经济和健康有极密切的关系，是医学节肢动物中最重要的一个组成部分。昆虫纲内的许多种类是一些重要虫媒病的传播媒介，如蚊、蝇、蚤、虱、白蛉、蚋、蠓、虻、锥蝽等，不仅对人和动物吸血或骚扰或寄生，有些还对宿主有毒害作用，更重要的是传播多种病原体。昆虫传播的重要虫媒病如疟疾、丝虫病、流行性乙型脑炎、斑疹伤寒、鼠疫、黑热病等，对人类的健康威胁非常大。

一、形　　态

昆虫具节肢动物的一般特征。成虫体躯左右对称，可分为头、胸、腹三部分（图 13-1）。

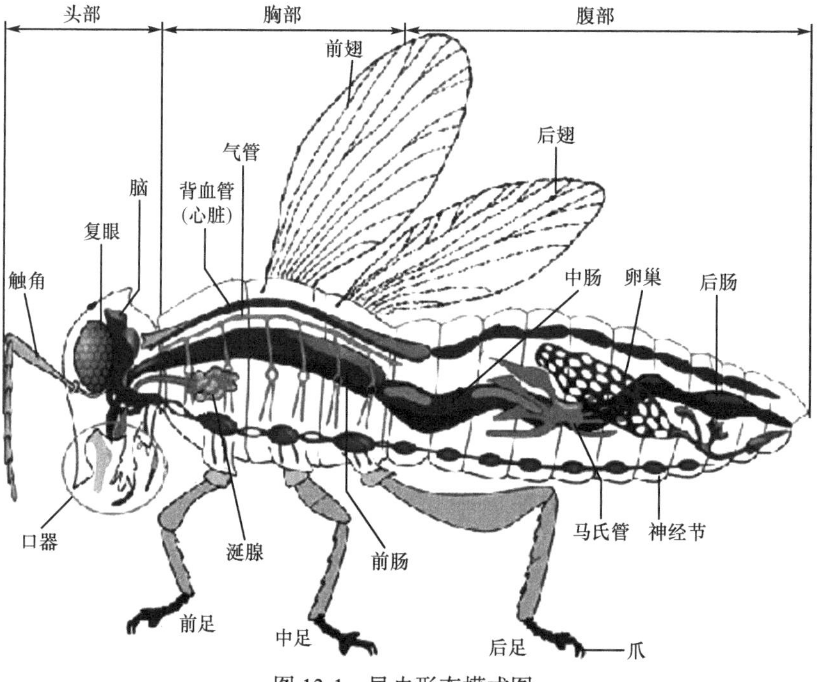

图 13-1　昆虫形态模式图

1. 头部　感觉和取食中心，有眼（单眼和复眼）、触角和口器等主要构造。昆虫的口器有多种类型，其中与医学有关的有咀嚼式（如蜚蠊）、刺吸式（如蚊、蚤、虱）和舐吸式（如蝇）。

2. 胸部　昆虫的运动中心，分为前胸、中胸、后胸。胸部背面有翅 1 ～ 2 对，有的无翅，如蚤、虱、臭虫；腹面有足 3 对。昆虫的翅上有翅脉，其排列和形状是昆虫分类常用的特征。

3. 腹部　消化、生殖中心，常由 11 节组成，但第一腹节多已退化，甚至消失，最后数节转变成外生殖器。外生殖器（尾器）的形态构造因种而异，特别是雄性外生殖器，是鉴定昆虫种类的重要依据。

4. 昆虫的内部构造　昆虫的内部构造复杂，有呼吸（气门和气管）、消化（口、咽、肠）、排泄（马氏管）、生殖（如雌性的卵巢、受精囊）、循环（背血管）、神经系统（脑、神经索和神经节）等。其中，消化系统、循环系统和生殖系统与传病有密切关系。

消化系统从口到肛门，分为前肠、中肠和后肠三部分。自口经咽、食道、嗉囊到前胃为前肠，在胸部前肠的两侧有涎腺（唾液腺）；中肠又称胃，有消化和吸收功能；中肠之后至肛门为后肠，具吸收水分和排除残渣的功能。循环系统开放式，整个循环系统的主体称为血腔（haemocoele）和背血管。血腔内含血淋巴（hemolymph）。

大多数病原体被吸入昆虫的消化道后必须进入昆虫的血腔，才能进入昆虫的涎腺和生殖系统，唾液腺中的病原体通过刺叮吸血传播，卵巢中的病原体可经卵传递，使下一代的昆虫仍带有病原体而传播疾病。消化道内的病原体若随消化道内容物排泄，则可污染食物或宿主体表造成病原体传播。

吸血昆虫的涎液内可含有抗凝素、溶血素、凝集素，以及其他具有抗原性、刺激性的多种物质。人和动物宿主被吸血昆虫刺叮可因涎液中的异蛋白物质引起过敏反应，其反应表现与有无被致敏等变态反应机制相关，一般少有机会被某虫刺叮的人群，皮肤反应明显较重，经常被该虫刺叮的当地人群，则反应轻微或无反应。

二、分　　类

昆虫纲分 33 个目，与医学有关的有 9 个目，其分类地位及主要特征为：

1. 双翅目（Diptera）　有一对前翅，后翅退化为平衡棒。全变态，如蚊、蝇、白蛉、蠓、蚋、虻等。

2. 蚤目（Siphonaptera）　虫体两侧扁平，无翅，全变态，如蚤。

3. 虱目（Anoplura）　虫体腹背扁平，无翅，渐变态，如虱。

4. 蜚蠊目（Blattaria）　虫体腹背扁平，有翅 2 对，前翅革质，后翅膜质，渐变态，如蜚蠊，俗称蟑螂。

5. 半翅目（Hemiptera）　有翅 2 对，前翅基部革质，端部膜质，后翅膜质，渐变态，如锥蝽；或无翅，如臭虫，渐变态。

6. 鳞翅目（Lepidoptera）　翅 2 对，有鳞片覆盖，全变态，如桑毛虫和松毛虫。

7. 鞘翅目（Coleoptera）　翅 2 对，前翅为角质称鞘翅，俗称甲虫。全变态。有些甲虫可作为某些蠕虫的中间宿主；有些有毒性，如毒隐翅虫（*Paederus fuscipes*）。

8. 膜翅目（Hymenoptera）　翅 2 对，也可无翅，全变态，如蜂和蚁。

9. 直翅目（Orthoptera）　具翅 2 对或无翅，渐变态，如草螽（*Conocephalus*）可作为胰阔盘吸虫的第二中间宿主。

第二节　蚊

蚊（mosquitoes）是最为重要的媒介昆虫，为多种重要疾病的传播媒介。在分类上属于昆虫纲、双翅目、蚊科（Culicidae）。全世界已知有 3500 余种，我国已知有约 350 种，其中按蚊属（*Anopheles*）、库蚊属（*Culex*）和伊蚊属（*Aedes*）的蚊种占一半以上，与传病关系最为重要。

蚊虫为世界性分布，包括热带和亚热带地区，北到北极圈。无蚊地带是南极及一些岛屿。垂直分布地带由海拔 3500m 至海平面下 1250m。

一、形　　态

自然界中与蚊外形相似的昆虫很多，以下两点是识别真正蚊最明显的特征：①蚊头部有一长喙（即口器），绝大多数雌蚊的口器适于刺吸血液；②翅脉和翅缘都生有鳞片，在翅后缘的鳞片向后突出形成缘穗（fringe）。

1. 成虫（adult）　成虫大小不一，因虫种而异，体长范围在 1.6 ～ 12.6mm，成虫形态分为头、胸、腹三部分（图 13-2）。

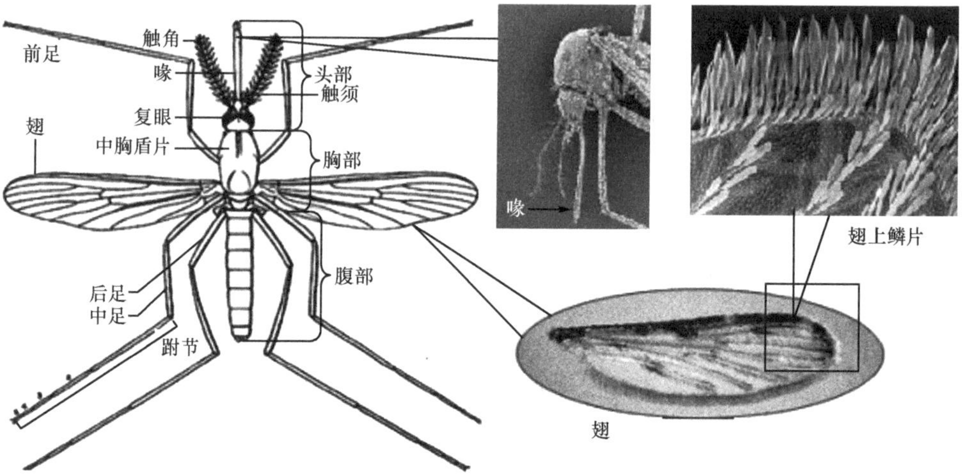

图 13-2 成蚊外部形态

（1）头部：有一对复眼（compound eye），两复眼间有触角（antenna）一对，各由 15 节组成，雄蚊触角上的轮毛长而密，雌蚊则短而稀（图 13-3）。口器（mouthparts）针状称喙（proboscis），由上唇、舌各 1 根，上、下颚各 1 对围成食物道，并被包裹在下唇鞘中。舌的中央有唾腺管，通向唾液腺（salivary gland）。仅雌蚊刺吸人畜血液，而雄蚊的上、下颚均退化。下颚基部有触须（maxillary palpus，下颚须）1 对。

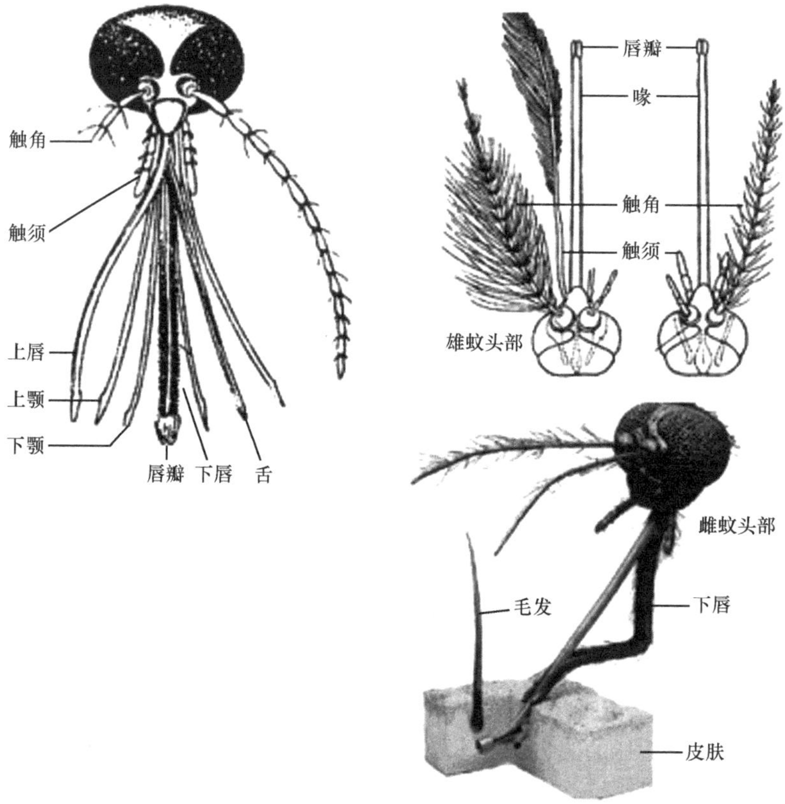

图 13-3 蚊虫头部和口器

蚊虫的喙长而指向前端。最明显的部分是长而易弯的下唇，其末端是一对小而呈瓣状的结构，称为唇瓣。在横切面上，最上的为上唇，在上下唇之间有5根针，分别为1对齿状下颚，1对尖细的上颚（在按蚊属有细齿），1根无齿中空的舌。下唇几乎包绕着口器的其他针状成分，似一个保护鞘。当雌性蚊虫吸血时，唇瓣贴近皮肤，下唇（并不进入皮肤）向后弯曲，其他针状结构围成食物道，刺入宿主皮肤，位于胸腔内的一对唾液腺内的唾液经舌内的唾腺管被泵入宿主皮内（图13-3）。

（2）胸部：分前、中、后胸三部分，其腹面各有足（leg）一对，中胸有一对膜质翅（wing），后胸有一对平衡棒（halter）。胸部遍布或明或暗、白色或深色的鳞片。这些鳞片构成了体表独特的深浅、黑白斑，是蚊虫分类的特征之一。

蚊虫有3对细长的足，同样也覆盖鳞片，与翅脉上覆盖的鳞片相似，有不同的颜色并形成斑点。足的末端是一对齿状爪。

（3）腹部：蚊虫的腹部由11节组成，但仅可见前7～8节，最后3节变为外生殖器，统称尾器，雌蚊末节腹节可见一对小的指状尾须，而雄蚊腹部末节是一对明显的抱握器，组成雄蚊外生殖器的一部分。雄蚊的尾器是鉴定蚊种的重要依据。库蚊亚科通常在腹部背腹面覆盖许多褐色、黑色或白色鳞片；按蚊亚科腹部几乎无鳞片覆盖。

未吸血的雌蚊腹部常呈薄而柔软状，当饱血后雌蚊腹部极度膨胀似卵圆形或红球状；当腹部充满发育中的虫卵时也扩张，但非红色而呈灰白色。

（4）翅：蚊虫有一对翅，后翅退化为平衡棒。翅狭长形，翅上分布翅脉。所有蚊虫的翅脉形状和数量一致。翅脉上覆盖着褐色、黑色、白色或淡黄色鳞片，鳞片的形状以及由鳞片所组成的斑点、条带形状在不同蚊属和蚊种不同，是鉴别蚊种的重要特征。蚊虫停息时一对翅重叠覆盖在腹部。

2. 卵（egg） 虫卵褐色或黑色，长约1mm，一般为长椭圆形，外形、颜色和排列方式等随种类不同而异。按蚊卵一般为舟状，单产，由于虫卵两侧有浮囊常在水面排成几何图形。库蚊卵长圆锥形竖产于水面并因水面张力常聚集一起形成卵筏（egg raft）。伊蚊卵纺锤形，单产，附着于水边或容器壁，或沉于水底。

3. 幼虫（larva） 幼虫俗称孑孓。分头、胸、腹三部分。头部具眼、触角、口器等构造。胸部外表看不出分节界线。腹部分九节，第八节背面有一对气孔或呼吸管。

4. 蛹（pupa） 蛹的外形呈逗点状，分头胸部与腹部。在头胸部背面有一对呼吸管。

按蚊属、库蚊属、伊蚊属各期形态主要区别见图13-4及表13-1。

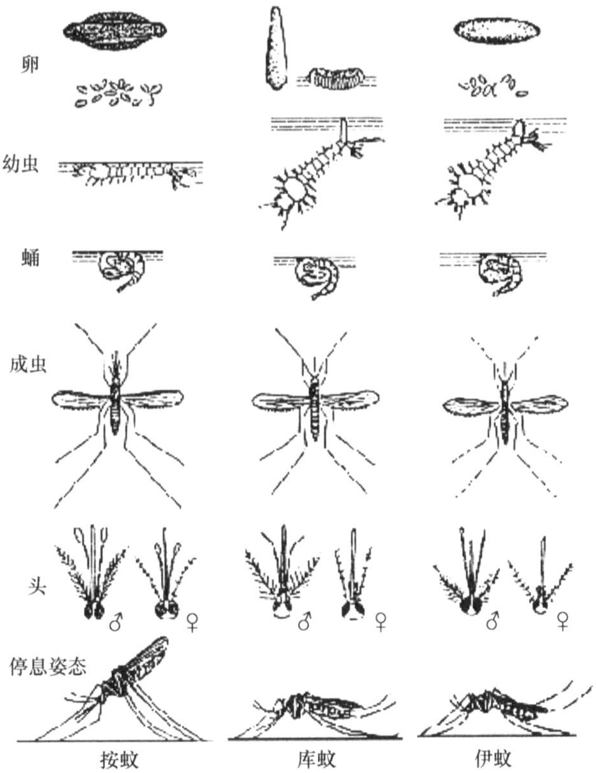

图13-4 三属蚊虫生活史各期形态比较

表 13-1　三属蚊虫各期形态主要区别

虫期	区别点	按蚊	库蚊	伊蚊
成蚊	体色	大多灰褐色	大多棕黄色	黑色有白斑
	翅	大多有黑白斑	大多无黑白斑	无黑白斑
	停息姿态	虫体与喙成一线，与栖息面成一角度	虫体与喙成一角度，与栖息面平行	同库蚊
卵	形态	舟状，有浮囊	长圆锥形，无浮囊	纺锤形，无浮囊
	在水中情况	单个散在浮于水面	聚集成筏，卵块浮于水面	单个散开，沉于水底
幼虫	呼吸管	无，但有呼吸孔一对	有，细而长	有，粗而短
	静止姿态	虫体平浮于水面	呼吸管露于水面，头倒垂与水面成一角度	同库蚊
蛹	呼吸管	短而粗，口宽，似漏斗形，前方有裂隙	细而长，口小，前方无裂隙	短而宽，口呈三角形，前方无裂隙

二、生 活 史

蚊的生活史属完全变态，分卵、幼虫、蛹、成虫 4 个时期（图 13-5）。前 3 个时期生活于水中，成蚊生活于陆地上，可飞行。雌蚊一次产卵 30 ～ 300 个不等。伊蚊卵产于潮湿环境，如落叶、泥土的水线上，树洞、陶罐等容器内壁等处；按蚊和库蚊卵产于水面，不耐干燥；伊蚊的卵对干燥有一定抵抗力，将伊蚊卵置于滤纸上，保持相对湿度 50% ～ 70%，其可存活数月以上。在树洞、石穴、草地、沼泽中孳生的伊蚊往往是在雨季孳生地有水时才产卵，雨季过后，孳生地干涸，卵经过干燥或越冬，下一个雨季来临有积水时才孵化。在夏季气候条件下 1 ～ 2 天虫卵即可孵出幼虫，温度降低可延迟到 7 ～ 14 天或更长时间孵化。幼虫以水中浮游生物及微生物、有机物等为食。蚊幼虫共分 4 个龄期（instar），刚孵出的为 1 龄幼虫，经 3 次蜕皮后发育为 4 龄幼虫。温度适宜约需 1 周即可化蛹，再经 2 ～ 3 天即羽化为成蚊。雄蚊羽化后不久即交配。完成一代生活史在夏季为 10 ～ 15 天，一年可繁殖 7 ～ 8 代。

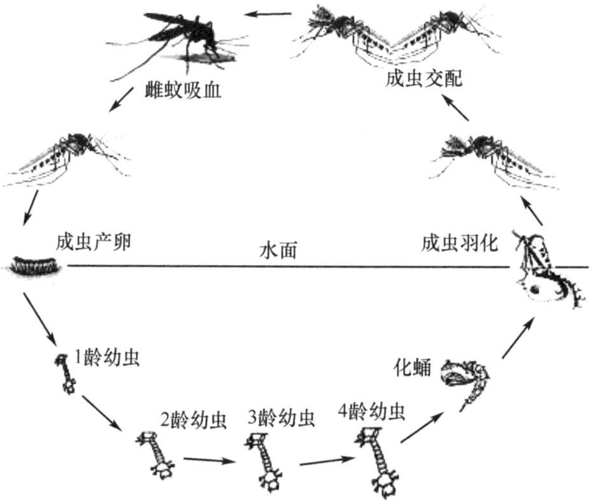

图 13-5　蚊虫生活史示意图

三、生活习性及其在传病、防治中的意义

了解蚊的生活习性，便于适时、有针对性地采取防治措施，消除蚊虫的孳生和栖息条件以控制虫媒病的流行及扩散。

1. 幼虫孳生习性 蚊虫幼虫的孳生习性差别很大，在自然界的各种水体（如河水、泉水、海水、污水等）中都可有蚊幼虫孳生。各种蚊虫对孳生环境有一定的选择性，可分为五种类型：静水型，缓流型，丛林型，容器型，污水型（表 13-2）。

表 13-2 我国常见蚊虫的主要孳生习性

水体	代表蚊种
比较洁净的大型静止水体	中华按蚊、雷氏按蚊（嗜人按蚊）、三带喙库蚊
洁净的缓流水体	微小按蚊
丛林浓荫下小型积水	大劣按蚊
比较洁净的小型水体	白纹伊蚊
污秽的水体	淡色库蚊、致倦库蚊
咸水体	海滨伊蚊

2. 成虫交配 成蚊羽化后 1 ～ 2 天便可交配，交配是在黄昏或黎明群舞时进行的，群舞是几个、几百、数千个雄蚊成群地在草地上空、屋檐下或人畜上空飞舞的一种性行为。少数雌蚊飞入舞群与雄蚊进行交配，然后离去。通常雌蚊交配一次就可接受够用一生的精子。雌蚊交配后，多需吸血，卵巢发育后，才能产卵。

3. 吸血及生殖营养周期

（1）吸血习性：雄蚊不吸血，只吸花蜜及植物汁液等天然含糖分泌物。在没有血源时雌蚊可吸植物汁液以保持个体生存及获得飞行的能量。雌蚊必须吸食人或动物的血液卵巢才能发育，繁殖后代。

雌蚊多在羽化后 2 ～ 3 天开始吸血，吸血时间也多在其活动的时间，最适温度为 20 ～ 35℃，相对湿度在 50% 以上。

蚊虫吸血的对象，因蚊种而异。有的偏嗜人血，如大劣按蚊、嗜人按蚊、白纹伊蚊、埃及伊蚊、致倦库蚊、淡色库蚊等；有的偏嗜家畜血，如中华按蚊、三带喙库蚊等。嗜吸人血或兼吸人血的蚊种，可在人群间或人畜间传播蚊媒病。吸血越频繁传病的机会越多。嗜血习性有时也可改变，在灾荒或战争等条件下，外界环境中血源有变化，如牲畜大量减少，原来嗜吸畜血的蚊虫可转吸人血，这样就会增加人群中蚊媒病传播与流行的可能性。

（2）生殖营养周期（环）（gonotrophic cycle）：蚊虫从吸血到产卵的过程，呈周期性循环重复。分为三个阶段：①寻找宿主吸血；②胃血消化和卵巢发育；③寻找孳生地产卵。

食血后雌蚊腹部胀大呈亮红色，数小时后腹部变暗红色。随着血食消化及卵巢中白色虫卵形成，腹部后部变淡色，前部呈暗红色，此时是血食消化和卵巢发育的中间时间点。最终胃血完全消化，虫卵发育完成。蚊虫此时寻找合适的幼虫孳生地产卵。产完卵后雌蚊再次寻找宿主吸血。血食消化所需的时间依温度而异，所需的时间主要决定于胃血消化和卵巢发育的速度，并受栖息场所内的温度和湿度影响。正常情况下，两次吸血的间隔时间与其卵巢周期发育相一致，大多数热带地区需要 2 ～ 3 天，气温低则延至 7 ～ 14 天。各类蚊种一生中生殖营养周期各有不同，一般 3 ～ 7 次，也有少为一次多至十余次的。

（3）生理龄期（physiological age）：雌蚊进行生殖营养周期的次数，是代表蚊虫存活时间的一个度量指标。因每排出一次卵，在卵巢小管上就留有一个膨大部，所以根据卵巢小管上膨大部的数目多少，即可判断雌蚊的生理龄期。生理龄期的次数越多，传播疾病的机会也越多，故龄期的判断在流行病学上具有重要意义。

4. 栖息活动 雌蚊吸血后即寻找比较阴暗、潮湿、避风的场所栖息。在室内多栖于蚊帐内、床下、屋角、门后、墙面及杂物上。室外多栖于草丛、洞穴、树下及人畜房附近的农作物中。栖性大致分为三种类型：①家栖型：如淡色库蚊、雷氏按蚊。②半家栖型：如中华按蚊、日月潭按蚊。

③野栖型：如大劣按蚊。此分型并非绝对，即使同一蚊种，因地区、季节或环境的不同，其栖性也会改变。

蚊一般可飞行 1 ～ 2km，还可随各种交通工具扩散，因此对来自有重要蚊媒病流行地区的轮船、飞机等应特别加强灭蚊检疫工作。

5. 季节消长 自然界的温度、湿度、雨量等气候因素，对蚊的生长发育、繁殖、活动、寿命，以及病原体在蚊体内的发育、繁殖等均有明显影响，所以蚊的数量增减与蚊媒病的流行都有季节性。我国气候南北悬殊，各蚊种季节消长各异。即使在同一地区的不同蚊种，或不同地区的同一蚊种，也因蚊虫本身的习性和环境因素，特别是农作物及耕作制度的影响，而有不同的季节消长情况。例如，中华按蚊在长江中下游一带每年 3 月初出现第一代幼虫，成蚊密度在 5 月起始上升，7 月达高峰，9 月以后下降，但在台湾省、江苏省北部沿海地区每年 4 月至 9 月间有两个高峰。掌握各地区不同蚊种的季节消长情况，是判定病媒、探讨蚊媒病的传播流行规律，以及适时地采取防治对策的重要依据。

6. 越冬 越冬有两种情况，一种是静息（quiescence），是蚊对冬季寒冷、干燥、血源不易得、饥饿等恶劣条件的生理适应性反应，一旦条件改善，生长发育即可恢复；另一种是滞育（diapause），是生长发育停滞的程度较前一种形式更深的生理状态，是对有节奏重复到来的不良环境条件历史性的反应，是蚊对环境长期适应的结果。越冬是生理节律，不管是否有严冬出现（如近年常常出现的暖冬），气温和光照改变到某一水平，在某一特定发育阶段，蚊本身规律性生理状态受到阻抑，越冬会如期而来。

越冬时雌蚊表现为不吸血，卵巢停止发育，脂肪体增大，隐匿于山洞、地窖、墙缝、暖房、地下室等阴暗、温暖、潮湿、不大通风的地方；不食不动，新陈代谢到最低点；到次年春暖时，蚊始复苏，飞出吸血产卵。越冬机制复杂，但显然受外界因素（温度、光照）、内分泌调节以及种的遗传性等综合作用的影响。

我国南方（如广东、云南、海南等地）气候终年温暖，蚊虫在冬季仍可活动繁殖；而在其他地区，蚊虫到冬天或晚秋就停止活动和发育，进入越冬期。不同的蚊种可以不同的虫期越冬。

四、蚊与疾病的关系

蚊因吸血骚扰使人厌恶。但更重要的是，蚊虫可传播多种蚊媒病，如疟疾、丝虫病、流行性乙型脑炎、登革热、黄热病、西尼罗热、寨卡病毒病、裂谷热等重要疾病，前四种疾病在我国均有流行。黄热病、西尼罗热、寨卡病毒病、裂谷热等多种蚊媒病的传播媒介分别是埃及伊蚊、白纹伊蚊及多种库蚊和伊蚊，在我国也有分布，应加以注意。我国的蚊媒病及常见的主要传病蚊种见表 13-3。

我国最重要的传病蚊种属于按蚊属（*Anopheles*）、库蚊属（*Culex*）、伊蚊属（*Aedes*）的种类。按蚊除了作为疟疾的传播媒介以外，还是丝虫病（马来丝虫和蒂汶丝虫）以及一些虫媒病毒的传播媒介。库蚊的一些种类传播班氏丝虫病以及多种虫媒病毒，如在我国曾经流行的严重的流行性乙型脑炎（日本脑炎）病；而伊蚊属的一些种类是多种虫媒病毒如黄热病毒、登革病毒、西尼罗病毒的传播媒介，在某些地区，也可传播班氏丝虫病、马来丝虫病。蚊传播的较重要的病毒病还有黄热病、西尼罗热、东方马脑炎等，迄今我国虽无这些病，但其传播媒介及气候条件在我国都存在，故需提高警惕，加强检疫，防止病原输入。

表 13-3 我国流行的蚊媒病及其媒介

蚊媒病	传播媒介
疟疾	中华按蚊（*Anopheles sinensis*） 雷氏按蚊（*An. lesteri*）[同物异名：嗜人按蚊（*An. anthropophagus*）] 微小按蚊（*An. minimus*），大劣按蚊（*An. dirus*）

续表

蚊媒病	传播媒介
马来丝虫病	中华按蚊，雷氏按蚊
班氏丝虫病	淡色库蚊（*Culex pipiens pallens*），致倦库蚊（*Cx. quinquefasciatus*），中华按蚊
流行性乙型脑炎	三带喙库蚊（*Cx. tritaeniorhynchus*），白纹伊蚊（*Aedes albopictus*）
登革热	埃及伊蚊（*Ae. aegypti*），白纹伊蚊

近年来发现，蚊与布鲁里溃疡（Buruli ulcer，BU）的流行有一定的关系。这是一种新出现的皮肤软组织疾病，可遗留瘢痕，甚至可致残。病原体是溃疡分枝杆菌（*Mycobacterium ulcerans*），在环境中广泛存在。BU 在全球超过 30 个国家有报道，发病无年龄及种族差异，但在撒哈拉沙漠以南地区的儿童中，较肺结核和麻风更常见。蚊可能机械性传播 BU。

五、防　　治

由于蚊对杀虫剂的抗药性和环境污染问题，采用化学灭蚊应有一定限制。对蚊虫密度高及蚊媒病流行区，尽量采用环境改造和生物防治法，还应注意个人防护。

1. 控制幼虫孳生　采用各种方法消灭孳生地。常用化学药物有敌百虫、双硫磷、倍硫磷，以及昆虫发育抑制剂——敌灭灵（Dimilin，除虫脲）等。利用蚊的生物病原或天敌消灭幼虫，符合可持续性发展方针。使用苏云金杆菌、球形芽孢杆菌、稻田放养柳条鱼或寄生性线虫（索线虫）是比较好的方法。此外，翻缸倒罐、疏通沟渠、填平洼坑、排除污积水等搞好环境卫生的方法，消除蚊幼虫孳生繁殖的条件，都是行之有效的措施。

2. 杀灭成蚊　除进行拍打、诱杀等方法外，在蚊媒病流行时，可应用杀虫药剂进行滞留喷洒、超低容量喷洒、烟剂或气雾剂等熏杀成蚊。拟除虫菊酯空间喷射可迅速杀灭室内成蚊，对人、畜毒性低，为目前较为理想的杀虫剂。此外，尚有采用遗治防治法灭蚊成功的报道。

3. 防蚊侵袭　采用“防”（纱门纱窗、蚊帐）、“驱”（燃点蚊香、涂擦防蚊剂等）和“护”（减少皮肤外露部位）等措施。蚊媒病流行区采用蚊帐浸泡药物有较好的效果。在野外作业、执勤时，使用驱避剂浸渍的防蚊头罩或驱避剂涂擦皮肤等，也有较好的防蚊作用。邻苯二甲酸二甲酯（DMP）、DEET、驱蚊灵等均为常用的驱避剂。

第三节　蝇

蝇（flies）属于双翅目、环裂亚目（Cyclorrhapha）。与人类疾病关系比较密切的种类，多数属于蝇科（Muscidae）、丽蝇科（Calliphoridae）、麻蝇科（Sarcophagidae）和狂蝇科（Oestridae）。上述四科蝇类在我国已记述的种类超过 800 种。

根据蝇的食性、与疾病的关系，可分为以下三大类：吸血蝇类、非吸血蝇类和不食蝇类。吸血蝇类具有发达的刺吸式口器，雌雄成蝇均吸血，主要传播畜类疾病；非吸血蝇类的口器为舐吸式，成蝇不吸血，以吸食各种有机物质为主，是机械性传播人类肠道传染病的主要种类；不食蝇类的口器退化，不摄食，幼虫完全寄生，是蝇蛆病的病原体。

一、形态与生活史

（一）形态

1. 成蝇　因虫种不同，成蝇体型差别很大，大小为 4 ～ 14mm。体色随种而异，可呈暗灰色、黑色或黄褐色，有些则呈绿色、蓝色、紫色，且具金属光泽。体表有许多鬃毛，分为头、胸、腹

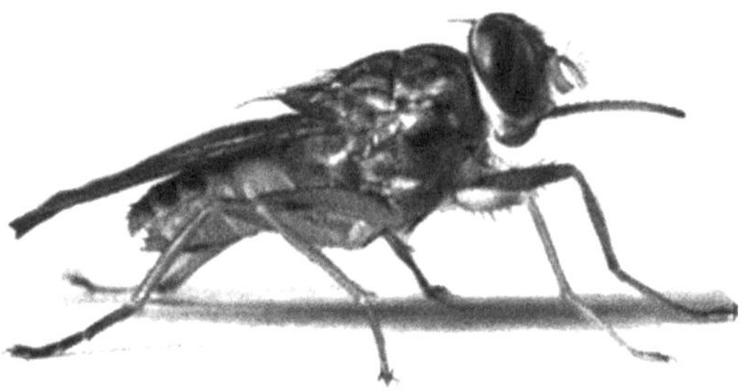

图 13-6 吸血蝇

三部分。常见蝇类有舍蝇（又称家蝇）、麻蝇、金蝇、绿蝇、丽蝇等。

（1）头部：半球形。有复眼 1 对，单眼 3 个；触角 1 对，第 3 节上长有触角芒；头部下方有口器 1 个，吸血蝇类口器为刺吸式（图 13-6）。非吸血蝇类口器为舐吸式（图 13-7），末端有 1 对膨大的唇瓣，用以舔食。不食蝇类的口器退化。

（2）胸部：分为前、中、后胸。中胸发达，有翅 1 对；中胸背板上的鬃毛、条纹以及翅脉形状为常用的分类特征；足 3 对，每足末端有爪及爪垫，爪垫上密布细毛，并能分泌黏液，借以在光滑面上爬行（图 13-7）。

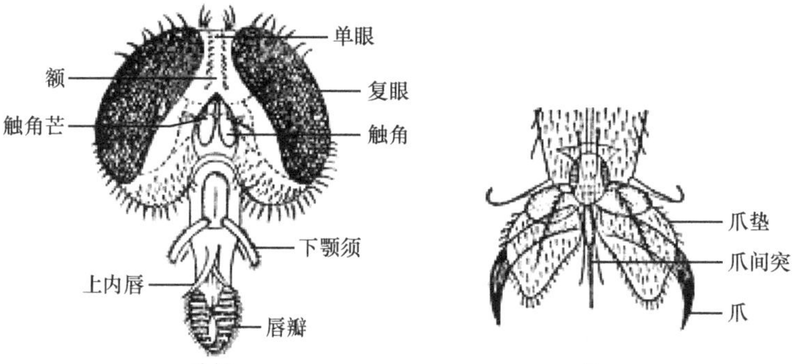

图 13-7 蝇的头部和足

（3）腹部：分为 10 节，一般能见 5 节，其余各节转变为外生殖器。雌性外生殖器缩在腹内，产卵时才伸出。雄性外生殖器的形态是分类上的重要特征。

蝇类的消化道构造与传病关系密切。消化道为一长管，分为前肠、中肠、后肠三部分。前肠始于两唇瓣之间的前口，包括咽、食道、嗉囊及贲胃。食物先储存在嗉囊内，通过喷胃的活瓣进入中肠，亦可经食道由前口呕吐出来。贲胃之后为中肠（胃）及后肠。

2. 卵 乳白色，椭圆形或香蕉形，长约 1mm。

3. 幼虫 俗称蛆。乳白色，前尖后钝，无眼无足。体分 14 节，其中头部 1 节，胸部 3 节，腹部 10 节。头端有 1 对黑色的口钩，具有运动和取食作用。第一胸节有前气门 1 对。腹部后端有后气门 1 对，其形状随种而异，是重要的鉴别特征。蝇类幼虫分为三龄，可根据前气门的有无及后气门的裂隙数目予以鉴别。1 龄幼虫无前气门，后气门只有一个裂隙，2 龄、3 龄幼虫均有前气门，后气门裂隙分别为 2 个及 3 个（图 13-8）。

4. 蛹 椭圆形，蛹壳呈深棕色。

（二）生活史

蝇的发育属完全变态，除个别虫种外，生活史包括卵、幼虫、蛹和成虫四个阶段。蝇的生活史周期与蝇种、环境温度等有关。

1. 非吸血蝇类 幼虫在各种富含有机物的场所孳生，一般来说，家蝇整个生活史期在 16℃需 20 天，但在 30℃时只需要 10 ～ 12 天。幼虫期为 4 ～ 8 天。3 龄幼虫发育成熟爬至孳生地表层或附近的松土中，虫体缩短，表皮变硬而化蛹。蛹经 3 ～ 6 天羽化为成蝇（图 13-9）。羽化后的成蝇在 1 ～ 3 天即可交配，通常雌蝇只交配一次，数日后雌蝇产卵。家蝇一般一生产卵 4 ～ 6 次，有的蝇种产卵可达到 10 次。成蝇寿命为 1 ～ 2 个月。

2. 不食蝇类 雌蝇产卵于沙质、动物粪便污染的土壤中，或者在动物毛发上，甚至飞行过程中接触到人和动物直接产于体表。幼虫（蛆）孵化后可在土壤中自由生活，但若不能进入人或动物组织中仅能存活 9 ～ 15 天；或穿过人或动物皮肤入侵，经 3 个幼虫期（8 ～ 12 天发育），即离开宿主落地埋于土中化蛹，并进一步羽化为成虫产卵。

3. 吸血蝇类 虫卵经 1 ～ 4 天发育孵化出幼虫。幼虫期 11 ～ 30 天，依孳生地湿度及食物丰度而异。3 龄幼虫化蛹，蛹期 6 ～ 20 天。

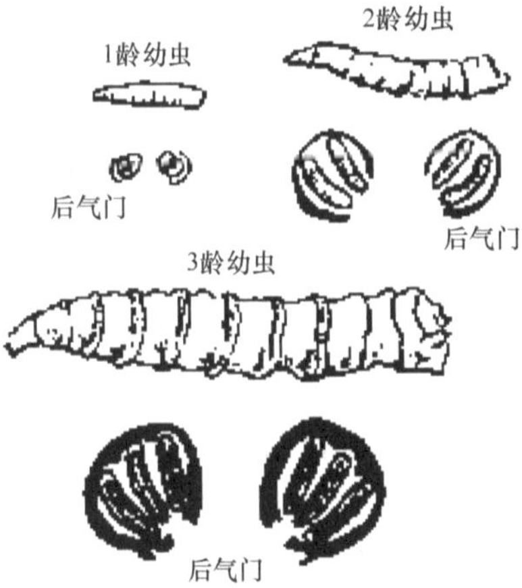

图 13-8 蝇幼虫及气门裂

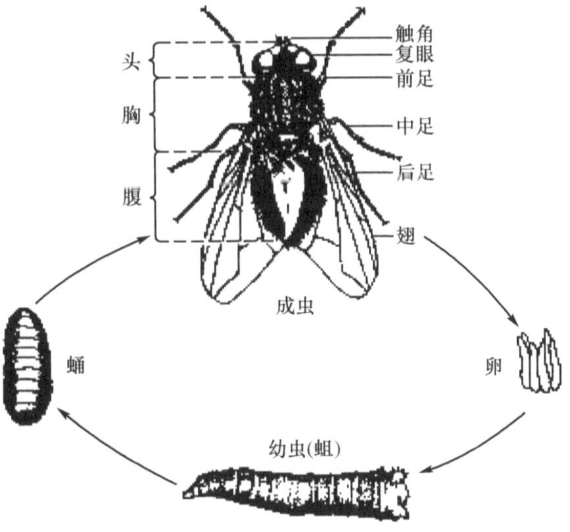

图 13-9 家蝇生活史

二、生活习性及其在传病、防治中的意义

大多数地区所见的蝇类是非吸血种类。了解蝇的各种习性有助于设计防蝇、捕蝇、灭蝇等措施。

1. 幼虫孳生习性 蝇类的孳生场所非常广泛，各种有机物积聚处都可成为孳生地。根据孳生物性质的不同人为分为四类：粪便类、腐败植物（蔬菜、瓜果）类、腐败动物（动物尸体）类和垃圾类。蝇类幼虫的孳生环境既提供它的食物，又是它的栖息环境，所以孳生物的温度、湿度等对蝇蛆的发育有密切关系。一般孳生环境的适宜温度为 30 ～ 35℃，相对湿度为 75% ～ 80%，温度过高、湿度过大均不利于幼虫生存发育。了解蝇类的孳生地，便于有针对性地消除其孳生场所，减少蝇类种群密度。

专性致蝇蛆病的幼虫在人和动物的皮下、腔道内完成幼虫期发育后，到体外落地化蛹。

2. 成蝇食性 吸血蝇类雌雄成虫一般在白天活动吸血。吸血宿主专一性很低，多吸畜血，但也可吸人血，但在牧区主要的血源是牛、羊和马。成虫主要靠视力发现宿主，2～5分钟内完成吸血。非吸血蝇类多为杂食性，各种食物、粪、尿、痰、脓血及各种分泌排泄物都吸吮。蝇类取食频繁，有边吃、边吐、边排粪的习性，这些习性都与传播疾病密切相关。了解蝇类的食性，也可进行诱捕（捕蝇笼）或诱杀（毒蝇纸）以减少蝇类。

3. 成蝇的栖息活动习性 成蝇活动有趋光性，在白昼或光亮处活动频繁，在夜间或黑暗处活动减少或停止，常停落在天花板、电线或悬挂的绳索上。一般温度在 15℃以上时较活跃，低于 10℃时即停止活动。了解这些习性对各种防绳、捕蝇、灭蝇的设计有重要意义。蝇的飞翔力很强，可飞行 7 ～ 8km 或更远，还可借风力及各种交通工具带到他处，这一特点与传病有密切关系

4. 季节消长 蝇类的季节消长随自然界气温的变化而不同。有的适于较低气温，有的则适于较高气温。按蝇类在一年中密度高峰期的不同可大体分为春秋型（如丽蝇）、夏秋型（如大头金蝇、麻蝇）、秋季型（如舍蝇）。夏秋季节肠道传染病的流行与蝇类的密度高峰有密切关系。

三、蝇与疾病的关系

蝇除骚扰人畜、污染食物外，更重要的是传播多种疾病和引起蝇蛆病。

1. 传播疾病 蝇类主要是机械性传播多种疾病，如伤寒、副伤寒、霍乱、菌痢、阿米巴痢疾、炭疽、脊髓灰质炎、结核病、沙眼等。也可作为少数寄生虫的中间宿主和传播媒介，如冈田绕眼果蝇（*Amiota okadai*）和变色纵果蝇（*A. variegata*）是结膜吸吮线虫的中间宿主。吸血蝇类还可能传播人兽共患病，如非洲的采采蝇（tsetse fly）传播锥虫病（睡眠病）。

2. 幼虫寄生 幼虫直接作为病原体寄生于人和动物的皮肤与内脏，引起蝇蛆病（myiasis）。

（1）蝇蛆病分类及蝇种：通常根据蝇蛆生物学性状以及寄生关系将蝇蛆病分为专性蝇蛆病、兼性蝇蛆病和偶然蝇蛆病三类。专性致蝇蛆病蝇类大多属于不食蝇类，兼性致蝇蛆病蝇类则属于非吸血蝇类。

1）专性蝇蛆病（特异性病原）：专性蝇蛆病属于动物源性疾病。蝇蛆必须完全依赖于动物或人的活组织才能完成其发育过程。我国主要的专性寄生蝇分属于狂蝇属（*Oestrus* sp.）、鼻蝇属（*Rhinoestrus* sp.）、皮蝇属（*Hypoderma* sp.）、胃蝇属（*Gasterophilus* sp.）。羊狂蝇（*Oestrus ovis*）、纹皮蝇（*Hypoderma lineatum*）、牛皮蝇（*H. bovis*）是我国常见的动物蝇蛆病的病原，偶可侵袭人。传播方式和寄生组织因不同种而异。

2）兼性蝇蛆病（半特异性病原）：兼性寄生蝇蛆既可在活体宿主体内，也可在无宿主时依靠有机物完成发育。自然界中大多数蝇为此类，具舐吸式口器，杂食性。麻蝇科（Sarcophagidae）幼虫一般在腐烂组织中生活，也在伤口部位寄生，家蝇（*Musca domestica*）、丽蝇（*Calliphora*）和绿蝇（*Lucilia*），以及腐败锥蝇（*Cochliomyia*）、赤尾麻蝇（*Sarcophaga haemorrhoidalis*）、伏蝇（*Phormia regina*）属此类。

3）偶然蝇蛆病（非特异性病原）：因蝇卵污染食物、蝇卵接触到泌尿生殖道，蝇卵孵化后进入体内短暂存活，造成身体的不适，如胃痛、恶心、呕吐，以及寄生部位的其他症状，但蝇蛆一般不继续发育。有人认为严格意义上不能称其为真正的蝇蛆病。属于这一类的蝇视部位不同分别有相应的种类。在胃肠道的有蝇科、麻蝇科、丽蝇科、果蝇科、食蚜蝇科等一些种类；在泌尿生殖道和其他体腔开口处的种类有家蝇、厩腐蝇（*Muscina stabulans*）、厕蝇属（*Fannia* sp.）、麻蝇属（*Sarcophaga* sp.）中的一些种类。

（2）蝇蛆病流行病学：蝇蛆病病程短，部分为自限性，大多数病例为非致死性，甚至在家中自行处理即可治愈，因此人群中蝇蛆病的发生率或流行程度难以确定。有人患蝇蛆病却无感觉。蝇蛆病病例大多是老年人、卧床病人、行动不便的骨折病人等。蝇蛆病病例的出现常是个案，除非是蛆症金蝇、皮（瘤）蝇（*Cordylobia rodhaini*）或黑须污蝇流行的国家或地区会发生人和动物的群体感染。

（3）蝇蛆病感染方式：引起蝇蛆病的幼虫通常孳生在腐肉、堆肥、变质食物中。蝇卵或幼虫污染食物被误食入消化道，或蝇蛆从肛门爬进直肠；螺旋蝇（*Cochliomyia hominivorax*）及其他非吸血蝇类在开放性伤口上产卵，幼虫破坏伤口愈合；另一些蝇类在衣物甚至正常皮肤上产卵，或在吸血昆虫体表产卵，或穿衣时随昆虫吸血污染皮肤，幼虫孵化后经皮肤入侵宿主。

（4）蝇蛆病临床表现与诊治：蝇蛆在人和动物体内寄生，以宿主坏死组织和活组织为食，对宿主造成直接破坏。一般皮肤蝇蛆病有以下症状和体征：虫瘤，痛性肿块，开放性伤口。开始皮肤表面不红，继而肿胀，边缘不清，呈疖肿样包块，局部轻度压痛，无脓性分泌物。

根据蝇蛆寄生部位不同，临床上将蝇蛆病分别诊断为眼蝇蛆病、耳蝇蛆病、鼻蝇蛆病、口腔蝇蛆病、肠道蝇蛆病、尿道蝇蛆病、阴道蝇蛆病、皮肤伤口蝇蛆病等。

依据不同组织用相应的方法获取蝇蛆（手术、自然排出、抽吸），经形态学鉴定蝇种，是可靠的诊断蝇蛆病的依据。体表的蝇蛆可通过手术取出；与外界相通的腔道内寄生的蝇蛆可自行爬出；由于蝇幼虫需要依赖呼吸孔进行气体交换，可采用一种非外科治疗方法——封闭治疗法，通过封闭皮肤表面，致蝇幼虫活力减低或死亡，如用黏胶带、凡士林涂抹蝇蛆侵入的局部皮肤，致蝇蛆缺氧。

四、防　治

蝇类防治需依靠综合治理的方法，才能有效控制蝇类的孳生。

1. 清除孳生场所 搞好环境卫生，要求做到：①消除各种孳生物，使蝇类不能孳生繁殖。②隔离孳生物，使蝇类不能接触产卵。③改变孳生物的性状，使之不适合蝇类孳生，如用泥封堆肥法阻断各期蝇的呼吸，同时生物发酵产生的热、有害气体能杀死粪肥和垃圾中的各期虫体。在暴露的孳生物上喷洒药物也是一种有效措施。④充分利用孳生物，变废为宝，限制蝇类孳生，如用粪便掺加其他辅料养殖食用真菌等。

2. 灭蝇措施

（1）灭幼虫：对幼虫（蛆）及蛹可进行淹、闷杀（蛆的生长需氧）、捞（捞出烫死或喂鸡鸭）、堆肥，依靠堆肥发酵产生的热及有害气体来杀死粪中的蛆及蛹。

（2）杀灭成虫：对成蝇可进行：①直接拍打；②捕蝇笼诱捕；③粘蝇纸粘捕。常用敌百虫（0.1%水溶液）混入腥臭或甜的食饵诱杀，使用捕蝇笼、毒蝇绳或毒蝇纸等诱捕诱杀均是有效的方法。用敌敌畏和拟除虫菊酯类室内喷洒，也有降低成蝇密度的效果。

3. 防蝇 装设纱门纱窗，食物、食具加盖纱罩等。

4. 预防蝇蛆病 在动物蝇蛆病流行区旅行、探险、放牧时，应有保护措施，如戴防护镜、帽子，穿长袖衣，尽量减少暴露部位，必要时在皮肤暴露部位涂抹驱避剂。积极治疗体表和与外界相通的深部脏器慢性炎症，到流行区应包扎身体的伤口使其不外露。若被吸血昆虫叮咬，疑似携带皮蝇卵，则用酒精消毒伤口，杀灭蝇卵。

第四节　白　蛉

白蛉（sandfly）属双翅目、毛蠓科（蛾蠓科）（Psychodidae）、白蛉亚科（Phlebotominae），是一类体型较小的吸血昆虫，全世界已发现有 600 余种，国内报道约 47 种，其中以中华白蛉最为重要，是我国黑热病的重要传播媒介。

一、形态与生活史

（一）形态

1. 成虫 体小，体长 2～4mm，全身多毛，灰褐色。虫体分头、胸、腹三部分（图 13-10）。

头部有 1 对大而黑的复眼，占据了头部的大部分，每一复眼由 16～120 个小眼面（facet）组成。有 1 对较长的触角和 1 个较粗的刺吸式口器。胸部向上隆起，形似驼背。中胸两侧有狭长的翅 1 对，静止时向上竖立；后胸有 1 对匙状的平衡器（平衡棒）。有细长的足 3 对，分别发自前、中、后胸腹侧面，长于体长。腹部分 10 节，第 2 至 6 节背面生有细毛，有的种类细毛全部竖立，有的全部平卧，有的则竖立和平卧相互交杂，据此可将白蛉分为竖立毛类、平卧毛类和交杂毛类，为重要的分类特征之一。雌蛉尾端钝圆，雄蛉尾端有钳状的尾器，是鉴别种类的重要特征。

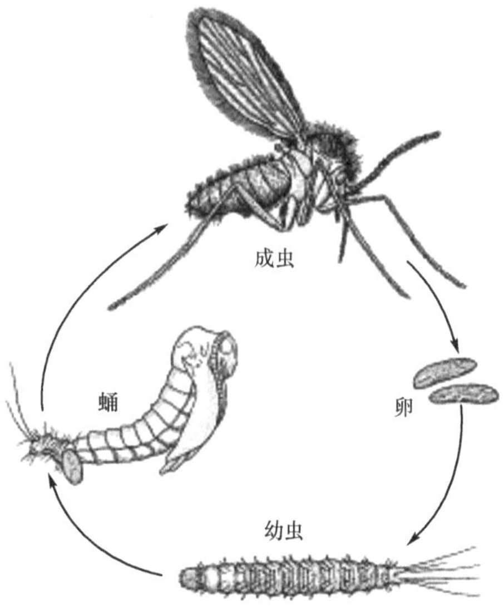

图 13-10　白蛉生活史

2. 卵 呈长椭圆形，长约 0.4mm，棕褐色，外壳表面有各种斑纹。

3. 幼虫 体分 14 节，乳白色，无眼；有咀嚼式口器，尾端有较长的尾鬃。

4. 蛹 尾端附着有 4 龄幼虫皮，形状特殊。

（二）生活史

白蛉的生活史属完全变态。其生活史分卵、幼虫、蛹和成虫 4 个时期，卵、幼虫、蛹生活在土层中。幼虫在卵内孕育，待发育完全后，用头部的破卵器将卵壳顶破，从卵内爬出 1 龄幼虫，以土层中的有机物为食料，至 4 龄后期时不再摄食，蜕皮后变成蛹。蛹不食不动，经一段时间的发育，其腹部背面裂开，成虫即羽化而出。成虫依靠吸取动物血液繁殖后代。整个生活史持续 58 ～ 60 天，在自然条件下一年仅繁殖一代，少数种类可繁殖两代。

二、生活习性及其在传病、防治中的意义

1. 活动时间 白蛉的活动时间主要在黄昏后至黎明前，在活动中寻找血源和进行交配等。家栖蛉种在室内或院内外墙面上活动；栖于荒漠鼠洞内的白蛉，黄昏时从洞内飞出在旷野活动，子夜后逐渐飞回洞内。白蛉的活动力很弱，作跳跃式飞行，活动范围一般多在 30m 以内。

2. 吸血 白蛉仅雌蛉吸血。竖立毛类蛉种多吸人畜血液，平卧毛类通常吸冷血动物（如壁虎、蛙、蛇等）的血液。吸血多在天黑后进行。

3. 栖息 一种白蛉的栖息习性可随其分布区域的环境不同而异，居室及畜舍为家栖型和半家栖型白蛉的主要栖息活动场所。我国中华白蛉在平原地带具家栖习性，而在黄土高原和山区则野栖。蒙古白蛉在平原地带呈家栖，但在荒漠地带则栖于野外洞穴内。长管白蛉在古老绿洲内主要栖于人房和畜舍，但在山区则栖于野外。此外，在炎热的荒漠内，一些野栖蛉种白天也有少量躲藏在阴凉的房舍内。

4. 季节消长 白蛉的活动季节平均气温为 20 ～ 30℃。每年至少有一个月的平均气温不低于 20℃的地区才可能有白蛉的存在。

三、白蛉与疾病的关系

白蛉是利什曼病、白蛉热及巴尔通体病的传播媒介。

1. 利什曼病 包括内脏利什曼病（黑热病）和皮肤利什曼病。我国主要流行的是黑热病，在新疆部分地区有婴儿利什曼原虫所致的皮肤利什曼病。中华白蛉（*Phlebotomus chinensis*）是我国广大黑热病流行区（新疆除外）的传播媒介。中华白蛉长管亚种（*P. chinensis longiductus*）是新疆境内人源性黑热病的传播媒介。硕大白蛉吴氏亚种（*P. major wui*）是新疆和甘肃西部荒漠地区野生动物源性黑热病的传播媒介。

2. 白蛉热（sandfly fever） 又称三日热。是一种病毒性传染病。临床表现有发热、头痛、胸部肌肉痛、白细胞减少和眼结膜充血等症状。该病主要流行于地中海沿岸的一些国家以及印度西部和巴基斯坦，传播媒介主要是静食白蛉；白蛉通过吸血传播，经卵传递在病毒长期保存上有重要作用。

3. 巴尔通体病（bartonellosis） 病原体为杆状巴尔通体菌（*Bartonella bacilliformis*），人感染后可产生疣状皮肤损害。该病在中、南美洲的一些国家分布，传播媒介主要是疣肿罗蛉（*Lu. verrucarum*）。

四、防 治

1. 幼虫孳生地处理 改善居室条件，填平地面裂隙，保持清洁干燥，造成不利于幼虫孳生的环境，是消灭幼虫孳生的有效措施。

2. 杀灭成虫

（1）家栖性蛉种：使用杀虫剂对白蛉的栖息场所进行滞留喷洒，是杀灭成蛉的有效措施。在白蛉活动季节初或高峰来到之前，室内全部墙面喷洒一次，即可使中华白蛉消失。由于白蛉活动能力弱，随着室内喷洒杀虫剂的方法在平原地带的逐步推广，我国平原地带农村中的中华白蛉已极为罕见，内脏利什曼病已告消失。

（2）野栖性蛉种：在野外采取措施。我国陇东黄土高原地带农村周边的黄土陡壁上有许多窑洞，中华白蛉从野外飞入村内吸血或在吸血后飞往野外栖息的过程中，常在窑洞内停留。用杀虫剂喷洒这些窑洞，当年白蛉即告消失，同时也使附近村庄内的白蛉随之大为减少。我国西部干旱荒漠内的胡杨和红柳林带是吴氏白蛉的活动和栖息场所，用杀虫剂飞机喷洒，可显著降低喷洒区及其附近的白蛉密度，并使当地内脏利什曼病的年发病率下降。

3. 保虫宿主防护 对家养的犬类可用杀虫剂项圈（含溴氰菊酯）。该法对以病犬为主要传染源的山丘地带内脏利什曼病的防治，提供了一种有效的手段。

4. 个体防护 野外活动时，用驱避剂涂肤，可保护人体免受白蛉的叮咬。驱避白蛉的效果可达 5 ～ 7 小时。

【附 蛾蠓】

蛾蠓（moth flies）又称毛蠓、蛾蠓、蝶蝇，俗名地沟蝇（drain flies，sewage flies）、污蝇（filth flies）。属于毛蠓科（蛾蠓科）（Psychodidae）、蛾蠓亚科（Psychodinae）。

蛾蠓成虫静止时翅多呈屋脊状斜覆体上或向后上方斜翘，翅多毛或鳞而似小蛾，故有蛾蠓、蛾蛉之称。口器短，不吸血。幼虫细长筒形，全头型，无足。体 12 ～ 16 节，体背侧有骨化片，侧腹面常有膨突帮助移动，后气门式的气门位于一短粗管上。体多刚毛或棒状毛，腹端常有长毛或毛刷等饰物。幼虫多为腐食性，在家中通常在厨房、卫生间下水道中繁殖，羽化后于室内活动。其卫生重要性是成虫数量多时令人生厌，而更重要的是幼虫可在人体腔道寄生，导致蛾蠓蝇蛆病（pseudomyiasis），*P. alternata* 有可能与机械性传播牲畜线虫病有关。

蛾蠓蝇蛆病患者往往因口腔、鼻腔以及尿中排出蛾蠓幼虫而就诊。其感染方式有可能是蛾蠓成虫产卵于家中的毛巾，或成虫直接在患者腔道口产卵，幼虫孵出后钻入腔道内寄生，待幼虫长大爬出腔道。

预防蛾蠓寄生，包括要经常性地清理家中的下水道，刷洗地面墙缝；用杀虫剂（菊酯类药物）杀灭蛾蠓，可直接喷洒在垃圾桶周边、下水道、洗涤池的底部，可杀死蛾蠓的幼虫。药物一般对蛾蠓的卵和蛹无杀灭作用，可在过一段时间后重复喷洒。

第五节 蚤

蚤（fleas）属于昆虫纲、蚤目（Siphonaptera），俗称跳蚤，是哺乳类和鸟类的体外寄生虫。蚤的形态特化，体小而侧扁，无翅，全身着生鬃、刺和栉，均向后方生长，能在宿主毛、羽间迅速穿行；足长而发达，善于跳跃。

蚤的种类很多，全世界已知 2300 余种，我国已发现有 450 余种。蚤不仅刺吸人血，还能传播某些人兽共患病，其中鼠疫最具危害性。

一、形态及生活史

（一）形态

1. 成虫 体形侧扁，两侧对称。体长 1 ～ 3mm，呈棕褐色，无翅。虫体分头、胸、腹三部分（图 13-11）。

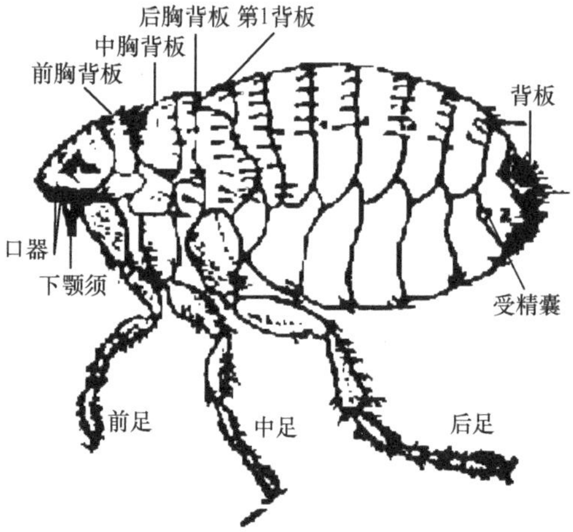

图 13-11　蚤的外形

（1）头部：从侧面观头部略呈三角形，每侧有单眼及触角各 1 个，触角长在触角窝内。单眼下方为颊，某些种类颊部有梳状棘刺，称颊栉。眼下或眼前有眼鬃；单眼是否发达、眼鬃的位置、颊栉的有无、颊栉的形状或数目等，都是鉴别蚤种的特征。雌雄成蚤口器均为刺吸式。

（2）胸部：分前、中、后胸三节，每个胸节上有成排的鬃毛或棘刺。有些蚤种的前胸具前胸栉，中胸侧板中央有一条纵行的侧板杆，每个胸节腹部有发达的足 1 对，其足基节特别发达，善跳跃。

（3）腹部：共分 10 节，尾端 3 节变为外生殖器。在第 7 背板后方为臀板（pygidium），其上有很多小杯陷，每个杯陷中生有 1 根细长鬃，能感觉空气的振动，是蚤类发现宿主的重要感觉器官。臀板的形状，其背缘平或凸以及杯陷的数目是蚤分类的重要依据。雌蚤尾端钝圆，内有角质的受精囊；雄蚤尾端向上翘起，具有结构复杂的尾器，均为鉴别的重要特征。

（4）内部构造：蚤类成虫的内部构造，以消化系统与传病关系最为密切。消化系统包括前肠、中肠与后肠三部分。前肠又分为口腔、咽、食道及前胃，前胃呈漏斗状，其内壁有许多角质倒刺伸向胃腔中（图 13-12），可以阻止血液倒流，但也是鼠疫杆菌适宜的繁殖场所。

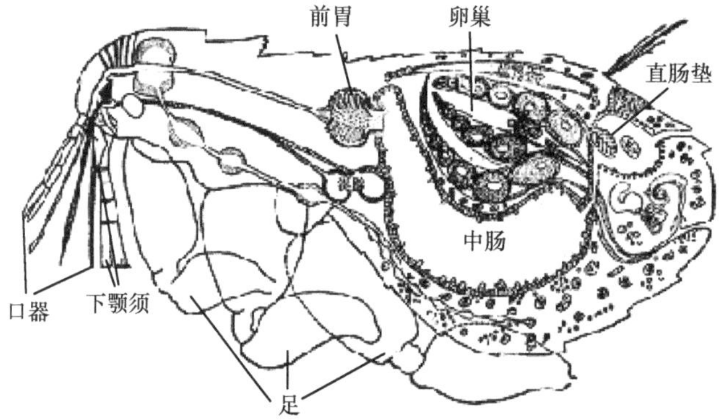

图 13-12　蚤内部构造

2. 卵　呈椭圆形，乳白色，长约 0.5mm。

3. 幼虫　幼虫形似蛆，黄白色，体长 4 ～ 6mm。无眼无足，体分 13 节，每节有鬃 1 ～ 2 列。口器为咀嚼式。

4. 蛹　具成虫雏形，丝状茧外包幼虫而形成，茧外沾着尘土、碎屑等物质，逐渐变为淡棕色。

（二）生活史

蚤类生活史属完全变态。成蚤自蛹钻出后便交配、吸血、分批产卵。卵期 1 ～ 2 周。幼虫以尘土中的有机物为食料，3 龄幼虫吐丝作茧，幼虫在茧内蜕皮变蛹。经 1 ～ 2 周发育，成蚤受刺激便破茧而出。在各种适宜条件下，整个生活史可在一个月左右完成（图 13-13）。

二、生活习性及其在传病、防治中的意义

1. 幼期孳生习性　幼期蚤类的孳生场所与成蚤栖息活动密切相关，各种动物经常活动处和住所的地面均可为其孳生地，在这些地方杀灭幼期防治才能奏效。

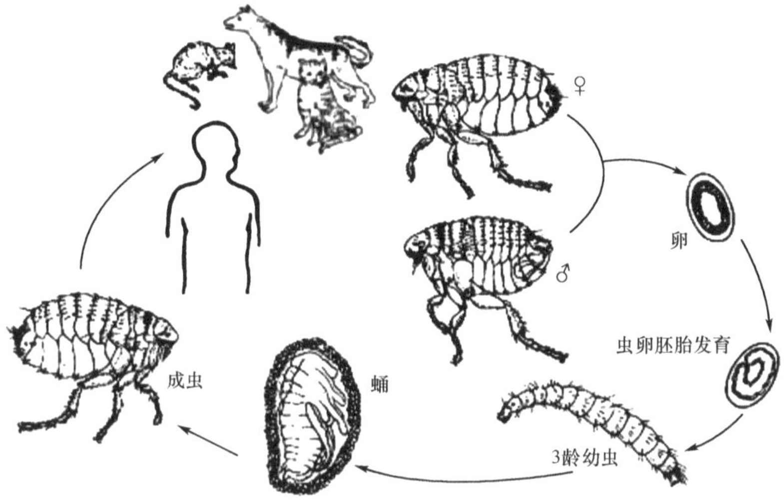

图 13-13 蚤的生活史

2. 成蚤栖息活动 蚤的宿主是恒温动物，主要是哺乳动物，包括啮齿目、食虫目、兔形目、食肉目、翼手目、偶蹄目、奇蹄目、有袋目、单孔目等动物，其中寄生于啮齿目的蚤类最多，也最为重要，因为它们在传播鼠疫等自然疫源性疾病方面的作用远大于其他蚤类；鸟类也可作为蚤类的寄主。蚤类的栖息活动范围取决于宿主的活动，也可随各种交通工具被带至远处。根据栖息活动特点分为：①巢穴型：蚤多栖居于宿主巢穴内，活动范围小，吸血间隔时间长，耐饥力较强，故对保存疾病的疫源地起重要作用。②体表型：蚤栖息于宿主体表，对温度的要求较高，吸血较频繁，耐饥力较差，故对疾病的传播有重要作用。③半固定型和固定型：蚤大多寄生在动物体表，其雌蚤可以长时间地将口器固定在宿主皮下吸血，而雄蚤营自由生活，如角头蚤属、蠕形蚤属和长喙蚤属。固定型见于潜蚤属，其雌蚤终身营固定寄生生活，整个身体钻入宿主皮下，皮上仅留一小孔，借以呼吸、排泄和产卵；雄蚤营自由生活。该型在人类疾病的传播上无重要意义。

雌雄成蚤都需吸血。一般吸血机会越多，寿命越长。当蚤找不到适宜宿主吸血时，也可袭击其他动物。蚤类是否吸人血在流行病学上具有重要意义。

3. 宿主的选择和转移 蚤类对宿主的选择大致有三种类型：① 单宿主型：此类蚤对宿主的选择有严格的专一性。②寡宿主型：此类蚤可寄生在若干宿主类群，能转换宿主。③多宿主型：此类蚤宿主广泛，当失去正常宿主时，便可转移至其他种类宿主体表寄生吸血。蚤类对宿主的选择和转移特性，在传播人兽共患病中极为重要。

4. 迁徙、散布、转移 蚤类可以通过自身的跳跃而散布，但散布的距离和范围有限。而被动地随着宿主的活动或借助于交通工具的带出，可使蚤类迁徙和散布到较远的地方。

蚤类在宿主间的转移发生在下列情况下：①啮齿动物个体间频繁接触；②在交配季节，常有乱窜洞现象；③啮齿动物死亡或空巢；④家栖、半家栖鼠类的季节迁移。在动物患病大量死亡时，带菌的蚤即开始向人转移，具有传播和扩大蚤媒病的危险。

5. 季节消长 是指蚤类在某地一年内的发生和数量变化所表现出的季节现象。蚤类的季节消长随气候而变化，不同地区、不同蚤种其季节高峰不同，有春季型，夏季型，秋季型，冬季型，甚至春秋季节出现高峰。蚤的密度高峰季节，往往就是蚤媒病传播流行的高峰季节。

季节消长及蚤媒病动态预测的表示方法：蚤类数量的变动通常用蚤指数来表示，根据调查场所不同可分为：①鼠蚤指数，适用于体表型蚤；②宿主洞蚤指数，适用于巢穴型蚤；③室内游离蚤指数，适用于人房和畜舍。鼠蚤指数即每只鼠的平均带蚤数，计算方法：检获蚤总数 / 捕获鼠总数 = 蚤总指数；检获某种蚤总数 / 捕获鼠总数 = 某种蚤指数。

三、蚤与疾病的关系

蚤类是重要的医学昆虫之一，它不仅骚扰人畜叮刺吸血，还可传播重要的疾病。

（一）直接危害

1. 刺叮症 跳蚤在刺叮时产生刺激或引起疼痛，除影响人们工作休息外，还会使局部皮肤发生红斑丘疹，因抓痒可致继发感染。跳蚤唾液中的抗凝血酶等是过敏原。在大量跳蚤繁殖时，蚤类频繁吸血致叮咬皮炎，也严重影响正常作息。

2. 潜蚤病 潜蚤属的雌蚤在宿主皮下固定寄生，除造成局部疼痛不适外，还易发生继发性感染。此类蚤分布于热带非洲和南美洲，代表种是穿皮潜蚤（*Tunga penetrans*），多寄生于足趾间或趾甲下，有时影响行走。

（二）传播疾病

蚤类的危害主要是传播鼠疫、地方性斑疹伤寒等疾病，也可传播某些绦虫病。

1. 鼠疫（plague） 在我国，传播鼠疫的主要蚤种有印鼠客蚤（*Xenopsylla cheopis*）、人蚤（*Pulex irritans*）、方形黄鼠蚤松江亚种（*Citellophilus tesquorum sungaris*）和谢氏山蚤（*Oropsylla silantiewi*）等。

蚤传播鼠疫是通过吸血传播。鼠疫杆菌以啮齿动物为储存宿主，形成疫源地，并通过鼠→蚤→鼠维持传播。人类进入疫源地，接触带菌动物或被疫蚤叮咬而患鼠疫，即经鼠→蚤→人或人→蚤→人的途径而传播，导致人间鼠疫的暴发流行。

蚤传播鼠疫杆菌与其消化道的解剖结构有关。蚤类吸入鼠疫杆菌后，细菌在蚤胃、肠内大量繁殖，大量鼠疫杆菌菌团阻塞前胃，吸血时血液进不了中肠，蚤因为饥饿频繁刺叮，食道壁和咽壁的弹性回缩，导致前胃内的鼠疫杆菌倒流至宿主体内，致宿主患鼠疫。

2. 鼠型斑疹伤寒（murine typhus） 又称地方性斑疹伤寒，病原体是莫氏立克次体（*Rickettsia mooseri*）。重要媒介是印鼠客蚤，其次是猫栉首蚤。保虫宿主是鼠类，其中黄胸鼠最重要。传播地方性斑疹伤寒与上述方式不同，当蚤吸入含有莫氏立克次体的血液后，立克次体在蚤的胃壁上皮细胞内繁殖，细胞破裂后便随蚤粪排出，蚤粪污染皮肤伤口致人感染。

3. 野兔热（tularemia） 又称土拉伦斯菌病，病原体是土拉伦斯菌（*Francisella tularensis*），是一种自然疫源性疾病。主要分布于北半球，我国的新疆、青海、西藏、内蒙古和黑龙江等地有报道。该病传播方式有虫媒、接触、食物和呼吸。细菌在蚤消化道无增殖，蚤类是机械性传播，即食入或接触了带菌蚤粪的污染物。

4. 兔黏液瘤（myxomatosis） 又称兔大头病，见于南美洲、西欧，美国及澳大利亚，我国未见报道。病原体是一种病毒，可经多种吸血节肢动物传播，引起动物在皮肤内发生多发性黏液瘤，在 1 ～ 2 周内死亡。

5. 作为绦虫的中间宿主 以蚤作为中间宿主的绦虫种类有犬复孔绦虫（*Dipylidium caninum*）、微小膜壳绦虫（*Hymenolepis nana*）和缩小膜壳绦虫（*H.diminuta*）。

四、防　　治

1. 清除孳生地 宜结合平时灭鼠、防鼠工作，包括清除鼠窝、堵塞鼠洞，清扫禽畜棚圈、室内暗角等，并用杀虫剂杀灭残留的成蚤及其幼虫。在室内，使用杀虫剂喷洒地面灭蚤。用水泥等填抹地面和墙根缝隙，以减少蚤类孳生地；畜圈鼠洞灭蚤，用药物喷洒畜圈地面。用杀虫剂注入鼠洞，灭鼠灭蚤相结合。

2. 个人防护 一般的防护可用驱避剂涂擦外露部位，如进入疫区或发现敌投蚤类时，必须穿防蚤服和长筒靴，并在外露部位涂擦驱避剂。在鼠疫流行时应采取紧急灭蚤措施并加强个人防护。

3. 防治宿主动物 由于养宠物热，这些动物可能遭受蚤的侵袭。主要寄生蚤种有猫栉首蚤、犬栉首蚤和人蚤。应注意对犬、猫等家畜的清洁管理，定期用药液给犬、猫洗澡。

第六节 虱

虱属于昆虫纲、虱目（Anoplura），是一类永久性的体外寄生虫，呈世界性分布。寄生于人体的虱（lice）有两种：人虱（*Pediculus humanus*）和耻阴虱（*Phthirus pubis*）。一般认为人虱又分为两个亚种：人头虱（*P. h. capitis*）和人体虱（*P. h. corporis*）。近年根据线粒体基因测序，认为体虱和头虱是同一种；但根据形态特征支序分析又提示头虱是独立的种，并且建立了一个新属，嗜人虱属（*Anthropophthirus*）。

一、形态及生活史

体虱长约 2.5mm，灰白色，背腹扁平，分头、胸、腹三部分。头部两侧有复眼和触角各 1 对，前端有可伸缩的刺吸式口器 1 个。胸部无翅，腹面有足 3 对。每足末端有一发达的爪，与胫节末端的指状突形成“抓握器”，用以抓附于宿主的毛发或内衣纤维。腹部各节两侧突出。雌虱尾端呈“w”形，雄虱尾端钝圆。

头虱与体虱外形相似，但略小，体色较深。耻阴虱体长 1.5 ～ 2.05mm，似蟹形，前足较细小，中足及后足较粗壮（图 13-14）。

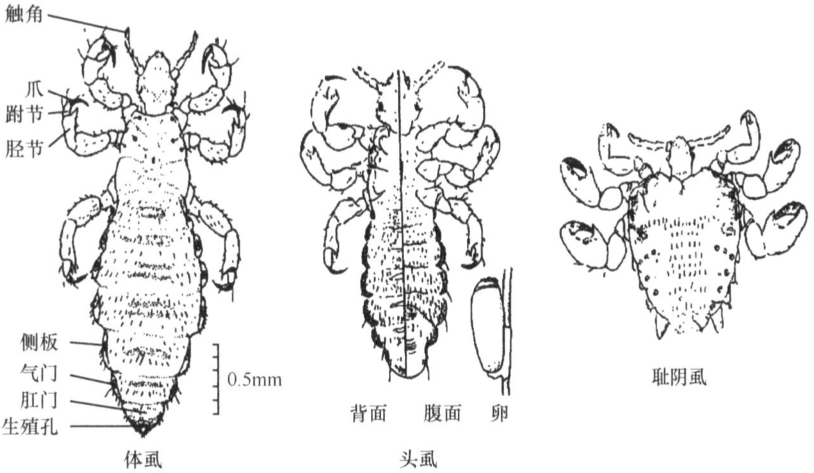

图 13-14 人体三种虱形态比较

虫卵俗称“虮子”；若虫外形似成虫，仅生殖系统未发育。

人虱的生活史属不完全变态，分为卵、若虫和成虫三个时期（图 13-15）。

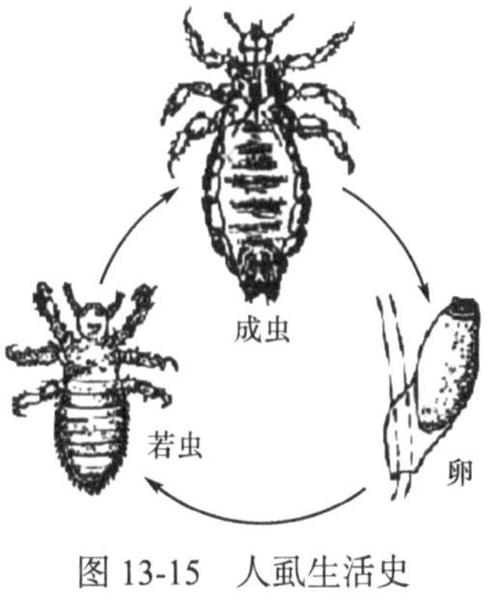

图 13-15 人虱生活史

二、生活习性及其在传病、防治中的意义

虱生活史各期均在人体寄生、吸血，人是唯一的自然宿主。头虱寄生于头部；体虱常在内衣缝处躲藏；耻阴虱在阴毛处最多，但腋毛、眉毛、睫毛等处也偶可寄生。人虱产卵量可达约 300 枚，耻阴虱约为 30 枚。产出的卵黏附在毛发或纤维上，经 5 ～ 9 天发育，若虫从卵盖处钻出。若虫每日至少需吸血 1 次，经 3 次蜕皮发育为

成虫。在最适的温度（29 ～ 32℃）、湿度（76%）时，人虱由卵发育到成虫需 23 ～ 30 天，耻阴虱需 34 ～ 41 天。雌性人虱寿命为 30 ～ 60 天，耻阴虱寿命不到 30 天；雄虱的寿命较短。

雌、雄虱均吸食人血，耐饥力差，吸血频繁。成虫每天吸血数次。虱有边吸血边排粪的习性。虱对温度和湿度都极其敏感，既怕热怕湿，又怕冷。人体表的温湿度是人虱寄生的最适条件，虱一般情况下不会离开人体。当人发热、出汗或死后体温下降时，虱即爬离而另寻新宿主。这种习性对虱的散布和传病具有重要意义。虱的散布主要通过人的活动，故居住拥挤和卫生状况差的地方，易使虱播散和虱媒病流行。耻阴虱主要通过性接触传播。在寒冷季节，人衣着厚实又相对不经常洗澡，给虱的孳生繁殖提供了有利条件，所以，虱与虱媒病以冬春季节较为多见。

三、虱与疾病的关系

虱与疾病的关系是叮咬和传播疾病。虱可传播流行性斑疹伤寒和回归热，以体虱传病最为重要。虱叮刺后的皮肤反应因人而异，有些人被虱叮刺后无明显的反应，但有人则出现严重的丘疹和瘀斑，而且瘙痒。一般在早期被叮刺处出现红点，并不甚痒。但持续叮刺一个星期则叮后成疱，甚痒，并出现丘疹。因搔痒可导致继发性感染，成为脓疱、疖、湿疹等。

1. 流行性斑疹伤寒 病原体是普氏立克次体（*Rickettsia prowazekii*）。虱吸入有立克次体的血液后，立克次体在虱的胃壁上皮细胞内繁殖，上皮细胞破裂，立克次体随虱粪排出。故感染方式有：①虱粪污染皮肤伤口造成感染，这是最主要的传播途径；②普氏立克次体在干燥的虱粪中室温下可存活两个多月，如虱粪污染眼结膜或被吸入呼吸道，也可致感染。

2. 战壕热 病原体旧称五日热立克次体（*Rickettsia quintana*），后归入巴尔通体，称五日热巴通体（*Bartonella quintana*）。其传播同普氏立克次氏体，但仅在肠腔内生长而不侵入肠细胞，亦不能感染其他动物。五日热巴通体具有较强的抵抗力，在干燥的虱粪中数日仍有感染力。

3. 回归热 病原体是回归热螺旋体，虱吸入有螺旋体的血液后，螺旋体在虱胃穿过胃壁进入血腔繁殖，并随血液散布到虱体各部。只有压碎虱体后，病原体才随体液流出污染皮肤伤口而引起感染。

四、防　　治

虱的感染与传播与人群的文化水平和经济状况密不可分。在经济发达、卫生设施齐全、卫生习惯良好的地方，虱的感染很少。

注意个人卫生，勤理发、洗头，勤洗澡更衣，保持被褥清洁，洁身自好，避免不洁性行为，是预防生虱的基本原则和措施。

将染有虱子的衣物蒸、煮、烫、冻、药物熏杀，都是简便有效的灭虱方法。头虱可用杀虫剂香波（如敌百虫洗发香波）清洗，也可用中药百部浸泡酒精液擦洗头发杀虫。耻阴虱寄生时，可采用剃毛的方式，能有效消除虱的寄生。

第七节　其他医学昆虫

一、蠓

蠓（midge）属双翅目、蠓科（Ceratopogonidae），俗称“小咬”“墨蚊”，是一类体型微小的吸血昆虫。蠓种类很多，全世界已知有 103 属 5540 种，我国报道近 410 余种。其中，仅少数种类侵扰人畜，刺叮吸血，传播疾病，称吸血蠓（blood-sucking midge）。具有医学意义的吸血蠓包括细蠓属（*Leptoconops*）、澳蠓属（*Austroconops*）、铗蠓属（*Forcipomyia*）及库蠓属（*Culicoides*）等 4 个属的蠓种。

成虫体长 1 ～ 3mm，黑色或深褐色。喙短粗，口器刺吸式，雌蠓的上颚和下颚末端常有发达的齿，适于刺叮吸血，雄蠓口器退化。胸部前、后胸退化，中胸发达。中胸具翅 1 对，许多库蠓的翅面有形态和位置不同的明斑和暗斑，铗蠓、细蠓及部分库蠓的翅无斑。翅脉和翅斑均为蠓类鉴别的明显特征。足 3 对。腹部由 10 节组成，第 9 ～ 10 节为雌雄虫外生殖器。雌虫的受精囊数及形状，雄虫的抱握器、阳茎和阳基侧突等均为蠓种鉴别的重要特征。

蠓的生活史为完全变态（图 13-16）。幼虫陆生或水生。仅雌蠓吸血。雌蠓吸血范围较广，在不同的种类有一定的倾向性。绝大多数种类的吸血活动是在白天、黎明或黄昏进行。成虫多栖息于树丛、竹林、杂草、洞穴等避风、避光处。当温度、光照适合且无风时，成虫即成群飞出。蠓的飞行能力不强，一般不超过 0.5km，其活动范围限于栖息地周围 300m 内。吸血蠓类交配时常有群舞现象。

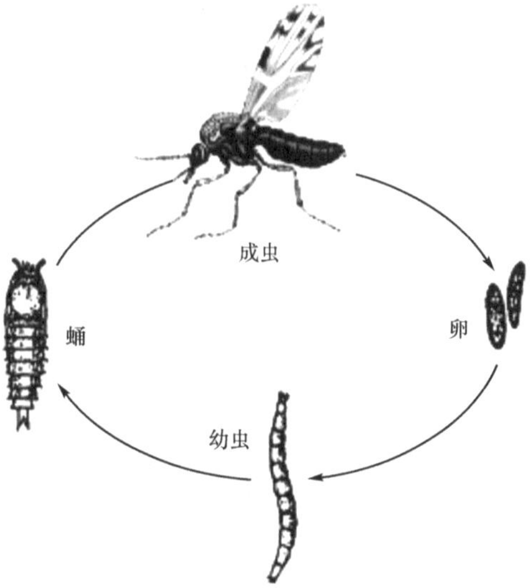

图 13-16 蠓生活史

蠓叮咬吸血可致严重的皮炎，称为“蠓咬皮炎”，局部皮肤痒、痛、红肿或丘疹，常因搔痒而致继发细菌感染，严重者皮肤溃烂、下肢行动不便，甚至引起发热等全身症状，严重者可发生过敏性休克。蠓类反复刺叮可呈现获得性免疫,在吸血蠓侵扰较多的地区，当地居民对蠓刺叮反应轻微，而外来人群（如部队调防、各类开发建设工人及旅游者）被吸血蠓刺叮骚扰常较严重。

蠓可传播多种疾病。目前已知蠓可作为 18 种人畜寄生虫的媒介：蠓类传播的欧氏曼森线虫（*Mansonella ozzardi*）、常现曼森线虫（*M. perstans*）及链尾曼森线虫（*M. streptocerca*）均可寄生人体，致曼森线虫病（mansonelliasis），为非洲和拉丁美洲的常见寄生虫病。此外，蠓类还可传播牛、马、羊、禽类的寄生虫。现已证实同体库蠓是颈盘尾丝虫（*Onchocerca cervicalis*）的传播媒介；荒川库蠓为柯氏住白虫（*Leucocytozoon caulleryi*）的传播媒介，感染该原虫的家禽可致病死亡。蠓可携带 20 余种与人畜有关的病毒。在我国，蠓与人体疾病的关系了解得尚不够清楚。在福建和广东，曾于自然界捕获的台湾拉蠓体内分离出流行性乙型脑炎病毒，但该蠓是否可作传播媒介，尚有待证实。

蠓的防治难度较大，因其种类多，数量大，孳生范围广泛，防治工作必须结合实际情况和具体条件进行。对野外作业的人员，应做好个人防护，可涂擦驱避剂；在人口聚居区，应搞好环境卫生，消灭孳生场所；滞留喷洒；出现局部肿、痒时，可用 10% 碱水或氨水或用清凉油擦拭。

二、蚋

蚋（blackfly）属于双翅目、蚋科（Simuliidae），俗称“黑蝇”（black fly）或称“驼背”，是体型较小且粗壮的昆虫。蚋种类很多，全世界已知 2100 多种，我国报道近 270 种。蚋类是医学昆虫中的一个重要类群。它不但骚扰吸血，而且是多种人畜共患病的传播媒介。

成虫体长 1 ～ 5mm，深褐色或黑色，某些种类可呈红棕色、灰色、黄色或橙色。躯体分头、胸、腹 3 部分。头小，触角短粗，复眼发达，雄蚋为接眼式，复眼之间仅由额缝相隔，几近连接；雌蚋为离眼式，即复眼之间为额部隔离。口器刺吸式，由上、下颚各 1 对，上、下唇和舌组成。下唇末端膨大为唇瓣。前、后胸小，中胸特别发达，拱起如驼背状；翅宽透明，后胸具 1 对平衡棒。各胸节有足 1 对。腹部由 10 ～ 11 节组成。雌性腹节 8 ～ 10 节组成尾器。

蚋的发育为全变态（图 13-17）。成虫产卵于水中，幼虫呈圆柱状，咀嚼式口器。幼期生活

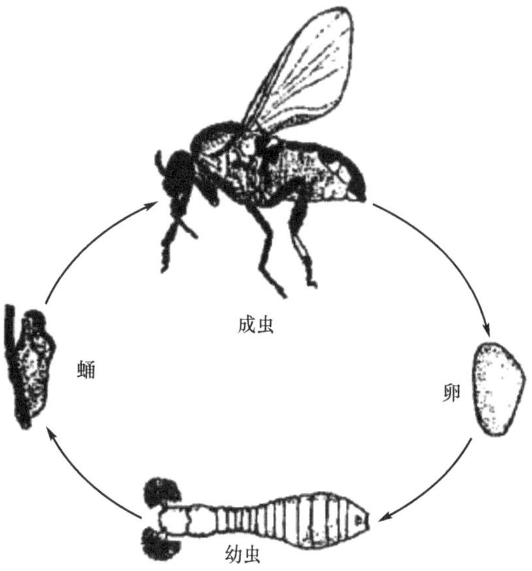

图 13-17 蚋生活史

在急流或缓流水体中。成熟幼虫最后一次蜕皮后变成蛹，是幼虫吐丝编织成特定的半裸型茧。成虫栖息于野草上及河边灌木丛。雄蚋不吸血。雌蚋交配后开始吸血，当刺叮活动开始时，就会长距离飞行到远离孳生地的人居或动物领地附近寻找血源。其飞行距离因种而异，与季节、植被、气候条件以及动物携带有关。多数种类活动范围在 2 ～ 8km。蚋嗜吸畜、禽血，兼吸人血，多在白天活动吸血。蚋出现于春、夏、秋三季，以 6 ～ 7 月为活动高峰。整个生活史 2 ～ 3.5 个月。雌蚋寿命约 2 个月。以卵或幼虫在水下越冬。

蚋可传播盘尾丝虫病（onchocerciasis），本病可致双目失明，故又称河盲症（river blindness），也称 Robtes 病。其病原体在非洲是旋盘尾丝虫（*Onchocerca volvulus*），在美洲是盲盘尾丝虫（*O. caocutieus*），蚋类是其唯一的中间宿主和传播媒介。蚋还可传播欧氏曼森线虫病，病原体为欧氏曼森线虫，分布于拉丁美洲、西印度群岛、委内瑞拉，多在 0 ～ 9 岁儿童感染，50 岁以上几乎全部被感染。主要传播媒介是珊氏蚋（*S. sanchezi*）。此外，人被蚋刺叮，特别是大量刺叮可引起皮炎，可有强烈的过敏性反应，称为蚋病（simuliosis），继发感染致淋巴腺炎、淋巴管炎及“蚋热”等。

对蚋的防治，应采用成虫、幼虫兼顾的综合防治措施。

三、虻

虻（horse fly）属于双翅目、虻科（Tabanidae），俗称“牛虻”，是一类体型较大的昆虫，体色鲜艳，常有金属光泽。种类很多，在我国已知有 330 余种。

成虫体长 6 ～ 30mm，粗壮，呈棕褐色或黑色，多有较鲜艳的色斑和光泽，体表多细毛。虻类可以通过以下三点同其他双翅目昆虫区分：①头的颜面部具有数量、大小、形状不同的强度骨化片；②触角短，仅 3 节；③翅具长六边形的中室。

雄性为接眼式，雌性为离眼式。新鲜（或回软）标本的复眼有各种美丽的颜色和斑纹，复眼有或长或短的软毛；头顶有的有 3 个单眼，1 对触角。口器外形似蝇类，具有大的唇瓣，向头的下方突出，为刮舐式，具有刺吸式和舐吸式口器的综合特征。虻刺叮时，借上颚和下颚的运动，切锯开宿主皮肤，唇瓣舐吸血液从食道中吸入虻体。雄性口器退化，故不吸血。

胸部中胸发达。有粗壮的足 3 对。翅大多透明，有的有横带，有的有云雾斑；翅中央具长六边形的中室。后胸有 1 对平衡棒。腹部外表可见 7 节，第 8 节以后缩在体内，但雄虫的尾须外露。腹部背板和腹板常见有由粉被组成的横带或纵条，有的背板上有大小不同的三角斑、斜形或圆形侧斑等。

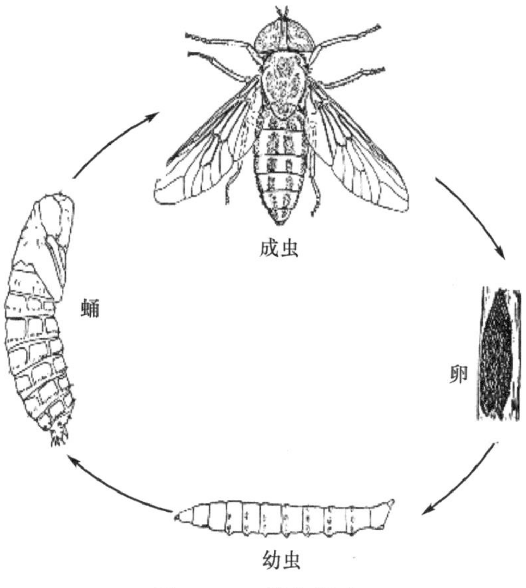

图 13-18 虻生活史

虻的生活史属全变态（图 13-18）。卵块成锥形或圆形，500 ～ 1000 只单层或多层堆积。卵期 4 ～ 14 天。幼虫期长短因种因地而异，通常一年或半年左右，少数可达 3 年半之久。幼虫的龄期 6 ～ 13 个。幼虫陆生，少数水生，肉食性，以昆虫幼虫、甲壳类、蚯蚓、蜗牛和其他软体动物为食甚至自相残杀，有的也吃植物碎片。蛹期 5 天到 3 周。化蛹需经 1 ～ 3 天。成虫期约为 1 周至 2 个月。完成 1 个生殖营养周期一般 6 ～ 10 天，从自然界捕到的雌虻罕见产过 3 次卵的，表明虻成虫寿命不长。

雄虻以植物汁液为食，雌虻吸血，主要刺吸牛、马、驴、鹿、骆驼等大型家畜的血，有时也侵袭人和其他动物，如鸟类、爬行类（蛇、蜥蜴、甲鱼、龟类）和两栖类（蛙）。虻白天活动，以阳光强烈的中午吸血量最为活跃。虻喜欢攻击移动物体，即人和动物在活动时，有虻追踪，停止不动很少有虻攻击。有时虻在几个动物体表连续叮刺吸血，该习性在疾病的传播上具有重要意义。

成虫栖息于草丛树木中，多见于河边植被上。虻的飞翔能力很强，每小时可飞行 45 ～ 60km。在热带，虻可全年活动；在我国北方，虻的活动季节自 5 月中旬至 8 月下旬，以 7 月份为活动高峰。一般雄虻的寿命仅几天，雌虻可存活 2 ～ 3 个月。虻以幼虫越冬，常见于堤岸 22 ～ 25cm 深的土层中。

在我国，虻主要传播马传染性贫血病（equine infections anemia）、伊凡锥虫（*Trypanosoma evansi*）所致的锥虫病、野兔热和炭疽。在非洲，虻类能传播罗阿丝虫病（loaiasis），又称卡拉巴肿（Calabar swellings），非洲眼虫（African eyeworm）病。此外，虻个体大、口器粗，刺叮时宿主疼痛明显，由于吸血时宿主的驱赶，吸血不完全，致反复吸血，传播病原体的机会增加；另一方面，虻叮刺吸血骚扰严重影响生活和劳动，可引起荨麻疹样皮炎，搔抓可致继发感染。

虻幼虫孳生地分散，成虻多于野外吸血，防治比较困难，对野外作业人员应加强防护，可穿防护服，戴防虫网，使用驱避剂。

四、臭 虫

臭虫（bed bug）属于昆虫纲、半翅目、臭虫科。在中足与后足基节之间有臭腺孔，具有恶臭，故名臭虫。我国常见的有温带臭虫和热带臭虫，与人关系密切。臭虫在实验感染时可感染多种病原体，但在自然条件下未能证实能传病。臭虫喜吸人血，具有骚扰性。

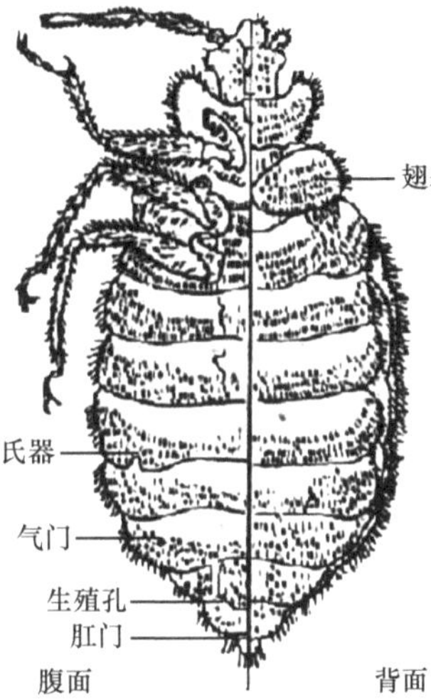

图 13-19 臭虫

臭虫体长 4 ～ 5mm，呈椭圆形，棕褐色，背腹扁平，分头、胸、腹三部分。头部两侧有复眼及触角各 1 对，前端有刺吸式口器 1 个，不用时弯藏于腹面的纵沟内。胸部分前胸、中胸和后胸，前胸宽大，前缘有程度不同的凹入，中胸背面可见椭圆形的翅基 1 对，后胸背面大部分被翅基遮盖。腹面有足 3 对（图 13-19）。在中足与后足基节之间有臭腺孔 1 对。腹部共 10 节，外观可见 8 节，雌虫尾端钝圆，雄虫尾端较尖。

臭虫的生活史属不完全变态，分卵、若虫和成虫三个时期（图 13-20）。雌虫于交配吸血后不久即可产卵，产卵场所以床板、褥垫、墙缝等处较多。卵为长椭圆形，长约 0.1mm，乳白色，在 20 ～ 30℃条件下，5 ～ 10 天即可孵出若虫。若虫外形与成虫相似，经 5 次蜕皮发育为成虫。每次蜕皮前均需吸血。在适宜条件下，自卵发育到成虫为 5 ～ 7 周。臭虫有群居习性，白天匿藏在床板、木凳、墙壁等处缝隙，夜间出来吸血，行动迅速，被叮刺后奇痒，但往往见不到臭虫。臭虫嗜人血，也可吸食畜类血液，耐饥力强，未吸血的成虫可存活一年左右。臭虫常可通过行李、家具搬移等被散布，只要混入一个受孕的雌臭虫，不久就可能繁殖到相当数量，会造成很大骚扰。

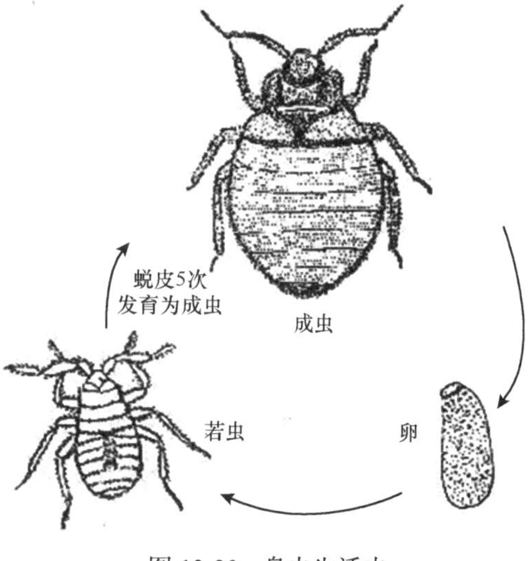

图 13-20　臭虫生活史

搞好室内清洁卫生，填嵌墙壁、家具等缝隙，仔细检查衣物行李，都是防止臭虫孳生和散布的有效措施。用水烫、喷洒杀虫药剂等都是杀灭臭虫的有效方法。

五、蜚　　蠊

蜚蠊（cockroach）属于昆虫纲、蜚蠊目（Blattaria），俗称蟑螂，是一类室内外常见的昆虫。我国已知近 200 种，大多数种类生活于室外，少数栖居于室内。为世界性分布。

成虫呈椭圆形，背腹扁，体长 9 ～ 35mm，体色棕黄或棕褐，具亮光泽。分头、胸、腹三部分。头部小，几乎全部被前胸背板覆盖。头部有复眼及触角各 1 对，触角呈长丝状，口器为咀嚼式。前胸发达，中、后胸各有翅 1 对，足 3 对。翅偶可作短距离飞行，平时多用足行走。腹部 11 节，雌雄成虫尾端均有 1 对分节的尾须。

蜚蠊生活史属不完全变态。分卵、若虫和成虫三个时期。雌雄成虫交配后约 10 天卵形成，贮存于卵荚内，每个卵荚含卵 10 余个至 40 个不等，卵荚常附在雌虫尾部末端一段时间，卵产出并黏附于家具、墙壁等夹缝处。卵期约 1 个月，若虫与成虫相似，但色淡、体小无翅。若虫多次蜕皮经 3 个月至 1 年左右才发育为成虫。完成整个生活史需数月至 1 年以上。蜚蠊为杂食性昆虫，新鲜或腐败的各种食物、人们的排泄物它都贪食，甚至书纸、浆糊也可为食。耐饥力较强，在缺食有水的情况下可活 2 个月左右，完全断食缺水还能存活约 1 周。它通常栖居于厨房灶具、墙缝、家具等的隐蔽处，多在夜间活动觅食，爬行甚速，其活动高峰在夏秋季节，当室温低于 15℃时便进入越冬状态。蜚蠊分布极广，又可随各种交通工具散布到远处。

蜚蠊可携带并机械性传播多种疾病（如伤寒、霍乱、痢疾）病原体，也可传播多种蠕虫卵和原虫包囊。此外，蜚蠊尚可作为某些蠕虫（如长膜壳绦虫、美丽筒线虫等）的中间宿主。

搞好清洁卫生，填塞各种缝隙，清除蜚蠊的栖居场所是防治的基本措施。采用杀虫药物制成的药片、颗粒、粉笔等进行毒杀，也很有效。

以上所述医学昆虫的特征比较见表 13-4。

表 13-4　其他医学昆虫特征比较

区别点		蠓	蚋	虻	臭虫	蜚蠊
形态	示意图	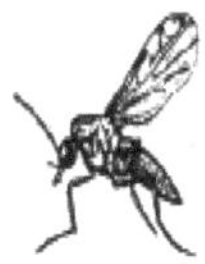	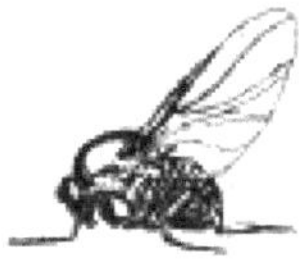	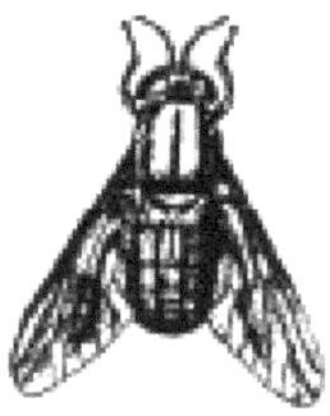	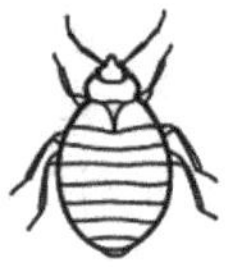	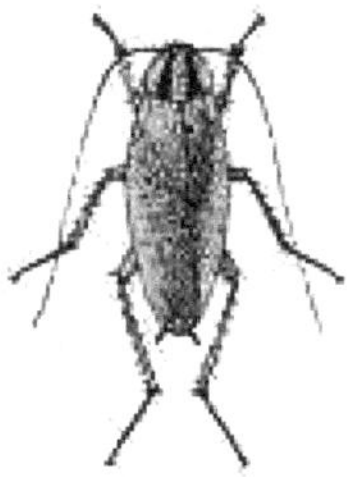
	大小	1 ～ 3mm	1 ～ 5mm	6 ～ 30mm	4 ～ 5mm	9 ～ 35mm
	口器	刺吸式	刺吸式	刮舐式	刺吸式	咀嚼式
	翅	一对	一对，翅宽阔，纵脉发达	一对	无翅	两对，有些缺翅
	分类鉴定特征	翅斑、雌蠓受精囊的形状和数目、雄蠓尾器构造	外生殖器	腹部的颜色和纹饰	前胸前缘形状	大小、形状、翅的有无

续表

区别点		蠓	蚋	虻	臭虫	蜚蠊
生活史	发育类型	完全变态	完全变态	完全变态	不完全变态，卵—若虫—成虫	不完全变态
	发育期	15 天至 1 个月	2 ～ 3.5 个月	数月甚至一年以上	6 ～ 8 周	数月至一年以上
生态	幼虫孳生地	荫潮而富于有机物的场所	清洁的流水中	幼虫常潜伏于水底泥土表层	若虫、成虫都在床板、褥垫、墙缝等处	厨房灶具、墙缝、家具等隐蔽处
	食性	雌蠓吸血	雌蚋吸血	雌虻吸血	若虫、成虫均吸血	杂食性
	活动	半径 100 ～ 300m	2 ～ 5km，远者可达 10km 以上。多数在白昼活动	飞行力极强，可达 45 ～ 60km。白昼活动，中午吸血活动最活跃	可通过行李、家具等搬移被散布。夜间吸血	可随各种交通工具散布到远处。夜间活动觅食
医学重要性		骚扰吸血，引起皮炎，是非洲链尾丝虫、常现丝虫和奥氏丝虫的传播媒介	骚扰吸血，引起皮炎，是非洲盘尾丝虫的传播媒介	骚扰吸血；机械传播炭疽和野兔热；某些斑虻是非洲罗阿丝虫病的传播媒介	骚扰吸血	携带并机械性传播多种肠道疾病病原体，可作为某些蠕虫（如长膜壳绦虫、美丽筒线虫等）的中间宿主
防治		环境治理；喷洒杀虫药；个人防护	同蠓。在野外工作时应涂驱避剂、戴防虫头罩等	同蚋	室内卫生，旅行返回后检查行李，防止孳生和散布，水烫、喷洒杀虫剂	同臭虫

（朱淮民）

第十四章　寄生虫病实验诊断

诊断寄生虫病的实验检查技术主要包括三大类：病原学检测、免疫学检测和分子生物学检测。

第一节　病原学检测

病原学检测是可以确诊疾病的诊断方法，主要优点是技术方法简单，实施容易，可以直接查到蠕虫的成虫、幼虫或虫卵，原虫滋养体、包囊或卵囊等，以及某些节肢动物。病原学检测一般不存在假阳性，但是可能出现假阴性结果，对于早期感染和隐性感染也可出现漏诊。

一、粪便检查

（一）直接涂片法

此法适用于检查蠕虫卵、原虫的包囊和滋养体。此方法简便，但由于取材较少，故检出率较低。若连续涂片 3 张，可提高检出率。粪便标本必须新鲜，送检时间一般不宜超过 24 小时，尽量减少操作环节和容器对样品的污染。常用检查方法包括以下几种：

1. 检查蠕虫卵　在洁净的载玻片中央，滴一滴生理盐水，用竹签或牙签挑取米粒大小的粪便，置于生理盐水中均匀涂抹。其厚度以载玻片置于报纸上，能透过粪膜隐约辨认玻片下的字迹为宜。一般在低倍镜下检查，如发现可疑虫卵转用高倍镜观察时，需加盖玻片，以免污染镜头。镜检时光线要适当，过强的亮度会影响观察效果。应注意虫卵与粪便中的异物区别，可依据虫卵的形状、大小、颜色、卵壳（包括卵盖等）和内含物等特征加以鉴别（表 14-1）。由于雌性蛔虫产卵量较大，该法特别适用于检查蛔虫卵，涂片 1 张的检出率约为 85%，涂片 3 张的检出率可达 90% ～ 95%。

2. 检查原虫　基于原虫不同的排离阶段，采用不同的检查方法。

（1）活滋养体检查：方法同检查蠕虫卵，但涂片要薄而均匀。要求粪便新鲜，不能混入尿液和水。若为检查溶组织内阿米巴，对其黏液血便标本，要取黏液部分。在气温较低时，要注意保温，必要时可用保温台保持温度，或先将载玻片和生理盐水略加温，以使滋养体保持活动状态，便于观察。

（2）包囊碘液染色法：以碘液代替生理盐水滴加于载玻片上，挑取米粒大小的粪便置于碘液中，调匀涂片，加盖玻片（图 14-1）。若需同时检查滋养体，可在载玻片的另一侧滴一滴生理盐水，同上法涂抹粪便标本，再加盖玻片。这样可使一侧查活滋养体，而加碘液的另一侧查包囊。染色后的包囊呈黄色或棕黄色，糖原泡为棕红色，囊壁、核仁和拟染色体均不着色。

碘液配方：碘化钾 4g，溶于 100ml 蒸馏水中，再加入碘 2g，溶解后贮于棕色瓶中即可使用。

表 14-1　人体常见寄生虫卵的鉴别

虫卵名称	大小（μm）	形状	颜色	卵壳	卵盖	内含物
受精蛔虫卵	（45 ～ 75）×（35 ～ 50）	宽椭圆	棕黄	厚，外有一层凹凸不平的蛋白质膜	无	1 个卵细胞
未受精蛔虫卵	（88 ～ 94）×（39 ～ 44）	长椭圆	棕黄	较厚，蛋白质膜较薄	无	大小不等的屈光颗粒
钩虫卵	（56 ～ 76）×（36 ～ 40）	椭圆	无色	薄，卵壳与卵细胞间有明显空隙	无	分裂的卵细胞

续表

虫卵名称	大小（μm）	形状	颜色	卵壳	卵盖	内含物
蛲虫卵	（50～60）×（20～30）	椭圆	无色	厚，一侧较平，一侧稍凸	无	蝌蚪状胚蚴
鞭虫卵	（50～54）×（20～23）	纺锤形	黄褐	厚	两端有透明栓	卵细胞
肝吸虫卵	（27～35）×（11～19）	芝麻状	黄褐	较厚，卵盖两侧有肩峰，后端有一疣状突起	有	毛蚴
姜片虫卵	（130～140）×（80～85）	椭圆	淡黄	薄而大	有而小	1 个卵细胞，20～40 个卵黄细胞
肺吸虫卵	（80～118）×（48～60）	椭圆	金黄	厚薄不匀，近卵盖处较薄	有	1 个卵细胞，10 多个卵黄细胞
日本血吸虫卵	（70～106）×（50～80）	椭圆	淡黄	薄，卵壳一侧有小突起，壳外有附着物	无	毛蚴
猪带绦虫卵	直径 31～43	圆	黄褐	卵壳薄易破，厚的胚膜呈放射状条纹	无	六钩蚴
微小膜壳绦虫卵	（48～60）×（36～48）	圆或椭圆	无色	薄，胚膜两端有细丝 4～8 条	无	六钩蚴
缩小膜壳绦虫卵	（60～79）×（72～86）	椭圆	淡黄	较厚，胚膜两端无细丝状物	无	六钩蚴

（3）隐孢子虫卵囊染色检查：目前最佳且常用的方法是金胺-酚改良抗酸染色法，该法是采用金胺-酚染色法和改良抗酸染色法复染，以提高检出率和准确性。检查时，取患者腹泻的新鲜粪便或经 10% 福尔马林液固定和保存（4℃，1 个月内）的粪便，自然沉淀后用吸管尽可能取底部粪便，于载玻片上涂成粪膜，晾干后先用金胺-酚染色，再用改良抗酸染色法复染。

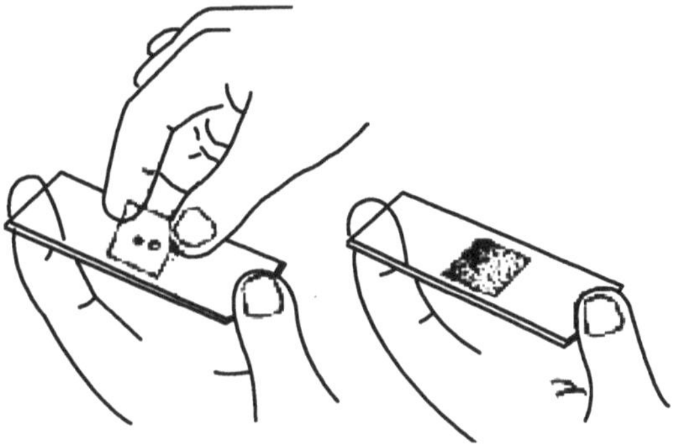

图 14-1　包囊碘液染色操作方法

1）金胺-酚染色法

染液配制：①1g/L 金胺-酚染色液（第一液）：金胺 1g，苯酚（石炭酸）5.0g，蒸馏水 100ml。② 3% 盐水酒精（第二液）：盐酸 3ml，95% 乙醇 100ml。③高锰酸钾溶液（第三液）：高锰酸钾 0.5g，蒸馏水 100ml。

染色步骤：滴加第一液于晾干的粪膜上，10～15 分钟后水洗；滴加第二液，1 分钟后水洗；滴加第三液，1 分钟后水洗；待水干后置荧光显微镜下观察。

低倍荧光显微镜下，可见卵囊为一圆形小亮点，呈现乳白色荧光。高倍镜下卵囊呈乳白色或略带绿色，卵囊壁为一薄层，多数卵囊周围深染，中央淡染，似环状；或深染、结构偏位，有些卵囊全部为深染；但有些标本可出现非特异的荧光颗粒，应注意鉴别。

2）改良抗酸染色法

染液配制：①石炭酸复红染色液（第一液）：碱性复红 4g，95% 乙醇 20ml，石炭酸 8ml，蒸馏水 100ml。② 10% 硫酸溶液（第二液）：纯硫酸 10ml，蒸馏水 90ml（边搅拌边将硫酸徐徐倾入水中）。③ 20g/L 孔雀绿液（第三液）：20g/L 孔雀绿原液 1ml，蒸馏水 10ml。

染色步骤：滴加第一液于粪膜上，1.5 ～ 10 分钟后水洗；滴加第二液，1 ～ 10 分钟后水洗；滴加第三液，1 分钟后水洗；待水干后置显微镜下观察。

染色后，卵囊为玫瑰红色，圆形或椭圆形，背景为绿色。一般染色 1.5 分钟和脱色 2 分钟。若染色时间短，卵囊内子孢子边界不明显；染色时间长（5 ～ 10 分钟），则脱色时间相应延长。子孢子边界明显，卵囊和子孢子均被染成玫瑰红色，子孢子呈月牙形，共 4 个，其他非特异性颗粒则染成蓝黑色，容易与卵囊区分。

不具备荧光显微镜的实验室，可染色后先在光学显微镜低、高倍镜下过筛检查，见有小红点时再转用油镜观察，这样可提高检出速度和准确性。

3）金胺 - 酚改良抗酸染色法：先用金胺 - 酚染色后，再用改良抗酸染色法复染，然后置光镜下观察。卵囊同改良抗酸染色法，但非特异性颗粒被染成蓝黑色，两者颜色明显不同，极易区别，使检出率和准确性都明显提高。

（二）浓聚法

1. 沉淀法 此法是利用密度大于水的原虫包囊和蠕虫卵可沉集于水底，收集、观察沉淀物，有助于提高检出率。主要方法有以下几种：

（1）重力沉淀法：取粪便 20 ～ 30g，加水制成混悬液。经金属筛（40 ～ 60 孔）或 2 ～ 3 层湿纱布过滤，再加清水冲洗残渣；滤过粪液在容器中静置 25 分钟，倒去上液，重新加满清水，再次沉淀，如此操作 3 ～ 4 次，直至上液清晰为止。最后弃去上液，取沉渣做涂片，镜检。如检查包囊，换水间隔时间宜延长至约 6 小时换一次（图 14-2）。

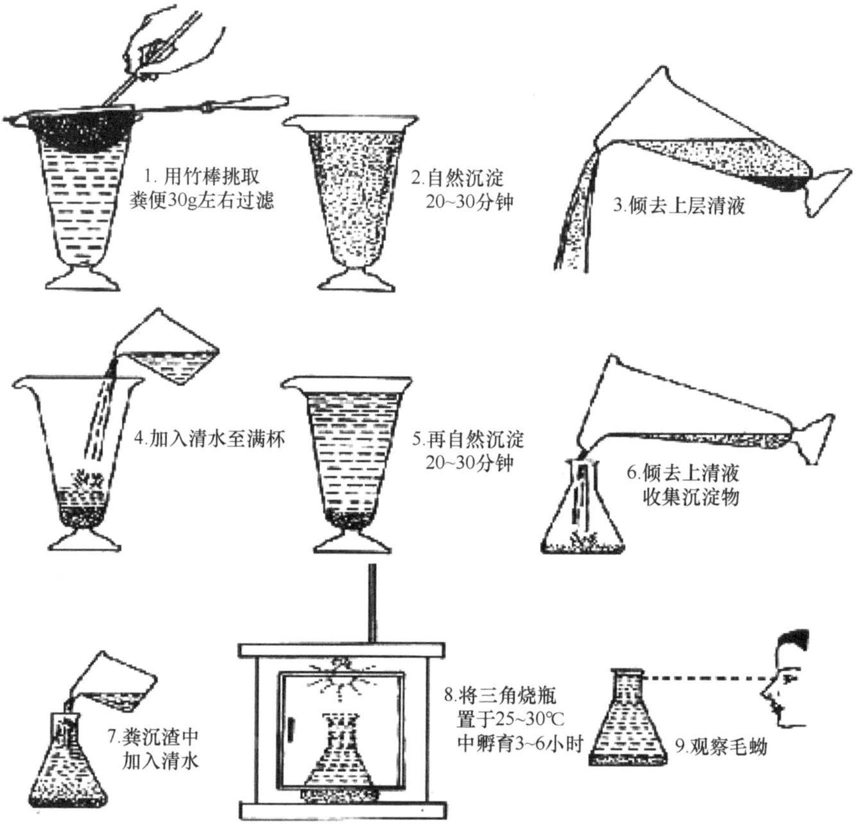

图 14-2　粪便沉淀及毛蚴孵化法

（2）离心沉淀法：按重力沉淀法滤去粗渣后的粪液，经离心后（1500 ～ 2000r/min，1 ～ 2 分钟），倒去上液，注入清水后再次离心沉淀，如此反复 3 ～ 4 次，至上液澄清为止。弃去上液后取沉渣镜检。

（3）汞碘醛离心（MIFC）沉淀法：取 1g 粪便，加约 10ml 汞碘醛液充分调匀，经双层脱脂纱布过滤，再加入乙醚 4ml，摇 2 分钟，离心（2000r/min）1 ～ 2 分钟即分成乙醚、粪渣、汞碘醛及沉淀物 4 层。轻轻吸去上面 3 层至污物缸内，取沉渣镜检。

在检查时按汞醛液 2.35ml 和 5% 卢戈液 0.15ml 比例混匀后即为汞碘醛液，在 8 小时内用毕，否则液体变质，影响检测效果。汞醛液和卢戈液配制如下：

1）汞醛液：1/1000 硫柳汞酊 200ml，甲醛（40% 浓度）25ml，甘油 50ml，蒸馏水 200ml，上述各液混匀后备用。

2）卢戈液：取碘化钾 10g、碘 5g，加入蒸馏水 100ml，混匀后备用。

（4）醛醚沉淀法：取 1 ～ 2g 粪便于小容器内，加水 10 ～ 20ml 充分调匀，将粪便混悬液经双层脱脂纱布（或 100 目金属筛网）过滤，离心（2000r/min，2 分钟）后弃去上层粪液，加水 10ml 与沉渣混匀，离心 2 分钟；弃去上液，加 10% 甲醛 7ml。5 分钟后加乙醚 3ml，用塞子塞紧离心管管口并充分摇匀，取下口塞后再离心 2 分钟，即可见管内自下而上分为 4 层。取管底沉渣涂片，镜检。如检查原虫包囊，可加卢戈液染色，加盖玻片镜检。

2. 浮聚法　此法是利用密度较大的液体使原虫包囊或蠕虫卵在液体中上浮，集中于液体表面，以便收集和观察。常用的方法有以下三种：

（1）饱和盐水浮聚法：此法适用于检查线虫卵，尤以检查钩虫卵的效果最好，也可检查带绦虫卵和微小膜壳绦虫卵，但不适宜检查吸虫卵和原虫包囊。

操作时用竹签挑取黄豆大小（约 1g）粪便置于盛有少量饱和盐水的浮聚瓶内（高 3.5mm，直径 2cm 的圆筒形小瓶），也可用青霉素小瓶代替。将粪便充分捣碎并与盐水搅匀后，加饱和盐水至瓶口，用竹签挑取浮于水面的粪渣，再慢慢加饱和盐水至稍高于瓶口而不溢出为止。在瓶口轻轻覆盖一载玻片，注意勿使产生气泡；如有较大气泡，应揭开载玻片，加满饱和盐水后再覆盖之。静置 15 分钟后，将载玻片提起并迅速翻转，置镜下观察（图 14-3）。

饱和盐水的配制：烧杯中清水经煮沸，慢慢加入食盐并不时搅动，直至食盐不再溶解为止，冷却后的液体即为饱和盐水。100ml 沸水加食盐 35 ～ 40g。

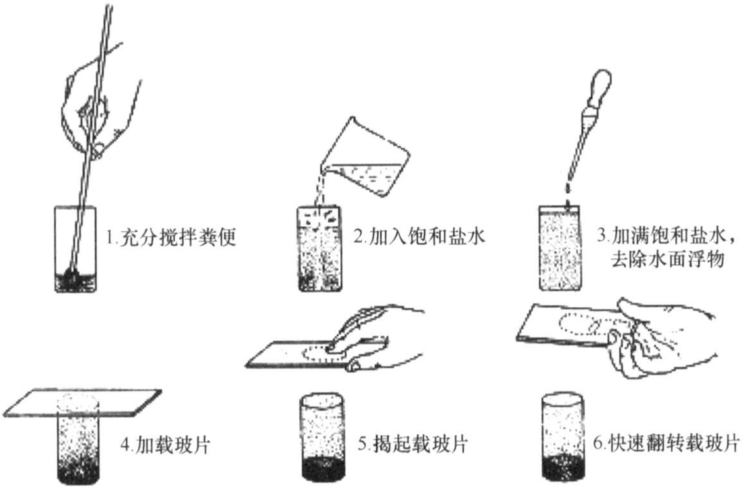

图 14-3　饱和盐水浮聚法

（2）硫酸锌离心浮聚法：此法可用于检查原虫包囊、卵囊和蠕虫卵。取粪便约 1g，加 10 ～ 15 倍体积的水，充分搅匀，按离心沉淀法过滤，反复离心 3 ～ 4 次，至上液水清为止。弃去上液后，在沉渣中加入相对密度 1.18 的硫酸锌溶液（33% 的溶液），混匀后再加硫酸锌溶液至距管口约 1cm 处，离心 1 分钟。用金属接种环取表面粪液置于载玻片上，加 1 滴碘液混匀后镜检。

（3）蔗糖离心浮聚法：此法主要用于检查粪便中隐孢子虫的卵囊。在无条件使用金胺-酚改良抗酸染色法时，可采用此方法。取粪便约5g，加水15～20ml与之混匀，再以260目尼龙网或4层纱布过滤。取滤液离心5～10分钟，弃上清液，加蔗糖溶液后再离心。然后，按饱和盐水浮聚法步骤，取其表液膜镜检。卵囊透明无色，囊壁光滑，囊内有一小暗点和发出淡黄色的子孢子。由于1小时后卵囊会因脱水变形不易辨认，故操作步骤完成后应立即镜检。

蔗糖溶液：蔗糖500g，蒸馏水320ml，石炭酸6.5ml。

常见蠕虫卵、包囊的相对密度见表14-2。

表14-2 蠕虫卵或包囊的相对密度

虫卵或包囊	相对密度	虫卵或包囊	相对密度
华支睾吸虫卵	1.170～1.190	蛲虫卵	1.105～1.115
姜片吸虫卵	1.190	受精蛔虫卵	1.110～1.130
肝片形吸虫卵	1.200	未受精蛔虫卵	1.210～1.230
日本血吸虫卵	1.200	毛圆线虫卵	1.115～1.130
带绦虫卵	1.140	溶组织内阿米巴包囊	1.060～1.070
微小膜壳绦虫卵	1.050	结肠内阿米巴包囊	1.070
钩虫卵	1.055～1.080	微小内蜒阿米巴包囊	1.065～1.070
鞭虫卵	1.150	蓝氏贾第鞭毛虫包囊	1.040～1.060

（三）毛蚴孵化法

此法适用于早期血吸虫病的病原学检查。取粪便约30g，先经重力沉淀法浓集处理，留下粪便沉渣备用。加入少量去氯的清水后，将粪便沉渣倒入三角烧瓶内，再加去氯水至瓶口，在20～30℃的条件下，4～6小时后，肉眼或放大镜下可观察到瓶口水面下有白色点状物即毛蚴，以直线方向来回游动。也可用吸管将毛蚴吸出，置于载玻片上镜检。如无毛蚴，可24小时内间隔4～6小时观察一次。在夏季气温较高时，毛蚴可在短时间内孵出，此时可采用1.2%食盐水或冰水冲洗粪便（以防毛蚴过早逸出），最后一次使用室温的去氯水。另外，若要得到数量多、孵出时间较一致的毛蚴，可采用毛蚴促孵法，即将粪便沉渣置于三角瓶内，不加水，或将粪渣置于吸水纸上，放入20～30℃温箱中过夜。检查时加去氯水，2小时后便可见到孵出的大量毛蚴（图14-2）。

去氯水制备：自来水烧开后放凉即可，亦可将自来水置容器中放置约1周，其间可充气加速水中氯气的释放。

（四）肛门拭子检查法

此法是根据雌性蛲虫在人体肛门周围及会阴部皮肤产卵，带绦虫孕节从肛门排出或主动逸出过程中破裂、虫卵黏附于肛门周围皮肤上的特性而设计的。检查蛲虫感染时，一般在清晨醒后或午睡后、便前、洗澡前进行检查，若首次检查阴性，可连续检查2～3天。带绦虫感染检查时可在便后或孕节主动逸出后进行。常用方法有棉签拭子法和透明胶纸法：

1. 棉签拭子法 先将棉签浸入生理盐水中，取出后挤去过多的盐水，用棉签在受检者肛门周围和会阴部皮肤擦拭，然后将棉签放入盛有饱和盐水的试管中，充分搅动，将虫卵洗入盐水中，迅速提起棉签，在试管内壁挤去盐水后弃之。再加饱和盐水至管口，并按饱和盐水浮聚法操作方法检查。也可将擦拭肛周皮肤的棉签放入盛有清水的试管中，充分浸泡后，提起棉签在管壁内挤去水分后弃之。试管静置10分钟，或离心后倒去上液，取沉渣镜检。

2. 透明胶纸法 用宽1.0～1.8cm透明胶纸剪成长约6cm的小段，一端向胶面折叠约0.4cm（易于揭开）后，再贴在洁净的载玻片上（图14-4）。载玻片的一端贴上标签，并注明受检者姓名或编号等。检查时揭下胶纸，用胶面粘贴肛周皮肤，然后将胶纸复位贴在载玻片上，镜检。如胶纸下有较多气泡，可揭开胶纸加一滴生理盐水或二甲苯，覆盖胶纸后镜检。

（五）试管滤纸培养法

也称钩蚴培养法。此法是根据钩虫卵在适宜条件下可在短时间内孵出幼虫的原理而设计，也可用于分离人体肠道内各种阿米巴滋养体及人毛滴虫的滋养体。将约 1ml 冷开水加入洁净试管内（1cm×10cm）备用，把滤纸剪成与试管等宽的 T 字形纸条，其长度以下缘插入水中一半以上为宜、上缘的横条部分正好架在试管中上，在横条部分用铅笔书写受检者姓名或编号。取粪便 0.2 ～ 0.4g，均匀地涂抹在竖放纸条的中部 1/3 处，再将纸条插入试管，下端浸泡在水中，但粪便不能接触水面（图 14-5）。在 20 ～ 30℃条件下培养，培养期间每天沿管壁补充冷开水，以保持水面位置。3 天后用放大镜或肉眼检查试管底部，如有钩蚴可见虫体在水中作蛇形游动，虫体透明。如未发现钩蚴，应继续培养观察至第 5 天。气温太低时可将培养后的试管放入温水中（30℃左右），数分钟后再做检查。

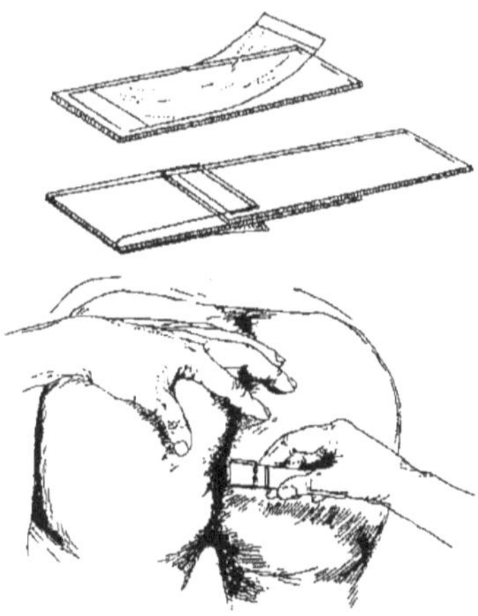

图 14-4 透明胶纸法

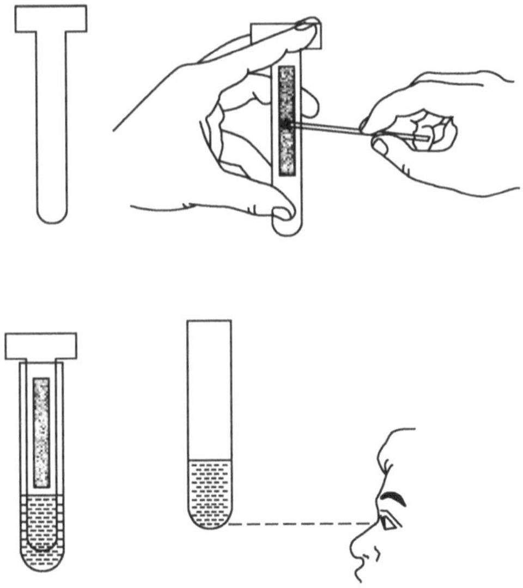

图 14-5 钩蚴培养法

（六）厚涂片透明法

也称加藤法（Katos method）。该方法适用于检查蠕虫卵。将 100 目的尼龙网或金属网（大小约 4cm×4cm）覆盖在粪便标本上，用刮棒自网上刮取挤到网面上的粪便约 50mg，置于载玻片上。用浸透甘油 - 孔雀绿溶液的亲水玻璃纸条覆盖在粪膜上，其上用橡皮塞轻压玻璃纸，使纸下粪膜均匀铺开成 20mm×25mm 大小长椭圆形，置 30 ～ 36℃温箱中约 30 分钟，粪膜透明后镜检。如在 24℃室温中则需 1 ～ 1.5 小时。粪膜厚度和透明时间对于虫卵的辨认非常重要。粪膜厚，透明时间短，虫卵难以发现；若透明时间过长，则虫卵变形，也不易辨认。如钩虫卵，不宜透明过久。

玻璃纸的制备：将玻璃纸剪成大小约 22mm×30mm 的小片，浸泡于甘油 - 孔雀绿溶液（3% 孔雀绿 1ml，甘油 100ml，水 100ml）中 24 小时以上，使玻璃纸浸透呈绿色即可使用。

（七）定量透明法

定量透明法即改良加藤法（Kato-Katz 虫卵计数法），适用于粪便内各种蠕虫卵的检查及计数，可测定人体蠕虫的感染度（虫荷，worm burden），也可判断药物的驱虫效果。此法系在厚涂片透明法的基础上，定量刮取粪便，并检出粪内全部虫卵予以计数。应用改良聚苯乙烯作定量

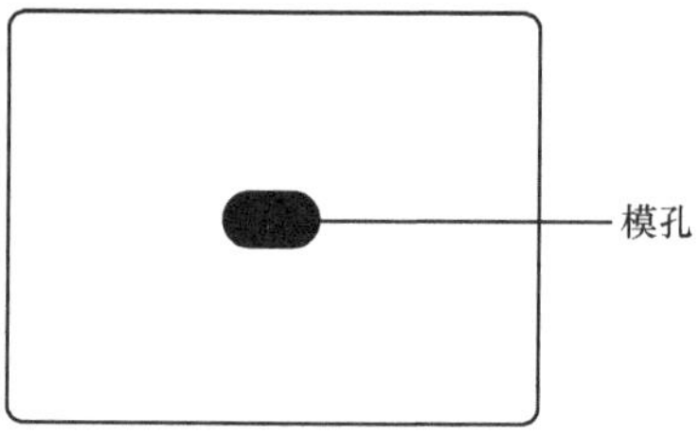

图 14-6　定量板

板（图 14-6），大小为 40mm×30mm×1.37mm，模孔为一长圆孔，孔径为 8mm×4mm，两端呈半圆形，孔内平均可容纳粪样 41.7mg。操作时，先将定量板紧贴于载玻片上，再将大小约 4cm×4cm 的 100 目尼龙网或金属筛网覆盖在粪便标本上，用刮棒刮取从筛孔挤溢出的粪便填满模孔，刮去高出模孔的多余部分粪便；掀起定量板后，在粪样上覆盖含甘油 - 孔雀绿的玻璃纸条，展平后用压板或胶塞加压，使玻璃纸和载玻片之间的粪便铺成椭圆形；玻片在 30 ～ 37℃温箱中透明 0.5 ～ 1 小时后，镜检并作虫卵计数。每板检出的虫卵总数乘以 24，再乘以粪便性状系数（成形便 1，半成形便 1.5，软湿便 2，粥样便 3，水泻便 4），即为每克粪便虫卵数（eggs per gram，EPG）。并根据排便量和常见蠕虫的每条雌虫每天的排卵数（表 14-3）计算虫荷。其他注意事项同厚涂片透明法。

表 14-3　各种蠕虫雌虫每日排卵数

虫名	产卵数 / 天 / 条（平均数）	虫名	产卵数 / 天 / 条（平均数）
华支睾吸虫	1600 ～ 4000（2400）	牛带绦虫	97 000 ～ 124 000 / 孕节
姜片虫	15 000 ～ 48 000（25 000）	十二指肠钩虫	10 000 ～ 30 000（24 000）
卫氏并殖吸虫	10 000 ～ 20 000	美洲钩虫	5000 ～ 10 000（9000）
日本血吸虫	1000 ～ 3500	蛔虫	234 000 ～ 245 000（24 0000）
猪带绦虫	30 000 ～ 50 000 / 孕节	鞭虫	1000 ～ 7000（2000）

（八）粪便虫体检查法

此法包括淘虫检查法和带绦虫孕节检查法。前者常用于驱虫疗效考核，后者可作为带绦虫的病原学检查和虫种鉴定。

1. 淘虫检查法　取患者服药后 24 ～ 72 小时的全部粪便，加水搅拌，用 40 目铜筛或纱布滤出粪渣，经水反复冲洗后，倒在盛有清水的大玻璃器皿中，器皿下衬以黑纸，检出混杂在粪渣中的虫体进行鉴别。

2. 带绦虫节片检查　猪带绦虫或牛带绦虫的孕节可从链体上脱落，随粪便排出体外或主动逸出肛门，或被药物驱出。粪便中的虫体可采用淘虫法检查，取出的节片用清水洗净，置于两载玻片之间，轻轻压平，对光观察虫体结构以鉴定虫种。如是孕节片可根据子宫分支情况直接鉴定，也可用小号针头连接结核菌素注射器，从孕节后端生殖孔的位置插入子宫，徐徐注入墨水汁或卡红染液，用手指轻压使染液分布于侧支中。拔出针尖后，洗去节片表面黏附的染液，子宫分支显现黑色或红色，便于观察、鉴别。

卡红染液配制：钾明矾饱和液 100ml，卡红 3g，冰醋酸 10ml。混合液置于 37℃温箱内过夜，过滤后即可使用。

二、血液检查

血液检查是诊断疟疾、丝虫病的基本方法。涂制血膜用的载玻片在用前需经洗涤液处理，自来水、蒸馏水冲洗，在 95% 酒精中浸泡，擦干或烤干后使用。

（一）检查疟原虫

取血与涂片　用 75% 酒精棉球消毒耳垂，待酒精干后，用左手拇指与食指捏着耳垂下方，使耳垂下侧方皮肤绷紧，右手持取血针刺破皮肤，挤出血滴。薄、厚血膜可涂制在同一张玻片上（图 14-7）。对于疟疾初发患者要注意取血时间，间日疟一般在发作 10 小时左右后取血，可检测到红内期虫体；恶性疟患者应在发作时取血，可见有环状体，一般在初次发作 1 周以后才可在血片中见有配子体；对于虫种不明的疟疾患者可在发作早期和发作后数小时同时取血，以提高检出率。

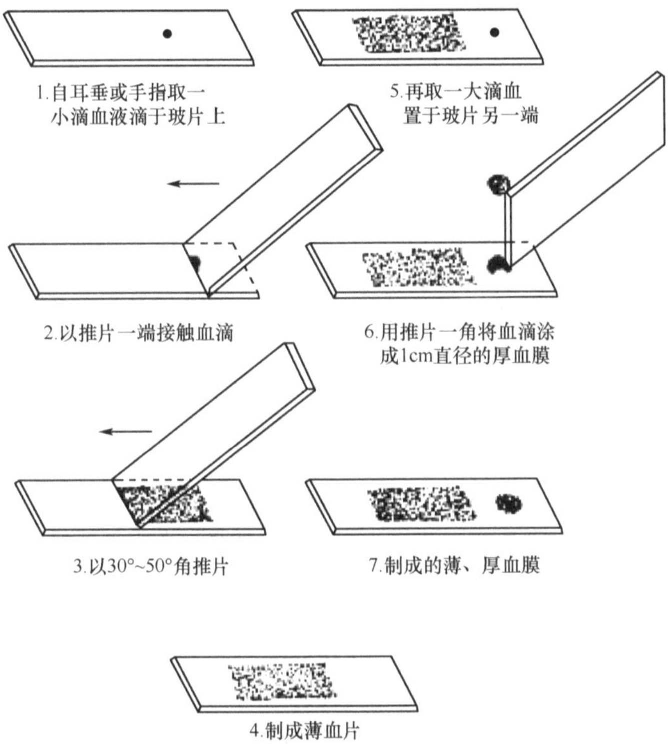

图 14-7　薄、厚血膜制作步骤

（1）薄血膜制片：在玻片 1/3 与 2/3 交界处蘸血一小滴，以一端边缘光滑的载玻片为推片置于血滴前侧，待血液沿推片边缘扩散后，自右向左推成薄血膜。操作时推片与载玻片间的角度为 30° ～ 45°，推动时要匀速、一气呵成。理想的薄血膜应是一层连续、无空隙血膜，呈现舌状、末端为扫帚状，血膜中血细胞的分布应由右侧至左侧逐渐由多至少地均匀平铺，血膜末端血细胞应无重叠。

（2）厚血膜制片：在玻片的一端（如右端）1/3 处蘸血 2 小滴（约 10μl），以推片的一角将血滴自内向外螺旋形划开，使之成为直径约 1cm 左右、厚薄均匀的厚血膜。为避免血膜厚薄不匀，涂片至最后时推片一角再回到血膜中央。

（3）固定与染色：血片须晾干，以使细胞贴附于玻片上。不要晒干或烤干，血膜会因此龟裂，细胞也会损坏。固定时，用滴管取甲醇滴在薄血膜上。如薄、厚血膜在同一玻片上时，可用红色玻璃铅笔在厚薄血膜之间画一直线，以免将固定液带到厚血膜上。厚血膜固定之前必须用水先进行溶血，待血膜呈灰白色时，将水倒去，晾干。

常用的染色剂有吉姆萨染剂（Giemsa stain）、瑞氏染剂（Wright stain）。吉姆萨染色法染色效果良好，血膜褪色较慢，保存时间较久，但染色需时较长。染色方法：用 pH 7.0 ～ 7.2 的缓冲液将吉姆萨染液稀释，比例为 15 ～ 20 份缓冲液加 1 份吉姆萨染液。用蜡笔划出染色范围，将稀释的吉姆萨染液滴于已固定的薄、厚血膜上，染色半小时（室温），再用上述缓冲液冲洗。血片晾干后镜检。

瑞氏染色法操作简便，适用于临床诊断，但较易褪色，保存时间不长。多用于临时性检验。染色方法：瑞氏染液含甲醇，薄血膜不需先固定；而厚血膜则需先溶血，待血膜干后才能染色。

染色前用蜡笔划好厚血膜和薄血膜的染色范围，以防滴加染液时四溢。染液覆盖厚、薄血膜30秒至1分钟后，用滴管加等量的蒸馏水，轻轻摇动玻片，使蒸馏水和染液混合均匀，此时出现一层铜色浮膜，3～5分钟后用水缓慢地从玻片一端冲洗，晾干后镜检。

（4）染液的配制：具体方法如下。

1）吉姆萨染液配制：吉姆萨染剂粉1g，甲醇50ml，甘油50ml。

2）瑞氏染液配制：瑞氏染剂粉0.1～0.5g，甲醇97ml，甘油3ml。

（二）检查微丝蚴

1. 新鲜血片检查 晚间9时至次晨2时取耳垂或无名指尖血1滴置于载玻片上，加盖玻片后直接在低倍镜下观察，可发现虫体作蛇样运动，活动的虫体不断推开周边血细胞，即为阳性。此法有快速诊断的效果，但不能鉴别虫种。若要确定虫种，需染色镜检。

2. 厚血膜检查 厚血膜的制作、溶血、固定与检查疟原虫的吉姆萨染色法相同，但需取血3大滴（约60μl），血膜常被涂成2.5cm×1.5cm大小，便于检测时计数定量。也可用德氏（Delafieid）苏木素染色法染色。已溶血、固定的厚血膜在德氏苏木素染液内染10～15分钟，在1%盐酸酒精中分色1～2分钟，蒸馏水洗涤1～5分钟，至血膜呈蓝色，再用1%伊红染色0.5～1分钟，以水洗涤2～5分钟，晾干后镜检。

德氏苏木素染液的配制：苏木素1g溶于10ml纯酒精（或95%酒精）中，加饱和硫酸铝铵（8%～10%）100ml，倒入棕色瓶中，瓶口用两层纱布扎紧，在阳光下氧化2～4周，过滤后加甘油25ml和甲醇25ml。用时染液稀释10倍。

3. 微丝蚴浓集法 取静脉血1ml，置于有0.4ml 3.8%枸橼酸钠溶液离心管内，混匀后加蒸馏水8～10ml，反复摇匀至红细胞溶解后离心（3000r/min，3～5分钟），倾去上液。然后加0.05mol/L氢氧化钠溶液8～10ml，按住管口用力振荡数次，静置5～10分钟，离心后吸取上液，取沉淀物涂片，可见有活的微丝蚴。染色后镜检，可区别淋巴丝虫微丝蚴。

三、排泄物与分泌物等的检查

（一）痰液

痰液中可能查见肺吸虫卵、溶组织内阿米巴滋养体、棘球蚴的原头蚴、粪类圆线虫幼虫、蛔蚴、钩蚴、尘螨等。

1. 检查肺吸虫卵 如不是黏稠的痰液，可先用直接涂片法检查，如为阴性，改用浓集法收集卵，以提高检出率。

（1）直接涂片法：在载玻片上先加1～2滴生理盐水，挑取痰液少许，以带铁锈色的痰为好，涂成痰膜，加盖玻片镜检。如镜检虫卵阴性，但见夏科-雷登结晶体，提示有肺吸虫感染的可能，多次涂片检测阴性时，可改用浓集法。

（2）浓集法：收集24小时内痰液，置于玻璃杯中，加入等量10% NaOH溶液，用玻璃棒搅匀后过夜，或放入37℃温箱内数小时。待痰液消化成稀液状，分装于数个离心管内，离心（1500r/min，5～10分钟），弃上清后，取痰渣沉淀，涂片、镜检。

2. 检查溶组织内阿米巴滋养体 取新鲜痰液直接涂片。室内温度低于20℃时，应注意镜台玻片保温。在低倍镜下确定可疑的活动虫体，再转高倍镜观察，如有阿米巴滋养体，可见其伸出伪足并做定向运动，在胞质内常可见红细胞。

上述其他蠕虫幼虫及螨类等一般宜采用浓集法检查。

（二）十二指肠液和胆汁

十二指肠引流液及胆汁，可用直接涂片法镜检；也可先经离心浓集，再吸取沉渣镜检。可检测蓝氏贾第鞭毛虫滋养体、华支睾吸虫卵和肝片形吸血卵等，偶尔在急性阿米巴肝脓肿患者的胆汁中也可查见滋养体。

检查时，可将十二指肠引流液滴于载玻片上，加盖玻片后直接镜检。为提高检出率可将引流液加生理盐水稀释搅拌后，离心（2000r/min，5～10分钟），镜检沉渣。若引流液过于黏稠，可先加适量10% NaOH消化后再离心。引流液中的贾第虫滋养体常附着在黏液小块上，或虫体聚集成絮片状物，采用涂片染色后镜检，可提高检出率。肝片形吸虫卵与姜片虫卵不易鉴别，前者多出现于胆汁中，后者只见于十二指肠液中。

（三）尿液

尿液中可检查阴道毛滴虫、丝虫微丝蚴及埃及血吸虫卵等。检查时尿液离心后取沉渣镜检。乳糜尿需加等量乙醚，用力振荡，使脂肪溶于乙醚。然后吸弃脂肪层，离心，取沉渣镜检。如要从尿液中检查阴道毛滴虫滋养体，可取晨尿最先排出部分，为总尿量1/4～1/3，离心后涂片镜检。

（四）鞘膜积液

主要检查班氏微丝蚴。阴囊皮肤经碘酒消毒后，用注射器抽取鞘膜积液，可直接做涂片检查，亦可用浓集法收集。采用浓集法时，可在鞘膜积液中加适量生理盐水稀释，离心，取沉渣镜检。

（五）阴道分泌物

多用于检查阴道毛滴虫。常用的方法如下：

1. 直接涂片法 用消毒棉签在受检查者阴道后穹窿、子宫颈及阴道壁上取分泌物，涂在加有1～2滴生理盐水的载玻片上，立即镜检，可发现活动的滋养体。气温较冷时，应注意保温，以免虫体死亡影响检测效果。

2. 悬滴法 取一盖玻片周边涂抹一薄层凡士林，中间滴加适量生理盐水，取阴道分泌物置于生理盐水中，翻转盖玻片，小心地覆盖在载玻片的凹孔上，稍加压使两片粘合，液滴悬于盖玻片下面，直接镜检。

四、其他器官组织检查

（一）淋巴结穿刺液

1. 检查利什曼原虫 检出率低于骨髓穿刺液检查，但该方法简便、安全。一般选腹股沟部病变的淋巴结，先将局部皮肤消毒，用左手拇指和食指捏住一个较大的淋巴结，右手取干燥无菌的6号针头刺入淋巴结组织内，淋巴结的组织液一般会自动进入注射器内。稍待片刻，拔出针头，将针头内少量的淋巴结组织液滴在载玻片上，涂片后染色检查。也可用摘除的淋巴结的切面做印片，染色后镜检。

2. 检查淋巴丝虫微丝蚴和成虫 可用注射器从可疑的淋巴结节中抽取组织液，可检出微丝蚴，偶尔用力抽取也有可能抽到部分或完整的成虫；或剖检摘除的淋巴结节以查找成虫，也可固定后用于病理组织切片，检查淋巴丝虫成虫或微丝蚴。

（二）骨髓穿刺液

检查杜氏利什曼原虫无鞭毛体时，常做髂骨穿刺。操作时，患者侧卧位约45°，露出髂骨部位。根据不同的年龄，选用17～20号带有针芯的干燥无菌的穿刺针。消毒皮肤后铺上消毒巾，消毒巾孔中心位于髂前上棘后约1cm处，注射器从暴露部位中心刺入皮下，当针尖触及骨面时，再慢慢地钻入骨内0.5～1.0cm即可拔出针芯，接上2ml干燥消毒后的注射器，抽取骨髓液2～3ml。取少许骨髓液用推片涂成薄骨髓片，一般需涂5张以上，经甲醇固定，染色方法同薄血膜染色法，用油镜镜检。

（三）肌肉组织

1. 检查旋毛虫幼虫 用外科手术法从患者的腓肠肌、肱二头肌或股二头肌靠近肌腱部位取米粒大小的肌肉一块，置于载玻片上，加 50% 甘油 1 滴，另取一载玻片盖上，均匀用力，将肌肉压成均匀薄片，置低倍镜下直接观察。肌肉样品须在 20 分钟内检查，否则幼虫变得模糊，不易看清。

2. 检查猪囊尾蚴、曼氏裂头蚴、并殖吸虫等 通过外科手术摘取病变部位的皮下肌肉结节，剥离外层纤维被膜后，置于 2 张载玻片间压平、镜检。也可经组织固定后做病理切片染色检查。

（四）皮肤及皮下组织

1. 检查疥螨 用消毒针尖挑破隧道的尽端，取出疥螨；或用消毒的矿物油滴于皮肤患处，用刀片轻刮局部，镜检刮取物。也可利用解剖镜直接检查皮损部位，查见有隧道和其盲端的疥螨轮廓时，用手术刀尖端挑出疥疮，即可确诊。

2. 检查蠕形螨 常用的检查方法有两种：①挤压涂片法：采用痤疮压迫器刮取，或用手挤压，或用弯镊子、曲别针等器材刮取受检部位皮肤，将刮出的皮脂分泌物置于载玻片上，加 1 滴甘油或花生油、石蜡油等，涂开后加盖玻片镜检。②透明胶纸粘贴法：用 3cm×1.2cm 的透明胶纸于晚上睡前粘贴于面部的额、鼻、鼻沟、颧部及颏部等处，至次晨取下贴于载玻片上镜检，此法可检出阳性者总数的 90.4%，简便易行、无痛苦，多用于普查。

3. 检查利什曼原虫 对皮肤上出现丘疹和结节等疑似皮肤型黑热病的患者，可选择皮损明显处，经皮肤局部消毒，用干燥灭菌的注射器刺破皮损处，抽取组织液做涂片；或用消毒的眼科用小剪刀从皮损表面剪取一小片皮肤组织，以切面做涂片；也可用无菌手术刀片，取皮肤组织做涂片。涂片可用瑞氏染液或吉姆萨染液染色。如涂片未见原虫，可割取小丘疹或结节，固定后做组织切片，染色检查。

4. 检查猪囊尾蚴、曼氏裂头蚴、并殖吸虫等 参见肌肉组织检查。

（五）直肠黏膜组织

采用肠镜获取直肠黏膜病变组织，用于检查日本血吸虫卵及溶组织内阿米巴滋养体。

1. 检查日本血吸虫卵 用直肠镜从直肠取米粒大小的黏膜一块，经水洗后，放在两载玻片间，轻轻压平后直接镜检。虫卵鉴别见表 14-4。

表 14-4 肠黏膜内血吸虫卵的鉴别

项目	活卵	近期变性卵	死卵（钙化卵）
颜色	淡黄至黄褐色	灰白至略黄色	灰褐至棕红色
卵壳	较薄	薄或不均匀	厚而不均匀
被膜	一层，清楚	清楚	不清楚
内含物	卵黄细胞或胚团或毛蚴	浅灰色或黑色小点或折光均匀的颗粒或萎缩的毛蚴	两极可有密集的黑点，含网状结构或块状物

2. 检查溶组织内阿米巴滋养体 用乙状结肠镜观察溃疡形状，自溃疡边缘或深层刮取溃疡组织，置于载玻片上，加少量生理盐水，盖上盖玻片，轻轻压平后立即镜检。也可取出一小块病变的黏膜组织，固定后切片，染色检查。

五、显微镜检测标本的有关要求

原虫和蠕虫卵等个体微小，显微镜检查是寄生虫病诊断的重要工具和金标准。检验人员除了熟练使用显微镜之外，还需要注意以下相关方面。

1. 样品准备　一般先浓缩样品，便于发现虫体。如检测红细胞内原虫时，含原虫的红细胞往往较正常红细胞轻，所以可先将采得的血液与生理盐水混匀，然后低速离心，使正常红细胞下沉，再将含有未下沉红细胞的血浆高速离心，用沉降下来的红细胞涂片，经此处理后血涂片中红细胞的感染虫体率较高。在诊断弓形虫滋养体时，为提高镜检准确率，可将组织液离心浓缩，用沉渣涂片后检查。检测肝脏或肺脏等组织内虫体感染情况时，可取肝、肺等组织 3 ～ 5g，研碎后加入 10 倍体积的生理盐水，混匀后用双层纱布过滤，500r/min 先离心 3 分钟，将上清再离心（2000r/min，10 分钟），取沉渣制成悬滴标本或经涂片后染色检查。

2. 血涂片标本制备要求　制片时所用器械及玻片要洗涤干净，防止杂质颗粒与病原体混淆；推制血涂片时，注意推片与载玻片的角度（以 30° ～ 45° 为宜）。推片动作要均匀而迅速，确保血涂片上的血膜厚度适中，便于观察。过厚的涂片因细胞互相重叠而不利于辨识病原体，过薄的涂片因细胞稀疏而影响检查效率。

3. 染色　染色液中常有未溶解颗粒及杂质，使用时最好先过滤。为减少染色液中杂质污染，亦可采用反盖染色法，即将血涂片反盖置于玻璃板架上，血膜距离玻璃板 1 ～ 2mm 间隙，在间隙内注入染色液，使其能够浸泡血膜即可。为提高染色效果，原液需提前配制好（如吉姆萨染液），使其充分氧化，而工作液则现用现配，染色后用不完的染液不可留作下次使用。不同标本要选择恰当的染色方法。检测肠道原虫，如阿米巴包囊及其滋养体、鞭毛虫、贾第虫包囊及其滋养体，可用三色染液染色法。染色后原虫细胞内质显淡红色，核仁、核膜、核周染色质、拟染色体均染成清晰的红色，吞噬的红细胞及细菌也常染成红色，鞭毛染成深紫色，囊壁和滋养体外质不着色。酵母菌、类霉菌通常染成绿色或淡绿色，易与原虫区分，便于诊断鉴别。在检查隐孢子虫时，也可采用分步染色法：先是对粪便进行碘染色，卵囊不着色，酵母和其他标本染成棕色；再通过改良抗酸染色，将卵囊染成鲜红色，酵母染成绿色。

4. 观察　观察时应逐个视野、逐个细胞检查。要仔细、正确区分杂质和虫体，切不可操之过急，以免漏检。通常杂质形状大小不一，不具备细胞的典型结构，而且在显微镜的微调过程中，会呈现空泡状或实体状的交替变化，干扰判断。但是虫体始终会保持特征的细胞结构。

第二节　免疫学检测

免疫学检测技术的基本原理：寄生虫及其分泌的代谢产物、脱落的表膜等均含有抗原，能激发宿主产生相应的抗体，这些抗体与抗原在宿主体内外均能特异性地结合形成抗原抗体复合物，因此，可用已知的寄生虫抗原或抗体，通过这种特异的结合反应而判定血清中相应抗体或抗原的存在。抗原抗体复合物很小，肉眼常不可见，但通过一定的显示方法可使之肉眼可见。由于显示方法和采用的抗原抗体不同，便出现了许多不同的血清学诊断方法。本节内容主要介绍在寄生虫病诊断中较常用的成熟技术，以及有一定参考价值的免疫学诊断方法

1. 皮内试验（intradermal test，IDT）　利用宿主的速发型变态反应，将特异抗原注入皮内，通过观测皮丘及红晕反应以判断有无特异抗体（IgE）的存在称皮内试验。皮内试验蠕虫感染反应属于速发型超敏反应，注射后即可出现阳性反应，根据丘疹的大小及红晕范围来确定其阳性程度。但是由于广泛的交叉反应以及阳性反应在虫体被杀灭后仍可持续多年，皮内试验不能用作疗效考核的根据，对临床诊断仅具有初步筛选的价值。原虫感染的皮内试验反应属于迟发型超敏反应，这种反应通常在疾病痊愈后才出现，因而对临床诊断并无任何意义，仅对该病的流行病学调查具有价值。实际中应用较多的是检测肺吸虫感染，特别是对斯氏并殖吸虫的感染具有较好的辅助诊断意义。操作时，用成虫制成浸出抗原，经皮内试验检测感染者或患者的特异性抗体，其阳性符合率可达 90% ～ 95%。

2. 环卵沉淀试验（circum oval precipitin test，COPT）　抗原可由卵壁渗出，利用渗出的虫卵抗原可检测被检者血清中的特异性抗体。国内已被标准化应用的是日本血吸虫感染的环卵沉淀试

验，用于血吸虫流行病学调查时过筛感染者。在临床上也可作为血吸虫病的辅助诊断（图 14-8）。

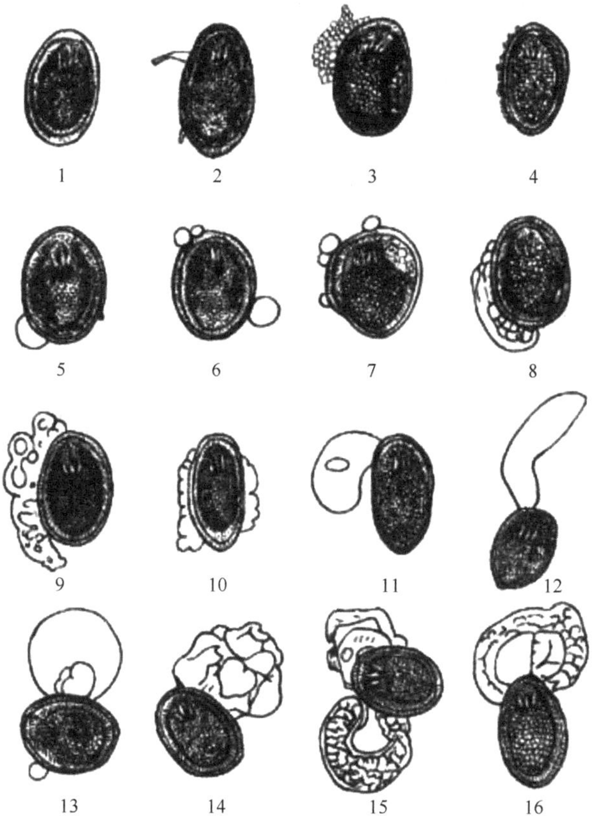

图 14-8 环卵沉淀试验

（图中 1 ～ 16 显示沉淀试验不同的结果）

环卵沉淀试验是将血吸虫卵与待检血清一起孵育，卵内毛蚴分泌排泄的抗原物质经卵壳微孔渗出，若待检血清内有相应抗体，就可在卵壳外周形成抗原 - 抗体特异性结合的沉淀物。

COPT 常在载玻片或凹玻片上操作，先加样本血清于载玻片上，挑取 100 ～ 150 个鲜卵或干卵，覆盖 24mm×24mm 盖玻片，四周用石蜡密封，37℃孵育 48 小时后，低倍镜观察结果，必要时需观察 72 小时的反应结果。典型的阳性反应为块状、泡状、指状、片状或细长卷曲状的折光性沉淀物，边缘整齐，与卵壳牢固粘连（图 14-8）。阴性反应必须观察全片；阳性者观察 100 个成熟卵，计环沉率及反应强度比例。环沉率是指 100 个成熟虫卵中出现沉淀物的虫卵数。凡环沉率≥ 5% 者可报告为阳性（在基本消灭和消灭血吸虫病地区环沉率≥ 3% 者可判为阳性），1% ～ 4% 者为弱阳性。在考核血吸虫病治疗效果上环沉率具有参考意义。

COPT 的改进方法——双面胶纸条法（DGS-COPT）是将双面胶纸条制成特定的式样做环卵沉淀试验。此法可省略蜡封片法的烦琐步骤，具有操作简易、方法规范、可提高检测效果和避免空气污染的优点，适用于现场应用。

血吸虫干卵抗原片（或膜片）环卵沉淀试验是利用环卵抗原活性物质的耐热特性，将分离的纯卵超声和热处理，定量滴加，烤干固定于玻片或预制的聚乙烯薄膜上。此种干卵膜片的突出优点是保存时间长（4℃半年）。试验时只需加入血清试样，湿盒孵育。判读结果与常规法相同。此法简便易行，但对卵抗原的要求较高。

3. 凝集试验 分直接凝集试验与间接凝集试验两种，其中间接凝集试验应用较多。间接凝集试验是将可溶性抗原吸附于一种与免疫无关的颗粒上，附有抗原的颗粒与血清中的抗体相遇时，在一定温度条件下会结合成抗原抗体复合颗粒，肉眼可以辨识。这类试验所需抗原量较琼脂扩散和对流免疫电泳试验少，而且敏感、所用器材简单，所花人力和时间也都比环卵沉淀试验少。因此，其实用性较强，应用广泛。用作吸附抗原的颗粒有公绵羊红细胞、聚苯乙烯颗粒、碳粒等。公绵羊红细胞大小均一，具红色，呈圆形，是较好的载体。

（1）间接血凝试验（IHA）：将绵羊红细胞经戊二醛（或甲醛、丙酮醛）和鞣酸低浓度溶液处理后，其表膜坚固不易破碎，又增加了表面积，能吸附大量抗原，也能冻干后在常温下保存较长时间。为了便于观察结果，目前多用有机玻璃制成的"V"或"U"形微孔反应板。各孔容量多为100μl左右。由于红细胞呈圆形，吸附抗原的红细胞悬液未遇到抗体时便从倾斜的孔底滚入中央，形成肉眼可见的深红色圆点，当血清中有相应抗体时，抗原抗体结合后将红细胞聚集成较大的非圆形颗粒，停留在"V"或"U"形孔底的斜坡上，而不是滚入底中央，于是斜坡上形成肉眼可见的、面积较点状略大的淡红色圆片或圆圈，与深红色圆点极易区别。中央点小、周围淡红色、面积大，则提示血清中抗体多；反之抗体少。依此可作半定量判定。

IHA操作简便，敏感性高，适于血吸虫病、疟疾、猪囊虫病、旋毛虫病、肺吸虫病、阿米巴病、弓形虫病、肝吸虫病等流行病学调查及综合查病，也可作为上述寄生虫病的临床辅助诊断方法。但是，该方法不能提供检测抗体的亚型类别，而且容易发生异常的非特异性凝集。

（2）胶乳凝集试验（LA）：聚苯乙烯颗粒经适当处理后亦可吸附抗原，颗粒宜为0.5～0.6μm直径，颗粒上带有能与抗原交联的羧基或氨基。由于胶乳颗粒并非都是球形，所以不能用间接血凝试验反应板进行诊断试验，而是采用平板凝集法。因胶乳颗粒为白色，可在黑色平板上观察。当带有抗原的胶乳液与血清混匀于平板上后，血清中的抗体会与胶乳液中的颗粒聚集成较大颗粒，肉眼可见到原本牛奶样的胶乳液变成清液，其中有许多细小白色颗粒；若血清中无相应抗体，胶乳液仍呈牛奶样。

4. 斑点ELISA（dot-ELISA） 选用对蛋白质有很强吸附能力的硝酸纤维素薄膜作固相载体，底物经酶促反应后形成有色沉淀物而使薄膜着色，然后目测或用光密度扫描仪进行定量。斑点-ELISA多用于抗原检测，可用来检测抗体。斑点ELISA法因具备简易、快速的特点，已用于血吸虫病、疟疾、丝虫病、旋毛虫病、棘球蚴病、弓形虫病及肺孢子虫病等寄生虫病的诊断。

5. 免疫荧光法（immunofluorescence method，IF） 荧光素和酶一样，可用化学方法将其结合于动物血清球蛋白，并不影响蛋白质的免疫特性，因而可制备成荧光素标记的第二抗体。常用的荧光抗体染色有直接法与间接法：① 直接法：此法是将标记的特异性荧光抗体直接加在抗原上来鉴定未知抗原。缺点是每查一种抗原必须制备与其相应的荧光标记的抗体，目前较少用。②间接法：也称间接荧光抗体法（indirect fluorescent antibody method，IFA），此法是将抗原与未标记的特异性抗体（如患者血清）结合，然后使之与荧光标记的抗免疫球蛋白抗体（抗抗体）结合，三者的复合物可发出荧光。此法的优点是制备一种荧光标记的抗体，可以用于多种抗原、抗体系统的检查，既可用以测定抗原，也可用来测定抗体。IFA的抗原可用虫体或含虫体的组织切片或涂片，经充分干燥后可低温长期保存，备用。

6. 免疫酶染色试验（immunoenzymic staining test，IEST） 其原理与ELISA法相似，以含寄生虫病原的组织切片、冰冻切片或培养物涂片用作抗原，与患者血清反应后出现棕色为阳性结果，以其颜色的深浅来判定其阳性程度，不着色者为阴性。该法具有简单快速、节省抗原、判断结果不需要特殊仪器等优点，适合于现场应用、疗效考核、流行病学调查及疫情监测。目前已应用于血吸虫病、丝虫病、囊虫病、肝吸虫病、肺吸虫病、包虫病和弓形虫病等寄生虫病的辅助诊断。

7. 免疫印迹试验（immunoblot或Western blot） 是由十二烷基硫酸钠聚丙烯酰胺凝胶电泳（SDS-PAGE）、电泳转印及标记免疫试验三项技术结合而成的一种免疫探针技术（immunoprobing technique），是用于分析蛋白抗原和鉴别生物学活性抗原组分的有效方法，近年来已应用于检测患者体液内循环抗体成分或谱型。采用酶标记的探针，又称酶免疫转移印迹试验（enzyme immuno-transfer blotting，EITB），可用于疟疾、弓形虫病、血吸虫病、肺吸虫病、包虫病等寄生虫病的辅助诊断和寄生虫感染的现场调查。

8. 免疫金测定技术（金标记技术，GIA） 酶联免疫吸附试验（ELISA）、间接血凝试验（IHA）和环卵沉淀试验（COPT）等方法操作烦琐，对于大规模的现场查病仍不理想。免疫金测定技术在此方面具有明显优势。该技术主要包括快速斑点免疫金渗滤法（dot-immunogold filtrationassay，DIGFA）和胶体金免疫层析法（gold immunochromatography assay，GICA）。DIGFA 与 dot- ELISA 的不同之处在于前者是以胶体金作为标记物来显示抗原抗体的结合，具有灵敏、特异、简便、快速的优势。胶体金是用氯金酸（HAuCl）在还原剂（如白磷、鞣酸等）作用下聚合成颗粒，形成带负电荷的疏水胶体溶液（金溶液），由于静电作用而形成比较稳定的胶体状态，故称胶体金。它能与 IgG 等大分子结合形成金标记抗体（亦称胶体金探针），和荧光素、酶、同位素标记的抗体一样，可用于寄生虫病的血清学诊断。

（1）斑点免疫金渗滤法（DIGFA）：DIGFA 法是应用微孔滤膜（NC 膜）作载体，先将抗原点于 NC 膜上，未吸在膜上的抗原会自动滤去，再于抗原处滴上被检血清，然后再滴金标记的第二抗体，通过金颗粒来放大免疫反应系统，使反应结果在固相载体 NC 膜上显示出来。与 dot-ELISA 相比，DIGFA 法省去了滴抗原和血清后的洗涤工作，也比间接过氧化物酶法更敏感，具有反应快、操作简便、结果易于观察等优点，并且标记好的诊断试剂盒可以长期保存，随时使用，适合于基层推广应用（图 14-9）。

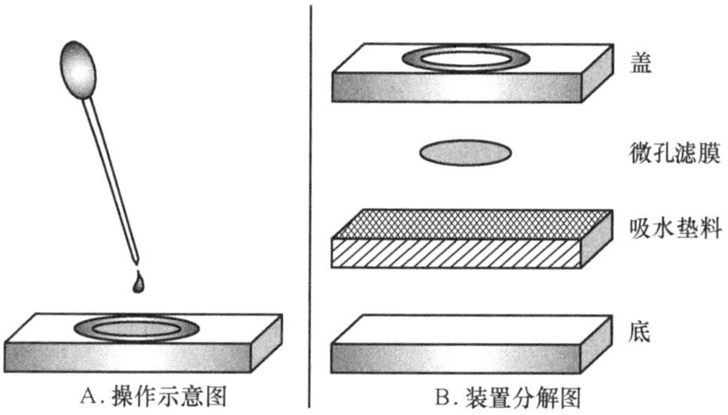

图 14-9 斑点免疫金渗滤法

（2）胶体金免疫层析法（GICA）：GICA 法是将特异性的抗原或抗体以条带状固定在 NC 膜上，胶体金标记试剂吸附在结合垫上，当待测样品加到试纸条一端的样品垫上后，通过毛细作用向前移动，溶解结合垫上的胶体金标记试剂后相互反应，再移动至固定有抗原或抗体的区域时（显示窗），待测物和金标试剂的复合物再与之发生特异性结合而被截留，聚集在检测带（线）上，通过检查显色条带得到结果（图 14-10）。与 DIGFA 法相比，GICA 法操作更简便，不需要任何其他的试剂和仪器，反应一步就可完成，并可单人单份使用，而且加样方便，也适用于现场推广使用。目前免疫金测定技术已广泛用于吸虫、绦虫、线虫和原虫所致寄生虫病的诊断与现场调查。

9. 时间分辨荧光免疫分析技术（time-resolved fluorescence immunoassay，TRFIA） TRFIA 是目前较先进的体外免疫检测技术之一，是利用镧系元素的三价稀土离子及其螯合物作为示踪物，代替荧光物质、酶、同位素或化学发光物质。待反应（如抗原抗体反应、核酸探针杂交等）发生后，用时间分辨荧光免疫分析检测仪测定反应产物中的荧光强度。根据产物荧光强度和相对荧光强度的比值，判断反应体系中分析物的浓度，以实现定量分析。该技术是一种新型非放射性微量分析技术，具有灵敏度高、试剂有效期长、标准曲线稳定性好，以及易于自动化等优点，成为继酶免疫分析（EIA）、放射免疫分析（RIA）之后又一种新的、灵敏的超微量测定技术。目前已应用于血吸虫病、包虫病、弓形虫病、隐孢子虫病、肺包囊虫病等寄生虫病的检测。

除检测特异性抗体、循环抗原、免疫复合物之外，也可以通过检测细胞因子以了解机体的免疫状态、抗虫感染的免疫机制或作为疗效评价的参考。此外，嗜酸性粒细胞计数和嗜碱性粒细胞脱颗粒试验也可用于蠕虫感染的辅助诊断。

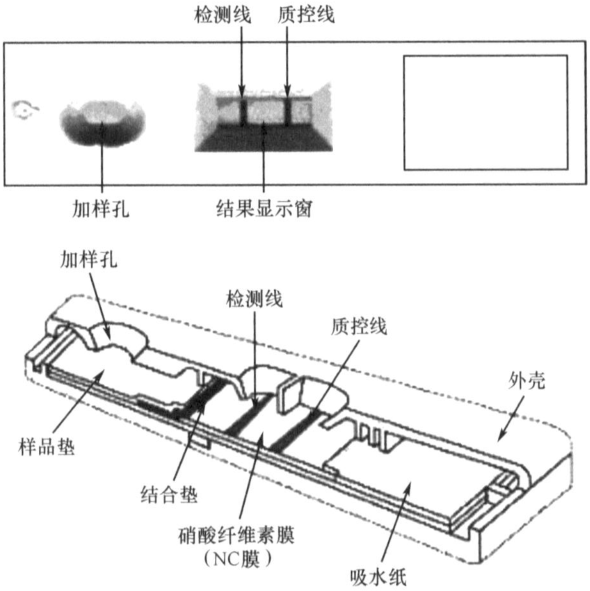

图 14-10　胶体金免疫层析试纸条

第三节　分子生物学检测

1. DNA 探针技术　又称核酸分子杂交（molecular hybridization）技术，是利用 DNA 分子的变性、复性以及碱基互补配对的高度精确性，对寄生虫某一特异性 DNA 序列进行探查的技术。DNA 探针是利用同位素、生物素等标记的特定 DNA 片段，该片段可大至寄生虫基因组 DNA，小至 20 个碱基。当 DNA 探针与待测的单链 DNA（或 RNA）按碱基顺序互补结合时，形成标记的 DNA-DNA（或标记 DNA-RNA）双链杂交分子。通过放射自显影、荧光信号或酶反应可显示杂交结果。DNA 分子碱基互补的精确性，决定了探针的特异性。该技术具有高度的敏感性、探针 DNA 更稳定、易长期保存等优点，比血清学方法更可靠，所以已被广泛应用于原虫、吸虫、线虫、绦虫、医学昆虫等的分类鉴定、疾病诊断和流行病学研究。目前疟疾诊断采用的 DNA 探针有基因组 DNA 探针、重复序列 DNA 片段重组探针、人工合成重复序列的寡核苷酸探针、转录RNA探针和rRNA探针等。其检测敏感性可达0.001%～0.0001%虫血症水平，足以检测1～10pg 的 DNA 量；诊断利什曼病的探针可检出 0.1pg 杜氏利什曼原虫 DNA 含量；丝虫病检测探针敏感度为 300pg DNA。

2. PCR 技术（polymerase chain reaction，PCR）　PCR 是一种在引物介导下特异性扩增 DNA 片段的技术，因具有灵敏、快速、不用同位素标记等优点而备受关注。该技术首先根据已知基因组序列信息设计合成引物，该引物可通过碱基互补与被检寄生虫体内相应 DNA 片段特异性结合，经过 PCR 扩增及琼脂糖电泳，可分离、鉴定到目标条带。该方法可检测到皮克级 DNA 含量。

目前 PCR 技术也有多种方法，如巢式和半巢式 PCR、原位 PCR、实时 PCR 等，这些方法都是在常规 PCR 方法基础上发展起来的新方法。PCR 技术的关键是引物的设计与合成，特异的引物决定了结果的特异性。该技术比 DNA 探针操作简便易行，因此应用广泛。PCR 技术目前已应用于锥虫病、利什曼病、肺孢子虫病、肠球虫病、贾第虫病、弓形虫病等的诊断，特别是对于一些原虫数量极少、一般方法无法检测的疾病，PCR 扩增技术提供了一条灵敏的诊断途径。

（1）多重 PCR（multiplex PCR）：对于未知病原体感染和多病原体的混合感染，应用常规 PCR 方法往往需要多次扩增筛选，操作费时、费力。目前发展起来的多重 PCR 技术能够在同一反应体系内扩增多个靶序列，可进行多病原体的快速鉴定。该技术是利用多对特异性引物，在一次 PCR 反应中得到不同的 PCR 产物，即得到更多的信息。该方法的主要优点是节约样本、可提高检测速度。但是，由于在同一反应体系中含有多条引物，引物各自不同的反应条件，将在一定程度上降低 PCR 检测的敏感性。所以，建立多重 PCR 反应系统的关键是引物设计。另外，体系相应的反应条件，如退火温度、镁离子浓度、引物浓度、扩增时间和循环次数等均需要优化，才能达到最佳检测效果。目前该项技术已应用于线虫、绦虫、吸虫和原虫感染的临床诊断。

（2）实时荧光定量 PCR（real time quantitative PCR）：是近几年发展起来的一种新的核酸微量分析技术，其基本原理是引入荧光标记探针或双链 DNA 特异的荧光染料，使得在 PCR 反应中产生的荧光信号与 PCR 产物量成正比例关系，对每一反应时刻的荧光信号进行实时分析，计算出 PCR 产物量。该项技术具有灵敏度高、特异性强、污染小、假阳性低，以及不需要电泳检查等优点。目前已用于恶性疟原虫、间日疟原虫、卵形疟原虫、刚地弓形虫、利什曼原虫等的鉴别分析。

3. 基因芯片（gene chip） 又称 DNA 芯片、DNA 微阵列（DNA microarray）。该技术是 20 世纪 90 年代由基因探针技术发展而来的一项新技术。它是将许多特定的寡核苷酸片段或基因片段作探针，有规律地排列固定于固相支持物（硅片、玻片、尼龙膜等）表面，然后与待测的荧光标记样品的基因按碱基配对原则进行杂交，再通过激光共聚焦荧光检测系统等对芯片进行扫描，并配以计算机系统对每一探针上的荧光信号做出检测和比较，迅速得出定性和定量结果。该技术作为一种先进的、大规模、高通量检测技术，已广泛应用于基因表达的检测、寻找新基因、杂交测序、基因突变检测、多态性分析及基因文库作图等领域。应用于寄生虫病或感染食品的诊断或检测亦具有突出的优势，如高度的灵敏性和准确性、快速、简便、可同时检测多种病原体。

寄生虫病的诊断方法经历了传统的病原学诊断、免疫学诊断以及分子生物学诊断等阶段。病原学诊断仍是最常用、最可靠的方法之一，但对于在形态上非常相似、体积过小、虫荷过低、隐性或早期感染、异位寄生或在不易取材的部位寄生的寄生虫而言，传统的病原学诊断方法就显出明显的局限性。免疫血清学方法大大增强了检测的敏感性，在寄生虫病检测中发挥着重要作用。但是，其特异性较低，易出现交叉反应，而且受抗原、抗体水平变化的影响，因此只能用作辅助诊断。分子生物学方法可直接检测寄生虫 DNA 片段，不受检测抗体和抗原易受宿主及寄生虫各发育阶段抗原变异的影响，比免疫血清学方法更加可靠、稳定，况且检测寄生虫的特异性基因片段与检测该寄生虫的虫体具有同样的诊断价值，亦属于病原学诊断，可以作为确诊的依据，因此分子生物学诊断方法日益受到重视。

（孙　军　吴健桦）

第十五章 常用抗寄生虫药物

第一节 抗蠕虫药

一、甲苯达唑

甲苯达唑（mebendazole，甲苯咪唑），化学名二苯酮咪胺酯，又名安乐士。

本品是一种苯并咪唑类衍生物，具有高效抗肠道蠕虫作用，能不可逆地抑制肠道和组织内的线虫对葡萄糖的摄取，使虫体内源性糖原、腺苷和三磷酸腺苷等能源耗竭而死亡，但并不影响宿主的血糖。口服后仅有 2% 的原药及其代谢产物随尿排出，而 90% 以上的原药未经变化随胆汁和粪便排出，故药物在肠腔内的浓度很高，有利于驱除肠道线虫，但对组织内的寄生虫杀灭效果较差。

1. 用途和用法 主要用于蛔虫、钩虫、鞭虫、蛲虫和菲律宾毛细线虫感染的治疗，具有高效、安全的优点，且最适宜于治疗双重或三重感染。也可用于治疗部分肠道绦虫病和包虫病，其剂量与疗程因感染虫种和寄生部位而异。由于口服吸收少，治疗肠道线虫病时，成人和 2 岁以上儿童的剂量是相同的，并可用于群众性化疗。

（1）治疗蛔虫病、钩虫病和鞭虫病：常用剂量为 100mg，日服 2 次，连服 3 日；如驱虫治疗后仍在粪中检测有虫卵，可在 3 ～ 4 周后重复 1 个疗程。

（2）治疗蛲虫病：剂量为 100mg，日服 2 次，连服 3 日；因有自身感染的可能性，故应在 2 ～ 4 周后再重复 1 个疗程。

（3）治疗菲律宾毛细线虫病：需长疗程，WHO 推荐的剂量与疗程为每次 200mg，日服 2 次，连服 20 ～ 30 日，治愈率接近 100%。用于旋毛虫病治疗也有效，需长疗程。

（4）治疗包虫病：需更大的剂量和更长的疗程，但至今尚无理想的标准剂量与疗程，一般采用 40mg/（kg · d），分 2 次服用，连服 1 ～ 6 个月，疗效并不可靠，在包虫病手术摘除后，可用于防治继发感染。

2. 不良反应 由于口服本品后吸收很少，故治疗肠虫病的剂量很少引起全身性毒性反应，绝大多数患者对该药耐受良好，不良反应轻微。少数患者可有恶心、呕吐、腹泻、腹痛、瘙痒、头晕、困倦等不良反应，但时间较短，可不作特殊处理。对少数大剂量长疗程患者，出现血清谷草转氨酶（SGPT）、血清谷丙转氨酶（SGOT）、碱性磷酸酶和血尿素升高；血嗜酸性粒细胞增多、中性粒细胞减少、出现血尿和管形尿等症状，以及有脱发现象时，应停药，可自愈。

3. 注意事项 ①对活动性蛔虫感染者，可与左旋咪唑等速效驱虫剂同时使用，以提高疗效和药物的使用安全性；②本品有一定的致畸和胚胎毒性作用，故孕妇（特别是怀孕前 3 个月的孕妇）不宜服用；③对本品过敏者及 2 岁以下儿童不宜使用；④哺乳期妇女不宜使用；⑤治疗包虫病时要注意囊壁破裂所致的严重变态反应；⑥药物过量可导致呼吸停止、心律失常和抽搐等症状，在数小时内发生者可给予催吐或洗胃，以及对症支持疗法，严重时可采用换血和抗痉药物治疗，但无特效解毒药物。

二、阿苯达唑

阿苯达唑（albendazole）化学名丙硫咪唑，又名肠虫清。

本品为一种高效广谱的抗蠕虫药，对多种肠道和组织寄生的线虫及部分绦虫、吸虫具有抑杀作用。其杀虫机制为选择性地抑制虫体对葡萄糖的摄取，使虫体生长过程中，不断地消耗内源性的糖原，并能抑制延胡索酸还原酶的作用，从而使虫体死亡。一般在用药后 3 ～ 5 天，在肠道寄生的虫体死亡可随粪便排出。

1. 用途和用法 主要用于肠道和组织内寄生的线虫感染，对肝吸虫、肺吸虫、猪囊尾蚴、棘球蚴等也有一定的效果。用于抗肠道线虫治疗时，适合空腹给药；用于抗组织内寄生虫治疗时，适合与脂肪餐同时服用。

（1）治疗蛔虫病、鞭虫病、钩虫病和蛲虫病：成人和 10 岁以上儿童常用剂量为 400mg，睡前 1 次顿服即有效果。由于蛲虫有自身重复和集体相互感染现象，应在间隔 2 周后再重复服用同剂量一次。在钩虫感染治疗中，对美洲钩虫的疗效不如十二指肠钩虫，可考虑连服 3 天，或与甲苯达唑联合用药，两者用药剂量各减半，其疗效可提高 5% 以上。鞭虫重度感染时可连服 3 天，提高疗效。

（2）治疗粪类圆线虫病：采用 400mg/d，连服 3 天为一疗程，间隔 3 周再重复第二疗程；如患者为免疫缺陷的粪类圆线虫超度感染，一个疗程需延长至 15 天。

（3）治疗旋毛虫病：常用剂量为 400mg/d，分 2 次口服，连服 20 ～ 30 天；或采用大剂量短疗程：10mg/（kg·d），分 2 次口服，连服 7 天。

（4）治疗菲律宾毛细虫病：根据 WHO 的推荐，治疗用药为 400mg/d，分 2 次口服，连服 1 个月，治愈率 100%。

（5）治疗囊虫病：常用剂量为 10mg/（kg·d），分 2 次口服，连服 10 天。

（6）治疗包虫病：常用剂量为 10mg/（kg·d），分 2 次口服，连服 30 天。

（7）治疗肺吸虫病：8mg/（kg·d），分 2 次口服，连服 7 天。

2. 不良反应 对肠道线虫治疗上因剂量较小，一般不会引起明显副作用，少数人可有头痛、恶心、呕吐、腹泻、腹痛、瘙痒、困倦等不良反应，不需作特殊处理，停药后症状即可缓解。治疗包虫病时，部分患者可出现肝功能异常，故在治疗前及治疗过程中均应观察肝功能变化。治疗囊虫病时，要注意被杀死的虫体释放的异性蛋白反应所引起的超敏反应，当患者出现头痛、发热、癫痫发作、视物模糊和颅内压升高等症状时，应立即停药，必要时需做出降低脑压的医学处理。治疗旋毛虫病时，部分患者在服药后第 2 ～ 3 天可出现体温升高、腹痛和水肿加重等症状，4 ～ 5 天后可逐渐缓解、消失。

3. 注意事项 ①已知对本品过敏者禁用；②本品对动物有致畸作用和胚胎毒性，故孕妇（特别是怀孕前 3 个月的孕妇）不宜服用；③治疗脑囊虫病时，患者应住院治疗，并且在皮质类固醇保护下使用本品，必要时可用脱水剂预防脑水肿和脑疝等严重并发症；④治疗包虫病时要注意囊壁破裂所致的严重变态反应；⑤药物过量，可给予催吐或洗胃，以及对症支持疗法，无特效解毒药物。

三、左旋咪唑

左旋咪唑（levamisole），又名左咪唑、驱虫速。

本品为四咪唑的左旋体，常用的药物为盐酸左旋咪唑。左旋咪唑是一种广谱的驱肠道寄生虫药，能在无氧条件下选择性地抑制线虫肌肉中琥珀脱氧酶的活性，阻断延胡索酸还原为琥珀酸，从而使琥珀酸三磷酸腺苷含量减少，造成虫体肌肉内的无氧代谢障碍和肌肉内的储存能量显著减少，因此虫体出现肌肉麻痹；左旋咪唑又是一种胆碱酯酶抑制剂和去极化神经肌肉阻断剂，可使虫体迅速产生痉挛性麻痹而失去活动能力，因此一般在服药后 24 小时内，受宿主肠道蠕动的作用而使虫体排出体外。由于哺乳动物宿主体内糖代谢途径不同，琥珀酸脱氢酶并不受到影响，因此药物只作用于线虫。

1. 用途和用法 主要用于蛔虫、钩虫或两者混合感染的治疗。对粪类圆线虫病、鞭虫病和蛲虫病的疗效较差。

（1）治疗蛔虫病：成人常用剂量为 150mg，1 次顿服；儿童按 3mg/kg，1 次顿服。

（2）治疗钩虫病或混合感染：成人常用剂量为300mg，在1～2日内服完。如果钩虫感染严重，则1周后还可再服用1次。蛔虫病的治愈率在86%～100%，钩虫病的治愈率在66%～100%。

由于左旋咪唑对功能低下的T细胞和巨噬细胞有促进其恢复正常的效应，能够增强人体细胞免疫功能，而作为非特异性免疫增强剂，可用于治疗免疫功能低下的感染性疾病、胶原性疾病和恶性肿瘤。

2. 不良反应　在使用左旋咪唑药物的患者中，可能有1%出现轻而短暂的不良反应，主要症状有恶心、呕吐、食欲降低、腹部不适、头痛、头晕等。不需作特殊处理，停药后即可自行逐渐消失。作为免疫增强剂长期使用时，可出现多个系统的不良反应，如发热、流感样综合征、关节痛、肌痛、皮疹和皮肤血管炎等过敏反应症状；中枢神经系统症状，如头痛、失眠、眩晕和抽搐；血液异常，如粒细胞缺乏、白细胞减少和血小板减少；消化功能障碍，包括味觉异常、肝功能损害。如出现上述症状者应立即停药。

3. 注意事项　①肝功能不良或溃疡病患者应慎用；②严重肝、肾病患者和有血液病者应禁用；③怀孕初期的孕妇不宜应用；④过量用药者应在6小时内进行催吐或洗胃处理，以及对症支持疗法。

四、噻　苯　唑

噻苯唑（tiabendazole），又名噻苯咪唑。

本品在20世纪60年代作为一种广谱的驱虫药，用于粪类圆线虫病、蛲虫病、钩虫病、蛔虫病和旋毛虫病的治疗。其作用机制是抑制线虫细胞内的延胡索酸酶，封闭虫体代谢必需的琥珀酸脱氢酶，使虫体出现肌肉麻痹而死亡。药物对粪类圆线虫、鞭虫、钩虫和蛔虫的虫卵发育也有抑制作用。

1. 用途和用法　本品虽有广谱抗线虫作用，但其副作用多见，在甲苯达唑和阿苯达唑问世后，应用主要限于治疗粪类圆线虫病。其剂量在成人或儿童中均为25mg/（kg·d），分3次饭后服用，连服3日，1日的最大剂量不超过3g。对伴有免疫缺陷的超感染综合征患者，疗程可延长到10～15日。

2. 不良反应　服药后的不良反应发生率可达50%，较常见的有眩晕、胃肠道刺激症状、嗜睡、瘙痒、头痛。其次为耳鸣、视觉障碍、麻木、高血糖、低血压、虚脱、肝功能障碍和暂时性白细胞减少症。有时可出现发热、潮红、寒战、结膜炎症、咽喉水肿、淋巴结肿痛等过敏反应，若继续治疗还可发生多形红斑，偶尔可发生结晶尿和血尿。

3. 注意事项　①已知有过敏史者禁用；②本品有致畸作用，怀孕前3个月的孕妇不宜应用；③治疗前若有贫血、脱水和营养不良症状者，最好先纠正这些症状之后再应用，应用时也要慎用；④服药期不要驾驶汽车或操作机床；⑤一旦有可疑变态反应，应立即停药；⑥过量服用，在数小时内发现者可用催吐或洗胃急救，否则只能采用对症支持疗法，无特效解毒药；⑦与茶碱或其他黄嘌呤衍生物同时应用可提高本品的中毒阈值；⑧肝和肾功能不佳者慎用。

五、噻　嘧　啶

噻嘧啶（pyrantel）又名抗虫灵、噻吩嘧啶、双羟萘酸噻嘧啶等。

本品是一种去极化神经肌肉阻滞剂，具有驱除肠道中的钩虫、蛔虫和蛲虫的作用，对鞭虫无效。其作用机制是通过药物强而持久的烟碱样作用，导致虫体痉挛性麻痹，而后通过宿主肠蠕动随粪便排出体外。药物能抑制胆碱酯酶，使乙酰胆碱的作用增强，而哌嗪则有拮抗乙酰胆碱的作用，故禁忌这两种药物配伍。噻嘧啶口服后肠道吸收差，大部分原药随粪便排出，由于吸收差，肠道内药物浓度高，有利于作用于肠道内的线虫。

1. 用途和用法　本品用于治疗钩虫病和蛔虫病。根据WHO的推荐剂量，成人或儿童单剂口服 10mg/kg。重度钩虫感染时，10mg/（kg·d），连服 3 ～ 4 日。在蛔虫病流行地区，可每年定期服 3 ～ 4 次，能有效降低人群中的蛔虫感染率。该药对粪类圆线虫和鞭虫的疗效较差。

2. 不良反应 有时可见短暂轻微的腹痛、腹泻、恶心、呕吐等消化道症状，一般无须作特殊处理。少数患者服药后出现头痛、头晕、倦怠、失眠、皮疹等症状，在能忍受的情况下并不影响治疗。

3. 注意事项 ①已知对本品过敏者禁用；②本品有致畸作用，怀孕前 3 个月的孕妇不宜应用；③有严重心、肾疾病者和严重溃疡病者，应慎用；④本品与哌嗪有拮抗作用，这两种药物不能同时服用；⑤过量服用，在数小时内发现者可用催吐或洗胃等措施。

六、哌　嗪

哌嗪（piperazine）又名驱蛔灵、胡椒嗪。

本品主要用于蛔虫病和蛲虫病的治疗。药物能明显降低蛔虫的活动，可减少蛔虫移行产生的危险性；且排出体外的虫体是活的，减少了虫体死亡分解产物的吸收而引起的过敏反应。

1. 用途和用法 治疗蛔虫病时，成人和 2 岁以上儿童剂量为 75mg/kg，1 次顿服，连服 2 日，成人最大用量不能超过 3.5g，2 ～ 12 岁儿童最大剂量不能超过 2.5g。2 岁以下儿童剂量为 50mg/kg，1 次顿服，连服 2 日，对蛔虫病的治愈率为 90% 左右。治疗蛲虫常用剂量是 50mg/（kg·d），连服 7 日，间隔 2 ～ 4 周再重复 1 个疗程。因周期偏长，一般不主张用于蛲虫病治疗。

2. 不良反应 本品治疗安全，一般无明显不良反应。偶尔引起腹痛、腹泻、恶心、呕吐等消化道症状，或短暂头晕和轻度共济失调等神经症状，应立即停药。严重不良反应多与过量用药或排泄障碍有关。

3. 注意事项 ①已知对本品过敏者禁用；②有癫痫发作史，肝和肾功能不全者禁用；③怀孕前 3 个月的孕妇不宜应用；④本品与噻嘧啶有拮抗作用，这两种药物不能同时服用；⑤本品也不能与氯丙嗪同时服用，以免产生癫痫发作；⑥过量服用本品会引起抽搐、呼吸抑制和暂时性肢体麻痹，若在数小时内发现上述症状，可用催吐或洗胃急救，否则只能采用对症支持疗法。

七、乙 胺 嗪

乙胺嗪（diethylcarbamazine）又名海群生（hetrazan）、益群生。

本品能杀灭马来丝虫、班氏丝虫、帝汶丝虫、罗阿丝虫和盘尾丝虫的微丝蚴，在使用剂量增大时，对马来丝虫、班氏丝虫、帝汶丝虫、罗阿丝虫的成虫也有杀灭作用。其杀虫机制中可能有宿主免疫机制的参与，即药物破坏虫体表膜，然后在肝内被吞噬细胞杀灭。本品口服后吸收很快，口服后 1 ～ 2 小时可达血药峰值，其血浆半衰期（$t_{1/2}$）为 2 ～ 10 小时。吸收后均匀分布于各非脂肪组织，也能进入鞘膜积液。

1. 用途和用法 本品自 1947 年以来一直是治疗淋巴丝虫病的首选药物，可用于个别或集体治疗淋巴丝虫病和热带嗜酸粒细胞增多症，也可用于治疗盘尾丝虫病和罗阿丝虫病。其剂量及疗程要根据虫种、微丝蚴血症的程度、患者对药物的耐受性和观察条件而定。海群生防治丝虫病采用的方法有个体治疗和群体防治两种。个体治疗主要是对丝虫感染者和患者的治疗，以消除病原，防止发病，减少传播；群体防治是在反复治疗微丝蚴血症者的同时，对血检阴性居民同时普服海群生，以阻断传播，最终达到消灭丝虫病的目的。根据 WHO 推荐的剂量与疗程，各种丝虫病的治疗方案如下：

（1）治疗班氏丝虫微丝蚴血症：1 个疗程的总剂量为 72mg/kg，个体治疗可采取较短的疗程，集体治疗可采用较长的疗程。个体治疗为 6mg/kg，分 3 次饭后服，连服 12 日；集体治疗 6mg/kg，每周或每月服 1 次，共服 12 次。

（2）治疗马来丝虫和帝汶丝虫微丝蚴血症：个体治疗为 3 ～ 6mg/kg，分 3 次饭后服，连服 6 ～ 12 日；集体治疗 3 ～ 6mg/kg，每周或每月服 1 次，共服 6 次。

我国用海群生防治丝虫病采用的方法：

个体治疗方法分为4种：①大剂量短疗程法：每天服用海群生超过15mg/kg体重，疗程在3日以内。②中剂量中疗程法：每天剂量在12mg/kg体重左右，疗程为5～7日，一般采用总剂量4.2g，7日疗法。③小剂量长疗程法：每天服用海群生在8mg/kg体重以下，疗程超过10天，该法的优点是不良反应较轻，治疗效果较好，但服药时间长，在实际应用中受到限制。④微量递增疗法：该法是为了兼顾疗效和减少副作用，采用微量开始，如成人第1～4日用12.5mg/d，第5～7日、第8～9日剂量逐倍增加，第10天为1275mg，总剂量为1500mg，儿童、未成年人和老年人总剂量酌减。微量递增疗法可用于高密度微丝蚴血症者的首次治疗和伴有夹杂症的治疗。在个体治疗中，海群生对低密度微丝蚴血症者的疗效要优于高密度微丝蚴血症者。

群体防治的方案有3种：①反复查治：采用多次全民血检普查，治疗每次检出的微丝蚴血症者。该法适用于单纯马来丝虫病流行区或班氏丝虫病低度流行区。班氏丝虫病患者总剂量为3.3g，3日疗法、5日疗法，或总剂量4.2g，7日疗法，间隔1个月，治疗2～4个疗程。马来丝虫病患者总剂量为1.5～2.0g，2～3日疗法，间隔1个月，治疗2～4个疗程。一般反复查治2～3次，可使人群微丝蚴率下降至1%以下。但低密度微丝蚴血症者和微丝蚴血症阴性者容易被遗漏。②对象治疗结合疫点全民服药（简称全民服药防治）：采用全民服药防治，使血检容易被漏检的微丝蚴血症者也获得治疗。该法适用于班氏丝虫病中、高度流行区和马来丝虫病的高度流行区，5岁以上血检阴性居民普服海群生。班氏丝虫病流行区，采用总剂量3.0g，5日疗法或4.2g，7日疗法1个疗程；马来丝虫病流行区，总剂量1.5～2.0g，2～3日疗法1个疗程；微丝蚴血症者的治疗与反复查治中所采用的疗法和疗程相同。③对象治疗结合全民服食药盐海群生（简称药盐防治）：服用海群生总剂量和服药时间按人群微丝蚴率和微丝蚴密度而定，一般药盐海群生的浓度为0.3%，服3个月、4.5个月或6个月，每人服用海群生总量分别在4.5g、6.0g和9.0g。在未经查治的中、高度丝虫病流行区，采用对象治疗结合普服药盐防治，先进行血检普查，然后做对象治疗，同时进行普服药盐，药盐海群生浓度一般为0.3%，服用药盐时间一般为4个月或6个月，海群生总量为6.0g或9.0g，对象治疗的疗法与反复查治中的疗法相同。如海群生总剂量提高至13.5g或再稍高，药盐海群生浓度仍为0.3%，以3个月为1个疗程，间歇服用2～4个疗程，可取得较好的防治效果。

2. 不良反应 健康人每天口服10～20mg/kg体重，连服数天，一般无不良反应，但有些人出现食欲缺乏、恶心、呕吐、头痛、嗜睡等。服用海群生后可引起全身性和局部性两类不良反应，马来丝虫病患者出现的反应一般要比班氏丝虫病患者来得重。其原因是大批微丝蚴突然死亡引起全身性过敏反应，其程度与微丝蚴的密度有关。有的患者服用首剂海群生数小时后即可出现高热、心率增快、关节肌肉酸痛及头痛等，继续服药反应会减轻，故一般情况下不必中止服药，但可采取对症治疗。发热可服对乙酰氨基酚（扑热息痛）0.5g，每天4次；体温在38℃以上者可服泼尼松（强的松）10mg加阿司匹林0.42g；皮疹或皮肤瘙痒者可服苯海拉明或氯苯那敏（扑尔敏）；恶心、呕吐等可服用阿托品；淋巴系统有炎症反应者可服止痛片等；对个别服药后出现喉头水肿、支气管痉挛者要及时抢救以防窒息，采用皮下注射0.1%肾上腺素0.5～1.0ml，并密切观察；因马来丝虫病患者服用海群生不良反应较重，对于高微丝蚴血症者，不宜采用大剂量短程疗法。班氏丝虫病患者服药后，有的会出现精索炎、附睾炎、睾丸炎等，因能自行逐渐消失可不必中止服药。对有严重心脏病、肝脏病、肾脏病、活动性肺结核、急性传染病者以及孕妇、哺乳期妇女均应暂缓治疗；合并有消化道溃疡者，不宜采用大剂量短程或中剂量中程疗法。

3. 注意事项 ①肾脏受损者应适当减少服用剂量；②有其他重症急性疾病患者，应在其恢复后才能用药；③孕妇不宜应用，要在分娩后才可使用；④在有伊维菌素的条件下，一般不用本品治疗盘尾丝虫病，以免引起不良反应，如要使用应从微量开始；⑤在有蛔虫感染时，先驱除蛔虫后再用药，以免造成蛔虫游移而产生急腹症。

八、伊维菌素

伊维菌素（ivermectin）又名异阿凡曼菌素（ivomec，mectizan）。

本品为放线菌属（*Streptomyces avermitilis*）所产生的大环内酯阿凡曼菌素（avermectins）B_1 的 22，23 二氢衍生物，无色、无臭。伊维菌素是治疗盘尾丝虫病和粪类圆线虫病的首选药物。伊维菌素对微丝蚴有直接杀灭作用，并能抑制成虫产出微丝蚴。其作用机制是通过增强 γ- 氨基丁酸（GABA）的释放，以及 γ- 氨基丁酸与神经肌肉突触的结合，导致虫体麻痹。此外，它还能抑制丝虫胚胎发育，故有抑制线虫繁殖的作用。

1. 用途和用法

（1）治疗盘尾丝虫病：成人和 5 岁以上儿童以 0.15mg/kg，每年服 1 次，服药前后 2 小时内均不要进食，可获良好疗效，不良反应也较少。服药后第 3 天皮肤内微丝蚴明显减少，3 个月后减少 95%，12 个月后仍减少 80%，1 年后部分雌虫又可释放新的微丝蚴进入皮肤组织，但数量很少。伊维菌素治疗盘尾丝虫病的疗效优于乙胺嗪，而且无乙胺嗪那样的副作用。

（2）治疗淋巴丝虫病：成人剂量为 0.1 ～ 0.2mg/kg，连服 2 日，微丝蚴血症减少率可达 90% 以上，持续效果超过 1 年，可每年治疗 1 次，连续 4 ～ 6 年，有望代替乙胺嗪治疗淋巴丝虫病。

WHO 专家已有报告，伊维菌素 150 ～ 200μg/kg 对蛔虫感染 100% 有效，150μg/kg 单剂口服对粪类圆线虫感染的有效率为 82% ～ 95%。

2. 不良反应 副作用较轻，患者耐受良好。有时出现轻度的眼睛刺激症状和非特异的短暂的心电图变化。微丝蚴被杀死后，严重的过敏反应罕见，但可见轻度的过敏反应（因杀死微丝蚴所致），包括个别患者在 12 ～ 24 小时可发生短暂的站立性低血压，须卧床休息和口服补液。伊维菌素的不良反应较轻，有时会有短暂的头痛、瘙痒、皮疹、关节肌肉酸痛、淋巴结肿痛、发热、乏力、心动过速、恶心呕吐等症状，一般在 72 小时后自行可缓解。必要时可用镇痛药或抗组胺药物。

3. 注意事项 ①对伊维菌素过敏者禁用；②孕妇在分娩前不宜用此药，哺乳妇女在服药期间应暂停哺乳；③药物过量可引起瞳孔放大、嗜睡、肌肉活动受限、震颤和共济失调等，若在服药后数小时内发现上述现象，可催吐、洗胃及对症治疗等。

九、吡喹酮

吡喹酮（praziquantel）又名环吡异喹酮。

本品为广谱抗蠕虫药，具有疗效高、服用方便、耐受良好的特点，对人体感染的血吸虫和其他大多数吸虫、绦虫均有杀灭作用。其作用机制：①增加虫体对 Ca^{2+} 的摄入，造成肌细胞膜电位改变而引起虫体痉挛、失去吸附能力；②使虫体皮层碱性磷酸酶活力明显降低或消失，抑制虫体对葡萄糖的摄取，从而加速虫体对内源性糖原的分解而引起虫体死亡；③直接损伤虫体表膜，导致虫体表膜抗原显露而失去免疫逃避作用，并受到宿主免疫反应作用而被杀灭。药物口服后吸收迅速而完全，门静脉中的血药浓度比周围静脉中的血药浓度高 10 倍以上。原药及其羟基代谢产物主要随尿排出，24 小时内可排所服剂量的 80%。少量可经胆道和胃肠道排出。

1. 用途和用法 对血吸虫病、其他吸虫病及肠绦虫病的治疗均有效。

（1）治疗血吸虫病：常用剂量为 45 ～ 60mg/（kg · d），分 3 次饭后服用，1 日内服完；或每次 30mg/kg，1 日内服 2 次，每次间隔 4 ～ 6 小时。治疗急性血吸虫病的总剂量可增至 120mg/kg，疗程可延长至 4 日。按上述剂量治疗各种血吸虫病，一般可获 80% ～ 95% 的治愈率，即使是未完全治愈者，治疗 1 年后虫体的排卵数比治疗前减少 95%。

（2）治疗其他吸虫病：治疗姜片虫病，15 ～ 25mg/kg，1 次顿服，可获 100% 的治愈率；每次 25mg/kg，日服 3 次，连服 2 日，可治愈绝大多数肝和肺部的吸虫感染，其中肺吸虫病和华睾吸虫病治愈率可达 90% ～ 100%；但对肝片形吸虫感染治疗时，所需剂量大且疗效较差。

（3）治疗绦虫病：治疗猪带绦虫病或牛带绦虫病时，常用的剂量为 5 ～ 10mg/kg，1 次口服，治愈率可达 96% ～ 100%，而且不必服泻药。治疗短膜壳绦虫和阔节裂头绦虫感染，20 ～ 25mg/kg，1 次顿服，可获 95% ～ 100% 的治愈率。治疗深部组织寄生而很难手术摘除的孟氏裂头蚴病时，常用剂量 20 ～ 25mg/（kg·d），分 3 次口服，连服 2 日，可获较好疗效。治疗皮肤肌肉型囊虫病，剂量为每次 20mg/kg，日服 3 次，连服 6 日。治疗脑囊虫病也有较好的疗效，剂量为 50mg/（kg·d），分 3 次服，连服 15 日，从治疗前 2 ～ 3 日起直至整个治疗过程均需服用泼尼松龙或地塞米松等激素以减轻继发性过敏反应。治疗包虫病，剂量为 30mg/（kg·d），分 3 次服，连服 5 日为一个疗程，主要在手术前服用本品，可预防囊液外溢所致的继发性棘球蚴播散。

2. 不良反应 本品用于治疗血吸虫病和其他吸虫病时，不良作用轻微而短暂，无须特殊处理。重度感染和用药剂量较大时容易出现恶心、腹痛、腹泻、头痛、头晕、乏力、嗜睡，偶见发热、荨麻疹和直肠出血等不良反应。治疗囊虫病时，由于囊尾蚴被杀死可引起局部炎症和水肿反应，若位于脑内，则这种水肿可诱发急性脑疝。该药无致突变、致癌和致畸作用，也无胚胎毒性。

3. 注意事项 ①由于肝脏首过效应强，有门腔分流或严重肝功能受损者，应酌减剂量；②治疗脑囊虫病时，可能会发生局部炎症和水肿反应，如脑水肿和颅内压增高等严重并发症，可用地塞米松和甘露醇等消炎和脱水剂，以及做好其他相关的应急措施；③在囊虫病流行区，用本品治疗吸虫病时，应注意患者是否也患有囊虫病，以防中枢神经系统出现炎症性水肿；④眼囊虫病应采取手术摘除治疗，绝不能单纯采用吡喹酮，以防死亡虫体引起眼内炎症反应，从而加重眼疾或增加手术难度；⑤肺吸虫有侵犯中枢神经系统的可能性，因此肺吸虫病患者应在住院条件下采用吡喹酮治疗；⑥囊虫病和肺吸虫病患者，服药期间出现新的神经系统症状或原有的症状加重者应立即停药观察；⑦高空作业者、驾驶员、复杂机器操作者等，在服药期间出现严重头昏、嗜睡等症状时，不宜继续工作；⑧孕妇服药后乳汁中可有一定浓度药物，应在停药 72 小时后才可哺乳；⑨怀孕期间已发现有囊虫感染时，应及时治疗，如为血吸虫或其他吸虫感染时，可在分娩后再进行治疗。

十、硫双二氯酚

硫双二氯酚（bithionol）又名别丁（bitin）、硫氯酚、硫二氯酚。

本品对肺吸虫囊蚴有明显的杀灭作用，临床主要用于肺吸虫病、牛肉绦虫病、姜片虫病。但对肝吸虫病的治疗效果较差。

1. 用途和用法 治疗肺吸虫病时，成人与小儿相同，50 ～ 60mg/（kg·d），分 3 次口服，隔日服药，疗程总的用药剂量在 30 ～ 45g。治疗姜片虫病时，睡前空腹，将 2 ～ 3g 药物 1 次服完。治疗牛肉绦虫病，可将总量 50mg/kg 分 2 次服，间隔半小时，服完第 2 次药后，间隔 3 ～ 4 小时服硫酸镁等泻药。

2. 不良反应和注意事项 ①有轻度头晕、头痛、呕吐、腹痛、腹泻和荨麻疹等不良反应；②可有光敏反应，也可能引起中毒性肝炎，停药后能逐渐消失，如反应严重应立即停药；③ 8 岁以下儿童慎用。

第二节 抗原虫药

一、氯 喹

氯喹（chloroquine）又名磷酸氯喹、氯喹啉和氯化氯喹。

本品是一种 4- 氨基喹啉类抗疟药，对寄生人体的四种疟原虫都有杀灭其裂殖体的效果（恶性疟原虫抗氯喹株除外）。氯喹为一种弱碱，可浓集于虫体酸性食物泡内，使其 pH 增高，而虫体不能存活。此外，本品也有一定的杀组织内阿米巴滋养体作用，对红斑狼疮、类风湿关节炎也有治疗作用。

1. 用途和用法 除恶性疟原虫抗氯喹株外，本品是治疗间日疟、恶性疟、三日疟和卵形疟的首选药。用于抗疟治疗时注意以下几个原则：①三日疟、恶性疟（药物敏感虫株感染）、输血感染或先天性感染的间日疟和卵形疟，可单采用氯喹治疗；②由蚊传播的间日疟和卵形疟，可与伯氨喹配伍；③孕妇或无免疫力者，在有受到感染的可能时，可作为个体或群体性的预防用药；④为避免恶心、呕吐，应在饭后服药，如出现呕吐已吐出的药量应及时予以补足。

治疗疟疾发作时采用三日疗法。成人剂量：第 1 日为 1.0g 口服，8 小时后再服 300mg；第 2、3 日各服 300mg。儿童剂量为 25mg/kg，首剂服 10mg/kg，8 小时后再服 5mg/kg，第 2、3 日各服 5mg/kg。对间日疟或卵形疟可加用伯氨喹，起到根治和抗复发治疗的目的。

在患者不能口服时，可考虑静脉滴注，成人或儿童首剂为 10mg/kg，在不短于 8 小时之内缓慢静脉滴注，以后每 8 小时滴注 5mg/kg，总的剂量控制在 25mg/kg；在无静脉滴注条件时，可考虑注射给药，每 4 小时 2.5mg/kg，肌内或皮下注射，总的剂量控制在 25mg/kg。在治疗期间，一旦患者可口服时立即改为口服给药。从非疫区进入疫区的人员，作为预防用药时，成人剂量为 300mg/ 次 / 周，儿童剂量 5mg/kg/ 次 / 周，一直用药至离开疫区后 4 ～ 6 周。

治疗盘状红斑狼疮和系统性红斑狼疮时，常用剂量为 150 ～ 300mg/d，一旦症状有所控制，就应逐渐减少用药量。治疗风湿性关节炎的常用剂量为 150mg/d，但因长期治疗用药量较大增加了药物的毒性作用，在临床应用上受到一定限制。

2. 不良反应 常规的治疗和预防用药剂量，一般不会有不良反应，有时可出现轻度头晕、头痛、胃肠不适；个别可出现耳鸣、眼花、皮疹和皮肤瘙痒；较少见到的有发作性精神病、焦虑和人格变化等症状。停药或疗程结束后，症状可自行消失。严重的毒副作用主要发生在治疗风湿性关节炎时的长期超量用药，可表现为进行性视网膜病、视神经萎缩、可逆性角膜混浊、听力降低或神经性耳聋，极少数患者可出现精神病发作、再生障碍性贫血、可逆性血小板减少或粒细胞减少症。当总剂量达到 100g 时，上述症状的发生率会明显增加。注射用药如过量较快时，甚至口服 50mg/kg，有可能产生致死。急性中毒时常表现为恶心、呕吐、嗜睡、语言不清、烦躁激动、呼吸困难、抽搐、昏迷、视力障碍和心律不齐等症状。

3. 注意事项 ①给药后病情继续恶化，应考虑对该药有抗药性，作为紧急治疗措施可考虑采用奎宁静脉滴注。②长期服药者，应在治疗前后每隔 3 ～ 6 个月定期做眼科检查，一旦出现视网膜和视野的变化，应立即停药；用药总剂量达 100g 时应使用其他药品替代。③肝和肾功能不全者慎用，已有肝病史者要注意密切观察肝功能变化，有卟啉病、银屑病和癫痫史者应慎用或不用本品。④对本品过敏者禁用，抗氯喹的恶性疟流行区不用本品。⑤尽量避免静脉给药，绝不能静脉推注。⑥有精神病史或血液病史者慎用或不用本品。⑦应避免本品与保泰松、金属制剂类药物合用，以免产生药物性皮炎。⑧过量用药或有急性中毒症状在数小时内发现时，应立即催吐、洗胃，同时服用氯化铵 6 ～ 8g/d，或肌内注射二巯基丙醇，静脉注射乳酸钠可减轻氯喹对心脏的抑制。如有抽搐时可用地西泮，以及其他维持心肺正常功能的对症措施。⑨静脉滴注一定要缓慢，以免产生严重的心脏毒性作用。

二、奎　宁

奎宁又名金鸡纳霜、鸡纳碱。

1. 用途和用法 奎宁主要用于治疗重症恶性疟和对脑型疟患者急需注射给药控制症状，以及恶性疟（抗氯喹株虫体）急性发作的症状控制和治疗。一般口服给药，如重症需快速控制症状或昏迷呕吐不能口服者，可采用 5% 葡萄糖溶液稀释后缓慢静脉滴注。

治疗对氯喹有抗药性而无并发症的恶性疟时，可口服硫酸奎宁。常用剂量：成人每 8 小时 600mg，连服 3 ～ 7 日；儿童每 8 小时 10mg/kg，连服 3 ～ 7 日。用于重症抗氯喹恶性疟抢救治疗而患者又不能口服时，可用二盐酸奎宁，首次剂量为 7mg/kg，在 30 分钟内静脉滴注完；或 20mg/kg，4 小时内静脉滴注完。以后每隔 8 ～ 12 小时重复静脉滴注 10mg/kg，最大剂量不超过 700mg。为确保用药安全，在使用奎宁作为抢救药时，要确定患者未曾使用过氯喹、奎宁或甲氟喹，并在严格的心脏监护下用药。若静脉滴注维持剂量需超过 48 小时，维持用药剂量应减少至 1/2 或 1/3，用药期间必须密切注意患者的脉搏、血压，一旦发现心律失常时，应减慢滴注速度。如无法进行静脉滴注时，可改为肌内注射，肌内注射的首次负荷剂量及以后的维持剂量与静脉给药相同。当患者能口服时，应立即改为口服。若口服后 1 小时内因呕吐出全部或部分奎宁，应立即补足剂量。肾功能不良的患者，口服维持量应减为肾功能正常者的 1/3。

2. 不良反应 治疗剂量的奎宁可引起耳鸣、头痛、视物模糊、听力减退、恶心等。较重的反应可出现呕吐、腹痛、腹泻和头晕等症状，停药后一般能恢复。对奎宁过敏的患者，小剂量就可发生过敏反应，包括瘙痒、荨麻疹、红斑样皮疹、血小板减少、血管神经性水肿及哮喘等。少数恶性疟患者产生特异质反应——急性溶血（黑尿热）、寒战、高热、血红蛋白尿、贫血、尿闭，甚至致死。静脉滴注过快可致血管扩张、心功能抑制，引起低血压和休克，危及生命，故应严禁静脉推注。成人 1 次口服 3g 以上就可出现中毒症状，小儿过量中毒剂量更小。中毒症状有：①耳鸣、听力减退、头晕，有时可导致永久性耳聋；②弱视、视野缩小、复视、夜盲，可导致失明；③心脏传导减慢、心肌收缩力减弱、心律失常、低血压，甚至心跳停止。大剂量奎宁可引起流产和先天性畸形，特别是视神经和听神经受损。肌内注射可引起刺激性疼痛、局部坏死或形成脓肿。

3. 注意事项 ①有重症肌无力症、对本品有过敏史、有耳鸣或有视神经炎者禁用；②本品虽可引起子宫收缩，若疟疾威胁孕妇生命时，则妊娠不是应用奎宁的反指征，但静脉滴注的速率每 8 小时不能超过 10mg/kg；③疟疾和奎宁治疗均可引起胰岛素分泌增多而出现低血糖，在可能的情况下，应在整个疗程中随时检测血糖，一旦发现低血糖，可用 50% 的葡萄糖液静脉滴注纠正；④有黑尿热史者应慎用，溶血的发生可能与葡萄糖 -6- 磷酸脱氢酶（G6PD）缺陷有关，一旦发现溶血应立即停药；⑤有心房颤动或其他严重心脏病者应慎用；⑥在 24 小时内曾服用奎尼丁或甲氟喹者，要相应减少奎宁的用药剂量；⑦急性中毒时应尽快催吐洗胃，口服活性炭也有一定帮助。必要的对症支持疗法，包括插管和人工呼吸，维持呼吸、血压、肾功能和纠正心律不齐。

三、伯 氨 喹

伯氨喹（primaquine）又名伯喹、伯氯喹啉。

本品是一种 8- 氨基喹啉衍生物，能杀灭寄生人体内的各期疟原虫，对各种疟原虫的配子体也有杀灭作用，对间日疟原虫和卵形疟原虫的肝内休眠子有杀灭作用而起到抗复发的治疗效果。本药可能抑制原虫线粒体的氧化作用，使虫体摄氧量减少而破坏其糖代谢和氧化过程。因药物毒性较大，不能作为常规的预防用药。

1. 用途和用法 本品可用于疟疾的根治和控制传播。

（1）疟疾根治：作为间日疟和卵形疟的根治用药时，在标准氯喹疗程结束后，成人 15mg/d，顿服，连服 14 日。若患者有 G6PD 轻度缺乏，用药剂量改为每周 1 次口服 0.75mg，连服 14 日。

（2）控制传播：在恶性疟流行区，常规使用杀灭红细胞内裂殖体抗疟药治疗后，再用伯氨喹杀灭配子体，成人和儿童常用剂量为 1 次口服 0.5 ～ 0.75mg/kg。

2. 不良反应 在治疗剂量内，本品对绝大多数患者无毒性反应，或有轻度不适，如空腹服用可出现腹痛、胃部不适，停药后能自行恢复。每日剂量超过 52.8mg 时，易发生疲乏、头昏、恶心、呕吐、腹痛、发绀、药热等症状，停药后可自行恢复。少数特异质者可发生急性溶血性贫血（因其红细胞缺乏 G6PD），应立即停药，给予地塞米松或泼尼松可缓解，并静脉滴注 5% 葡萄糖氯化钠注射液，严重者输血。如发生高铁血红蛋白血症，可静注亚甲蓝 1 ～ 2mg/kg。

3. 注意事项 ①有肝、肾、血液系统疾病、糖尿病、活动性类风湿关节炎和红斑狼疮的患者慎用。②孕妇忌用，疟疾也可引起流产或早产，因此可以每周服用氯喹 500mg，1 次顿服，直至分娩，分娩后的患者可再用伯氨喹根治间日疟。③在可能的情况下，用药前后检测患者血中的 G6PD，如 G6PD 轻度减少，可减少用药剂量或延长疗程，并密切观察血象、溶血指数和尿液变化；G6PD 严重缺陷者，不宜服用本品，可改用每周服用预防剂量的氯喹。④每周服用 1 次杀灭配子体时，一般无不良反应，不用事先检测患者血中的 G6PD。⑤服用本品期间，不应同时服用其他可引起溶血或对骨髓有抑制作用的药物。

四、咯 萘 啶

咯萘啶（pyronaridine）又名磷酸咯萘啶、疟乃停。

本品为我国 1970 年开发研制出来的抗疟药物，可用于抗氯喹株和多抗性的恶性疟的治疗，主要能杀灭裂殖体，疗效显著。也适用于治疗各种疟疾包括脑型疟和凶险疟疾的危重患者。周效磺胺、乙胺嘧啶或伯氨喹与本品合用可增强疗效，延缓抗药性的产生，防止复燃。副作用较氯喹轻。

1. 用途和用法 治疗疟疾常用剂量：口服，首次剂量为 300mg，第 1 日 2 次，第 2、3 日各服 1 次，3 日总剂量为 1.2 ～ 1.6g。小儿总剂量为 24mg/kg，分 3 次服。治疗脑型疟时可静脉滴注，每次 3 ～ 6mg/kg，加入 5% 葡萄糖液 200 ～ 500ml 中，于 2 ～ 3 小时左右滴注完毕，共给药 2 次，间隔 4 ～ 6 小时；臀部肌注，每次 2 ～ 3mg/kg，共给药 2 次，间隔 4 ～ 6 小时。以上剂量均以基质计。

2. 不良反应 口服后少数病例可出现轻度腹痛、胃部不适、头晕、头痛等不良反应，有时有短暂的心电图变化。肌内局部注射后可有局部疼痛和红肿硬块，停药后均可自行消失。

3. 注意事项 ①有严重心、肝、肾病患者慎用；②肌内注射时应注意每次注射部位的改变，以减少局部疼痛和红肿硬块出现。

五、甲 氟 喹

甲氟喹（mefloquine）又名甲氟喹啉、六氟哌喹。

本品对抗氯喹及耐乙胺嘧啶虫株的红内期裂殖体具有较强的杀灭作用，其作用机制尚不清楚，许多方面与奎宁的作用相似，不同之处是它不嵌入疟原虫的 DNA 中。

适用于各种疟疾的治疗和预防。主要用于对氯喹产生抗性的恶性疟原虫株，特别是对周效磺胺 - 乙胺嘧啶（复方）或类同的复方制剂也产生抗性的虫株。目前，本品单独应用的指征为患有耐药的恶性疟的孕妇，不能耐受磺胺药及砜类药物的患者，还可用于抑制性预防服药。但是，现场广泛试用中已发现恶性疟原虫对本品也可产生抗性。

1. 用途和用法 用于疟疾治疗时，成人顿服 1 ～ 1.5g。用于预防，成人每周口服 180mg 或每 2 周服 360mg；或每隔 3 ～ 4 周，成人口服 500mg，儿童口服 15 ～ 20mg/kg。

2. 不良反应 口服后可能出现头痛、恶心、呕吐及头昏眼花等反应，有的出现定向力差、幻觉、意识度下降等症状，个别出现精神紊乱、窦性心动过缓等反应，但很快恢复正常。也有个别患者可有抽搐、饮食困难、皮疹等症状，停药后可逐渐消失。

3. 注意事项 ①服用本品期间及用药后 3 周内，不应从事精细操作或危险设备操作工作；②有精神病史和抽搐病史的疟疾患者禁用；③孕妇不应服用本品，妇女服本品后 3 个月内要避免怀孕；④有严重肝、肾功能不良者禁用；⑤有心脏传导障碍的患者禁用，并禁止与 β 受体阻滞剂、钙通道阻滞剂等药物合用；⑥本品不能与奎宁、奎尼丁等同时服用，或在后两种药物末剂服用后 12 小时内也不能服用；⑦如服用本品过量并在数小时内发现者，催吐、洗胃可有一定作用。

六、乙胺嘧啶

乙胺嘧啶（pyrimethamine）又名息疟定。

本品是二氢叶酸还原酶抑制剂，使二氢叶酸不能还原成四氢叶酸，最后使核酸合成减少，通过抑制细胞核的分裂而使疟原虫的繁殖受到抑制。

本品对某些恶性疟及间日疟的原发性红外期虫体有抑制作用，是较好的预防药。由于排泄缓慢，作用较持久，1 次服药其预防作用可维持 1 周以上。每 2 周给药 1 次的效果较差，而且可能产生耐药性。药物对疟原虫配子体无明显作用，但含药血液进入蚊体后，可影响配子体在蚊体内的发育，故可阻断传播。由于对疟原虫红外期有作用，故常与伯氨喹合用以抗复发。已发现对本品有抗药性的虫株。本品与其他抗疟药及磺胺类药物等合并应用，可提高其抗疟效果。

1. 用途和用法

（1）预防疟疾：本品为疟疾病因性预防的首选，成人每次服 25mg，每周 1 次，小儿酌减。与长效磺胺联合应用，可增强抗疟作用，如防疟 1 号（每片含氨苯砜 100mg，乙胺嘧啶 20mg），每周服 1 片；防疟 2 号（每片含磺胺多辛 250mg，乙胺嘧啶 17.5mg）每 2 周服 1 次，每次 2 片，应服用到离开疫区 4 ～ 6 周。

（2）抗疟疾复发治疗：成人每日服 25 ～ 50mg，连用 2 日，小儿酌减（多与伯氨喹合用）。

（3）治疗弓形虫病：应用指征①怀孕 3 个月后的急性弓形虫感染，并有可能引起胎儿先天性感染；②新生儿弓形虫感染；③婴幼儿弓形虫病和伴有脉络膜视网膜炎的成人弓形虫病；④免疫功能缺陷者伴有活动性弓形虫病。本品与磺胺类药物合用，成人一般用药剂量为：乙胺嘧啶 25 ～ 50mg，每日服 4 次，长效磺胺 250mg，每日服 1 次。疗程视病情而定，详见弓形虫病的治疗方案。

2. 不良反应　本品排泄极慢，服药后前 5 日尿中排泄量仅占口服量的 12%。因此，如 1 次误服过量或连续长期服用，均能引起毒性反应。例如，每日 25mg 用至 1 周以上，即可出现叶酸缺乏现象，从而影响代谢较快的骨髓和消化道，出现骨髓抑制和消化道症状，导致巨幼红细胞性贫血和白细胞减少，及时停药可自行恢复。给予甲酰叶酸钙可改善骨髓功能。长期应用本品应经常检查血象。成人如 1 次服 150 ～ 200mg，即有中毒危险，常在 1 ～ 5 小时内出现恶心、呕吐、头痛、头晕等症状，重者昏迷抽搐。由于其味不苦而微香，容易造成小儿过量服用而引起中毒，甚至死亡，宜加注意。6 岁以下儿童因 1 次服用 50 ～ 100mg 有中毒致死者。急救法：洗胃、催吐、大量饮用 10% 糖水或萝卜汁，给予葡萄糖液输注及利尿药，痉挛、抽搐者注射硫喷妥钠。由于本品有高度蓄积性，肾功能不良者慎用。本品可通过乳汁排出，故哺乳期妇女应慎用。偶尔也可引起红斑样、水疱状药疹。

3. 注意事项　①为防止乙胺嘧啶和磺胺类的叶酸拮抗作用以及骨髓抑制作用所致血小板减少、粒细胞减少和巨幼细胞性贫血，应常规服用亚叶酸 5 ～ 10mg，或每周肌内注射 2 次亚叶酸钙，每次 3 ～ 5mg，每周 2 次做全血细胞和血小板计数及白细胞分类，有巨幼细胞贫血者禁用乙胺嘧啶；②出现皮疹、黑尿、紫癜等过敏现象，以及口腔溃疡、咽喉疼痛等症状，应立即停药，并禁止再次使用该药；③对磺胺和本品过敏者及严重肝、肾功能不佳者，禁用此药；④为避免骨髓抑制现象出现，服用本品期间不能同时服用其他干扰叶酸代谢和对骨髓有抑制作用的药物；⑤ G6PD 缺乏、还原型辅酶Ⅰ - 正铁血红蛋白还原酶缺陷患者，要十分慎用；⑥孕妇患有疟疾时，尽量不用本品，可用奎宁等治疗抗氯喹恶性疟，而对急性弓形虫感染的孕妇，在妊娠 3 个月以内者，也不能用本品来防治胎儿先天性弓形虫感染；⑦过量误服并在数小时内发现者，可采取催吐、洗胃等有效措施，服用时间较长者可采用对症支持疗法，无特效解毒药。

七、青蒿素及其衍生物

青蒿素（artemisinin）及其衍生物有双氢青蒿素（dihydroartemisinin）、蒿甲醚（artemether）、青蒿琥酯（artesunate）和蒿乙醚（arteether）。

青蒿素及其衍生物对4种疟原虫红内期虫体都有较强的杀灭作用，能阻止环状体的进一步发育，也是目前最为有效的抗疟药，并能作用于早期配子体向成熟配子体发育，起到阻止疟疾传播的作用。由于此药与氯喹无交叉抗性，对抗氯喹恶性疟的治疗十分有效。此类药物与其他抗疟药相比较，能较快地缓解临床症状，清除血中原虫，并在结束治疗的48小时后，可有90%的患者退热、原虫血症消失。药物也可通过血脑屏障进入脑组织，对脑型疟也有较好的疗效。肌内注射给药，药物在血中维持量较口服的长。

1. 用途和用法 以下为WHO对疟疾治疗的推荐方案。

（1）无并发症疟疾的治疗：主要用于多抗性疟疾，并可延缓抗性形成、减少再燃产生。使用中应与其他杀裂殖体的药物如甲氟喹联合。具体方案如下：

1）青蒿素：首日剂量20mg/kg，以后每2日给药1次10mg/kg，并在第2或第3日加服1次甲氟喹（基质）15～25mg/kg；对甲氟喹不耐受者，可改单用青蒿素连服6日。

2）青蒿琥酯：4mg/（kg·d），连服3日，在第2或第3日加服1次甲氟喹（基质）15～25mg/kg；对甲氟喹不耐受者，可改单用青蒿琥酯，第2天开始服2mg/（kg·d），连服6日。

3）蒿甲醚：4mg/（kg·d），连服3日，在第2或第3日加服1次甲氟喹（基质）15～25mg/kg；对甲氟喹不耐受者，可改单用蒿甲醚，第2日开始服2mg/（kg·d），连服6日。

（2）重症疟疾治疗：在恶性疟患者对奎宁敏感性下降地区，首选本品，成人和6个月以上儿童按以下方案：

1）蒿甲醚：肌内注射剂，首日剂量3.2mg/kg，可1次或分2次注射完，以后每日1.6mg/kg，直至患者能口服有效抗疟药。

2）青蒿琥酯：肌内注射剂，首日剂量2.4mg/kg，以后每日1.2mg/kg，至少3日，直至患者能口服有效抗疟药。

（3）妊娠期疟疾治疗：孕期3个月以上重症疟疾孕妇首选青蒿素及其衍生物，也可用于孕期3个月以上、无并发症的孕妇，但孕期3个月以内的孕妇禁用。

2. 不良反应 用药后可有头痛、腹痛、腹泻、恶心、呕吐等，这些症状均与疟疾有关，采用相应治疗措施后症状即可消失。治疗重症疟疾时，可引起无贫血症的短暂网织红细胞反应抑制和黑尿，其出现频率与奎宁治疗重症疟疾时相同，要注意用药监测。

3. 注意事项 ①为保证有效地清除血内原虫，用药时间应在6日以上；②定期监测药物疗效及抗药性产生的可能性，如与其他抗疟药合用，要严格注意应用指征；③对氯喹敏感的疟原虫感染治疗，不应采用本品；④能用口服剂的患者尽量不要用注射剂，如口服或注射有困难时，可考虑采用肠栓剂，但直肠给药剂量需要在实践用药中探索和优化；⑤尽可能采用青蒿素类药物与甲氟喹联合应用，以延缓抗甲氟喹抗性虫株的发生，并能减少严重抗甲氟喹虫株感染地区的疟疾传播。

八、甲硝唑

甲硝唑（metronidazole）又名甲硝达唑、甲硝基羟乙唑、灭滴灵。

本品为5-硝基咪唑类衍生物，有较强的杀灭阴道毛滴虫、溶组织内阿米巴、贾第虫的作用，并有抗结肠小袋纤毛虫、人芽囊原虫和绝大多数厌氧菌及幽门螺杆菌的作用。其作用机制是药物可选择性地进入原虫和厌氧菌体内，抑制其氧化还原反应，使虫体或菌体的氮链发生断裂而死亡。为治疗阴道滴虫病的首选药物，也可用于治疗阿米巴痢疾和阿米巴肝脓肿，疗效与依米丁相仿。本品有抗厌氧菌作用，可用于治疗厌氧杆菌引起的产后盆腔炎、败血症、牙周炎等，还可用于阑尾、结肠手术及妇产科手术，可降低或避免手术感染。

1. 用途与用法

（1）治疗阴道毛滴虫病：成人和10岁以上儿童常用剂量为每次200mg，每日3次，连服7～10

日，已有性生活史的女性患者，每晚可用 200mg 栓剂直接置入阴道后穹窿。另外，已婚夫妇或有性伴侣者应双方同时治疗，以保证疗效。必要时可间隔 4 ～ 6 周重复 1 个疗程。4 周以下婴儿常用剂量为 20mg/（kg·d），分 3 次口服，连服 5 日。3 岁以下儿童常用剂量 150mg/d，3 岁以上儿童适量递增，每日分 3 次口服，连服 7 日为 1 个疗程。

（2）治疗阿米巴病：治疗有症状的肠阿米巴病时，成人常用剂量为 30 ～ 35mg/（kg·d），分 3 次口服，连服 8 ～ 10 日；对无症状的阿米巴包囊携带者，每次 400 ～ 800mg，日服 3 次，连服 5 ～ 10 日，同时服用杀肠腔阿米巴药物，如二氯尼特、巴龙霉素等，能提高疗效；治疗肠外阿米巴病，常用剂量为每次 400 ～ 800mg，日服 3 次，连服 10 ～ 20 日，如脓肿较大时，必要时可采用穿刺吸引排脓。3 岁以下儿童用药剂量为成人的 1/4，3 ～ 7 岁为 1/3 剂量，7 ～ 10 为 1/2 剂量。

（3）治疗贾第虫病：成人常用剂量为每次 400mg，日服 3 次，连服 7 ～ 10 日，或每日 1 次服 2g，连服 3 日。儿童剂量为 15mg/（kg·d），分 3 次口服，连服 5 ～ 10 日。

（4）治疗厌氧菌感染：对厌氧菌感染引起的产后盆腔炎、败血症、骨髓炎等，一般为每次 200 ～ 700mg，每间隔 8 小时 1 次，也可静脉滴注，疗程一般为 5 ～ 7 日。

2. 不良反应 有 20% 左右的患者服药后可出现不良反应，如恶心、金属味，有时伴有头痛、食欲减退和呕吐等，也有患者可出现腹泻、口干、舌苔厚腻、舌炎和口腔炎症；少数患者会发生甲硝唑相关性结肠炎、轻度可逆性感觉异常性周围神经炎，停药后可迅速恢复。偶见有失眠、皮疹、白细胞减少、尿色变深等。

3. 注意事项 ①哺乳期妇女及妊娠 3 个月以内的妇女、中枢神经疾病和血液病患者禁用；②出现运动失调及其他中枢神经症状时应停药；③服药期间应每日更换内裤，注意洗涤用具的消毒，防止重复感染；④本品对某些细菌有诱变性，但一般认为对人的致癌、致畸的危险很小；⑤用药治疗期间及服药后 3 日均应戒酒，否则可能产生精神错乱、潮红、头痛、恶心、倦睡和血压下降等副作用；⑥苯巴比妥和皮质类固醇等可降低血浆中本品的浓度，而西咪替丁可使浓度增高，配伍使用时注意药物间的相互作用；⑦本品可抑制华法林的代谢，增强其抗凝血作用，合用时应注意。

九、葡萄糖酸锑钠

葡萄糖酸锑钠（sodium stibogluconate）又名葡酸锑钠、斯锑黑克、斯锑康。本品系五价锑化合物，一般含 30% ～ 34% 的五价锑（Sb^{5+}），注射液含 100mg/ml。

本品是一种对组织内利什曼原虫的无鞭毛体有杀灭作用的特效药，其作用机制可能是药物能选择性地进入虫体，在虫体寄生的巨噬细胞的吞噬体内，五价锑被还原成三价锑，使原虫的糖代谢受抑制，进而被网状内皮系统消灭。本品对胃肠道的刺激性很强，故只能注射或局部应用。五价锑在血中的 $t_{1/2}$ 约为 2 小时。锑剂在体内可有轻微蓄积，每日注射时，血药浓度略有增加，约在第 10 日达到稳态。

1. 用途和用法 主要用于治疗黑热病，也可用于皮肤利什曼病、皮肤黏膜利什曼病以及弥漫性皮肤利什曼病的治疗。

（1）治疗黑热病：肌内或静脉注射，一般成人一次 6ml，一日 1 次，连用 6 ～ 10 日；或总剂量按体重 90 ～ 130mg Sb^{5+}/kg（以 50kg 为限），等分 6 ～ 10 次，每日 1 次。小儿总剂量按体重 150 ～ 200mg Sb^{5+}/kg，分为 6 次，每日 1 次。对敏感性较差虫株的感染，可重复 1 ～ 2 个疗程，间隔 10 ～ 14 日。对全身情况较差者，可每周注射 2 次，疗程 3 周或更长。对新近曾接受锑剂治疗者，可减少剂量。

（2）治疗热带利什曼原虫所致的皮肤利什曼病：可局部用药，在病变皮肤的基底部注射 1 ～ 3ml，初次无效者，可隔 1 ～ 2 日重复 1 ～ 2 次；如有淋巴组织阻塞或软骨受累，可加用全身疗法，直至临床治愈或皮损区原虫检测转阴后再继续用药数日。

（3）治疗巴西利什曼原虫所致的皮肤利什曼病：常用剂量为20mg Sb^{5+}/kg 肌内注射，一般治疗4周，病变愈合。如经足够剂量、疗程治疗后仍有复发现象，可采用疗程加倍重复治疗。如仍无效，则改用两性霉素B或喷他脒。

（4）治疗皮肤黏膜型利什曼病：每日1次20mg Sb^{5+}/kg 肌内注射，一般治疗4周，如出现毒性反应或疗效较差者，可改为每12小时给予10～15mg Sb^{5+}/kg。如有复发，可用同样剂量加倍疗程。

2. 不良反应 较少而轻，一般患者多能耐受。有时出现恶心、呕吐、咳嗽、腹痛、腹泻现象，偶见白细胞减少。特殊反应包括肌注局部痛、肌痛和关节僵直。后期出现心电图改变（如T波低平或倒置、Q-T时间延长等），为可逆性，但可能为严重心律失常的前奏。肝、肾功能异常者应加强监测。罕见休克和突然死亡。

3. 注意事项 ①治疗过程中应密切注意心电图、肝肾功能变化，发现异常者应减量；②肺炎、肺结核及严重心、肝、肾疾患者禁用；③治疗过程中有出血倾向，体温突然上升或粒细胞减少、呼吸加速、剧烈咳嗽、水肿、腹水时，应暂停注射；④个别患者出现过敏性咽喉水肿，如不及时处理会出现窒息致死危险，应立即停药，必要时可行气管切开；⑤孕妇患本病不应耽搁治疗，以防止内脏利什曼病出现死亡的可能性；⑥身体虚弱者，应在治疗前纠正营养不良等情况，在整个疗程中给予富含蛋白的饮食，锑剂治疗可改为每隔2～3日注射1次，疗程可适当延长。

十、戊 烷 脒

戊烷脒（pentamidine）又名喷他脒、依西酸喷他脒。

本品为芳香双脒抗原虫药物，对非洲锥虫和某些利什曼原虫种有效。其作用机制可能与干扰原虫的DNA和叶酸的转化，以及抑制RNA和蛋白质的合成有关。

1. 用途和用法

（1）治疗早期非洲锥虫病：4mg/（kg·d），每日肌内注射1次，也可隔日注射，7～14日为1个疗程。

（2）治疗内脏利什曼病：4mg/（kg·d），每日肌内注射1次，15次为1个疗程，总剂量60mg/kg；WHO推荐的治疗剂量为每周肌内注射3次，连用5～25周或更长时间。

（3）治疗埃塞俄比亚或圭亚那利什曼原虫所致皮肤利什曼病：每次3～4mg/kg，每周1～2次，直至病变消失。

（4）治疗埃塞俄比亚利什曼原虫所致弥漫性皮肤利什曼病：每次3～4mg/kg，每周1次，直至病损区涂片原虫转阴，然后再继续用药4个月，以巩固治疗效果。

（5）治疗埃塞俄比亚利什曼原虫所致皮肤黏膜利什曼病：每次4mg/kg，每周3次，连续5～25周或更长时间，直至病变消失。

上述用法均在临用前以注射用水溶解稀释为4%溶液，以深部肌内注射为宜，如采用静脉滴注，应维持在60分钟以上。严格禁止直接静脉推注，以免产生心脏虚脱。

2. 不良反应 肾脏毒性反应较为常见，表现为轻度尿素氮和血清肌酐升高，但能完全恢复，有些患者会出现急性肾衰竭。静脉滴注容易引起低血压和昏厥。也会出现用药初期的低血糖现象，以后转变为高血糖和胰岛素依赖型糖尿病，偶尔也可发生急性胰腺炎。其他不良反应有低血钙、胃肠道不适、精神错乱和幻觉、心律不齐、肌注局部硬结和无菌性脓肿。此外，也可有血小板和白细胞减少、肝功能异常和Stevens-Johnson综合征（多形糜烂性红斑Ⅰ型）。过快的静脉注射可引起突发性低血压、眩晕、头痛、呕吐、气促、心动过速和昏厥等。

3. 注意事项 ①对本品过敏者、严重肾功能损害者禁用；②每次注射时应平卧，注射后卧床休息30分钟，并进行密切观察，以防低血压和昏厥发生；③在整个治疗过程中，应注意定期观察血压、心电图、血细胞变化、血清肌酐、血清钙和肝功能，每天定期检测血糖；④孕妇患有内脏利什曼病或冈比亚锥虫病时，仍应考虑使用本品，并注意流产的发生；⑤用于锥虫病治疗时，要注意观察脑脊液的变化，如在脑脊液中白细胞数大于5个/mm^3、总蛋白超过37mg/100ml、离心沉淀物中发现有锥虫，均表明治疗无效；⑥有哮喘史、吸烟史者，气雾吸入本品可加重咳嗽及支气管收缩；⑦治疗早期可能有发热增高及脾增大，也可使肺结核病灶恶化。

（徐大刚　吴健桦）

索　引

C

D

E

F

G

H

J

R

S

T

W

X

Y

Z

其他